遗传咨询

Genetic Counseling

主编 沈亦平 卢大儒 安宇

中国教育出版传媒集团

高等教育出版社·北京

内容简介

在基因组医学时代，我国对于遗传咨询专业服务的需求日益增加，亟需一本整合基因组医学知识的遗传咨询研究生教材，用于培养适应新的基因组医学发展、有遗传咨询服务能力的后备人才。

本教材分为上篇、中篇和下篇。上篇为遗传咨询的发展与内涵、原理和原则，主要讲述了医学遗传学和遗传咨询的发展历程，以及当代的使命，遗传咨询需求产生的必然性，阐明了遗传咨询的对象、目的和任务。特别是在基因组医学时代，遗传咨询具有特别重要的作用和意义。同时，上篇还介绍了遗传咨询模式和结构化的过程，以及遗传咨询所需要的关键技能和心理因素的技能，遗传咨询的伦理原则和遗传咨询师的职业素养。中篇主要介绍遗传病的风险评估，提供不同遗传病的发病机制及风险评估原理，特别是基因组医学背景下的遗传变异致病性分析。下篇是遗传咨询流程和实践，根据人的全生命周期常见医疗场景的遗传咨询内容，阐述临床应用情景的遗传咨询通用原则和常见问题梳理，讨论理解的误区和特殊案例的处理方式。

图书在版编目（CIP）数据

遗传咨询 / 沈亦平，卢大儒，安宇主编. --北京：高等教育出版社，2024.4
ISBN 978-7-04-061492-3

Ⅰ.①遗… Ⅱ.①沈… ②卢… ③安… Ⅲ.①遗传咨询 Ⅳ.①R394

中国国家版本馆CIP数据核字（2024）第000511号

YICHUANZIXUN

| 策划编辑 | 王 莉 | 责任编辑 | 高新景 | 封面设计 | 张志奇 |
| 责任校对 | 张 薇 | 责任印制 | 耿 轩 | | |

出版发行	高等教育出版社	网 址	http://www.hep.edu.cn
社 址	北京市西城区德外大街4号		http://www.hep.com.cn
邮政编码	100120	网上订购	http://www.hepmall.com.cn
印 刷	山东临沂新华印刷物流集团有限责任公司		http://www.hepmall.com
开 本	787mm×1092mm 1/16		http://www.hepmall.cn
印 张	25.75		
字 数	530千字	版 次	2024年4月第1版
购书热线	010-58581118	印 次	2024年11月第3次印刷
咨询电话	400-810-0598	定 价	76.00元

编 委 会

新形态教材 · 数字课程（基础版）

遗传咨询

沈亦平　卢大儒　安　宇　主编

新形态教材网
Abooks

关于我们　|　联系我们　　　　登录/注册

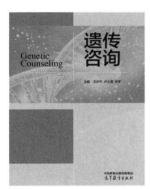

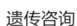

遗传咨询

沈亦平　卢大儒　安　宇

本数字课程与纸质教材相配套，主要资源包括名词缩略语简表，以及与纸质教材内容相对应的拓展阅读和参考文献。

http://abooks.hep.com.cn/61492

序一

遗传学从孟德尔通过豌豆杂交试验创立以来，已经有120多年的历史。遗传学在中国历经了100年的风雨，特别是从20世纪60年代初期开始，我国老一辈遗传学家在人类和医学遗传学研究领域的开创性研究，为我国医学遗传学的发展起到推动作用。谈家桢先生1937年回国，先后在复旦大学建立了中国高校的第一个遗传学专业、第一个遗传学研究所和第一个生命科学学院。谈先生从事遗传学研究和教学70余年，与其第一批弟子刘祖洞先生等率先开始了人类和医学遗传学研究，为我国人类和医学遗传学培养了大批优秀人才，这批人才现已成为我国当今人类和医学遗传学发展的中流砥柱。

随着人类基因组蓝图的完成，人类基因组学迅猛发展，为人类和医学遗传学注入了新的内容。另外，现代生物技术的突破性进展极大地推动了医学的发展，尤其是高通量基因组测序技术、基因编辑技术、大数据计算和人工智能等日益蓬勃发展，体现在疾病预防、辅助诊断和精准诊疗方面。未来疾病治疗会走向智能化、个性化，走向精准防治。在基因组医学时代的大环境下，国家高度重视生命健康，倡导疾病防御关口前移，这需要在科研、教育、政策和管理等各个方面长期投入，纳入基因组学领域新进展和新理念，锐意进取，也需要许多医学遗传学家、临床遗传学家、遗传咨询师等相关从业者共同努力才能完成这个使命。特别是继人类基因组计划之后，下一个原始创新源是人类表型组，它是引领生命科学研究范式新变革和生物医药产业发展新突破的关键所在。人类表型特征研究与维护人类健康、疾病诊断治疗、未来药物研发有着密切关系，将是面向世界科技前沿、面向重大战略需求、面向经济主战场、面向人民健康的重大举措。所以，我国医学遗传学的发展及教育将迎来新的机遇和发展。

为了让人类和医学遗传学更好地结合基因组医学和精准医学内涵，体现人文医学理念，复旦大学凭借其遗传学领域多年的教学经验，自2013年率先开展面向医生的遗传咨询相关继续教育培训，2020年开始招收遗传咨询方向的工程硕士，开设服务于医学的遗传咨询课程，同时与上海市遗传学会共同组织"出生缺陷与遗传咨询"国家级医学继续教育项目，通过这些教育和培训提高我国基因组医学相关医疗水平，以满足我国日益增长的遗传咨询需求，推动精准医学等临床医学前沿研究领域的发展。

我国医学遗传学、基因组医学和遗传咨询事业正处于一个蓬勃发展的时期，建立中国特色的、系统化和专业化的培训内容是当务之需。《遗传咨询》这本研究生教材编写内容涉及医学遗传在遗传咨询中的运用，以及遗传咨询师所需要具备的能力，关注遗传咨询的主要目的，提供基因组医学知识背景下的新技术和新知识相关的遗传咨询内容，特别是遗传变异解读。该书的出版无疑为中国遗传咨询教育提供了一个很好的开始。我十分愿意为该书写序，真诚希望该书能为广大从事医学遗传学、临床遗传学和遗传咨询相关人员提供可以学习的遗传咨询知识，加快我国遗传咨询发展步伐。同时，希望未来能够不断汲取在生命健康方面的最新进展，为人类的生命健康服务。

金力

2023年5月18日

序二

　　遗传咨询自20世纪50年代诞生起，已经为无数患者、家庭及民众提供了整合医学科学、社会心理、人文关怀等多方位的帮助，有效地起到了临床专家与民众/患者、科学技术与临床应用的桥梁作用，促进了从知识向智慧、从信息向决定的飞跃和科学成就向民众健康保障的普及应用。

　　遗传咨询服务作为医学关怀的一个重要组成部分，已被世界各国广泛认可，遗传咨询也已从20世纪70年代起成为独立的专业学科。遗传咨询师已经成为医疗团队不可或缺的成员之一，他们发挥着独特而又不可替代的作用，深受患者、民众、医生同行的信任和赞同。随着基因组医学时代的到来，遗传咨询的内涵变得更加丰富复杂，遗传咨询也凸显其重要性、必要性。遗传咨询师的稀缺性使得对遗传咨询教育和培训成为当务之急，也成为一项专业而非业余的工作。

　　随着基因组医学的发展，遗传咨询服务的临床需求日益迫切，而我国遗传咨询服务系统开展相对较晚，规范性不足。2015年中国遗传学会遗传咨询分会（CBGC）在我国开启了基因组医学时代的遗传咨询事业的新时代，广泛性地普及了遗传咨询的概念，培养了一批面向临床的遗传咨询师，推动了区域合作遗传咨询联合门诊实践，为我国的遗传咨询事业奠定了坚实的基础。

　　我们处在一个遗传咨询事业及遗传咨询师培训亟待快速发展的关键时期，遗传咨询的研究生培养是一个重要方向，为专业提供一本系统全面、理念正确、原则鲜明、内容翔实和普遍适用的研究生教材，必定会促进遗传咨询事业的进一步发展。

　　我与这本教材的编者认真交流了章节内容和结构设置，该书从具有普遍意义的遗传咨询原则入手，强调遗传咨询作为一个职业，特别是基因组医学时代不可或缺的职业所承担的使命，以及为实现这一使命所需要付出的努力；该书对遗传咨询的关键技能做了系统翔实的介绍，尤其反映了基因组学的重要技能；最后根据不同遗传咨询场景，举例展示了遗传咨询的个性特点，以期启发学生举一反三，融会贯通。

我非常高兴为该书写序，并祝愿中国遗传咨询事业持续稳定发展，不断发扬光大。

2023年5月

前言

    遗传咨询是医学遗传学发展的必然产物，是医学遗传学服务患者家庭的重要环节。医学遗传学在人类基因组测序完成后有了革命性的发展，进入了基因组学时代，遗传咨询有六七十年的发展历史，遗传检测与遗传咨询的内容对象有了很大的拓展，遗传咨询也相应地进入了基因组学时代。因此恰当地讲，现在的遗传咨询应该是遗传基因组咨询，但为了简便起见及保持概念的连贯性，无论是介绍传统遗传咨询内容，还是涉及基因组学内容，我们全书仍然使用遗传咨询一词。

    遗传咨询应需而生，我们能够认识到遗传咨询在基因组医学时代的重要性与必要性，认识到遗传咨询对基因检测与民众健康的密不可分和不可或缺性，认识到遗传咨询对推动疾病预防、主动健康、参与医学等重要理念的重要性及改善平等真诚关系的独特功效性。遗传咨询的发展仍然需要政策的推动与队伍的培养，更需要职业的自律与专业的功效和持久发展。

    本教材作为遗传咨询研究生教材，希望能为有志于成为基因组医学时代的遗传咨询师提供一个系统了解现代遗传咨询体系原则、实践技能的首选。根据遗传咨询师需要具备的能力要求，本教材分成上、中、下三篇，上篇是关于遗传咨询的历史发展与内涵、原理和原则、遗传咨询结构化过程，以及遗传咨询所需要的伦理和交流技能；中篇主要是遗传咨询专业技能方面，涉及遗传病的风险评估，包括遗传病的遗传规律及变异致病性分类和分析；下篇介绍生命周期中各个场景的遗传咨询实践。虽然本教材系统介绍了各种需要掌握的遗传咨询技能和流程，然而在真正成为一个优秀的遗传咨询师前，还需要通过实践训练，将了解的原则、流程、技能变成可操作的执行能力，不断学习提高及个体化及时应变的能力。

    遗传咨询事业在中国还刚刚起步，尤其是基因组医学时代的遗传咨询还处于萌芽阶段，本教材希望更多的年轻人加入遗传咨询师队伍，能激励、启发有志向的学生结合实践，结合国情，深入思考与遗传咨询相关的问题，创建新的遗传咨询模式，一起推动遗传咨询事业的大发展。

    因受篇幅限制，本教材部分内容可通过在线阅读，在线内容也是本教材的重要组成部分。在决定哪些章节在线呈现时，我们主要考虑纸质教材内容的连贯可读性，在线的部分也相对独立。本教材的"推荐阅读"是与相应章节相关的重要文献，而不是科研论文式的参考文献，虽然教材中许多内容较新，也会随着发展而需要修改，但有别于科研论文，不再一一列出参考文献以标明内容的出处。本教材的大部分内容是作者对主题的思考总结，许多知识性的内容，虽然也是遗传咨询的基础，因为在其他教材中涉及或有较成熟的参考书，所以不再在本教材中详述。此外，本教材也不是遗传咨询的手册，因为遗传咨询的特点是个体化（包括单个疾病与单个咨询者的个体化），书中主要阐述与遗传咨询密切相关的共性原则、实践流程与技能。

本教材由多位从事相关领域的专家和学者参与撰写，这里特别感谢他们的专业能力和一丝不苟的严谨作风。所有初稿均经过了多位专家的审校。

上篇的第一章、第二章、第六章和第七章由沈亦平撰写，杨爱军校对，其中第二章第四节由陈怡如撰写，第三章至第五章由安宇撰写，沈亦平校对。中篇的第八章由沈亦平、郭洪、安宇、李海波撰写，郭洪、安宇校对；第九章由郭洪、戴礼猛、赵元茵、李嘉、张茂撰写，郭洪、李海波校对；第十章由卢大儒、杨雪艳、林晓玲撰写，卢大儒、贺权泽校对；第十一章由杨敬敏、谭灏文、安宇撰写和校对；第十二章由王昊、姚宏撰写，王昊、张硕校对；第十三章由张硕、杨敬敏、杨熙撰写，张硕、安宇校对；第十四章由谭灏文、安宇撰写，张军玉校对；第十五章第一节和第四节由王学谦撰写，安宇、贺权泽校对；第二节由张硕撰写，安宇校对；第三节由张军玉撰写，谭灏文校对；第五节由邢清、胡荷宇撰写和校对。下篇的第十六章由何怡、孙冬琳、安宇撰写，沈亦平校对；第十七章第一节由张淑杰撰写，韩瑾校对；第二节由覃再隆撰写，李海波校对；第十八章第一节由张婷撰写，闫铮校对；第二节至第五节由徐晨明、张硕、陈松长撰写，吴畏校对；第十九章由杨艳东、李冬至、韩瑾撰写，李冬至、杨艳东校对；第二十章由童凡撰写，郝婵娟校对；第二十一章第一节由王秀敏撰写，沈亦平校对；第二节由沈亦平撰写，安宇校对；第三节由陆文丽撰写，吕拥芬校对；第四节由仇丽茹、王筱雯、王学谦、黄霖撰写和校对；第二十二章由李旭颖、王朝东撰写和校对；第二十二章由陈怡如、康玉撰写，陆国辉校对。附录中附录1由王昊整理，附录2由闫铮整理，附录3和附录4由谭灏文整理，韩瑾校对。本教材的图片制作由刘凤丹负责完成，表格和缩略词由郑慧迎负责完成。

最后要感谢主动参与文字校对和格式修改的35位志愿者，他们为本教材付出了辛苦的汗水，篇幅所限不一一列举，在此由衷感谢他们认真负责的态度和专业精神。

本教材获得了复旦大学研究生课程配套教材建设的资助。

沈亦平　卢大儒　安　宇
2023年9月

目录

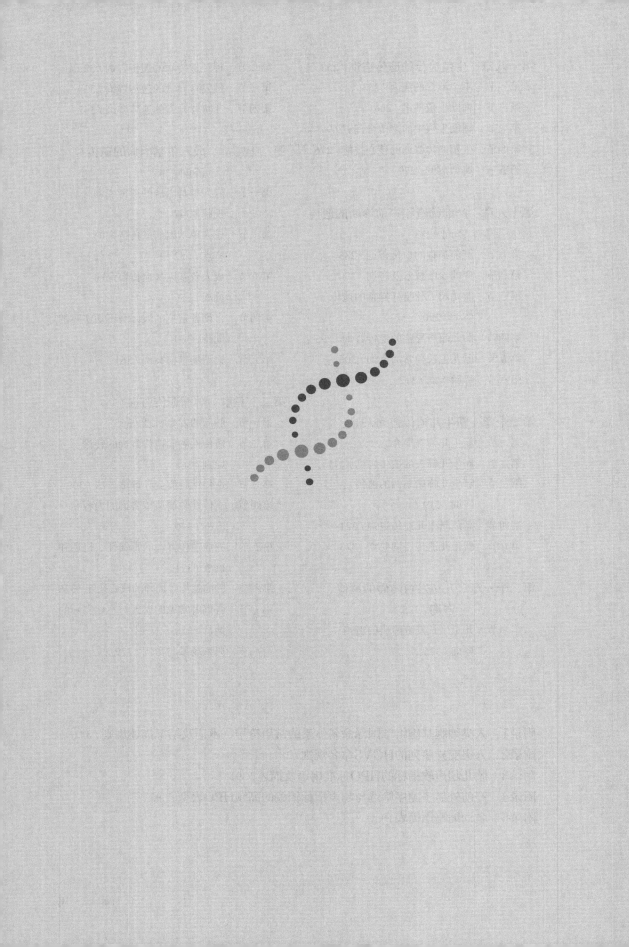

遗传咨询的发展与内涵、原理和原则

本篇以医学遗传学发展历史为起点，介绍了一些重要基本概念的由来、意义及里程碑式的事件，粗略地展示了医学遗传学与遗传咨询发展的轨迹、现状和未来方向，着重阐述了遗传咨询的内涵与任务、遗传咨询的原则规范，以及遗传咨询师的素质能力和培训。

第一章

医学遗传学的发展与基本任务

医学遗传学是遗传学的重要分支，是对与人类疾病相关的遗传现象的研究，丰富并促进了遗传学的发展与完善。本章详细介绍了遗传学及医学遗传学的历史发展事件，医学遗传学的发展不是在遗传学发展成熟后才起步的，而是在早期便以人类疾病为对象进行研究，发现了遗传学的一些基本规律，并推动了遗传学的发展。对遗传病的病因研究主导了医学遗传学的发展。针对遗传病因的研究主要依靠分子遗传学与细胞遗传学两个策略，同时我们无数次见证了技术的突破使得医学遗传学得到跳跃式的发展。

第一节　医学遗传学的基本内涵与当代使命

医学遗传学承担着六大主要任务，包括预防、诊断、预测、治疗、护理与康复和健康促进，以下进行详细讨论。

一、预防

医学遗传学的发展为疾病的预防（prevention）提供了可靠的科学依据及技术保障，特别是单基因病的预防。基因组医学时代的疾病预防与健康保障以疾病发生的内因（遗传风险）与外因（环境与生活方式等）为出发点，整合包括单基因病与多基因病的遗传风险因素，以家族史为依据的罕见病与常见病发病风险，以及个人疾病史、发育史、健康体检结果、生活方式等信息，综合评估疾病的发生风险并采取积极主动的预防措施，以减少人群疾病发生率，不患可以避免的病（比如严重的单基因病），少患常见的病（比如心血管疾病），推迟患衰老相关的病（比如肿瘤等），达到治未病及早干预、早治疗的目的。基因组医学时代的遗传疾病的预防需要以充分了解本国人群基因组致病变异频谱为基础，这是医学的新基建内容之一。传统的出生缺陷/疾病预防措施，比如叶酸补充以减少神经管缺陷的发生率，在基因组医学时代可以做得更个体化，更安全有效；以基因检测与遗传咨询为核心内容的新的出生缺陷/疾病预防的技术措施，包括孕前或早孕期综合性携带者筛查，植入前遗传检测（一级预防），结合产前影像学筛查的遗传检测（二级预防），新生儿筛查（包括基因组的新生儿筛查）（三级预防），健康儿童发育性疾病的普查，以及成人单基因、多基因病的筛查预防，将是医学遗传学在基因组医学时代更有效预防疾病的重要内涵，也是医学遗传学在基因组医学时代的使命。

二、诊断

遗传病诊断（diagnostics）是医学遗传学的核心任务。对于已经表现症状的个体，医学遗传学通过临床诊断与分子诊断的互补性、互助性、互证性的应用与结合，完善及确定对个体的疾病诊断。对于遗传性疾病，除了个体的临床表型，家族史、生活史和健康史也是疾病诊断的重要成分，医学遗传学的疾病诊断还要考虑非遗传因素导致症状的可能性。基因组医学时代的遗传检测已经可以在全基因组范围内寻找致病性变异，能检测的变异种类大大增加，包括序列变异（如单碱基变异、插入缺失等），拷贝数变异（缺失、重复等），动态变异及染色体异常（如易位、倒位等），而且检出率也在不断增加。当然，检出率的增加得益于医学遗传学研究不断揭示新的致病基因与变异的成就，因此对于早期因检测项目的检测对象（基因或变异）较为局限而没有找到致病变异的个体，可以考虑重检；对于已经采用较全面的检测技术的个体如全外显子测序（WES）、全基因组测序（WGS），在有需要时（如出现新的表型或检测时间已超过一年），可以进行数据重分析。基因检测已经成为单基因病诊断不可或缺的环节，即便对于有明确临床诊断的个体，基因检测结果能提供更精准的关于疾病亚型、预后、对干预治疗的反应等信息，以及对家庭其他成员的风险预测、再发风险干预和生殖预防的指导。由于遗传病患者可能分布在各个专科门诊，各专科医生都需要具备能识别、诊断遗传病的理念与能力，在与患者及家庭充分交流的基础上，与医学遗传专科医生合作，努力寻找致病原因，达到临床与分子诊断一致的目标。

三、预测

对于尚未表现症状的个体进行基于家族史、体检、基因检测结果等因素的风险预测（prediction），对已诊断的个体进行共病与病程的预测，对家庭成员进行风险预测，对干预治疗效果及预后开展评价，是医学遗传学的基本任务。预测需要基于对疾病自然史的全面了解，需要基于对基因型-表型相关性的分析，需要考虑遗传病的外显率及其调节因素，需要考虑包括人种、环境、生活方式、性别、年龄、社会经济地位等在内的多重因素，这是一项尚有待大力研究的领域，遗传咨询是否能做到个体化、精准化，在很大程度上取决于我们对疾病预测能力的改善。

四、治疗

目前医学遗传学对遗传病的治疗（treatment/intervention）能力远远滞后于遗传病的诊断能力，但遗传病治疗将是今后十年医学遗传学最富有成就的领域。一方面，基于预防是最有效的治疗这个理念，基因组医学时代的成人单基因、多基因病的筛查预防策略的实施普及将会对减少疾病的发生产生广泛深远的影响；另一方面，国内外对罕见遗传病药物研发投入有了很大的提高，包括基因疗法在内的遗传病治疗方案已开始从研究走向临床，预期越来越多的遗传病会有治疗的方案，而事实上酶替代治疗、代谢产物补充/减少治疗、器官/细胞移植治疗等多样性的策略已经对一部分罕见遗传病起到了很好的效果。重视每一个罕见病患者，开展多中心的临床试验合作是一条有效途径。对还无法治愈的遗传病，开展对某些症状的治疗措施，如外科手术、呼吸机、运动辅具，以及预防性切除等也是极有意义且更普遍可及的。

五、护理与康复

对遗传病患者的管理康复（management/nursing and rehabilitation）需要有疾病特异性，甚至是基因变异特异性的指导，管理与护理包括病症的定期监控，以达到及早发现病症、及早开展帮助及对症治疗、减轻疾病严重性、减缓病程、减少患者痛苦的目的。管理与护理还包括避免可能出现的共病，或因疾病带来的继发症状，或避免会加剧病症的药物使用及医护措施等。对于某些严重的遗传病目前几乎没有可用的治疗方法，但医疗专业人员通常可以为患者提供支持性护理，如缓解疼痛，甚至包括安息护理等。合理的个性化的康复机会有助于更好的健康恢复，对遗传病患者提供专业的护理及管理是医学遗传学的任务之一。遗传专科护士同遗传咨询师一样，是医学遗传团队不可缺少的成员。

六、健康促进

基因组医学时代医学的主要任务已经从对疾病的诊治转换到对健康的促进（health promotion），因此医学实践也不仅仅在医院里发生，健康促进同时需要临床医学（clinical medicine）及群医学（population medicine）的实践。临床医学往往以个体为服务对象，群医学则以人群、社区和整个国家为服务对象；临床医学以疾病的诊断、治疗和康复为主要任务，群医学以健康促进、疾病预测和预防为主要任务。健康促进需要开展靠谱有效的人群科普，普及健康新理念，推广健康促进新措施，用基因组医学新进展服务民众健康，包括积极配合参与综合性携带者筛查、产前筛查、新生儿筛查、儿童发育评估和成人健康管理等，而能否动员民众参与健康促进行动，则需要制定符合社会经济文化发展和人民对健康需求的政策与实施方案，并开展群体干预效果的评估、循证的完善政策与措施等，专业人员负有培养群医生、开展基因组医学科普、宣传生殖健康、精准医疗等理念的使命。

第二节　基因组医学的发展与基本任务

1980年，诺贝尔奖获得者Paul Berg就曾断言一个新的医学时代的到来，他说："当今的医学知识和实践建立在解剖学、生理学和生物化学的基础上，而未来将会基于人类基因组的分子解剖学、分子生理学和分子生物化学。我们需要对我们的基因组结构、功能和调节有充分的了解。同时我们也必须培养像心脏外科医生对心脏的结构与功能了如指掌一样，能对染色体与基因的分子解剖和生理也同样精通的临床医生。"这个极富前瞻性的预言在人类基因组计划（human genome project，HGP）的初步完成后变得更加清晰，人类基因组测序完成首次在分子层面为人类提供了一份"生命说明书"，不仅奠定了人类认识自我的基石，大大推动了生命与医学科学的革命性进展，而且为全人类健康带来福音。因此，"人类基因组计划"是继"曼哈顿计划"和"阿波罗登月计划"之后，又一项规模宏大、跨越国界及学科的科学探索工程。2002年美国国家健康研究院（NIH）、美国国家基因组研究所（NHGRI）Guttmacher与Collins博士在《新英格兰医学》杂志上发表了《基因组医学导论》（*Genomic Medicine—A Primer*）的文章，标志基因组医学时代的到来，这篇短文在结论处写道："除了同卵双胞胎，每个人的基因组都是独一无二的。所有医生都需要了解遗传变异的概念，以及它与环境的相互作用和对患者医疗关怀的影响。人类基因组测序的完成仅几个月后，医学实践进入了一个时代，在这个时代，个体患者的基因组将有助于确定最佳的医疗关怀方法，无论是预防性的、诊断性的还是治疗性的。基因组学已迅速成为生物医学研究的核心基础科学，也有望在临床医学中占据中心位置。"

基因组医学（genomic medicine）是新的医疗实践及健康保障模式的科学基础（理念与学术体系），其定义是利用基因组信息作为临床诊断及治疗的依据，对个体进行疾病诊治和预防时考虑基因、环境及生活方式的信息，实现个体化干预；其本质是以病理解剖学为基础的医学向以基因（组）变异为基础的医学的革命性转变，其核心内容是通过发现人类基因（组）变异与疾病的因果相关，对疾病开展以基因组变异为主要病因，整合多重致病因素的疾病风险评估，提前预测疾病发生的风险，从而在病症出现以前进行预防，开展早期干预和预防性治疗，以达到疾病预防的目的，同时对疾病开展以基因组变异为导向的精准医疗及针对主要病因的治疗（如基因治疗），实现个体化治愈或达到最佳预后的目的。

在医疗保健（healthcare，或医疗卫生）层面，体现从"对症下药"的实践模式向"对因下药"实践模式的转变，即在临床医学层面以个人基因组变异信息作为诊断或治疗决策的主要依据，这一实践已经在肿瘤学、药理学、罕见病、未确诊疾病和传染病领域产生了深远的影响。在群医学层面，以人群基因组变异频谱作为遗传病多级防控的主要依据，这一实践在罕见单基因病的人群发生率干预（如地中海贫血的防控）方面已取得历史性的成就，目前正通过综合性携带者筛查、植入前遗传检测及产前基因检测、新生儿筛查（包括新生儿的基因组筛查）等措施的推广普及，可以预见在出生缺陷、疾病防控中发挥巨大的作用。

基因组医学通过科学有效的新的预防医学措施，从个体、家庭、社会及国家层面实现健康保障（healthy individual，family and society），最终达到个人生活质量改善、寿命增加、家庭幸福、社会和谐、繁荣稳定的目的。

基因组医学时代才刚刚开始，目前还处于理念和认识的普及阶段，临床实践中对罕见病的诊断和对遗传咨询方面的需求日益扩大，对即将及已从业的临床医务工作者进行基因组医学、医学遗传学和遗传咨询的继续教育和培训也提出了迫切要求。因为基因组医学的内涵较新，在以前的医学院教学中没有体现这方面的内容，临床医生有必要通过继续教育来达到知识与能力的更新。在医学教育领域，医学遗传学在基因组医学时代有了许多新的理念和内容，医学遗传学教学需要重新设计其知识体系和教学方式。为培养未来能整合基因组医学知识和技能的新一代医生，有必要在所有医学院学生中开展现代医学遗传学、基因组医学的本科教学，有必要在医学院及其他院校开展医学遗传学硕士和博士学位的教学及遗传咨询师培训。另外，出生缺陷防控的实施及民众的健康保障，在很大程度上取决于国家层面疾病预防策略的更新与政策的引导，以及基因组医学和基因组健康理念的普及。为迎接基于基因组医学的大健康时代的到来，亟待建立一套行之有效的科普教学体系，面向中学生、大学生及广大民众。这是时代赋予医学教育工作者的特殊使命。因此公众现代健康理念的提升和健康中国的政策落实，需要大力开展多层次、多方位，专业化（医学）和普及化（民众）并行的医学遗传、基因组医学和遗传咨询的教学和教育。

思考题

1. 讨论医学遗传学与基因组医学的关系。
2. 结合医学遗传学的使命，讨论其在现代医学中的地位与作用。

推荐阅读

Allan E. Guttmacher, Francis S. Genomic medicine-A primer[J]. Collins N Engl J Med, 2002, 347: 1512-1520.

第二章

遗传咨询的发展和基本任务

遗传咨询因需要而产生，因需要而发展。本章介绍了遗传咨询的发展历程及遗传咨询定义的演变，同时讨论了遗传咨询的对象、目的和任务。遗传咨询用最简单的方式表达即帮助咨询者，本章指出和强调了在基因组医学时代下，遗传咨询与临床医生不同的责任和义务。

第一节 遗传咨询的起源、发展与定义

一、遗传咨询的起源和发展

谢尔登·C. 里德（Sheldon C. Reed）博士在1947年加入明尼苏达大学迪特人类遗传学研究所（Dight Institute for Human Genetics）后不久就创造了"遗传咨询"（genetic counseling）这个术语。迪特研究所的任务是提供人类遗传学的课程和公开讲座，参与研究，并就有关人类遗传学的问题提供咨询。从20世纪40年代末到50年代中期，在迪特研究所的一系列会议和出版物中，里德博士开始使用遗传咨询这个术语。1955年，他在哥本哈根举行的第一届国际人类遗传学大会上正式提出了这个概念。同年，他的经典著作《医学遗传咨询》（*Counseling in Medical Genetics*）出版，标志着遗传咨询的正式诞生。

梅丽莎·里克特（Melissa Richter）博士第一个提出了培训遗传咨询师的想法。里克特是萨拉劳伦斯学院（Sarah Lawrence College，SLC）的毕业生，在成为萨拉劳伦斯学院继续教育中心主任之前，她教授心理学和生物学。在20世纪60年代后期里克特意识到需要一种新型的专业人员，一名熟悉遗传疾病表现及社会心理的专家来提供遗传咨询，这一愿景促成了第一个遗传咨询培训计划。

到1979年，美国遗传咨询师协会（NSGC）成立，成为遗传咨询师职业的权威组织和利益倡导者。早先美国遗传咨询师组织隶属于美国人类遗传学会（American Society of Human Genetics，ASHG）。1975年ASHG对遗传咨询的定义：遗传咨询是一种沟通过

程，处理与家庭中遗传疾病的发生或发生风险相关的问题，包括了解医学事实，诊断，可能的病程和可用的管理，了解遗传对疾病的影响及特定亲属复发的风险，理解处理特定亲属复发风险的替代方案，从他们的风险、家庭目标及道德和宗教标准出发，选择他们认为合适的行动方针，并按照这一决定行事，尽可能对受影响的家庭成员的疾病或疾病复发的风险做出最好的调整。遗传咨询的定义明确了遗传咨询的任务。

美国遗传咨询师协会独立后对遗传咨询做了如下界定：遗传咨询是一个帮助人们理解和适应遗传因素对疾病的作用及其对医学、心理和家庭影响的沟通过程。该过程包括通过家族史、病史来评估疾病在家庭成员中的发生及再发风险；提供有关疾病的遗传模式、实验室检测、治疗处理及预防的教育，并提供与疾病相关的各种可以求助的渠道及参与研究的可能性；辅导促进知情选择和对所患疾病及其再发风险的逐步认知和接受。

二、遗传咨询定义的演变

2001年有了第一个关于遗传咨询师的定义：遗传咨询是以遗传学信息为核心的一个动态的心理教育过程，遗传咨询师的作用就是能够使用遗传学知识，以个人灵活的方式减少患者的紧张和增加自我控制的信心。

美国遗传咨询师协会对遗传咨询师的定义：遗传咨询师是经过独特专业训练，具有硕士研究生学位，并在医学遗传学和咨询方面有经验的医护人员。遗传咨询师是健康管理医疗小组的成员，提供风险评估，并对有一定风险或已经诊断为某种遗传病的个人和家庭提供教育和支持。遗传咨询师也提供基因检测报告解释，并为患者的利益提供支持和倡导。

参照国外的经验及基因组医学时代的需求和国情，作者认为遗传咨询的名称、定义与服务内涵应该与时俱进。目前从以研究单个基因与位点和临床表型（疾病）及传递模式为主要内涵的遗传学研究，已经发展到以研究多个基因与位点的相互作用及整合多组学和环境等其他因素为基础的疾病发生与再发风险评估为主要内涵的基因组学。遗传咨询也应该包含基因组学及多组学的内容，咨询的疾病应该从单基因病扩展到多基因病和多因素病（复杂病），服务对象应该从病患及家属拓展到全人群和生命全周期，因此我们建议传统的遗传咨询定义与服务内涵可以被遗传/基因组咨询所替代。

作者对这一新的定义做了如下界定：遗传/基因组咨询是一种平等的沟通交流过程，以遗传与基因组医学为主要依据，帮助解答患者、家属及民众关于疾病（不局限于狭义的遗传病）与健康的问题和疑惑，疏导因患病或潜在患病风险带来的心理困扰与纠结，教育辅导咨询者了解患病（比如出生缺陷或肿瘤）风险及防病措施，赋予选择疾病预防（诊断或治疗）方案的知情选择与决定能力及了解预后等相关知识与信息，同时提供咨询者需要的合适的政策、医疗、社会福利、健康保障和临床试验等资源，以促进对疾病与风险（再发风险）的接受与积极应对。

相应的，遗传/基因组咨询师的定义如下：遗传/基因组咨询师是在基因组医学与遗传咨询领域经特定教育、培训，富有人际沟通与心理辅导能力和经验的医疗健康专业人员，他们在医院是医生的得力助手，是患者与医生的沟通桥梁；在社会面向大众，服务贯穿生命全周期每个环节，会对很多个人及家庭带来积极的影响和帮助，也会在根本上改善民众与医疗健康专业人员之间互相信赖、互相帮助、互相赋能的关系，建立充分交流、互相理解、共同应对疾患的同盟关系，既是连接科学发现与临床实践、实验室专业人员与临床医生、专家与大众的桥梁，也是科普的主力军及患者民众利益和正确健康理念的倡导者。

第二节　遗传咨询的对象、目的与任务

一、遗传咨询的对象

遗传咨询具有广泛的适用性，因为遗传咨询师不仅仅可以咨询与遗传病相关的问题，还能够提供全面的帮助，咨询与健康相关的问题，而任何健康问题都离不开遗传与基因组的因素，所以从原理上讲，任何人都可能从遗传咨询中获益。特别是在基因组医学时代，疾病的预防更为有效、可及且对每个人来说都非常必要，所以遗传咨询可以服务所有人。

首先，遗传咨询肯定会服务以下群体：①遗传病患者及家庭成员，有罕见遗传病家族史的家庭。②参加携带者筛查、产前筛查、新生儿筛查及其他筛查的对象及家庭。③有不良孕产史或经历生育困难，需要辅助生殖帮助的夫妇。④有发育生长障碍的儿童及家庭。⑤患癌症、心血管疾病等常见病的个人与家庭等。

其次，遗传咨询还将服务所有希望做好疾病预防，将健康掌控在自己手上的人们；希望做知情决定，愿意与医生一起共同参与医疗决定的人们；希望了解自己的家族史，希望整合体检史、生活习惯与生活环境，评估健康状况（而不仅仅是不生病），以增强个人和家庭对不良环境变化的适应，了解生理刺激及致病因素对身体的影响应对能力，增强对疾病的抵抗力，在身体、精神、心理和社会等方面处于良好的状态，持续保持健康状态的人们。毋庸置疑，遗传咨询的对象是人，包括身体、心理、家庭与社会相关的各个方面，而不是仅仅局限于疾病或基因本身。

二、遗传咨询的目的

不同的遗传咨询场景，甚至同一场景的不同咨询者，或同一咨询者在不同咨询时间的咨询目的都会不同，明确咨询者在某个特定咨询场景的具体目的是做好遗传咨询服务的起点。但总体来讲，遗传/基因组咨询用最简单的方式表达即帮助咨询者，具体希望达到以下4个主要目的：

1．解惑

回答咨询者的任何问题和疑惑，这往往是遗传咨询的原始动机，因此解决咨询者的问题是遗传咨询的首要任务。了解咨询者的疑问则是咨询的起点，在咨询过程中咨询者可能会产生新的问题，有时需要咨询师诱导咨询者提出问题，以更好地达到咨询的目的。这也包含需要寻求的专业帮助，比如基因检测报告如何解读，该变异是否致病，该变异导致的疾病是否严重，是否有治疗的办法，如何指导生育等。

2．心理疏导

了解并解决咨询者的心理纠结、困惑、无奈、无助、失落、害怕和担忧等。咨询者的心理状态决定咨询的效果，要想达到理想的沟通交流，首先需要打开咨询者的心扉，建立信任的关系，心理疏导也往往是咨询者需要帮助的主要内容。

3．赋能

这是遗传咨询最为核心的目的，即通过教育和反复解释，使得咨询者对疾病、风险、未来（预后）有一个比较全面切实的了解，并最终能结合自己的理解和接受程度，做出最合适的决定，包括做什么检测，选择什么生育方式，胎儿是否继续妊娠等重要决定。为了使咨询者能自己做决定，遗传咨询师需要花时间科普，比较各种选择的利弊等，在咨询结束时，咨询者能自主做出明确的决定往往成为一个成功咨询的衡量标准。

4．适应和鼓励

咨询师还需要主动为咨询者提供贴切的资源和信息，包括医疗信息、社会信息、疾病信息、病友组织、国家政策和最新研究进展等，倡导更多资源和权益，鼓励参与意识、主人意识。

三、遗传咨询的共性任务

遗传咨询更具体的共性任务包括以下方面。通过询问和观察，明确咨询者的主要咨询问题，了解其心理及期待状态，包括了解先入之见、误解、偏见、迷信等。了解并根据咨询者的年龄、性别、种族、家族史、健康史、生育史、家庭社会背景、教育程度、工作类型等提供个体化遗传健康咨询。在整合临床评估、体检及诊断的基础上，建议合适的基因检测项目，解释说明检测的技术有效性、局限性和临床功效性。分析确定遗传模式，评估疾病或症状的发生风险与再发风险。为临床医生及病人就基因检测报告提供针对性的诠释及咨询（包括基因与变异水平的致病性风险及对下一步的建议）。解释疾病的发病原因（包括遗传及非遗传病因）、疾病自然发展史、临床表现与可能的干预及治疗措施、预后情况。主动交流疾病预防（特别是生殖遗传及常见病预防）的科学措施与可行建议。促进咨询者在充分了解情况的基础上做出有关检测、临床干预、生育及与家庭成员沟通的决策。使用心理评估识别咨询者及家属在情感、社会、教育和文化等方面的理解及接受问题，为咨询者及其家属提供心理社会支持。评测咨询者及其家庭对出现疾病或存在疾病发生风险的理解及反应程度。充分了解并为咨询者及家属提供有效的医学、教育、经济和心理等社会资源，包括权威性的信息源（书籍文献网站等）、专家库、互助组织等信息，建立与病友组织、患友家庭的联系。引导咨询者及家属参与诊断及研究项目，提供知情同意的解释。成为咨询者信赖的可及的多维度的帮助者，包括转诊的帮助。

另外，不同的临床场景还包含一些特定的咨询内涵，比如产前除获得相关的个人病史和三代家系以外，还需要评估筛查方案，包括携带者筛查、孕产妇血清筛查、无创产前DNA筛查等，讨论异常的超声发现并提供鉴别诊断，评估是否需要进行产前诊断检查和检测项目，比如绒毛取样、羊水穿刺、PGD辅助生殖等，帮助病人决定哪些选择对他们最为合适。

特别值得指出和强调的是，遗传咨询与临床医生具有不同的责任。首先，遗传咨询不提供疾病的诊断，诊断疾病是临床医生的责任和权力，遗传咨询师可以作为医疗团队成员参与诊断过程，甚至提供重要线索与诊断建议，但遗传咨询师没有资格和责任做出疾病诊断。其次，遗传咨询不提供治疗，治疗疾病是临床医生的责任和权力，遗传咨询师可以作为医疗团队成员参与治疗过程，甚至提供重要的关于治疗的线索与建议，可以帮助患者了解关于治疗的具体信息及选择治疗方案（解释不同治疗方案的利弊，甚至不治疗的利弊），但遗传咨询师没有资格和责任对患者开展疾病治疗，除非咨询师本人同时具有医师资质，但即便如此，遗传咨询与临床干预治疗也需要在不同场景发生。

第三节　遗传咨询在基因组医学时代的意义与作用

在基因组医学时代，遗传咨询能够保障遗传检测最有效、最合理的应用。本节描述了基因组医学时代下，遗传咨询岗位的重要性、多样性和必要性。遗传咨询工作必将面向全人群生命全周期，是患者及民众普遍需要并广泛接受的专业服务。社会对于遗传咨询工作的需求也会日益增长。

一、遗传咨询在基因组医学时代的重要意义

遗传咨询师在基因组医学中具有独特的地位。遗传咨询师需要了解技术，掌握数据解读能力，懂得如何向非专业人士及不同文化教育背景的人解释技术和结果，在临床医生、患者、临床实验室和研究人员之间架设桥梁。无论是在临床、社区还是在研究环境中，遗传咨询师对基因组医学相关的伦理问题都有独特的理解和实践的经验。

遗传咨询可保障遗传检测最合理、合法、合伦理地使用，使得基因检测利益达到最大化，负面影响最小化的重要措施；是了解病患家族史，教育病患及其家庭成员，实现全民健康的重要环节；是保障患者的利益及权益，确保基因检测产业长期发展的重要机制；是减少医疗纠纷，和谐医患关系的有效途径；是推动健康新理念，落实以预防为主的医学实践新目标的重要渠道。

遗传咨询是一座连接临床与实验室、理论与技术、专业医生与人民大众、伦理与法律、科学与常理之间的桥梁，是基因组医学不可缺少的内容之一；是"有时是治愈，常常是帮助，总是去安慰"人文医学的具体体现！

特别值得强调的是遗传咨询师的社会责任。基因筛查将是防控严重遗传病及出生缺陷的主要措施，是对可干预性疾病进行预防、改善预后的重要途径，也是实现"医防结合，预防为主"医疗策略的有效保障。遗传咨询能为患者及民众就未病的风险评估和预防策略、已病的治疗决策和预后改善，以及全周期生命的健康管理和保障措施进行赋能，有助于每一对夫妇的健康生育与生育健康，有助于每一个胎儿及儿童的发育评估和疾病的及早筛查、检测与预防，有助于患者积极应对并有效降低疾病带来的不利影响，减少共病及再发风险，有助于广大民众开展常见疾病预防，改善亚健康人群体质及提高老年生活质量，真正实现以预防为主的社会、家庭健康策略。遗传咨询将会成为患者及民众普遍需要并广泛接受的专业服务，专业遗传咨询师将在中国成为一个独立的职业，为个人、家庭、社会的健康做出重要贡献。

二、遗传咨询在基因组医学时代的岗位作用

在基因组医学时代，基因检测已是临床最有效的诊断依据，目前生殖科、产前诊断中心、新生儿科、儿童保健科、内分泌科、神经内科、心血管内科、肾内科和肿瘤科等科室已离不开基因检测，临床实践中遗传检测可助力不孕不育、辅助生殖、出生缺陷防控、罕见病诊断、发育异常分析、专科疾病及肿瘤诊治。我们也清晰地认识到我们仍然需要努力通过医生培训，特别是基层临床医生的培训，进一步普及这些正确的临床实践策略，将遗传检测的临床功效性在更多科室体现出来，服务更多患者或家庭；我们还要突破对遗传检测的局限性认识，从检测对象（DNA与染色体到多组学）、疾病种类（从罕见病到常见病）、检测目的（从诊断性检测到预防性检测）、检测目标（从检测变异

到分析疾病）等方面深入全面认识遗传检测。特别重要的是我们需要明确，虽然遗传检测为临床决策提供了重要依据，但检测结果不是遗传诊断的全部内容，更不是临床决策的全部依靠。临床决策需要通过专业可靠的遗传咨询，由临床医生与受检者在整合更多相关信息并充分知情的基础上做出。事实上，遗传咨询贯穿基因检测的始末，即基因检测始于检测前的咨询，终于检测后的咨询，遗传咨询是基因检测不可或缺的环节。

遗传咨询师可以在不同的场景开展咨询服务，如在遗传诊断实验室工作，在医院或独立咨询门诊工作，在社区健康指导中心工作，以及作为科学研究小组成员等。不同场景的工作重点稍有不同，具体简述如下。

在遗传诊断实验室的主要任务包括：①在充分了解基因与疾病相关性的基础上，参与检测项目的设计开发。②主导参与基因（基因组）变异的数据分析及解释，对序列及拷贝数变异的临床意义进行循证的分类。③负责起草基因检测报告。④负责与客户（包括患者和订单医生）沟通并采集信息。无论是医院的诊断实验室还是第三方诊断实验室，遗传咨询师都是实验室数据分析及临床服务小组的重要成员，在团队中占较大的比例。

在医院或独立咨询门诊的主要任务包括：①配合临床医生参与病人临床表型评估。②负责了解家族史，绘制家谱图，评估遗传模式。③负责与患者及家庭成员沟通，介绍有关基因检测的作用及选择。④负责有关基因检测或其他医疗措施的知情同意。⑤负责与临床医生沟通了解到的信息。⑥负责向临床医生及病人解读实验室检测报告。⑦参与建议下一步处理计划并负责随访。⑧负责全院不同科室跟遗传病风险相关的病人的转诊服务，参与多学科会诊。

遗传咨询门诊将是大多数医院不可或缺的科室，如从三级甲等医院开始，从妇产科医院、妇幼保健院、儿童医院、肿瘤医院、综合性医院开始。实际上我们已经看到了很多的罕见病患者分布在不同的科室，病人带基因检测报告来就诊或者有必要做基因检测的比例越来越高。不做基因检测就无法下诊断结论，或者无法治疗（用药）的场景也是越来越常见。这体现了基因组医学的新实践模型的要求，一个医院如果没有这方面专业的人来做好基因检测和咨询服务，则是一个巨大的缺陷，有先见之明的医院已经率先在这方面做好了铺垫。医院越早有这方面的服务，越能体现医院的先进性和领先性，这对于很多医院来说是一个脱颖而出的机遇。

在社区健康指导中心的主要任务包括：①了解家族史，建立家庭健康档案。②跟踪随访家庭成员健康及发育（疾病发展）情况。③解读体检报告及医院的就诊结果和检测报告。④开展合适的心理疏导。⑤宣传普及靠谱的疾病预防措施及个体化策略。⑥建议关注督促个体化的健康生活方式、依从性。⑦帮助教育主动健康理念。⑧帮助就医指导及促进临床医生的有效沟通。

以高通量测序为主的基因组新技术为我们进行以人体健康和疾病（出生缺陷）防控为目的的人群筛查提供了有效的技术保障。遗传筛查的应用将贯穿个体及人群健康的各个环节，包括孕前携带者筛查、植入前筛查、产前新发变异筛查、新生儿筛查、儿童早期遗传病筛查及成人遗传病高发风险筛查等。遗传筛查将是防控严重遗传病及出生缺陷的主要措施，也是对可干预性疾病进行预防、改善预后的重要途径。因此更多的遗传咨询工作必将面向全人群生命全周期，可以预期，遗传咨询在社区健康指导中心的作用会日益增长。

作为科学研究与临床试验小组成员的主要任务包括：①参与研究及临床试验课题的设计、研究方案的制定、申请书的撰写与项目申报。②负责指导制订研究及试验对象的招募标准，进行招募时的沟通登记，帮助解释签署知情同意书。③负责研究及临床试验项目的任务安排与进展跟踪，协调不同小组间的任务，定期组织汇报。④确认需要反馈给研究及试验对象的研究结果，进行检测后咨询。⑤与研究对象保持联系，随时回答他们的问题，并对研究对象进行跟踪随访。⑥分析总结研究及临床试验项目成果，协助研究论文的整理写作、发表等。

遗传咨询师具有较强的沟通组织及管理能力，是临床转化研究团队中起到重要作用的成员，这是美国医生科学研究效率高的重要保障因素之一。

遗传咨询师还可以在社会其他功能部门，如法庭、专利局、病患利益保护组织、罕见病联合会、新闻工作媒体机构等场景提供专业的服务。

第四节　国际遗传咨询师的培训体系和培训要求

一、遗传咨询师培训项目的历史和发展

1969年首个遗传咨询硕士项目在纽约布朗克斯维尔的萨拉劳伦斯学院成立。1971年第一届遗传咨询师硕士从该学院毕业，此项目奠定了北美遗传咨询师教育培训体系的基础，以后全美和加拿大陆陆续续成立的其他培养项目也大都是硕士项目，时长通常为两年，有少数项目是一年半或者两年半。1978年，遗传咨询师们认识到需要一个专业协会来支持遗传咨询专业人员的独特需求，227名遗传咨询师每人捐赠了10美元，支持成立一个委员会以实现这一目标。1979年10月1日，美国国家遗传咨询师协会（NSGC）在纽约成立，奥黛丽·海姆勒（Audrey Heimler）担任第一任NSGC主席。自成立以来，NSGC通过研究和公共政策来促进遗传咨询师在医疗系统中的位置，以确保提供优质的遗传服务，同时促进和保障遗传咨询师的专业利益，提供专业交流的网络，提供继续教育机会、各种专业资源。宣传和讨论与人类遗传学和遗传咨询专业相关问题是NSGC职能的重要组成部分。1990年NSGC旗下的《遗传咨询杂志》创刊，专注于遗传咨询研究。

二、招生和教育

2018年传统的项目申请模式改革，成为类似北美医学院医学生申请人的匹配模式。2012年成立的遗传咨询认证委员会（ACGC）专门负责对大学院校的遗传咨询硕士项目进行资格评估审核和授权。经过严格的申请、初评和专家实地考核，根据修改意见进一步修改，通过后可以获得6~8年的资质进行硕士培养。然后会定期重新评估。目前，全美已经有40多个经过ACGC授权的硕士项目，更多的院校还在申请和审批过程当中，也有一些不符合ACGC标准的院校失去办学资格而停止招生。

为了更有效地沟通交流遗传咨询师培训硕士项目相关问题，如硕士项目教学内容、流程和指南，鼓励和指导新硕士项目的成立，协调申请流程，1994年遗传咨询师项目主任协会（AGCPD）成立，项目主任的资质有明确的要求：具有遗传咨询资质和临床经验，一定时长的教学，在大学及医院里有相关管理经验。

进入遗传咨询硕士项目学习的学生一般具备本科以上学历，本科专业背景没有明确的限制，但大多数分为两类：生物学和心理学。在申请的过程中，需要具备的条件分为三类：专业理论课、咨询相关的实践经验、Shadow遗传咨询师的经验。进入项目培训后，第一年主要集中学习专业理论课和咨询技能，课程涵盖分子遗传学、分子生物学检测技术、胚胎学、遗传咨询、法律和伦理，以及心理学等几大类型。第一年的临床经验以观摩为主。第二年的学习重点在于临床实践培养实际的咨询能力和专业技巧。每个项目的设置也许有不同，但总体的原则是学生进入不同的临床遗传咨询专科进行实习，需要涵盖儿科、成人、产前、癌症、遗传病检测实验室等科室。带教老师会根据学生的具体能力，在学生实习的不同阶段提出不同的要求，从承担一小部分的咨询任务（比如画家系图）到完成整个咨询任务。每一个案例，带教老师会给出反馈和提高意见，带教老师会在该实习结束后给出一个整体的评级，包括优秀、合格和不合格。培训项目会根据带教老师的反馈对该学生的下一步实习做出调整，比如某些学生需要重新进行某项专科实习。另外一个毕业要求是完成一份遗传咨询相关课题研究并完成答辩。项目中一般会有专门指定的人员来负责启动和推进所有学生的课题研究。

三、资质考试内容和要求及再教育

1993年美国遗传咨询资质委员会（ABGC）成立，旨在对全美的遗传咨询师进行资质认证和继续教育的认证。自1996年起，ABGC的考试开始采纳基于实践的能力考核。2016年，ACGC工作组发布了新版的遗传咨询PBC教学纲要，描述了4个知识领域的22项专项能力。4个知识领域包括遗传专业知识和分析能力、人际关系社会心理学咨询技巧、辅导讲解能力，以及职业发展和实践。ABGC的资质考核也是针对着4个领域的22项专项能力进行考核。ABGC的考核每年两次（2月和8月），每个遗传咨询专业毕业的学生在毕业后5年内可以参加该考试。一般单位录用遗传咨询师会要求已取得遗传咨询师ABGC资质，对于应届毕业生，单位会要求在6个月到一年内通过该考试。得到ABGC资质后，每五年会重新认证一次，重新认证的要求主要是完成继续再教育（CEU）的学分。

思考题

1. 遗传咨询在基因组医学时代有哪些岗位？
2. 美国遗传咨询专业培训对我们有哪些启示？

推荐阅读

柴红燕，王伟，商璇，等．美国基于实践的遗传咨询师专业培训、认证和评估系统[J]．中华医学遗传学杂志，2019，36（1）：37-43.

第三章

遗传咨询的模式和结构化遗传咨询过程

本章描述遗传咨询模式的历史发展，介绍遗传咨询实践模式的原则、目标、策略和行为，简述遗传咨询实践的互惠参与模型，辨析以人为导向和以内容为导向的两种遗传咨询方法，阐明实现遗传咨询目的的复杂过程，呈现结构化遗传咨询过程内容和遗传咨询效果的评价方法。

第一节　遗传咨询的模式转变

20世纪上半叶，遗传咨询作为公共卫生的范畴，医学专业人士和政治家都希望通过遗传学来改善人类，也就是说人们认为可以借助选择性生育、移民和社会规划来改善人类和社会的未来，这就是所谓的"优生学"。在这些观念的影响下，超过6万人未签署知情同意书而被非自愿绝育，"劣等"种族不允许移民，"不良"家族史被建议不要生育，基因歧视成为需要关注的社会问题。另一方面，加拿大一项关于遗传咨询的公众认知调查发现，相当一部分参与者认为遗传咨询的目的就是为了预防遗传疾病和发育异常，给夫妇提供生育建议，并帮助夫妇生育理想型孩子。这个时期的遗传咨询是强调优生学框架的阶段。

1947年，Sheldon C. Reed创造了遗传咨询的术语并描述了遗传咨询的要求，特别指出要考虑咨询者的担忧、态度及反应，是一次非常大的转变。这包含遗传咨询是一个互动交流的过程和个人应该根据遗传风险自己做出决定的理念，奠定咨询者自主性的基本原则。1979年，Seymour Kessler将心理社会学模式引入到遗传咨询中，遗传咨询作为咨询者利益的维护者，提供支持性服务、教育、资源和转诊，它成为一种独特的、综合性的卫生保健服务，有明确而独特的指导模式，不能通过直接借鉴其他专业来定义。2006年，美国国家遗传咨询师协会（National Society of Genetic Counseling，NSGC）重新定义了遗传咨询的概念，完成遗传咨询模式的转变。

现今医学遗传学发展为开展有效的遗传咨询服务提供了保障，Reed预测遗传咨询的需求将逐渐超过遗传咨询师的服务能力，这里的遗传咨询师主要包括临床医师和医学遗传学家。随着基因组学和多组学的快速发展，临床医师遗传咨询实践才刚开始，尚面临非常大的挑战，需要不断学习以提高遗传信息的分析、教育和传递知识的能力。

第二节 遗传咨询的模型和方法

遗传咨询的实践模式为遗传咨询过程中所需技能的教育提供了框架，也是获得评估服务方法的基础。运用遗传咨询的实践模式，才能教会实习生如何展开遗传咨询实践，衡量服务效果，探索影响服务效果的因素，以便更好地改进。2005年，McCarthy Veach等召集参与北美遗传咨询研究生项目的专家和教育家，确立遗传咨询实践模式的要素，提出互惠参与模型（the reciprocal effects model，REM），在遗传咨询实践的目标、策略和实施上达成共识。

一、遗传咨询的互惠参与模型

遗传咨询的互惠参与模型的核心是咨询者与遗传咨询师的关系，该模型展示了这种互动的关系如何以支持咨询者自主权、考虑咨询者情绪、鼓励咨询者通过自我调整适应能力的方式进行交流。2007年Veach等提出REM模型的5个原则和遗传咨询培训的17个目标。

原则1：遗传信息是关键

（1）咨询者知情同意 评估咨询者的教育程度和决策方式，通过开放式和封闭式的问题收集病史，并判断咨询者的理解力，为咨询者提供所需信息，运用心理咨询技巧及策略建立互动合作关系。

（2）了解咨询者知识背景 评估咨询者所陈述的医学知识，倾听其在陈述过程中存在的错误。

（3）解释遗传信息 需要双向沟通，可以借助视觉辅助工具，使用咨询者能理解的词语解释需要提供的材料。

（4）让咨询者获得新的知识点 评估咨询者的理解能力，通过开放式或封闭式的问题了解咨询者是否真正理解并接受遗传咨询师所提供的知识和信息。

原则2：注重关系建立

（5）建立咨询师与咨询者互动关系 比如安静坐着积极倾听、及时回应咨询者的想法和感受。

（6）营造良好的沟通氛围 总结并复述咨询者的陈述，辅以相应的肢体语言。

（7）咨询师的特征对咨询的影响　咨询师的言行举止，保持客观、有界限和自我公开，请求反馈并给予反馈，同行监督，提供遗传咨询会话前后的关怀。

原则3：鼓励咨询者行使自主权

（8）建立工作连接　评估咨询者的期望值，告知知情同意权，制定切实可行的日程，询问并描述咨询的过程和陈述咨询目标，提供相应信息。

（9）综合评价家庭和文化背景　咨询过程中了解咨询者的习惯和思维模式，灵活运用心理咨询技巧等多种策略。

（10）建立和培养咨询者的自主权和控制力　明确咨询者要讨论的内容，创造安全环境，尊重咨询者的决定和观点，告知知情同意，提供会话前后的关怀。

（11）协助并促成决策　询问咨询者的选择，回应咨询者的想法和感受，允许犹豫和再选择，提供相应的信息以促成决策。

原则4：咨询者自我恢复能力

（12）认识咨询者的综合能力　询问咨询者相关问题，明确其对应技能，建立联系，提出预期指导的目标，适当给予希望。

（13）判断咨询者适应能力　收集信息，评估咨询者适应的能力。

（14）鼓励咨询者行使自主权　创造安全环境，提供信息，维护或增进咨询者参与决策的意识和行为。

原则5：咨询者情绪的影响

（15）了解咨询者的顾虑　预测咨询者需求，了解咨询者所处的困境。

（16）了解咨询者家庭情况　利用心理咨询技巧及策略收集信息并评估其家庭情况。

（17）维护咨询者自尊　表达同理心，提供可用资源和支持，保障咨询者自主权。

通过REM模型的5个原则和17个目标，确定在遗传咨询过程中需要注意的4个重要因素，即理解与肯定、支持与指导、促进决策和以咨询者为中心的教育。

二、以人为中心的咨询理论和咨询方法

Carl Rogers以人为中心的咨询理论认为咨询者有能力自我意识和自我指导，并实现成为一个完整的充分发挥作用的个体，咨询的目的是帮助咨询者在其成长过程中更好地应对现在和将来面临的困难。Rogers理论奠定了以人为中心的咨询模式的基础，认为咨询师的态度和思维方式及与咨询者的关系，决定咨询效果。Rogers描述了有积极作用的咨询师的三个关键态度：

（1）无条件的积极尊重　对咨询对象采取积极态度，完全尊重咨询者，接纳咨询者的优点和缺点，尊重其信仰，相信其有能力自我指导和行使自主权。

（2）共情　理解咨询者的处境和经历，换位思考。

（3）真诚　建立开放的关系，对咨询者表现的情绪保持开放和包容，营造让咨询者

感受到自由、放松和安全的氛围。

Seymour Kessler（1979）更注重心理，他认为以人为导向的咨询是以处理人类行为为前提的，更加详细地研究了遗传咨询心理的复杂层面。他比较了以人为导向和以内容为导向两种遗传咨询的差别（表3-1）。

表 3-1 以人为导向和以内容为导向的遗传咨询模式比较

以内容为导向的遗传咨询	以人为导向的遗传咨询
强调事实	侧重于事实对咨询者的意义，以及其对人内在心理和人际关系的影响
认为客观事实和数据是做出决定和采取行动的基础	认为咨询者对事实和数据的理解、事实和数据的不同含义是做出决定和采取行动的基础
更重视信息提供	帮助咨询者理解并将经历和体验展示
咨询师是权威、教育家和指导者	咨询师是沟通促进者、引导者和示范者
咨询师和咨询者在情感上疏远	促进咨询师了解咨询者的情感世界

Kessler（1997）提出遗传咨询的两种方法：教导式和咨询式遗传咨询（表3-2），这两种方法与以内容为导向和以人为导向的两种遗传咨询立场非常吻合。Kessler指出教导式遗传咨询牺牲了咨询对象的自主性而丰富了咨询师的自我权威和自我感觉，咨询式的遗传咨询则让咨询者在心理上得到充实，即使以牺牲咨询师的权威性为代价。咨询师努力完善咨询者的能力，使其能够应对现在和将来所面临的健康问题，让他们感受到被理解，帮助他们感受到希望和价值，让他们更有能力处理自己的生活问题。

表 3-2 教导式和咨询式遗传咨询方法的比较

	教导式	咨询式
主要目标	教育咨询者	理解咨询者，赋能，帮助咨询者获得控制感，继而缓解心理压力，提供支持，帮助咨询者解决问题
咨询者的目的	获取信息	目的复杂，如需要信息、得到确认、获得支持和寻找减轻焦虑的方法等
咨询者自主性	部分知情的咨询者能自主决定	咨询者的行为及心理都是复杂的
咨询过程	认知和理性构成基础，心理方面弱化。咨询过程包括以公正方式提供全面准确信息，咨询师不卷入其中	需要咨询师对咨询者的优缺点、需求、价值观、决策方式等进行评估，积极实施咨询技能。咨询过程是个体化和灵活的，需要考虑咨询者的内在自我
对教导的态度	教导是唯一的手段	教育只是实现上述目的的一种手段
两者关系	基于咨询师是权威	咨询师与咨询者关系是互动的

第三节 结构化的遗传咨询过程

根据遗传咨询认证委员会（ACGC，2015）的内容，遗传咨询分成4个组成部分：遗传咨询的准备、开始和引导，制定咨询的共同目标，结束遗传咨询及转诊。

一、遗传咨询前的准备

当面对一次将要开场的遗传咨询时，你对如何开始是否有清晰的思路，如何解除咨询者无所适从的状态，以及建立咨询师与咨询者的关系。

1．回顾案例的记录

将病历资料分类整理，如患者基本信息、临床诊断记录、辅助检测的结果和结论、家族史、疾病史（出院小结）、基因检测的结果和分析报告。如果有缺失或遗漏，需要做好记录。可以制作一个面谈的清单，以便在与咨询者见面的时候尽力获取信息。

2．布置好咨询环境

保持办公室清洁有序，配置舒适座椅，调整为面对面交流，准备一盒纸巾，将手机改成振动模式。如果有需要等待的电话，提前告知咨询者。确保环境安静，当咨询者进入后随手关门，保护咨询者隐私。

3．咨询师状态的准备

穿着得体或穿工作服，减少和消除可分散注意力的个人习惯，减少凸显配饰。避免自己分心，调整自己平静下来，做好情绪准备，思考如何问候咨询者并开始进入咨询状态。

准备以下问题：对方是否有心理预期？需要邀请其他人（其他家庭成员或者医疗团队成员）在场吗？对咨询者相关的信息和疾病的知识是否了解？是否获取与咨询者所患疾病相关的经验？咨询者其他社会状况？

二、遗传咨询的开始

1．问候和介绍自己

介绍自己的全名和工作称谓，不要求咨询者必须怎么称呼，注意对咨询者的称呼方式。称呼咨询者没有普适的规范，根据机构的标准或当地文化习俗，比如先生、女士，某某妈妈或爸爸。咨询开始时，除了介绍自己，也问候或介绍每个到场的人，了解他们与咨询者的关系。有限地利用闲谈帮助咨询者放松，比如问从哪里来的，乘坐什么交通工具等，评估咨询者的舒适度、情绪、语言能力，为后续互动做准备。

2．引导

由于缺乏对遗传咨询的了解，多数咨询者不知道如何开始询问，也不清楚咨询的过程，非常需要咨询师做引导性介绍。

（1）评估咨询者来访的目的　以问题开始对话，邀请咨询者选择提供信息的范围（一般背景或者细节），确定咨询者想知道什么或想知道多少，了解咨询者的视角，听取咨询者关于该主题一些介绍。

（2）介绍遗传咨询的过程　概括介绍要做的事情（获取家族史、回顾病史、体格检查），可以制作一个面谈的清单，并展示给咨询者看，用关心的态度帮助咨询者适应环境。

（3）其他　如果计划录音，先征得咨询者同意（书面许可），并告知可以将录音与咨询者共享。

三、制定咨询的共同目标

制定咨询的共同目标英文是"contracting"，在遗传咨询中指遗传咨询师与咨询者目标达成一致的过程，ACGC定义为双向沟通过程，目的是阐明双方的期望和目的，建立一个双方都同意的遗传咨询议程。这个步骤包括：①了解并回答咨询者关心的问题，包括启发咨询者提问。②了解咨询者的期望、理解和担忧，了解咨询者转诊或就诊的原因，他们希望知道什么？他们有什么疑问或顾虑？请咨询者描述最关心的问题。③制定一个双方都同意的议程，根据新出现的问题，适当修改议程。例如，儿科患者父母非常关心患儿未来的成长发育问题，咨询师可以针对首要目的，介绍实现这个目的需要采取的步骤和措施。

1．设立遗传咨询目标

设立目标是制定合约的一部分，目的是帮助咨询师和咨询者准确判断什么能通过遗传咨询解决，什么不能，鼓励咨询者明确自己的期望，有助于提升咨询的有效性，使咨询者对获知的信息及个人期望的实现获得最大满意度。

互惠参与模型区分了过程目标和结果目标。过程目标是为了实现预期结果而在遗传咨询过程中达到的条件，比如增强患者的自主性，表现良好参与性；而结果目标就是遗传咨询的结果。在遗传咨询过程中，过程目标是普适的，适用于所有遗传咨询的关系，咨询师对实现它负有责任，而结果目标因患者而异，因病情而异，由咨询师和咨询者共同承担，为患者确定个性化的遗传咨询目的至关重要。

2．设立目标的内容

设立目标的内容包括检测计划、预测、风险评估、治疗和支持。

（1）对咨询者所关注的问题做出回应　咨询者所关注的问题有是否会缩短寿命、是否需要长期住院治疗和昂贵的治疗、是否影响智力或身体发育等。还有疾病的自然史，以及是否能够从事正常、独立的日常活动、是否损害生殖能力（包括可能不孕）。

📖 知识窗

咨询者常问的问题

我的孩子得了什么病？我的孩子是怎么得这个病的？这个病是遗传的吗？家里其他人得病的风险有多大？谁需要做检测？会传给下一代吗？如何避免此病再发？这个病的预后如何，孩子长大了会怎样？能正常上学吗？生活能自理吗？能生育吗？

这个病有治吗？有什么治疗的办法？哪里可以找到更多的相关信息和得到帮助？做什么检测可以确认诊断？检测的有效性及局限性如何？检测所带来的其他问题有哪些？通过知情同意，解释检测的过程及期待。

（2）选择多次咨询和转诊给其他专业人士　根据要咨询内容的复杂程度，一次无法解决的问题，可以预约第二次咨询。可以这样提供建议："我们首先讨论这个诊断对你和宝宝的健康的影响，我们可能无法涵盖所有细节，根据你的状况，看看进展如何，如果需要可以再约一次。"不是所有咨询者的目标都能实现，如果咨询者提出超出咨询师能力范围的问题，可以转诊给其他专业人士。

（3）将咨询者的疑问转化为具体的目标　将咨询者的疑问转化为具体的目标，以便指导咨询的过程。请咨询者复述他听到的内容，确认他有同样的理解。"你能告诉我针对这些信息，你是怎么想的吗？""我有讲明白吗？""到目前为止你还有什么疑问？"

（4）使用既定的框架来设立目标　Latham（2003）提出SMART目标，SMART分为具体的（specific）、可测量的（measurable）、可实现的（attainable）、实际的（realistic）和有时限的（time-bound）。

（5）识别并确定咨询者的反应　包括肢体语言，评估并回应咨询者及家属的情绪反应，注意认知应对策略（否认、责备、理智、怀疑、接受），提供现实的希望，避免过度安慰。如果咨询者有所保留，通过全身心关注和共情技巧建立融洽的关系和信任感，帮助咨询者更好地表露自我。

3．咨询者目标设立和实现的4个主要障碍

Danish和D'Augelli（1983）描述了咨询者目标设定和实现过程中的4个主要障碍：①缺乏知识。如对遗传病的误解、曲解和偏见，不知道遗传病不是都有遗传家族史，认为怀有遗传病的患儿是羞耻的，不敢生育后代。咨询者可能仅考虑短期后果，比如一个

携带*BRCA1*突变的女性可能不希望女儿共享信息是因为不愿意让女儿担心。咨询师要告知与女儿分享信息的远期益处来帮助咨询者调整目标。咨询者缺乏判别目前状态和理想状态之间差距的能力。他们不明白如何做才能达到理想状态。比如一个失去了两个患病孩子的妈妈不敢再生育。②缺乏技巧。不知道如何说服家人进行基因检测，缺乏用积极的目标导向性术语陈述问题的经验。③害怕承担风险，存在相互矛盾的目标。担心无法接受阳性检测结果，有恐惧心理。不想基因检测，避免为自己的决定负责，保持一切都会好起来的幻想。④缺乏社会支持。没有获得家庭成员、朋友的支持。咨询者可能根据他人的期望设定目标或者抗拒别人强加的目标。

另外，咨询师需要注意文化差异的存在，需要考虑家庭中不同成员的愿望和需求，但他们可能存在利益冲突。无论这些因素单独存在或者联合起作用，都会阻碍咨询者积极参与制定目标过程，阻碍实现预期的结果，咨询师需要评估并采取措施减少或消除它。

四、遗传咨询的结尾

在遗传咨询的开始，说明期望与咨询者接触的性质（咨询次数、咨询时间和随访联系），预估一起工作的时间，为成功的结束奠定基础。遗传咨询结尾部分包括以下内容。

1．有效的结束

让咨询者为结束做好准备：最好让咨询者知道你的讨论时间是有限的。"我们这次咨询……我们大概还剩下10分钟时间……还有什么重点关注的问题想询问的……"

2．总结咨询的内容

总结的方式有很多，可由咨询师也可以由咨询者总结咨询的内容。询问咨询者对本次讨论的感受，请咨询者总结的时候，咨询师可以补充缺失的信息或纠正不正确的表述，咨询者可以更正一些事实信息或者补充新的信息。接下来请咨询者简短描述决策过程中需要做的工作。最后，讨论如何告知检测结果。

3．讨论后续的工作

描述接下来要发生的事情及咨询者能采取的行动。比如咨询后提供咨询报告，2周后检测结果出来会通知咨询者，如果未收到信息请致电查询等。如果还有任何问题和疑问，可通过什么方式联系。商议好告知结果的一些细节，比如何时告知合适，告知谁。

4．安排随访

如果咨询者还需要继续交流，告知今后如何联系，如何预约下次的会谈。

5．其他内容

鼓励咨询者，相信他们能决策并有能力度过困难时期，注意不要给不切实际的希望和保证。如果咨询者哭泣或烦躁不安，允许他们先冷静几分钟再离开。注意咨询者离开时的礼节，尊重咨询者提前结束的要求。

6．转诊和社会支持资源提供

遗传咨询师要经常向咨询者提供其他医疗机构的评估（诊断、治疗、管理、干预服务）和社会支持（患者公益组织），以便咨询者可以从中获益。如果需要转诊，需要说明推荐的额外资源、帮助的原因，患者如何从这些资源中获益。让咨询者做好相应的准备，包括信息的准备和心理的准备，并跟进了解转诊是否成功。

📖 知识窗

遗传咨询的三部曲

1. 了解并回答咨询者关心的问题（包括启发咨询者提问）。
2. 主动为咨询者提供专业人员认为重要的信息（咨询者不一定能提得出这样的问题）。
3. 通过直接或间接方式评估咨询者的理解程度及心理状态。

💬 思考题

1. 结合历史上遗传咨询模式的几次大转变，讲述遗传咨询模式转变的本质是什么？
2. 面对一次将要开场的遗传咨询，考虑一下如何开始和如何进行？

📚 推荐阅读

1. Patricia M V, Bonnie S L, Nancy P C. 遗传咨询技巧：第2版［M］. 朱丽萍，徐飚，沈亦平，译. 上海：世界图书出版社，2021.
2. 哈珀 P S. 实用遗传咨询：第7版［M］. 夏志，王晓玲，朱燕楠，译. 北京：科学出版社，2017.

第四章

遗传咨询的关键技能

无论咨询者是否愿意讨论，遗传咨询师都需要将风险、检测方法、检测结果和医疗管理建议等关键信息与咨询者沟通。由于每位咨询者是独一无二的，需要个性化地提供信息，这是一种技能，而满足个人的需求是遗传咨询的艺术。本章介绍了遗传咨询需要具备的多个关键技能。

第一节 提 供 信 息

一、提供必要的知识和建议

遗传咨询内容是基于医学实践的专业内容，需要提供必要的知识和符合相关标准的建议。根据行业共识毫不犹豫地提供专业建议，这与患者自主权不矛盾。例如，建议具有BRCA基因突变的患者加强乳腺筛查，建议孕期不要饮酒，建议患者与有遗传风险的亲属分享风险信息，鼓励有遗传代谢疾病的患儿父母遵循推荐的饮食方式。

提供信息的方法有以下方面：①确保提前了解并整理复杂的疾病风险、检测方法、周期、费用和医疗细节等信息，考虑咨询过程中可能发生的情况（患者的情绪化及其他问题）。②根据咨询者的理解能力，使用咨询者能理解的语言呈现信息，并且根据情况提供适量信息。③评估咨询者的理解程度，"我说明白了吗？""您还有什么问题吗？"，调整提供信息的速度。④避免说教，适应咨询者的文化差异。⑤咨询师不需要无所不知，可以告知咨询者等查询资料后再反馈。如果无法回答，也可以如实告知，这个信息也非常重要。

二、提供检测结果的咨询

作为遗传咨询师，困难的职责之一就是告知咨询者检测结果，无论是传递阳性还是不确定结果（VUS），或者阴性结果，都是非常有挑战的。最好的做法是在检测前就与咨询者讨论所有可能的情况，通过讨论阳性结果、阴性结果或者意义不明的结果对咨询者长期和短期的影响及其可能的预测，让咨询者事先做好心理建设。

1．传递坏消息

遗传检测的阳性结果表示咨询者或者其亲属患有某种遗传病或者有风险，这可能让有准备的咨询者也难免会一时不知所措，最常见的消极影响是内心幸福感降低，包括痛苦、焦虑、失去希望，有的会有过激的反应，如哭泣和愤怒。传递坏消息时的一些有用的做法如下：①冷静、从容、缓慢、真诚地提供信息，给咨询者反应的时间。②允许咨询者做出反应，若咨询者释放情绪，可以静坐陪伴，时不时递送纸巾，让时间来化解，给予力量和支持。③试着说"我很遗憾"，表达与咨询者感同身受，告知咨询者其反应是正常的。④评估他们的理解程度，温和地询问他们的需要，根据需要提供对应的帮助和未来计划；如果咨询者有需要填补的知识，也需要提供相应信息，以便让他们能对未来充满信心。⑤告知咨询者，如果出现了新的问题和疑虑，可以再来找你。

2．传递阴性结果

告知检测的阴性结果也并不容易，因为有些咨询者对阴性结果的含义不明白，需要反复强调阴性结果的局限性。需要注意以下方面：①评价阴性结果的复杂含义，包括检测方法的局限性、分析策略和方法局限性、检测范围未覆盖、新的发病机制等，告知检测局限性带来的残留风险是多少。②尽量减少先入为主的观念，例如"我有一个好消息告诉你"，密切关注咨询者的真实反应，有时候阴性结果是好消息，有时是带来麻烦。③对于有遗传病的咨询者，阴性结果表示未找到病因，需要根据患者的症状制定其他检测方法策略。

3．传递不确定的检测结果

一种不确定的结果通常更加复杂，需要强调后续遗传学评估的重要性，确认合适时间进行数据重新分析，包括数据库查询、文献报道跟进，并可能对咨询者进行重新评估，及时随访跟进疾病的发展状况。

不确定的消息让人沮丧和失落，咨询者会陷入疑惑中，忘记选择当下可行的医疗管理。咨询师需要帮助他们分析不确定结果的意义，以及短期和长期可以采取的措施，提供额外的信息支持。

4．传递风险信息

不同的人对风险一词的理解各有不同，特别是风险数据的含义和相关性，咨询者往往难以量化风险，并有高估的倾向。大多数风险信息是定量数据，但有的咨询者更喜欢定性的描述（如风险高或低），所以有定量的风险信息，同时包含定性的描述可以帮助咨询者更好地理解。如果只提供定性的数据，如NIPT检测的风险是高还是低，则可能给咨询者带来误解。另外，咨询者的风险感知除了包含数字概率，还包含疾病的病因学、家族史、人群预防情况及疾病的严重程度。咨询者通过风险感知做出最后决策，还往往需要包含情感的因素。

一般遗传咨询中风险的信息描述有5种定量形式：比例（5∶100）、百分比（5%），比率（1∶20）、倍率（19∶1）、与人群风险的比较（携带者患病风险与普通个人患病风险的比较）。

影响风险感知的因素包括咨询者认知能力、情感影响（如用一种自我安慰的方式处理威胁健康的信息，或者通过有选择地比较自己与他人的信息来使自己相信患病的风险相对较低）、气质和个性（悲观者和乐观者）、归因和世界观（如把外部因素归因于机遇或命运）、个人病史（有家族史但无法联系自己的风险评估）、感知负担（因疾病影响日常工作，心理压力，失业和医疗费用等高估风险概率）、家庭成员的不同看法、文化或宗教等。

提供风险信息的一些建议：①遗传咨询是一个沟通的过程，提供风险信息是一种交流，而不是说教。②客观描述风险信息，并根据咨询者偏好灵活呈现。如提供正反面的风险，某事1%的可能性会发生，也就是99%的可能性不会发生。风险增加并不等于高风险。如果某事情发生概率为1.3‰，而普通人群中该事件发生率为1‰，这差距不会印象深刻，但如果告知其风险比一般人群增加30%，就会觉得风险非常高。③强调风险是概率，帮助咨询者理解这种不确定性。人群的分布有助于估计个人的风险，但并不是全部。④评估咨询者对风险信息的感知和反应。请咨询者总结对风险的理解，纠正不正确的理解，深入了解其主观的看法。咨询师与咨询者一起讨论某种特定的结局导致的后果，包括医疗、心理、经济、生活等方面的影响。⑤感受咨询者对个人风险的情绪，包括恐惧、愤怒、焦虑、内疚、悲伤、羞耻、尴尬和自尊降低等情感，试着换位思考并谨慎处理。

三、有效提问的方法

获取有关咨询者的情况，评估咨询的目的和原因，提供他们需要的信息，是遗传咨询重要的组成部分，而且对于咨询者的关注、情感及决策影响因素了解越多，对咨询者的决策就越有帮助，这部分通过有效的提问获得。所以，提问是获取这些信息的最直接的方法，也是一项重要技能。经研究表明，尽管遗传咨询师的大部分工作是提供信息，但咨询师提出的问题数量说明他们同时在获取大量信息，以便调整自己的输出。

1. 封闭式问题和开放式问题

大体有两类问题可以适用于遗传咨询：封闭式问题用于探索具体的细节，咨询者只需要回答"是"或"否"；开放式问题是为了了解过程，让咨询者自由表达他们的观点和经历来明确咨询的内容，梳理出他们的关注要点和重要信息。开放式问题可以帮助咨询者更全面地提供信息，有助于咨询师更好地了解情况。表4-1描述了两类问题的句式、有效使用场景和问题示例。

表4-1 封闭式和开放式问题的应用场景和使用

	封闭式问题	开放式问题
应用场景	需要特定的信息时； 咨询者滔滔不绝，讲话冗长； 过于沉默的咨询者； 令咨询者尴尬或不舒服的内容； 需要强制选择的选项； 评估咨询者感受等级	了解咨询者经历的过程； 让咨询者自由表达其观点； 鼓励咨询者提供感觉、思想方面的信息； 让咨询者全面地披露信息； 让咨询者有机会讲述，并得到全力的关注，评估其关切的问题和情绪相关的问题
常见句式	"是否……" "何时……" "您是……"	"如何" "什么" "请告诉我""我想知道"
示例	您害怕吗？ 您是否担心检测结果阳性会怎么办？ 您丈夫同意您的决定吗？	您感觉怎样？ 如果检测结果阳性，您会怎么做？ 告诉我您的丈夫对您的决定有什么看法？
优势	封闭式问题对于获取特定信息更有效，倾向于把讨论限制在最低的限度，不鼓励情绪表达	开放式问题则邀请咨询者说出更多主题的信息，并做出更细致的反应

2. 遗传咨询中几个重要的提问环节

遗传咨询高度结构化的部分中，使用提问的方式来收集咨询者的特点信息，为了管理咨询者的期望，需要提前告知咨询者将要问一系列的问题。

（1）获取病史和家族史的问题　了解家族史可以引起咨询师共情，建立咨询者和咨询师之间的融洽关系。咨询者通过积极提供家族疾病谱，感到被关注，减轻了焦虑，视自己为病情管理积极参与者。了解家族疾病谱可以帮助不喜欢开放式问题的咨询者系统地回答问题。家族疾病谱的了解过程为分析遗传机制、患病风险、相关检测提供依据。

（2）获取遗传咨询的目标的问题　了解咨询者需要知道什么信息、多少信息，他们的先验知识，以及对信息的预期，比如"您希望从遗传咨询中获得什么？""我能帮什么忙"。了解咨询者家庭内部沟通后，家人决策及对待危机的反应。了解各种选择对家庭的影响。

（3）评估认知和价值观　咨询师通过提问来评估咨询者对遗传状况或遗传风险的看法，确保和咨询者达成共识，帮助咨询者更好地了解自己的观点，促进决策。

3．有效地提问技巧

遗传咨询最好状态就是知道什么时候提问，如何提问，问什么类型的问题，哪些问题应该问，哪些问题避免问。提问的基本原则就是对咨询者是否有帮助。

（1）使用问题引导咨询者　比如咨询者说"我的丈夫不同意我进行产前检查"，你可以通过询问下面的问题，引导咨询内容的方向。"能告诉我你们是怎么讨论的吗？""这令你失望吗？""您通常如何处理这种分歧？""您怎么理解他的这个顾虑？"

（2）通过提问获得全面而具体的信息　有时候需要获取事情的具体细节和发生背景，有条理地询问非常重要。先从一般问题开始，然后转向更加复杂的问题，每次问一个问题。比如"你对进行遗传咨询是怎么理解的？"（一般问题），"你对筛查的结果已经了解了什么？"（具体问题），"你对增加风险有什么感想？"（复杂问题）。

（3）避免审问和问题过多　避免使用审问的方式向咨询者提问，可用一个共情回应跟进一个问题，而且总结咨询者的回答有助于明确双方的理解。过多的提问会减少交流互动，导致咨询者消极应对和防御措施，甚至防卫。

（4）确保你的问题集中在咨询者的需求上　确保你的问题集中在咨询者的需求上，而不是个人的兴趣。避免打断咨询者，但允许咨询者打断你。咨询者说的内容很重要，表明他们参与并愿意与你分享，而除非咨询者过于啰唆，允许他们说完。

（5）随时重新引导咨询者　当讨论主题已近转移，或咨询者开始回答较少，需要补充信息时，可以说"之前你是在说……我再问更多这方面的问题"。

（6）根据咨询者的需求和文化背景来调整提问。

第二节　遗传咨询辅助决策模式

提供信息和促进咨询者决策是遗传咨询的两种基本技能。遗传咨询互惠参与模型提供了相关的原则，尽管咨询重点不相同，但可以通过掌握促进咨询者决策的技巧为咨询者辅助决策。

一、影响咨询者做决策的因素

咨询者常常面临很多选择，而决策过程是一个复杂的过程，需要考虑很多因素，往往不只有检测和治疗，还包括与个人、家庭、医疗系统有关的复杂因素。影响咨询者基因检测和遗传咨询决策的几类因素，包括对疾病的理解程度（某种遗传病情况），对信息来源的可靠性辨识度、态度和看法，个人因素（个人的需求和期望），医疗结局（是否有治疗的手段），对风险的理解，现实的问题（经济能力和权限），社会经济地位，隐私问题和情感因素（害怕丢脸），以及宗教和种族文化差异。

影响咨询者决策的个人因素包括：①个人性格和决策风格。决策风格有理性型、直觉型、依赖型、回避型和自发型。②咨询者的智力水平、教育水平和对科学信息需求的意愿。③咨询者的价值观。个人选择的态度及承担个人选择责任的态度，对医务人员的态度和对他人情感的关心，对基因检测的态度，对终止妊娠和生育的态度。④咨询者情绪。比如对那些受遗传影响的兄弟姐妹的内疚心理。影响咨询者决策的外部原因主要有医学知识限制、财务限制、社会心理影响和遗传咨询师的限制。

例如，携带$BRACA$突变但未被诊断为癌症的女性如何做决策。逻辑性的决策者优先降低自身$HBOC$的个人风险，选择在有孩子前先进行预防性手术；而情感性决策者选择推迟做预防性手术，冒个人风险来优先考虑要孩子。再例如，产前诊断唐氏综合征后的决策，不同的家庭对唐氏综合征观点不一，受咨询者的生活经历（年龄和残疾经历）、价值观、对信息的理解及诊断环境的影响。

二、遗传咨询理性决策模型

Danish和D'Augelli（1983）的理性决策模型提出了三个前提、七个步骤和四个注意。

1．三个前提
（1）分析相关因素，权衡每个因素对选择的影响。
（2）采用系统的模式，有助于减少决策的焦虑，有助于从宏观视角看待涉及的因素。
（3）把情感放到理性决策模型里，帮助患者处理情感带来的决策的模糊性。

2．七个步骤
（1）让咨询者描述自己的情况和要做出的决定。
（2）咨询者和咨询师双向穷举所有可能的相关因素，试着把不愿承认的不合理因素暴露出来，比如有个患儿可能意味着我是一个失败的家长。
（3）评估每个选项，是满足了还是抑制了每个因素。
（4）咨询者指出最重要的确定因素。
（5）咨询者决定最想要和最好的选择，这个选择长远看对咨询者最有益。
（6）阐明和审核该决定。
（7）根据新的因素进行修订。

3．四个注意
（1）有些决策可以有两种以上的选择，咨询者的想法往往被限制，比如基因检测做还是不做，但推迟检测也是一种选择。

（2）在穷举相关因素时候，过早评估一些选项，投向其中一个，这样的结果影响识别所有相关因素。

（3）咨询者可能不愿承认不合理的因素，担心自尊受到影响，内疚或羞愧。

（4）可能有多个备选方案满足给定的因素，也可能没有一个选项满足重要因素。如果所有的选择都有负面的后果，可以讨论哪个风险最小。另一种策略是讨论如何消除或减少不同因素的负面影响。

三、帮助咨询者做决定的建议

帮助咨询者做出决定是咨询师非常重要的技能，有以下建议可以参考：①不管咨询者怎么决定，表达对他们的理解和接受。让咨询者相信他们有能力为自己做出最好的决定。②让咨询者了解不必当场做出最后的决定。在可能的情况下，给咨询者充足的时间做决定，并鼓励他们一次做一个决定。③如果患者没有做出决定，作为遗传咨询师也并没有失败，不做决定也是一种决定，这种决定在时间或环境变化的情况下会发生变化，也可以帮助咨询者做出一个选择或者消除某些选项。④与咨询者一起探讨做出决定的原因，确保咨询者完成从知情到决策的过程。⑤温和地质疑或挑战咨询者的一些观点，这些观点可能理由不足、偏执或者在道德上有问题。例如，一个咨询者说："我不打算和我姐姐分享这个信息，因为我们合不来。"需要跟咨询者讨论，让他意识到对兄弟姐妹的道德责任。⑥当咨询者家庭有多个成员时，需要了解他们在观点和态度上的差异，评估家庭中的关键人物。⑦识别并将文化因素融入决策过程中。如在父亲权利的文化中，让父亲参与进来很重要，因为他是决策者。⑧有时候最痛苦的决定可能是正确的，有时候可以听从自己的直觉，我们的潜意识常常是好建议的来源。

第三节　遗传咨询的建议和影响

很多情况下，咨询者会询问咨询师该怎么做，咨询师是否能提供建议呢？"遗传咨询的非指导性原则"，狭义的理解是不向咨询者提供任何形式的建议，这个理解实际上不仅不准确，也是不可能实现的，在许多情况下是不恰当的。更恰当的理解是遗传咨询师通过提供全面信息，使用中性术语，以解决咨询者的情绪和担忧的方式回答问题，保护咨询者的自主权，特别是在咨询者面临经济、社会、政治或文化现实导致自主权受限的情况下。

一、建议的定义、方式和场景

在遗传咨询中，遗传咨询师有责任了解并分享临床信息、推荐临床诊疗指南，以及来自医学和遗传学的相关文献。建议是遗传咨询师从咨询者的角度和偏好出发，试图通过提供主张或推荐来指导咨询者的一种回应方式。建议意味着咨询师拥有咨询对象缺乏的知识或洞察力。

建议的方式可以是直接建议咨询者应该怎么做，如"你需要与你的家庭成员分享你的检测结果"。或者使用间接或暗示的方式建议，后者可能更有效，因为可以避免抵触，维护咨询者的决定和行动的权威性。比如"您过去做过什么重大的决策？"，暗示咨询者需要考虑对自己目前的状况做一个类似的决定。咨询师要明白的是，大多数咨询者在接受遗传咨询时都是有经验的决策者。

遗传咨询中特别适合给出建议的场景：①提供临床推荐的指南，如卫生健康标准、疾病的诊断和管理指南。②咨询者寻求遗传检测相关问题的指导和建议，比如如何告知亲属检测结果。③咨询过程中讨论不同选择的益处和坏处。④某些咨询者群体特别希望得到建议，寻求建议意愿存个体差异，为每个患者家庭度身定制方法是必要的。

咨询师不能告诉咨询者该做什么决定，比如"根据您的家族史，您一定要做携带者筛查"，咨询师需要帮助咨询者自己做决定。

二、关于"提供建议"的指导

该如何为咨询者提供建议呢，这里给出了一些建议。首先，提出建议的时机很重要，咨询师需要评估咨询者正在思考什么及为什么这么做，只有当咨询师倾听了患者的情况，展示了专业素养，建立了融洽的关系，表达了关心，表现出准确的共情后，才能提出建议。有时候咨询者会直接寻求建议，当他们征求建议时，可能更容易采纳你的建议。但无论咨询者是否征求建议，都需要讨论这个话题。利用初级共情对咨询者的理解，为高级共情提出问题做准备（见第五章第四节内容）。其次，提出建议时需要语气温和、避免与咨询者争吵，如果咨询者抵触，不要试图说服他们让步，争论只会让咨询者关闭心门，假装同意。提出建议还可以提及其他咨询者的决定，有时匿名描述其他处于相似情况的咨询者的想法是有帮助的。在提出建议时需要评估你的建议带来的影响，请咨询者描述他们的感受和想法，以此评估他们是否准确地理解了你的建议。使用问题代替建议，通过问题如"你觉得哪个决定让你更舒服？"来帮助咨询者决策，得出对他们有利的结果。提出建议时强调决策过程而不是结果，比如咨询者问"你建议我要做携带者筛查吗？"，咨询师可以注重决策的过程"从你陈述来看，你希望做检测的原因是……，你不希望做检测的原因是……"，让咨询者更清楚了解全局。提出建议使用与咨询者观点一致的语言，如重复咨询者的描述后，问"你觉得多给自己一点时间怎样?", 这样更容易让咨询者听从你的建议。最后, 要明确你的职业角色, 当咨询者强烈希望你给出建议的时候, 你需要尽可能提供多的相关信息, 并建议咨询者利用这些信息做出最适合的决定, 这样的陈述有助于减少咨询者对你的误解。

三、关于"提供建议"的挑战

当前的遗传咨询对于"提供建议"有些误区, 使得提出建议非常不容易, 这主要是基于了错误的观念去给出建议（表4-2）, 所以提出建议需要注意避免以下方面: ①提供建议是为了满足咨询师自己的需求。提供建议者在给出建议时通常感觉自己很强大、乐于助人和很有能力。正是这些感觉良好, 你可能会忍不住给出超出范围的建议。②错误地认为咨询者在寻求你的建议。通常咨询者在询问你的意见之前就已经做出了决定。他们实际上并不是在寻求意见, 而是在为自己的决定寻求支持。听起来像是寻求意见, 但实际上可能是咨询者要求提供相关信息。比如咨询者会问"您认为我应该怎么做?", 这可能仅仅是询问全基因组测序的好处和风险, 而不是让你给出建议。③认为咨询者会听从你的建议。有时候咨询者并不会接受你的建议, 他们表面上假装同意, 或者可能会说"是的, 但是……", 用来解释为什么不能接受你的建议。④没有意识到你可能会偏袒某一方。例如, 当为青少年提供咨询时, 你的建议可能会反映其父母的观点。⑤认为自己比咨询者懂得多。随着经验的积累, 你会出现典型或规范的反应和决定, 但是, 典型的反应并不一定适用于坐在你面前的这名咨询者。试想与一个人待了1小时, 他对你的了解能有多少。⑥忘记了咨询者最终要为自己的决定负责。当你提供建议时, 就存在将本应由咨询者承担结果的责任转移到自己身上的风险, 特别是那些迫切需要建议的咨询者。面对迫切需要建议的咨询者, 可以说"……我们能做的就是讨论所有的可能性和选择, 帮助您做出适合的决定"。⑦认为你的行为不含有建议。注意咨询者试图从你那里得到建议的暗示, 比如"你可能认为这是个不明智的想法", 或者"我想你认为我犯了错误"。仔细想想你要如何回应这些问题。

表4-2 基于错误的观念给出建议

专业人员	咨询者
专业人员知道什么是最好的	咨询者不知道什么是最好的
专业人员应该为咨询者负责并做出决定	咨询者不能为自己的决定承担责任
专业人员知道最佳的观点和解决方案	咨询者希望得到建议, 咨询者从建议中受益

思考题

讨论"提供建议"与遗传咨询的"非指导性原则"的关系。

推荐阅读

1. Patricia M V，Bonnie S L，Nancy P C．遗传咨询技巧：第2版［M］．朱丽萍，徐飚，沈亦平，译．上海：世界图书出版社，2021.

2. 哈珀 P S．实用遗传咨询：第7版［M］．夏志，王晓玲，朱燕楠，译．北京：科学出版社，2017.

第五章

遗传咨询的心理因素与技能

为了达成遗传咨询目的和最好的效果，在遗传咨询过程中需要通过倾听、共情、收集/提供信息、教育、解释、交流/互动、评估、可及、知情、信任等多个维度去实践，需要重视咨询者的心理状态，这包含了遗传咨询的技能和策略。本章重点讨论心理因素相关的技能和方法，与初级共情和信息提供相比，高级共情和对抗使用较少。

第一节　咨询者的类型和情感类型

一、咨询者的类型

虽然个体的行为每时每刻都在改变，但一个特定的个体在不同情况下的行为方式可能保持一定程度的一致，所以可以把咨询者简单划分为情绪型和理智型两种类型，以方便咨询师针对不同的咨询者类型采用适宜的策略和方法。

1．情绪型

这类人是积极的沟通者，他们容易做出反应且富有表现力。根据他们控制自我的能力可以分成自发型、无表情型、含蓄型和爆发型。对于情绪型的咨询者，咨询师通过关注、共情和提问，鼓励他们全面表达真实的感受，限定一些界限，并对可能的情绪爆发保持冷静的状态来控制咨询的节奏。

2．理智型

理智型个体有很好的控制能力，但有时候咨询师要特别对这类咨询者保持清醒的思路，回答他们关注的问题或指出他们分析不合理的部分。比如有的咨询者收集了大量数据，提供了大量细节，最有效的咨询策略是对这些细节进行分类，找出规律并跟咨询者分享，避免陷入细节的泥潭；有的咨询者内心有黑白分明的框架，对于咨询中的不确定结果难以理解，总想得到明确的定性结果，咨询师需要帮助他们认识到现实并不是轮廓鲜明的；有的咨询者获取了大量信息，但无法区分优先级，可能把大量时间花在小问题上而忽视了更大的问题；还有的咨询者倾向于吸收大量信息和思考，忽略了自己的感受。

二、咨询者的情感类型

咨询中理想的状态是咨询者将情绪直接表达出来，咨询师洞悉其内心并帮助其减少紧张或恐惧，从而更有效地解决困难和做出决策。为了帮助咨询者表达情感，咨询师通过咨询技能鼓励和邀请咨询者叙述自身的经历。所以咨询师需要了解这些情感和处理情感的一些基本技能。

1．焦虑

焦虑是常见的情绪反应，事实上有一定程度的焦虑是有益的，因为它可以激发人们正确地对待检测结果，从而采取积极的行动，但是我们需要预防的是过度和持续性的焦虑，而应该采取措施把焦虑转化成为积极应对的情绪和信心。

焦虑使得咨询者无法理解和记住医学遗传学信息，会重复问同样的问题。过度焦虑使咨询者面对挑战的信心减少，回避积极的措施，同时表现出抑郁、失眠等，不愿意参加日常活动，聚焦于不良结局。这种情况下需要通过心理疏导，让咨询者把适度的焦虑转化为积极的应对措施。

2．悲伤

当个体失去了对他们来说重要的东西（如孩子、健康）时，就会感到悲伤，所以悲伤是普遍存在的。悲伤时的表现会受不同个体的影响，悲伤过程的顺序也会有所不同，但常常会出现下面的表现：震惊、否认或拒绝事情的发生、仓促决策、情绪低落和失眠、愤怒等。

缓解悲伤的策略：①创造一个可以接受哭泣的氛围，从语言和非语言上提供关注和关怀，把椅子挪近点儿，递上准备好的纸巾。②让咨询者相信他们的情感是正常反应，悲伤需要时间平复，"你失去了这么多，我能理解你为什么这么痛苦"。③允许谈论悲伤，这有助于咨询者慢慢接受这个事实。试图让咨询者相信一切都会好起来或让他们振作起来可能不是好的回应，让他们自由表达感受会更好。每个人都有自己的故事，都需要经历人生中最艰难的日子，咨询师需要作为感知并提供资源和支持的人，帮助他们自我成长。

3．愤怒

咨询者的愤怒（无论是否合理）是一种应对的机制，一种宣泄情绪的方式，可用于掩盖其他情绪，所以愤怒是一种复杂的情绪反应，深层可能是恐惧和绝望。例如，在接收到阳性结果时，肿瘤高风险或者结果不明确的情况下，咨询者的异常情绪包括愤怒、焦虑、恐惧、悲痛、内疚和羞愧等。如何识别愤怒呢？咨询者往往会表现出对一些不相关的事情发脾气、挖苦和讽刺，对咨询师怀有敌意，使用不友好的目光，回避与咨询师进一步目光交流。

处理愤怒的一些方法：咨询师要认识到自己通常不是咨询者愤怒情绪的真正目标，控制不要做出防御性反应，而是使用真诚的同理心，表明尊重其感受，让他们讲出愤怒的原因。给咨询者时间去消化接受刚刚收到的信息，然后交流一些跟主题不是特别相关的其他问题，分散其注意力，让他有一个过渡的时间，等他情绪恢复常态后再切入主题，进一步探讨他对关键信息的理解程度，然后如实地告诉风险的程度和风险的普遍性，以及人们一般的反应，让他觉得自己不是孤立的存在，遭遇不幸更不是对自己的惩罚，以此帮助他们适应不良的结果。

4．内疚和羞愧

咨询者对有遗传病的孩子或家庭成员存在内疚心理，认为自己对此负有责任，特别是X连锁的遗传病，遗传变异来自母亲。羞愧是一种因为某种缺陷而导致自我贬低的感觉，是一种难以承认的情绪，可能会抑郁、不安、焦虑及内疚。在遗传咨询中，未表达的内疚和羞愧会阻碍遗传咨询过程。咨询师可以使用同理心，用高级共情为咨询者诠释他们的问题，缓和内疚和羞愧。例如，咨询师讲述减数分裂的机制，指出不是任何人的错，没有人促使或者阻止它发生，并强调该情况可以发生在任何人身上。

三、有挑战的咨询者特征

1．沟通能力有限

咨询者的心理生理原因是造成沟通能力有限的主要原因，比如智力水平、抑郁或者由于病患导致身体活动限制等，另外可能有内在心理和不同的动机和意图。这种情况下，咨询者可能很少有眼神交流，咨询节奏迟钝缓慢，无法通过简单的问询获取相关信息，需要更多的时间启发和指导。

2．咨询者有情绪

咨询者带着情绪，如不满、愤怒和怀有敌意，在咨询中不仔细倾听，不考虑咨询师的解说和提供的信息，不按照要求提供材料，与咨询师互动减少，有可能"大喊大叫"。咨询师利用良好的心理关注技能可识别咨询者的情绪及原因，采用相关的技巧引导，建立新的关系。

3．家庭矛盾

在咨询过程中，咨询者家庭内部因为文化差异或者目标差异，对于决策有不同主张，产生矛盾，特别是夫妻之间，可以观察到彼此缺乏关注、叹气、分开坐、互相不交流、有防御行为、无视对方的需求等。咨询师通过有效的提问了解情况，针对性地解惑和咨询。

第二节　聆听和关注技能

遗传咨询师对咨询者言语和非语言行为的观察，是一种了解咨询者在遗传咨询过程中正在经历什么，并向咨询者展示有效的非言语行为的方法。关注技能的这两个方面分别称为"心理关注"和"身体关注"。

遗传咨询中，咨询者和咨询师需要建立融洽的关系，制定共同的咨询目标，良好的关注技能增进信任和促进沟通，积极感知和响应，从而帮助完成相处融洽的咨询服务。专注力、眼神交流和开放的身体姿势是咨询师重要的肢体语言。出于多种原因，良好的关注很难获得，可能有其他紧迫的临床事务或咨询时间有限，咨询师很难用心关注咨询者。

一、心理关注和身体关注

心理关注是通过咨询者的语言或非语言交流，更多是非语言的行为，了解咨询者的情感、态度和意图。心理关注一方面可以理解咨询者采取行动的可能原因，另一方面传递咨询师的关切和重视。有效的心理关注技能包括细节观察和有效应对。身体关注是用非语言（肢体语言）与咨询者沟通，非语言交流是持续发生的，感觉和思想会随时融入非语言表达中来。例如，当你不同意对方决定的时候，翻阅手边的材料；咨询者迟迟无法做决定时，咨询师看看手表等。身体关注有5个方面，包括面部和眼睛、身体、声音、行为和触摸。一些细节观察和应对技能如下：

1．关注面部

人类已经识别了1 000种面部表情。这些面部表情可以提供线索，帮助咨询师了解触发情绪的事件。例如，观察咨询者的眼睛里是否有恐惧和愤怒，受惊或焦虑的人瞳孔会扩大，而生气的人瞳孔会缩小。观察生理行为出现的情绪，如脸红、呼吸急促或眨眼。另外需要注意凝固的表情，咨询者可能对咨询师提供的信息困惑、恐惧或痛苦。有效地运用咨询者面部表情，偶尔点头，适当微笑，看着而不是凝视。眼神的交流表示你正在聆听，即使咨询者盯着地板或桌面看，但如果他对你投来一瞥，让他看到你在关注他。

2. 关注身体的生理反应

情绪反应的时候会双手紧握，腿部抖动，或者开放的姿势突然转变，声音变轻，讲话语速变快，低头回避等。身体的有效使用是指维持放松但警戒的态势，偶尔使用手和手臂引起关注和强调。身体尽可能直接面对咨询者，避免交叉胳膊和腿，与咨询者坐的距离要合适。如果在桌子后面工作，可将咨询者椅子放在一侧，尽量减少桌子带来的障碍。

3. 关注声音

辨别咨询者的语速、语音强弱或者因为情绪带来的声音改变。有效使用声音，可以是以适当的音量说话，保持适当的语速或速度，使用咨询者能听懂的词，使用与谈话内容和基调相匹配的语气。

4. 关注年龄，性别和文化背景

例如，知识分子更加理性，女性更容易哭泣，某种文化群体不擅长公开表达情感。

5. 关注行为

如果感到焦虑、有心事，会注意力分散。在咨询中，咨询师的分心行为是应避免的，这包括选择习惯性非正式用语，翻阅笔记或看电脑而不是看咨询者，摆弄笔或者手指等。

二、非语言应对的建议

遗传咨询师在关注方面遇到的挑战，可能是过多或过少的融入，关注的程度过高或过低，所以适当的关注并能灵活运用关注的技能是关键，下面介绍一些技巧用于非语言的关注：①咨询师表现出过高或过低的热情，比如声音过高且语速过快，频繁点头和回答"嗯，好的"，可能令人疲劳，而过于休闲和懒散的状态会引起缺乏尊重和关注的误解。②身体放松，有规律呼吸能更好地聆听，在咨询前花几分钟让自己平静下来，让注意力集中。③考虑非语言行为可能的含义，如咨询者紧缩眉头，可能表示他并未明白你提供的信息，叹气可能表示由于急躁、疲倦、后悔和绝望而产生的多种感觉。④注意语言与非语言之间的一致性，通常非语言行为更发自于内心，可以帮助咨询者表达其内心想法。⑤当咨询者沉默时，可诱导其表达，如"你现在的感觉怎么样?"。沉默对于咨询师也是引起关注的更具挑战的技能之一。技能缺失的沉默可能导致尴尬和误解，以及恐惧和焦虑情绪，使用不当的沉默意味着距离、无兴趣、疏离和信任损害。但主动沉默的使用可以传递安全、理解和包容。⑥观察咨询者的非语言特征，了解其个人特征、情绪及对遗传咨询的态度和目的。比如话语的活跃水平（激动或沉闷），说话缓慢或快速，紧张行为，声音（颤抖、响亮、柔软）和自我透射（成熟可自我控制、孩子气、攻击性）。⑦如果触摸能改善关系，它是有益的；但如果咨询者消极地看待它，则是有害的。在遗传咨询的背景下，就像其他医疗交流一样，在告诉咨询者坏消息后轻轻触碰咨询者是可以的。另外还有一些促进沟通但非触摸的方法，如把椅子挪近一些，身体前倾，摘下眼镜，软化语调和音量，放慢步伐。当咨询者表达他们对这个消息感到高兴或宽慰时，你也可以表达你的高兴。⑧与咨询者保持同步，举止和谐，沟通更有效，同时增加共情，促进共识。比如咨询者难过，说话缓慢，你也可以放慢语速并轻声说话，采用非语言行为传递关怀。⑨尽可能使自己的风格与咨询者的风格相适应，而不是期望咨询者来适应你的风格。如果不确定自己行为产生的影响时，可以询问咨询者是否感到舒服。

事实上，没有人能够控制好任何非语言行为，也并不是这些行为都会让你觉得"自然或正确"，最终还是要回到自然的反应。与咨询者沟通最重要的一点是，你要真正关心他们。

第三节　初级共情技能

一、共情的定义和意义

共情是人本主义创始人卡尔·罗杰斯提出的，是指体验别人内心世界的能力，通俗地讲就是理解并设身处地与他人一起感受。共情构成了人类互动的基础。心理学中的共情包括情感共情（具有与咨询者经历相适应的情感反应）和智慧共情（参与角色或接受观点）；遗传咨询中的共情是经验交流（如按照咨询者理解的方式提供信息）和情感交流（如了解咨询者对该信息的感受）。共情包含的含义如下：①咨询师借助求助者的言行，深入对方内心去体验他的情感、思维。②咨询师借助于知识和经验，把握求助者的体验与他的经历和人格之间的联系，更好地理解问题的实质。③咨询师运用咨询技巧，把自己的共情传达给对方，以影响对方并取得反馈。④咨询师能设身处地地理解求助者，从而更准确地掌握材料。

求助者会感到自己被理解、悦纳，从而感到愉快、满足，这对咨询关系会有积极的影响。共情促进了求助者的自我表达、自我探索，从而达到更多的自我了解，咨询双方能够更深入地交流。对于那些迫切需要获得理解、关怀和情感倾诉的求助者，有更明显的咨询效果。

共情不是同情、焦虑、居高临下、指责和宽慰。共情与同情的不同在于，共情充分理解并与他人产生共鸣，是一种平等和合作的关系；同情是对一个人的感觉，它传递了向上、向下的关系。

咨询时因缺乏共情导致的心理问题：①求助者感到失望。求助者认为咨询师对自己不理解、不关心，因而会感到失望，减少甚至停止自我表达。②求助者觉得受到伤害。由于咨询师没有进入求助者的参照框架，而过多地立足于自己，因而他很难真正理解求助者的问题，有时会表现出不耐烦、反感甚至批评，这会使求助者觉得受到伤害。③影响求助者自我探索。自我探索是求助者成长、进步的必要步骤，但如果缺乏共情，咨询师往往对求助者的自我探索不加注意，影响求助者的自我了解。④影响咨询师对求助者的反应。由于缺乏共情，咨询师不能真正了解求助者的问题与需要，因而做出的反应也常常缺乏针对性。

二、初级共情

对咨询者的经历进行初步了解，初级共情对于建立融洽关系和探索问题尤为重要。在遗传咨询中，你用自己的语言简洁地表达了对表面的、相当明确的咨询者经历的理解。高级共情传递了对咨询者经历的潜在、隐性方面的理解。这种类型的同理心对动态理解（评估咨询者更深、不太明显的感觉和经历）很有用。因为它们超越了咨询者表面的表达。

1．初级共情的功能

初级共情的功能包括鼓励咨询者继续说话，使咨询师和咨询者互相了解，增加咨询师的社会吸引力（热情友好），促进融洽和建立信任；使咨询者感到被咨询师理解，帮助咨询者控制自己的情绪，促进咨询者承担风险，讨论不愉快的情绪，减少无效的愤怒、压倒性的焦虑或其他强烈的感觉。

2．初级共情的方式

初级共情可以有从简单到复杂的多种方式：①最低限度的鼓励。包括偶尔点头、打手势、简短的评论、重复关键词、保持沉默，最简单的聆听技巧是鼓励咨询者继续说话。②内容反馈。简明扼要地强调对咨询者经历的认知要点，有助于其理清目标和价值观，加深对其经历的理解。③情感回应。对咨询者的体验和情感进行简明的强调，包含对其感受的清晰呈现，如"我想了解这些信息，但没人告诉我想知道的。""这真让你沮丧啊。"④内容和情感的回应。"你感动……是因为……"

3．提高共情能力的建议

（1）咨询师视角需要转变，要从求助者的角度而不是自己的角度看待求助者及其问题。

（2）共情的基础不是有与求助者相似的经历和感受，而是要设身处地地理解求助者及其问题。

（3）表达共情不能一视同仁，而是因人、因事而异，视情而定。

（4）表达共情应把握时机，共情应该适度，才能恰到好处。

（5）表达共情要善于实现咨询师和求助者之间的角色转换。

（6）表达共情还应善于使用躯体语言，注重姿势、目光、声音、语调等表达。

（7）表达共情应考虑求助者性别、年龄、文化习俗等特征。

（8）咨询师应不断验证是否共情，得到反馈后要及时修正。

（9）如果想共情，要避免说："你不应该有那种感觉"（批判性的）、"每个人都有这种感觉"（这让咨询者的经历变得微不足道）、"没有人会那样"（批判性的）、"你为什么这么想"（批判性的）。

第四节　高级共情技能

高级共情和抵触处理是更高级的帮助技能，通常在遗传咨询中使用频率低于关注、初级共情和提问等技能，有策略和谨慎地使用是非常有力的回应。

共情反应有初级共情和高级共情两种类型。高级共情又叫高级同理心，是通过识别并回应意识薄弱咨询者的感受、想法和感知，超越其表面的表达。具体而言，高级同理心就是对咨询者的经历有预判和尝试性的假设，在此基础上建立起推断和预感，它的高级和难点在于反映了咨询者更深层的真实情况，这包括产生的原因、由此发生的情绪和心理状态。高级共情往往在遗传咨询过程的后期出现。

高级共情的意义在于：①因为超越咨询者直接表达的内容而了解其感受、思想和行为，咨询更有指导性，使咨询者获益。②咨询者往往因为感觉含糊不清导致无法做出决定，高级共情可以帮助咨询者理清楚自己内在的想法和感受，了解自己的价值观，促进自我理解，促进自己目标设定和决策。③高级共情可以帮助咨询者获得新的见解，有助于采纳新的方式思考。④给咨询者一种掌控感、安全感和自我效能感。

一、高级共情与初级共情的区别

初级共情就像是在一般照明情况下，高级共情则是在高亮度聚光灯下，让阴影里的东西也被清晰看见。主要有以下几个方面不同：

（1）谁的观点　初级共情反映咨询者的观点，高级共情反映咨询师的观点。

（2）谈话内容　初级共情中咨询者说的话和咨询师的话可以互换，基本是同义的复述，咨询者能够意识到讨论的内容和感觉；高级共情中咨询师讨论的内容超出了咨询者陈述的范围且很少被意识到存在。

（3）效应　初级共情让咨询者放心，有助于肯定咨询者的经历，降低其焦虑；而高级共情可能会挑战咨询者，让咨询者变得焦虑。

（4）益处　初级共情可以建立信任，高级共情提供洞察力并促进变化。

（5）使用策略　初级共情可以在整个遗传咨询期间发生，经常使用；高级共情则在遗传咨询后期发生，谨慎使用。

二、高级共情的反应类型

高级共情要反映咨询者未表达的内容。咨询者没有直接说出的感觉和内容，比如咨询者的非语言行为，如握紧拳头、低头、疑惑皱眉；咨询者未表达的情绪；咨询者警惕或困惑的经历，比如"你说如果结果是阳性就必须采取措施，是指终止妊娠吗？"；咨询者早期感觉和内容的整合推断；咨询者反复提出的主题；咨询者各种问题之间的联系；对咨询者所说的话给出一个合乎逻辑的结论。

三、高级共情的使用策略

使用高级共情需要对咨询者有准确的理解和敏感的反应，可以包括建立假设、设计问答分享假设和共情回应3个部分。

1．建立假设

（1）浏览咨询者档案，根据相关疾病的流行病学、医疗资料和咨询需求，对咨询者的目的和可能的感受形成初步假设。

（2）运用个人经验，预测潜在的心理状态和情感内容。

（3）把自己当作咨询者，会有什么感觉，但不要把自己的感觉投射到咨询者身上。

（4）注意与咨询者第一次见面的线索，如是否紧张或者放松，同行的人是什么人。注意咨询者的语言和非语言行为。

（5）倾听主题并把不同时间获得的碎片主题信息合并，归纳其完整的主题，比如一位母亲死于亨廷顿病，其女儿就诊做检测，她担心亨廷顿病会遗传给她的孩子，但父亲非常抗拒女儿检测，咨询师将几次咨询的线索连接起来，使用高级同理心帮助女儿意识到父亲的恐惧是害怕发现女儿也和妻子一样患有亨廷顿病。

（6）询问自己"咨询者想告诉我什么"。

（7）倾听咨询者在其文化背景下对疾病、残疾和死亡的了解、价值观、信仰和观念，了解咨询者的经历、情绪和对世界的看法。

2．设计问答分享假设

（1）使用试探性问题，让咨询者有机会修改或否认你的陈述。"如果我说错了，请纠正，您似乎在说……""您认为是什么阻碍了您做出这个决定？"

（2）针对性地设置问答，确保是个性化的。有些咨询者对他们内心体验的解释有良好的反应，有些则对他们体验的原因不感兴趣，对支持性信息更感兴趣，显然对于后者应少用高级同情，以提供专业的信息为主。还有些咨询者非常多疑，则需要使用初级共情，获得信任。

（3）在初级共情基础上，使用关注和初级共情让咨询者了解和信任你的假设之后，再使用高级共情陈述。

（4）紧跟初级共情，收集高级共情陈述后咨询者的情感反应，"您对……有什么看法""您对决定……有什么影响"。

3．高级共情回应模式

一个有经验的遗传咨询师可以根据咨询者的情况，采取相应的回应，这包括非语言行为、情感、态度、信念，甚至防卫。

咨询者的非语言行为包括在平静的语言下更多的东西，如潮湿的眼睛、出汗、手的动作等。咨询者对词语的选择，例如咨询者将胎儿称呼为"胎儿""我的孩子"，还是"他"，让你知道她多大程度与怀孕保持距离。

咨询者的情感问题，如愤怒、抑郁、羞耻、内疚、恐惧、焦虑、绝望、威胁等。由于失去所爱的人和身体状况恶化是所有负面情绪的基础，通过高级同理心，确定咨询者受到了什么威胁，与他们讨论这种情况如何让他们无法获取必要的信息并做出决定，从而使他们能应对处境。

咨询者的态度和信念模式方面：①咨询者可能会因为自己的情况而责怪他人，"如果我母亲不是每次在我提到亨廷顿病时都歇斯底里，我就能决定做检测了"。②咨询者强烈相信命运或因果报应，这种情况下的高级共情回应一般不使用直接方法。不要挑战一个人的文化背景，咨询者不会因为一次遗传咨询改变自己的观点，挑战可能会损坏已经建立的信任，尝试这样回应："有些人可能觉得很难……，他们选择……"③咨询者有不切合实际的期望，如反复说"虽然胎儿有这个致病的突变，是否有奇迹发生"，咨询师可以指出他们的期望是不合理的。④如果家庭中有一个权威的成员，则避开他，让其他成员反馈他们的想法。⑤夫妻或家庭中意见有分歧，希望你支持其中一方，咨询者尽可能支持每一个参与者，让他们知道每个人的意见都很重要，在谈话期间邀请他们每个人谈话，"你们都有机会发言和互相倾听，这对了解你们的问题非常重要"。

第五节　抵触、移情和反移情

　　本节讨论了几种影响遗传咨询过程和结果的因素，包括咨询者抵触和遗传咨询的心理动态，如移情和反移情，遗传咨询师需要了解这些，并能及时发现和解决这些问题。

一、咨询者抵触和对抵触的应对

1. 咨询者抵触的定义和原因

　　咨询者抵触通常是一种无意识的过程，表明咨询者没有完全进入遗传咨询关系或状态。咨询者抵触是一种正常的反应，当咨询者反对遗传咨询过程或结果的任何方面时，就会产生咨询者抵触。咨询者抵触的原因是复杂和多样的，例如，遗传咨询（检测）的目的和可能结果不清楚，咨询者接收的信息或诊断引起焦虑，咨询者对信息的数量、复杂性感到不知所措，咨询者有无法满足的期望，以及咨询者的内疚和羞耻感，咨询者接受遗传咨询中如果有违反其宗教、精神信仰或个人、家庭、文化价值观的情况，都会产生咨询者抵触，具体从恐惧、怨恨和误解咨询师3个方面表现出来，产生上述抵触的原因见表5-1。

表 5-1　遗传咨询中咨询者抵触的原因和表现

恐惧	怨恨	误解
害怕对自己的处境以及需要做出的决定承担个人责任，如亨廷顿病	感到被强迫	不知道如何有效地参与遗传咨询或检测
检测到迟发的遗传疾病而感到沮丧，感觉自己的隐私和自主性受到威胁	被另一位医生转诊感到生气	对遗传咨询的内容不清楚，认为是没有用的
感到失去控制，并通过咨询者抵触来保持某种力量和自尊，如乳腺癌	认为没有必要与遗传咨询师交谈	对遗传咨询所提供的帮助有不切实际的期望
因为遗传问题已经经历了很多的痛苦（悲伤、愤怒、恐惧、羞耻或内疚）	不愿意与家人讨论遗传信息	遗传咨询师的目标与咨询者自身目标不同，不理解遗传检测的价值和意义
对与陌生人讨论个人隐私感到不安	感到被不可接受的选择所冒犯	不理解或不接受遗传信息
担心私人信息共享及何时共享，如孕前基因组携带者筛查		试探遗传咨询师的能力水平
觉得自己无法应对突然死亡的持续威胁		在性别、种族、社会阶层、宗教、带有偏见和歧视的既往经历等方面与遗传咨询师存在文化上的差异

2．咨询者抵触行为可能的表现

如何识别咨询者抵触呢？咨询者抵触的3种具体类型为怀疑、拖延和驳回，可能的表现包括以下方面：似乎不知道他们想从遗传咨询中得到什么，表现出不需要帮助的样子，只是因为别人的催促、推荐等才去咨询；只谈论安全或低优先级的问题，例如，关注风险数字，而不是问题本身；直接或间接不合作，例如，拒绝讨论某些问题或选择性地忘记家族史等重要方面；毫无根据地将自己的处境归咎于他人，没有表现出与遗传咨询师建立协作关系的意愿，对需要做出的决定迟迟不愿承担责任；对遗传咨询师的态度粗鲁或有敌意，为已经做出的决定寻求支持，而不是开放地探索和参与决策过程；未按要求完成表格，迟到，表现出封闭的身体姿势，对咨询师的回应少。

3．咨询者抵触的回应策略

咨询师如何回应咨询者抵触，以下的策略可供借鉴：①探究咨询者抵触的原因。记住，咨询者没有义务参加遗传咨询，你的工作是确定他们是否需要咨询。比如匆忙的咨询者、担心要为另一项服务付费的咨询者和有愤怒情绪未发泄的咨询者等。②将某种程度的咨询者抵触视为自然的和经常的。比如对预约时间不满意或者路途经历不满意。③理解咨询者有时候的抵触是因为他们害怕或之前没有获得过帮助。建议在咨询时具体探讨遗传咨询的潜在好处。④检查自己回答的质量。问问你自己，是否在做让咨询者产生抵触的事情。比如咨询者联想到将要对她进行各种可怕的手术。⑤接受并配合咨询者抵触。从咨询者的角度提供服务，让咨询者知道你理解他们的感受，接受咨询者以不同方式思考的权利。⑥邀请咨询者参与每一步过程。分享你的期望，并评估咨询者对遗传咨询的反馈。给咨询者尽可能多的权力，问问他们你能做些什么来帮助他们更容易做出决定。⑦帮助咨询者了解他们的抵触是如何阻碍遗传咨询的，使用高级同情进行有效的回应。⑧寻找解决咨询者抵触的激励办法，但要谨慎使用。⑨不要把咨询者抵触当成是针对你个人的行为。避免陷入争论，因为你几乎永远不会赢。另外，这会影响你和咨询者的关系，阻碍有效的治疗。最后牢记文化差异可能导致咨询者抵触。

二、移情和反移情

1．咨询者移情的定义和方式

移情是咨询者根据自己与他人相处的经历而与遗传咨询师建立的一种无意识联系相处方式。移情往往是一个无意识的过程，所以咨询者（经常）意识不到他们正处于经历移情中。移情是咨询者对咨询师的误解，它会导致对现实情况的过度反应。当咨询关系更长久、更深入或特别痛苦时，移情倾向更强。移情包括积极的情感（喜爱或依赖感）、消极的情感（敌意和攻击）或混合的情感（对咨询师权威的矛盾情绪），咨询者也可能会经历文化移情，将与你的文化群体中的人交往所经历的积极或消极感受移情到你。

咨询者的移情方式可能有的表现：咨询者的行为可能包括过分恭维你，同意你所说的一切；认为你有所有正确答案，咨询者会反复询问你该怎么做；你是他们力量的源泉，咨询者表现出无助、过度哭泣和情绪化，以及提出解决问题的紧急请求；你提供了坏消息，咨询者可能过度防御，很少甚至没有自我表露，并且会因为你告知的坏消息而不恰当地责备你；对于认为是无感情无独特视角的咨询师，咨询者可能转移话题，不停地说话，无视你的解释和反应。

2．咨询者移情的应对

应对咨询者移情不能采用单一的方式。根据不同情况和咨询者，可以尝试以下策略：

（1）简单地接受它　像对待其他类型的咨询者情绪一样处理移情。让咨询者表达自己的感受，允许他们收回自己的感受或继续表达。

（2）识别移情　识别可能要发生的移情，避免对咨询者的误解过度反应。识别移情发生的线索包括困惑和不适感，以及你认为咨询者的行为包含一定程度的扭曲和误解。

（3）决定是否解决它　考虑到时间限制和咨询范围，遗传咨询可能不是处理移情的合适情形。然而，你可以选择温和地处理移情，以减少它们对咨询过程的影响。例如，一位咨询者说，她很生气，因为你不能根据产前检查结果绝对保证孩子的健康。你可以回答："我不知道您生气的部分原因是不是因为您认为我在敷衍您。"

（4）清晰询问问题　例如，"您看起来很生气。您能告诉我是什么困扰着您吗？"这种反应是高级共情的前奏，但首先要探究咨询者的态度，给咨询者自己解释的机会。

（5）反映移情的感受　例如，"您不想讨论不孕病史，因为您认为这可能会让我不舒服？"进一步的讨论可能会促使咨询者承认，家人的负面反应使她不敢与人谈论此事。然后你可以向她保证，你可以处理好她想透露的任何事情。

（6）直接解释移情的感受　例如，"有时当人们觉得他们与人分享得太多时，他们会对自己与那个人的关系感到不安。您认为这种情况会在这里发生吗？"

3．咨询师的反移情定义和原因

遗传咨询师在咨询过程中有意识和无意识的情绪、幻想、行为、感知和心理防御，是遗传咨询师在遗传咨询过程中应对各种情况的反应。反移情包括对咨询者的情绪反应和投射，这些反应可能并不特别适合当前的遗传咨询关系。与移情类似，反移情也包含误解（认为咨询者过于依赖别人，而实际上并没有）和过度反应（对咨询者的行为感到愤怒，但大多数咨询师能够从容应对）。

为什么会发生反移情？你和你的咨询者在很多方面存有相似或不同，比如你们的价值观、行为、态度、语言、外貌、年龄、性别等。这些相似和不同会影响你对咨询者的认同感，出现过度认同或者过度不认同。咨询师反移情有时是对咨询者移情的一种反应。越来越多的遗传咨询文献表明，遗传咨询师反移情具有许多潜在的触发因素，包括咨询者的特征，如行为或外观与咨询者的一般相似性以及医学/遗传学相似性，咨询者的情绪反应如愤怒，咨询者的自我防御措施，对疾病、残疾和损失带来的不适感，咨询者的行为与遗传咨询师的预期不同，带来不好的消息，与咨询者情况相似的个人生活事件，如怀孕、终止妊娠、残疾儿童的出生、个人健康问题和爱人健康问题等。另外，文化问题也可能导致反移情发生，在某种程度上，当遗传咨询师不能很好地理解咨询者的信仰、价值观、期望和反应时，可能会产生刻板印象、恐惧、误解或曲解。例如，女性遗传咨询师可能会对某些文化中的男性权威做出消极的反应。

4．咨询师的反移情的类型和行为

反移情既可以产生消极的后果，也可以产生积极的后果。需要特别关注消极的影响，因为反移情会干扰你与咨询者的共情。Reeder等（2017）调查了临床遗传咨询师的反移情经历，总结了可能的消极影响：无法建立融洽关系、过度认同、谈话没有充分发挥出最大的潜力、咨询师情绪低落。当然，反移情的一个可能的积极后果是，从过去引发的经验可能会增加你对咨询者的同理心。但同时存在这样的风险：你可能不太仔细倾听咨询者的意见，而是将你的经验强加给他们。

反移情的类型和行为可能有以下方面：

（1）过度保护性反移情　你将咨询者视为需要照顾和保护的孩子，你会说"大多数情况下，这个测试的结果是正常的"。或者不允许咨询者体验和表达他们的痛苦感受，"一切都会好起来的，会没事的"。过度保护性反移情的另一个方面是过分担心咨询者。

（2）温和性反移情　为了避免不受欢迎或咨询者的强烈情绪，你通过乐观、愉快的交流及对负面信息或问题的片面考虑，营造了一种对所有咨询者和情况都一样的氛围。当你表现得更像一个朋友而不是遗传咨询师，或者只关注于事实和数据，而不是探索情感问题时，你们可能会有很多无关的闲聊。

（3）指令性反移情　为了"推动"咨询者快速做出决定，或者强迫他们自己做出决定，或者强行介入为他们做决定。

（4）排斥性反移情　就像过度保护性反移情一样，你认为咨询者是依赖和需要帮助的，因为你害怕咨询者对你提出的要求，或者因为你害怕对他们的幸福负责，你会变得疏远或冷漠。疏远行为的例子包括直截了当的解释，"您知道您应该接受筛查，因为您的家族史说明您患癌症的风险非常高"，以及对咨询者要求的轻蔑回应，"那是您的决定，我不是您"。

（5）敌对性反移情　当你不喜欢咨询者的某些方面（行为举止、身体特征、态度、价值观）时，你以明显或隐蔽的方式与他们保持距离。你甚至比排斥性反移情更进一步，可能会措辞严厉，例如，"我已经告诉过您，做这个决定的人不是我！"即使你永远不会对咨询者说这些话，但如果你是这样想的，那么你就有可能正在反移情，它会以微妙的方式"泄露"出来。敌对性反移情在经历某些痛苦或倦怠的遗传咨询师中更为常见。或许他们正在反复与那些非常需要帮助的咨询者群体打交道，而这个群体在制度上几乎没有改变的余地（医疗援助群体）。

5．如何区分是真实的反应还是反移情

反移情（和移情）很难识别和解决，尤其因为它主要发生在无意识层面。你需要仔细观察和探索你的明显和隐蔽的行为来识别它。有人比喻"咨询师反移情"就是"上了头"，因为一些触发因素，导致咨询师的过度反应，如一个咨询者携带BRAC基因的非致病性的变异，而咨询者说有建议让她做乳房和卵巢切除手术"。

以下遗传咨询师的行为可能表明反移情，特别是当你表现出一种以上的行为时：①给予强迫性建议。②对特定咨询者有异常强烈的感情，失去中立立场，站在咨询者一边。③有"救世主"幻想，即相信自己能够帮助咨询者。④害怕某个咨询过程，或者过于渴望与某个特定咨询者进行会谈。⑤避免或不喜欢咨询者情感，特别是针对你的负面情感。你通过表示不赞同（皱眉、打断咨询者的话等）、减少反思或提供过多的信息来避免这种情感。⑥会谈中对咨询者漠不关心。⑦会谈中对咨询者所说或做的事情感到受伤。⑧过度自我表露。⑨过度自我保护。

6．咨询师的反移情的管理

首先，接受反移情的必然性。每个人都会经历反移情，这并不意味着你是一个糟糕的遗传咨询师，一种接受的、非防御性的态度是最基本的。找到情绪的来源。Weil（2010）描述了个人情绪的3个潜在来源：情绪的正常反应、涉及咨询师的个人问题和对咨询者情绪和行为的反应。要找到来源，首先，问问你自己："我想知道为什么会这样。为什么我要对这个人的话做出这种特别的反应？它的背后是什么？当我说这句话时，我的反应是什么？我为什么问这个问题？真的是为了帮助我的咨询者吗？"其次，练习自我调节，即有意识地自我反省和意识到自己的反移情，并在遗传咨询中设定和保持适当的界限。最后，寻求监督帮助、咨询、反馈。由于反移情大多是无意识的，可能直到发生后才被察觉，因此，自我反省和监督至关重要。在某次遗传咨询后，你意识到你的行为不符合你的性格，或者你的其他同事评论你对咨询者或情况的感情比较强烈（如强烈的喜欢或不喜欢、强烈的防御等）。这些都是反移情的线索。在一次富有挑战性的遗传咨询会谈之后，不妨问问自己，有什么不符合你性格的行为，这对你来说会很有用。另外，与你的监督者一起分析。如果你的反移情行为非常普遍，并且无法用之前的策略来管理它，请寻求个人咨询或心理治疗。

本章讨论的咨询心理动态是常见的。你不是唯一一个有反移情反应或感到痛苦、倦怠和同情疲劳的人。而最好的事情就是积极主动地认识和反思正在发生的事情，通过咨询导师、教授、遗传咨询师和同事来处理这个问题，积极地建立和保持有效的应对策略。这些行动将帮助你在工作和整个职业生涯中"茁壮成长"。

遗传咨询的技巧

1. 观察感受技能

非言语性信息（感情、目的及经历）的识别能力，用眼睛判断。建立信任关系，互相尊重，权威性专业性，坦诚诚恳，用心去关心，通过眼神交流、身体位置变化等，把他们的注意力集中在对方身上；对他们微笑或者靠近他们，而不是表示不喜欢或敌意和"准备伤害他人"，或者"在感情上准备伤害对方"，比如皱眉或者看起来很生气；协调是指他们的行为相互模仿的程度，比如类似的手臂和腿部姿势、语音语调等。人际敏感度与较高的咨询者满意度相关。

2. 提问的能力

问需要问的问题，需要能回答咨询者的反问（你为什么需要问这个问题？）；需要澄清信息或咨询者的理解程度时提问；需要收集信息时提问；问能得到肯定回答的问题（甚至简单问题）可以提高可信度及配合程度。

3. 行为表达能力

表情及眼神：适当地点头，眼睛的关切注视（但不是盯着看）。

肢体：放松，开放式站姿，不抖动，注意距离、角度等；

声音语气：音量、语速、语调平稳、称呼；

遗传咨询需避免的做法：同情怜悯，冷漠，流露不当情绪和姿态语言，担忧，讽刺，取笑，不耐烦，催促，打断，评头论足，代替做主。

需要避免的动作行为：犹豫、含糊其词，太多废话，大惊小怪的表情，长时间注视电脑，在笔记本上反复查询，小动作，嚼口香糖等。

思考题

1. 讨论"共情"与"同情"的异同。

2. 初级共情和高级共情有什么区别？

3. 深刻了解几个概念：咨询者抵触、移情和反移情。如何做到与咨询者的真正平等？

推荐阅读

1. Patricia M V, Bonnie S L, Nancy P C. 遗传咨询技巧：第2版［M］. 朱丽萍，徐飚，沈亦平，译. 上海：世界图书出版社，2021.

2. 哈珀 P S. 实用遗传咨询：第7版［M］. 夏志，王晓玲，朱燕楠，译. 北京：科学出版社，2017.

遗传咨询的伦理原则

遗传咨询是医疗服务（面向患者及家属）的一部分，更是大众健康保障的赋能者。遗传咨询提供的服务涉及生育、健康、医疗等重要决定，也涉及隐私、尊严、社会关系和家庭关系等重要内涵，本章介绍了遗传咨询过程中应遵循的四大基本伦理原则以及一些特殊的原则。

第一节　四大基本伦理原则

遗传咨询职业的根本服务对象是人，包括他（她）所患或可能患的疾病、家庭背景、教育/文化/社会/宗教背景、家族史、生活习惯、工作环境、心理状态等。总体上遗传咨询及遗传咨询师行为规范应遵循四大基本伦理原则，即自主、获益、无害和公平。

一、自主原则

自主（autonomy），即尊重自主。尊重自主权是当代生命伦理学的基石。尊重他人自主权很大程度上说明了我们如何看待他们作为个体的价值，以及我们对他们和我们自己生活的重视程度。自主权在医学伦理中的特殊体现在于"当我们允许人们有权拒绝治疗时，自主权被认为甚至比治愈疾病更重要""同样尊重知晓的权力与不想知晓的权力"。寻求知情同意、尊重他人的选择和保护患者的隐私都是我们尊重他人自主权的表现方式。尊重自主权的理念对我们应该如何对待别人的决定和生活方式等方面是非常重要的。

这一原则的重点是尊重自主，尊重咨询者（受咨询的对象）自愿接受咨询的选择权是尊重自主的第一表现，给予咨询者充裕的时间提出任何不受限制的问题也是尊重自主的体现。自主原则更主要的体现是最终由咨询者自己做出决定，这是遗传咨询需要达到的主要目的之一，为了让咨询者做出最适合他（她）的决定，咨询师首先不能"替咨询者做决定"，甚至避免"假定我是你，我会……"的表达，咨询师需要为咨询者提供全面平衡的正确信息，通过提供或阐明必要的事实并明确替代方案和预期结果，使咨询者能不受胁迫，结合自己的情况，做出独立知情的决定。

自主抉择需要在了解、理解及充分考虑结果的基础上进行，所以遗传咨询需要承担重要的教育/教学任务。增强咨询者的自主性是遗传咨询的一个主要目标，咨询师应该主动帮助推进咨询者的主动决定过程，包括鼓励、培养咨询者的参与意识和做主意识。自主原则的体现还在于对一些晚发性的遗传病，不建议在儿童期开展检测或筛查，可以等孩子达到有做主年龄时由他（她）本人来决定。但不想知晓的权力也可能会导致对下一代的伤害（比如遗传性肿瘤）。

二、获益原则

有利（beneficence），即获益原则。遗传咨询是一项旨在让咨询者受益的沟通过程，与所有医疗行为一样，遗传咨询应以咨询者获得最大利益为目的。咨询过程中为咨询者提供的信息必须循证可靠且完善，对自己不熟悉的案例需要请适合的专家一起会诊，或在咨询前做好充分的学习、调研和专家询问，这是保障获益的基本要求；对一些没有充分循证依据，比如还处于临床试验阶段的治疗措施，明示研究成果的成熟度及信息的可靠性也是保障获益的措施之一。对咨询者提供有用的资源信息，建议引导而不是主导咨询者进行合理的干预治疗，可以达到自主与获益之间的平衡。

三、无害原则

无害（non-maleficence），即不伤害（do no harm）。不伤害是医务人员的基本道德义务，包括不致死、不造成痛苦或受难、不使其丧失能力、不造成冒犯，以及不剥夺他人的生活品质（包括幸福、有益的人际关系、知识、成就）。刻意主观的伤害应该不会发生，然而我们经常发现，潜在的伤害与提供的益处往往并存。

基因检测可能会带来潜在的情感、社会和经济伤害。例如，检测肿瘤易感基因变异可以帮助个体及时采取预防及干预措施，减小肿瘤发生概率，甚至避免变异传递给下一代，但这些信息也可能给某些个人带来精神压力，有时甚至会导致生活危机。得知个人具有癌症高风险的遗传变异而带来的心理压力及考虑是否与亲属分享风险，如何分享而带来的精神压力，这些压力在检测结果不是特别明确（比如不明意义变异）或变异的外显率不明确等情况下会令人更焦虑；即便是得到阴性的检测结果，幸运者会因为不携带家族性基因变异的侥幸而感到内疚，甚至影响与家庭成员之间的关系；而且测试本身的成本和额外的后续测试会带来负担，尤其是在没有保险的情况下。

预防伤害需要每时每刻警醒，敏感地意识到潜在的，甚至是因为信息不对称或信息不正确理解导致（不应该发生的）伤害。不断提高专业水平，比如产前检测咨询时的变异致病性分析水平，可以减少对胎儿的伤害。遵循专业标准和最新政策，按最新指南开展服务有助于减少伤害。

四、公平原则

公平（fair），即公正（justice）。公平是一项关于医疗保健负担和福利公平分配的原则，包含平等、公正和可及。公平当然还包括医疗资源的合理分配、医疗及咨询的可及、信息的对称、受教育的机会，等等，这里的资源包括资源（慈善基金、政府救助项目、院内资源等）。

遗传咨询师在为他们的客户提供咨询服务时，不应以咨询者的能力、年龄、文化、宗教、种族、语言、性取向和性别而异。特别是当咨询者的价值观与咨询师本人不同时，也能做到对咨询者一视同仁，充分尊重咨询者的选择与决定，不做任何道义的评判，平等对待不同的咨询者。积极倡导平等的社会环境，反对任何对遗传病患者或遗传基因变异携带者的歧视。不剥夺所有人了解遗传咨询、接受遗传咨询的权力，为所有人创造遗传咨询的机会，是实现公平原则的基本保障。

所有遗传信息本质上都是家族性的。先有症状的个体如果拒绝将他们的基因检测结果透露给他们的亲属，就剥夺了这些亲属就自己的医疗保健做出选择的机会。从某种意义上说，先有症状的个体剥夺了他们亲属的知晓自己潜在风险的权力。也就是说，咨询者与亲属间没有受到同样的待遇，因此违背了"公平原则"。例如，如果一名乳腺癌患者因为家庭经济困难拒绝作基因检测，咨询师了解了阳性家族史后，觉得她有遗传性卵巢癌的风险很高，家族中许多成员面临风险，咨询师将怎么办？

第二节　遗传咨询的其他原则

一、非指导性原则

遗传咨询中的非指导性原则是一个历史悠久的传统，"非指导性"一词由临床心理学家卡尔·罗杰斯（Carl Rogers）于1942年提出。现在我们在进行遗传咨询时非常强调的非指导性，则起因于美国早期的优生学（eugenics）运动，该运动支持将遗传规则应用于人类繁殖来改善人类物种的先天特征。针对优生学运动早期被滥用的"指导性"行为及带来的后果，行业内制定了非指导性原则，即尊重咨询者自主权的原则。

然而，遗传咨询中的非指导性问题也导致了一些争议和模糊不清的概念，影响了遗传咨询中非指导性的可取性和实用性。从咨询者的角度来看，绝大多数咨询者是抱着"医生"能给他/她一个明确的答案这样一种期望来咨询的，因为以往所有的"就医"经历一再体验的是"家长制"服务，即由医生做出所有具体治疗措施的决定，"患者"大多情况下不参与决定过程与讨论，即便参与，也缺乏对面临问题的充分了解，往往结果是被动甚至无奈地接受医生的建议。从咨询师的角度来看，许多初级保健医生在提供咨询时，往往主动采用指导性的方式，甚至认为只有给咨询者一个明确的答案才能体现咨询师的作用，认为对咨询者提供具体的决定是对"患者"负责的态度，是"医生"的责任。抱这种观点及在咨询过程中以"有明确决定"作为咨询成功的衡量标准，以是否"有明确决定"来评估咨询案例的难易程度的专业人员为数不少，甚至可能在未经过专门遗传咨询培训的"医生"中占大部分。

由于医学进步可以预防或治疗某些遗传病，我们认为在这种情况下咨询师有义务提供适当的医学建议，并指导在全面检查后选择特定的预防或治疗措施。因此"非指导性"（non-directive）应该更恰当地改为"非决定性"（non-decisive），这样更好理解和执行。

二、知情同意

获得知情同意是尊重自主权（确保基因检测是自愿行为）的主要方法。知情同意意味着一个教育过程和回答问题的机会，而不仅仅是签署一份表格。应向咨询者或客户提供有关风险、益处、功效和检测替代方案的信息，有关所测试疾病的严重程度、潜在变异性和可治疗性的信息；如果测试呈阳性，还涉及后续决定（例如关于堕胎的决定）的信息；还需要提供有关测试的个人或机构的任何潜在利益冲突的信息。因此，知情同意也是提供检测前咨询的机会及方式。

知情同意书应包括：①对检测程序及目的做出公平解释；②对预期风险和益处的合理描述，包括未来治疗的可能性，需要提及基因检测/筛查可能带来的其他（不应该存在的但有风险会发生的）社会问题，如污名化、失业或保险损失以及家庭不和等；③要充分介绍特定检测的有效性与局限性，例如阳性检出率及含义、假阳性或假阴性结果的风险，以及可以采取哪些措施将这种风险降至最低，也要介绍可能对受检者有帮助的其他检测；④介绍受检者有可能需要做出的未来选择决定，包括堕胎的可能性；⑤提供随时回答询问的方式；⑥提示受检者可以拒绝参与检测的权力；⑦提供同意书文本进行签字。

理论上，知情同意是建立良好医患关系的重要组成部分，但在一般医疗实践中，医生经常无法传达患者知情参与所必需的要素。一是医生不具备条件花很多时间与患者开展教育交流，二是医生的主要临床责任是疾病诊断与治疗，他们也可能缺乏在知情同意过程中与患者进行有效交流沟通所需的社会心理技能的培训。另外，执业医师在做医疗决定时倾向于不把患者的价值观与不切实际的期待纳入考虑因素之中。遗传咨询师能为医生做好这些工作。

三、保密原则

所有形式的遗传信息都应被视为隐私，未经个人同意不得披露。这包括通过一个人的特定基因检测获得的遗传信息，以及通过其他方式（例如体检、过去的治疗或亲属的遗传状态）获得的关于此人的遗传信息。我们需要时刻明确风险评估的结果应该对谁披露，这是检测前咨询的一个重要环节，家庭成员间也不能在没有知情同意的授权情况下将信息随意披露，特别是对性连锁的基因变异及非亲子关系信息，夫妻之间尤为敏感。对遗传信息保密是避免伤害的重要内容。

此外，社会对遗传病/基因变异携带者的歧视（存在就业/上学/升迁等困难）也是现实问题，需要保护咨询者隐私，保护咨询者权益。美国2008年制定的基因信息非歧视法案（GINA）就是为了防止基于基因信息对人们的歧视，该法案禁止健康保险公司和雇主根据个人的基因信息对个人进行歧视。但是，该法案仍有一些限制，因为个人可能会被拒绝购买人寿保险和长期护理保险，所以主动保护遗传/基因信息总是必要的。

保密原则是否永不能违背？如果通过披露来避免伤害的重要性超过了咨询者要求保密的重要性，那么打破信任可能是合理的。在自愿披露的努力不能实现，而且披露的作用很大，如阻止不可逆转伤害的可能性很高，同时没有其他合理的方式来进行披露时，才可由专业人员打破保密原则，并将遗传风险告知亲属以避免伤害。在认为有必要未经授权披露遗传信息的极少数情况下，遗传咨询师应首先尝试获得披露信息的个人许可。在未经咨询者许可的情况下，不能向咨询者的配偶透露有关其携带者身份的遗传信息，应将非亲子关系信息只提供给母亲，不要自主提供给她的伴侣。

作为一般原则，咨询者有义务向亲属披露与确保亲属健康相关的遗传信息。应鼓励和帮助咨询者与配偶和亲属分享适当的遗传信息。专业人员需要帮助咨询者方便他们向家庭成员正确无误地传达相关遗传信息，包括提供亲属是否选择接受检测等咨询。

第三节　遗传咨询中复杂问题讨论

一、沟通风险和处理不确定性

提供遗传风险的咨询不只是为咨询者提供传输一个准确数字，咨询者带着自己的体验、情感、宗教和情境来咨询，这些背景不仅会影响他们对风险的看法和解释，还会影响他们接收信息的方式。交流、理解、解释和使用有关遗传风险的信息涉及"一系列具有主要理性和非理性成分的复杂、多维过程"。

对风险的解释往往与个人愿意接受风险所带来的后果有关，即风险的可接受性是一个主观问题。例如，当面临后代遗传病的风险而需做出生育决定时，人们可能更看重自己应对残疾或严重疾病患儿的能力，而不是精确的数字风险，也就是说他们考虑更多的是疾病是否严重，自己是否愿意承担这样一个结局，而对患儿的风险具体是多少不会特别纠结。风险感知还受到其他主观因素的影响，例如关于风险程度的先验体验、风险是否可控、是否可逆或可治疗、是否可见，以及是否认识某个患有该疾病的人。此外，文化差异也会对风险的解释产生深远的影响。最后，对风险的解释和理解可能会受到对算术理解的影响，尤其是概率，例如，在美国马里兰州对190名主要是白种人的中产阶级女性的研究中，超过五分之一的人认为"千分之一"意味着10%，6%的人认为这意味着超过10%。

此外，风险的构成方式会影响客户的选择。大多数咨询师试图以数字方式呈现风险，并避免"高"或"不太可能"等表达方式。25%的概率出生一个患病的孩子，与75%出生一个不患病的孩子，两种表达方式可能会产生不同的结果。对风险的解释也会因它是作为单个数字呈现还是与其他风险进行比较而有所不同。因此，风险呈现和解释在咨询者的决策过程中很重要，是遗传咨询的重要组成部分，需要咨询师以合适平衡的方式表达风险。

二、如何给咨询者提供最大的利益

场景1：如果一名乳腺癌患者做了基因检测，但现在爽约失访，咨询师通过打电话联系了她，她说因为得了乳腺癌，生活没了头绪，充满压力，不想知道基因检测结果。咨询师怎么办？

咨询师表示理解她现在的心情并尊重她的决定，并进一步表示这样的状态也是一种正常的反应，我们需要一定的时间来消化接受患癌症这样的信息。需要表示基因检测的结果对于她的治疗是有帮助的，也会对家庭其他成员的肿瘤预防有很大帮助，基因检测的信息还有助于她制定生育计划以及避免将变异传递给下一代的可能性，并将自己的联系方式留给她，表示任何时候都可以联系并会很高兴同她做交流，回答她的任何问题。

场景2：比如一家基因检测公司希望通过咨询师向咨询者提供宣传册，里面详细描述了该公司刚刚开发并获得专利的乳腺癌基因检测产品，咨询师如何处理才不违反利益冲突原则？

首先咨询师需要认真审阅宣传册的教育价值及内容的科学性及潜在偏见，可以决定将宣传册提供给咨询者，但需要披露与这家公司的利益冲突关系，并指出宣传册可能存在的不足之处，同时为咨询者提供其他公司或同一主题的其他教育资源如知识库/网站信息，以便咨询者掌握全面的信息。

三、遗传咨询中的用词

遗传咨询高度依赖于语言交流，但在涉及遗传学问题时，一些健康领域常用的术语可能会被理解成有不同的含义。比如，"预防"这个词对传染病与遗传病就分别有不同的含义：对传染病而言，预防包含"根除"的信息，而对遗传病来说，这一含义是不同的，更多的是一种优生的内涵。但优生又有可能会被理解为"完美"的含义，大多数父母都有这样的期待，有遗传问题，不管问题多严重，对父母来说就已经是一个很大的打击，他们的孩子"不完美"这个烙印会深深留下，因此我们在基因检测报告中的表达及咨询时使用的语言需要十分谨慎。"变异"一词对专业人员的含义与对一般民众的含义也有很大差别，民众对于变异的存在、数量、不同的致病性、外显率等常用术语达到充分正确理解是非常不容易的。基因存在变异往往会被民众误认为是这个人有"缺陷"甚至认为是人"突变"了。

咨询师首先不能假定咨询者懂得这些词的含义，而是应该从"零基础"开始解释这些遗传学术语，这对于遗传专业人员来说是一种挑战。

许多疾病的名称本身包含有诸如"缺陷、不良、综合征"等词根，有时专业人员都不一定明确这些疾病到底有多严重，更不要说民众会有恰当的把握，所以如果可能，咨询师可以不直接表达一种疾病的名称，而是说"与……相关的/影响……的状态，这种情况我们在医学专业里被描写……，其实这种疾病的严重性应该跟……相当"，这种表达方式使得咨询者的第一印象不会被疾病的名称标记所带偏。

对携带者筛查的用语中还包括避免"同型基因"结婚这样的字眼，这不仅不科学，也剥夺了携带者基本的结婚生育权（携带者不是患者，即便是患者，也不能被剥夺结婚生育的权力）。

每一个案例都需要有伦理学的考量，伦理学不一定有明确的唯一结论，伦理原则也应与时俱进，因为利弊平衡会改变，遗传咨询是维护伦理原则的重要措施，专业人员的业务完善和不断提高是尊重伦理的自律体现。

思考题

遗传咨询的原则在不同国家会有差别吗？

推荐阅读

Clarke A J, Wallgren-Pettersson C. Ethics in genetic counselling[J]. Journal of Community Genetics, 2019, 10: 3-33.

第七章

遗传咨询师的职业素养

遗传咨询是现代医学实践新模式——基因组医学不可或缺的重要组成部分。遗传咨询能够实现在未病风险评估与预防策略、已病治疗决策与预后改善，以及全生命周期健康管理与保障措施等方面为患者及民众赋能，有助于每一对夫妇的健康生育与生育健康，有助于每一个胎儿及儿童的发育评估和疾病早期筛查、检测与预防，有助于患者积极应对并有效降低疾病带来的不利影响，减小共病及再发风险，有助于广大民众开展常见疾病预防，改善亚健康人群体质，提高老年生活质量，真正实现以预防为主的社会健康和家庭健康策略。因此，未来遗传咨询将会成为患者及民众普遍需要并广泛接受的专业服务，在中国，专业遗传咨询师将成为一个独立的职业群体，为个人、家庭和社会健康做出重要贡献。

遗传咨询师是在基因组医学与遗传咨询领域接受过特定教育、培训，富有人际沟通与心理辅导能力和经验的医疗健康专业人员。在医院，遗传咨询师是医生的得力助手，是患者与医生沟通的桥梁；在社会，他们面向大众，服务贯穿全生命周期的每个环节。遗传咨询师能够为个人及家庭带来积极影响和帮助，并从根本上改善民众与医疗健康专业人员之间互相信赖、互相帮助、互相赋能的关系，建立充分交流、相互理解、共同应对疾患的同盟关系。因此，遗传咨询师既是连接科学发现与临床实践、实验室专业人员与临床医生、医学专家与普通大众的桥梁，也是遗传科普的主力军和民众利益倡导者。

鉴于遗传咨询师对社会、民众的重要影响力和责任，为保障实现这一职业的使命与价值，有必要对遗传咨询师界定伦理行为道德规范，以保障这一职业群体为患者、家庭和社会提供符合国情伦理、专业优质、共情互信的遗传咨询服务，从而助力"健康中国"战略目标的实现。

第一节　遗传咨询师的自律

遗传咨询师重视专业精神、客观性、准确性、能力、正直、诚实、尊严、责任感、自我尊重及相互尊重。因此，遗传咨询师应致力于：

（1）接受遗传咨询的系统培训及继续教育，及时并深刻了解与遗传咨询实践相关的指南、法规、立场声明和标准，具备并保持高水平的专业性。

（2）认真对待任何一个咨询案例，寻找并获取所需的恰当、准确、相关的信息，对来自多源头的信息有比较和整合的能力，对信息的可靠性和循证性有鉴别能力。

（3）界定自己擅长的细分专业方向，并准确陈述和随时提供自身专业领域、服务经验、工作能力和资历的信息，包括学位、证书、执照和相关培训。

（4）认清自身知识、专业和能力的局限性，在自己擅长的范围内开展工作。面对自己不熟悉的专业领域，邀请适合的专家参与会诊，或在咨询前向专家学习讨论，做好充分的准备，未经确认不随意提供没有把握的信息。如果发现曾经提供过的信息有误，应当及时纠正并采取补救措施。能够诚实地意识到因缺乏大数据、缺乏案例共享，或科学医疗研究还未突破带来的遗传咨询尚不够精准、不够完善的客观局限性，以及因知识信息收集不够全面、理解不够透彻等个人原因而导致的主观局限性。

（5）确定并遵守机构和专业利益冲突准则，制定避免或处理可能发生的利益冲突机制。识别并向相关各方披露可能干扰或影响专业判断或客观性的情况，尽量回避会实际导致或预期可能会导致的利益冲突场景，确保机构或专业特权不被用来谋取私利。

（6）保持良好的身体和情绪健康，特别是在提供遗传咨询服务时，保证具有良好的精神和精力、积极愉悦的心情和整洁的着装。

第二节　遗传咨询师与其服务对象

咨询师—咨询者关系建立在保护和尊重咨询者自主权、个性、福利和自由价值观的基础上。因此遗传咨询师应致力于：

（1）尊重咨询者在任何时间点保留接受或拒绝遗传咨询服务的权利。在提供线上、线下遗传咨询时，尽量为咨询者提供一个舒适安静、不受干扰的环境。

（2）在自己的专业范围内为咨询者提供遗传咨询服务，不得考虑个人利益或偏见，当遗传咨询师的个人价值观、态度和信仰或专业方向可能会妨碍其为咨询者提供咨询时，将咨询者转介给其他遗传咨询师或其他合格的专业人士。

（3）明确并界定遗传咨询师的专业角色及其与咨询者的关系，披露任何真实或潜在的利益冲突，并对其服务内容提供准确的描述。

（4）不论咨询者的能力、年龄、文化、宗教、种族、语言、性取向和性别认同，做到一视同仁地为咨询者提供专业遗传咨询服务。

（5）通过提供或阐明必要的事实、替代方案和预期后果，使咨询者能够在不受胁迫的情况下做出明智的决定。

（6）尊重咨询者的信仰、偏好、环境、感情、家庭关系、性取向、宗教、性别认同和文化传统。

（7）能敏感识别并专业地处理咨询者的心理、情绪、家庭等问题，体现遗传咨询以人为本、服务于人而不是病的原则。

（8）除咨询者主动公开或因法律要求披露的信息之外，保障咨询者私密性，维护个人可识别健康信息的隐私和安全。

（9）避免利用咨询者获取个人、专业或机构的好处、利润或利益。

第三节　遗传咨询师与其同事关系

遗传咨询师与同行、实习生、单位其他同事、领导和其他专业人员的职业关系是建立在相互尊重、关心、协作、忠诚、诚实和支持的基础之上的。因此，遗传咨询师应致力于：

（1）分享知识，并为其他遗传咨询师、员工、实习生和同事的专业发展提供指导和建议。

（2）尊重和重视同事、学员和其他专业人士的知识、观点、贡献和专业能力。对自己与同事的贡献、成绩、荣誉等做客观合理的认可和分配。

（3）鼓励正确、高尚的道德行为并与同事相互影响。

（4）尽心负责地对待接受指导的学生和实习生，确保他们得到充分的学习机会，承担与提供知识、经验和培训相称的责任。

（5）保持适当的界限，以避免与学员、职工、同事及领导的关系受到利用。向学员、员工、同事及领导提供有关道德规范的信息，大家共同遵守。

第四节　遗传咨询师与社会关系

遗传咨询师与社会、国家的关系包括遵守国家的法律法规，积极参与旨在促进社会福祉、获得遗传服务和民众疾病防治（包括预防严重出生缺陷及遗传病、罕见病、常见病）及健康保障的活动，服务"健康中国"战略目标。遗传咨询师与社会、国家的关系建立在上医医国、社会责任、专业使命、风险承担、诚实、客观和正直的原则之上。遗传咨询师尤其致力于：

（1）促进民众建立"预防为主"的主动健康理念，培养并鼓励民众参与决定自身和家人保健措施及医疗、生育方案的理念与能力。

（2）宣传正确完善的健康观，积极参与科普教育，担负起纠正错误信息、传播正确信息的责任，倡导现代医学与基因组医学对疾病预防和健康保障的新知识、新措施，以及正确有效、可行可及的健康措施。

（3）促进公平、平等的资源共享，推动出台与执行防止基因歧视、反对将基因信息作为任何歧视的证据支持的政策。

（4）为政策制定者、有关机构提供关于遗传咨询的可靠信息和专家意见。在公开演讲中，遗传咨询师应注意区分个人意见和所代表单位或专业学会的声明。

（5）促进出台与执行保障遗传学研究道德规范的政策。

（6）遵守法律法规。建议和倡导促进国家利益、社会发展和民众健康的新规范。

思考题

讨论做人与做优秀遗传咨询师的关系。

参考文献

遗传病的风险评估

在遗传咨询中，咨询者及家属最关心的是个体发病的风险、基因检测后的残余风险、检测后变异的解读和临床意义，以及这些变异如何在家族中传递，家属同胞患病率及后代发生疾病的风险评估。遗传病风险评估的内容是遗传咨询师专业性的体现，也是遗传咨询中最核心的内容，这个信息的正确与否或者是否恰当传递，对咨询者能否做出决策有非常大的影响。本篇将针对经典孟德尔遗传病、非经典孟德尔遗传病、多基因病、线粒体病、染色体病和基因组病，分别从概念、原理和机制等方面进行剖析，阐述了不同类型遗传病发病风险的原理，也对如何根据不同类型的疾病选择正确的检测方法进行了归纳，同时描述了基因筛查的风险评估方法和原理。另外在变异解读方面，着重描述了单基因病致病机制，基因与疾病的致病性分析原理，拷贝数变异和序列变异的致病性分类原则，遗传性肿瘤遗传变异、线粒体、基因组变异的致病性分析，基因检测报告的内容，而且也描述了药物基因组的概念及临床应用。

第八章

经典孟德尔遗传病

遗传病的特征常常表现为代际传递、先天性、家族性，这些特性常常有助于遗传病的分析与判断。但需要强调的是，存在传递现象的疾病不一定是遗传病，遗传病也并非都具有传递现象；先天性疾病并不都是遗传病，遗传病也并非都具有先天性；家族性的疾病并非都是遗传病，遗传病也并非都具有家族性。因此，在进行遗传病分析的时候，医生应注重家系调查和疾病表型分析，力求准确判断疾病的遗传方式。经典孟德尔遗传病，其遗传方式符合孟德尔遗传定律，系谱分析相对简单，但临床实际工作中往往并不多见。本章讲解了如何理解经典孟德尔遗传定律及经典孟德尔遗传病的遗传方式，进一步思考如何通过遗传分析对复杂的疾病表型和基因型进行分析和确认。

第一节　如何理解孟德尔定律及其在医学遗传学中的作用

孟德尔遗传定律否定了当时流行的解释子代与亲代相似的泛生论观点。泛生论（pangenesis）是达尔文在他1859年发表《物种起源》的9年后，提出的用于解释遗传现象的理论假说，显然，晚年的达尔文没有注意到孟德尔已于1866年发表的重要论文。泛生论认为生物体各部分的细胞都带有特定的自身繁殖的粒子，称为"微芽"或"泛子"。父母的生殖细胞收集了所有器官的微芽，然后在授精时结合起来一起传给下一代。比如鱼鳞病患者产生了鱼鳞微芽传给后代，所以其后代也天生就得鱼鳞病。后代的性状一般表现为父母的融合，是由于父母微芽混合的结果。有时父母一方的性状较明显，是由于其微芽有某种优势。环境的改变可使某些微芽的性质发生变化，用以解释获得新性状的现象。

孟德尔通过他的豌豆试验提出了与泛生论不同的观点。孟德尔发现一些性状，如豌豆花的紫色与白色，是离散存在的，没有混合的中间状态（浅紫色），他提出每个性状分别由来自父母的遗传因子决定，这个遗传因子后来被William Bateson称为等位基因（allele），一个等位基因比如决定紫花色的等位基因强势于（dominance）另一个决定白花色的等位基因，于是紫花色为显性性状，白花色为隐性性状，决定紫花色的等位基因为显性等位基因，决定白花色的等位基因为隐性等位基因，这是孟德尔遗传显性法则，是孟德尔遗传定律的基础。

有了等位基因是独立存在的决定性状的遗传因子这个概念，人们就可以更好地理解三大孟德尔遗传定律了。在杂合子细胞中，位于一对同源染色体上的等位基因，具有一定的独立性；当细胞进行减数分裂时，等位基因会随着同源染色体的分离而分开，分别进入两个配子，独立地随配子传递给后代，这就是分离定律。这是与泛生论混合假说完全相反的新定律，科学地解释了隐性遗传病发生在没有家族史的家庭中的普遍现象。一对染色体上的等位基因与另一对染色体上的等位基因的分离或组合是互不干扰的，即非等位基因独立地分配到配子中去，这就是自由组合独立分配定律，这一定律为物种多样性的产生提供了重要的生物学机理。Morgan及他的学生们结合染色体理论，进一步观察到生殖细胞形成过程中，位于同一染色体上的基因是连在一起进行传递的，建立了等位基因连锁的概念。他们还发现在生殖细胞形成时，一对同源染色体上的等位基因之间可以发生交换，发生交换的频率与一对等位基因的物理距离成正比，可以通过分析同一染色体上一对等位基因的交换率来定位等位基因位置，这就是连锁交换定律。该定律的发现开启了基因作图的工作，为遗传病致病基因定位的连锁分析奠定了理论与技术基础。

尿黑酸尿症（alkaptonuria, Aku, MIM607474）是第一种被认识的人类隐性孟德尔遗传病，我们通常会说尿黑酸尿症是由尿黑酸氧化酶基因（*HGD*）的双等位基因变异导致的。该病因为尿黑酸氧化酶的缺乏，使得酪氨酸和苯丙氨酸的代谢中间产物尿黑酸积累而导致尿液变黑。我们通常也会说*HGD*是一个隐性基因，但从严格意义上讲，不能单独地界定某个疾病或表型为显性或隐性，也不能单独地界定某个致病基因为显性或隐性。上述关于尿黑酸尿症与*HGD*的说法不会导致歧义是因为，迄今为止只有*HGD*的双等位基因变异才会导致尿黑酸尿症，*HGD*的基因变异也只会导致尿黑酸尿症这一种孟德尔遗传病。而在另外一些情形下，这种说法会不够正确。比如孤立性生长激素缺乏症（isolated growth hormone deficiency）是由于生长激素缺乏导致的一种匀称性侏儒症，这一疾病可以由生长激素基因（*GH1*）变异导致，但这个基因中不同的变异（等位基因）以不同的遗传模式导致疾病，其中大多数变异呈隐性遗传模式（需要一对等位基因均有变异才有症状），但有些特殊的变异会展示显性遗传模式（只需一个等位基因变异就导致症状），因此我们不能笼统地说孤立性生长激素缺乏症是一种隐性遗传病或显性遗传病。另外，这个病还可以由别的基因变异导致，分别表现为常染色体隐性（*GHRHR*基因）及X连锁隐性（*BTK*基因）。所以，在界定显、隐性时，我们首先需要确定"疾病表型—基因"的对应关系（disease-gene pair），甚至是"表型—变异"的对应关系（disease-variant/allele pair）。就孤立性生长激素缺乏症而言，由*GH1*基因以隐性遗传模式导致的疾病界定为Ⅰ型，*GH1*基因以显性遗传模式导致的疾病界定为Ⅱ

型，将*BTK*基因变异导致X连锁隐性遗传模式的疾病界定为Ⅲ型，*GHRHR*基因以隐性遗传模式导致的疾病界定为Ⅳ型。一种疾病有多种致病基因称为基因座异质性（locus heterogeneity），一个基因同时以不同遗传模式导致相同或不同疾病的现象也相当普遍，我们称其为遗传模式异质性（inheritance heterogeneity），所以显隐性的表述需要非常严谨，表型的显隐性与变异的性质和作用机制密切相关。遗传模式异质性是一个新的概念，有别于后文介绍的遗传异质性（genetic heterogeneity）。

经典孟德尔遗传定律的成立需要满足一些先决条件，如这些定律只适合有性生殖模式，只适合核基因，适合由一对等位基因决定的表型或疾病。从严格意义上讲，很少有只被一对等位基因决定的性状或疾病，但在其基因组背景等同或类似的情况下，仍然可以认为某个性状或疾病是单基因遗传。单基因病是孟德尔遗传病的一种纯粹的情形，这些情况下遵循经典孟德尔遗传模式，但单基因病不一定会严格呈现为经典孟德尔遗传模式，非经典孟德尔遗传模式类型在下一章中会详细介绍。另一方面，孟德尔遗传病也不一定是单基因病，比如一个疾病包含有多个基因或功能元件的基因组结构变异，同样会遵循经典孟德尔遗传模式。在上述基础上，下面我们主要以大家系为例，介绍经典孟德尔遗传模式的主要特点。

第二节　常染色体显性遗传病

一、常染色体显性遗传病特点

常染色体显性（autosomal dominant，AD）遗传病是指致病基因位于常染色体上，只要有一个等位基因上存在致病性遗传因素，该个体就会成为疾病受累者。

常染色体显性遗传病的特点有（图8-1）：①通常在每一代中都有患者，呈现垂直传递现象（vertical transmission）。②患者的后代患病与不患病的比例是1∶1，即后代的患病风险为50%；如果夫妇双方均是杂合子患者，子女患病可能性为3/4。③在完全显性的经典情况下，没有表型的个体不会传递疾病。④疾病发生不受性别影响，患者的男女性别比例为1∶1。

经典的常染色体显性遗传病包括马凡综合征（Marfan syndrome，MFS）、神经纤维瘤（neurofibromatosis，NF）、结节性硬化症（tuberous sclerosis complex，TSC）等。

二、完全显性

在常染色体显性遗传中，如果杂合子的表型与显性纯合子完全一致，则称为完全显性（complete dominance）。在完全显性中，杂合子*Aa*与显性纯合子*AA*在性状上几乎没有区别，显性等位基因完全掩盖了隐性等位基因的作用（图8–1）。短指（趾）症（brachydactyly）就是完全显性遗传的经典实例。本病的主要临床表现为患者指（趾）骨或掌骨短小或缺如，致使指（趾）变短。假设短指（趾）症致病基因为*A*，正常基因为*a*，基因型为*AA*或*Aa*的人都患短指（趾）症，而且这两种基因型患者的临床表现完全相同。但事实上群体中绝大多数短指（趾）症的基因型为*Aa*，而非基因型*AA*，其原因是在显性遗传中，只有当父母都是*Aa*杂合子患者时才能生出*AA*基因型子女，一般情况下显性致病基因在群体中的频率很低，而这种婚配在实际生活中很难见到。在常染色体显性遗传病的遗传中，通常是正常个体（*aa*）与杂合子患者（*Aa*）之间的婚配，根据分离律，其所生子女中大约有1/2是患者（图8–2）。在实际临床工作中偶尔也能见到常染色体显性遗传病纯合子患者的报道，如脊髓小脑共济失调（SCA）、亨廷顿病或强直型肌营养不良，例如，一例SCA3患者检测到*ATXN3*一对等位基因均发生动态突变，这两个动态突变分别遗传自双亲，这种情况下其后代的再发风险就会非常高。

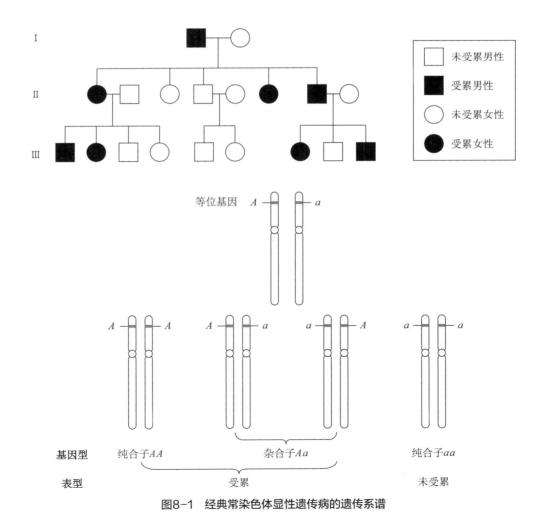

图8-1　经典常染色体显性遗传病的遗传系谱

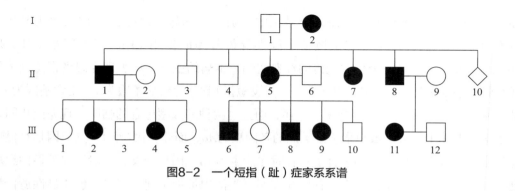

图8-2 一个短指（趾）症家系系谱

三、不完全显性

在完全显性中，杂合子*Aa*与显性纯合子*AA*在性状上几乎没有区别。但孟德尔杂交试验后，人们发现在有些相对性状中，显、隐性现象是不完全的，或显、隐性关系可以随所依据标准的不同而改变。比如人的天然卷发（curl）就是由一对不完全显性基因决定的，其中卷发基因*W*相对直发基因*w*为不完全显性，*Ww*个体呈现波浪发（wavy）。

不完全显性（incomplete dominance）也称半显性遗传，指杂合子的表型介于显性纯合子和隐性纯合子之间。在此情况下，两个杂合子婚配，子代可出现3种表型，比例为1∶2∶1，与基因型的比例相同。家族性高胆固醇血症（familial hypercholesterolemia，FH）即表现为不完全显性遗传。FH是由于细胞膜表面低密度脂蛋白受体的缺乏或缺陷，使胆固醇在细胞和血浆内累积所致的，临床表现为血浆中低密度脂蛋白水平显著增高，胆固醇沉积在相应组织可形成黄色瘤、早发动脉粥样硬化、冠心病和心肌梗死。纯合子患者血清中胆固醇严重升高，约600 mg/dL以上，可在儿童期发生冠心病，3～5岁即可出现心绞痛或心肌梗死症状，平均寿命仅21岁；杂合子患者血清中胆固醇为300～400 mg/dL，临床出现冠心病等表现较迟，男、女患者冠心病发病的平均年龄分别为43岁和53岁。此外，软骨发育不全、镰状贫血及β地中海贫血等单基因病也表现为不完全显性，纯合子患者发病年龄更早或病情更严重。

四、不规则显性

不规则显性（irregular dominance）是指杂合子个体的显性致病基因不表达或者表达程度有差异的现象。影响显性基因表达的因素可以是遗传因素，也可以是环境因素，或者两者兼有。遗传因素是指修饰基因对主基因的调控作用，可以是增强或减弱主基因对表型的影响。环境因素则是指影响个体发育的各种外界条件，其中有些条件是主基因表达所必需的，缺少它可能导致主基因不表达。不规则显性中，杂合子个体虽然本身不表现出相应的性状或疾病，但他们可以将致病基因传递给子女，子女患病的风险仍为1/2。

神经纤维瘤病是一种常见的神经系统疾病，为常染色体显性遗传病，是基因缺陷使神经嵴细胞发育异常导致的多系统损害。遗传学上分为神经纤维瘤病Ⅰ型（NF1）和Ⅱ型（NF2）。主要特征为皮肤牛奶咖啡斑和周围神经多发性神经纤维瘤，外显率较高。神经纤维瘤病的家系中同时存在年龄依赖的外显率和表现度的差异，其疾病表型可能需要多年的发展。一些成年患者可能只伴有多个扁平、不规则的皮肤色素沉着，称为咖啡牛奶斑（café au lait），以及虹膜良性小错构瘤，称为李氏结节（Lisch nodules）。其他家庭成员除了这些症状，可能还伴有皮肤多发性神经纤维瘤。一些更严重表型的患者会出现智力障碍、弥漫性丛状神经纤维瘤，以及神经系统或肌肉的恶性肿瘤。此外，相当一部分神经纤维瘤患者属于新发变异，患者的父母既不携带致病变异，也没有相应临床表型。因此，在家系分析过程中，有可能会碰到携带致病性变异，而没有临床表型或存在轻度非特征性表型的个体，使得风险评估过程容易出现偏差。

1. 外显率

通常来讲，外显率（penetrance）是指某一显性基因在杂合状态下在一个群体中得以表现的百分比。例如，在100名带有显性致病基因的杂合子中，只有80人表现出相应的疾病，那么该显性致病基因的外显率就为80%。当完全外显时，外显率为100%；外显率低于100%时称为不完全外显（incomplete penetrance）。

视网膜母细胞瘤（retinoblastoma，Rb）即可表现为不完全外显。图8-3中是一例视网膜母细胞瘤家系，先证者Ⅲ4的父亲（Ⅱ3）和爷爷（Ⅰ1）均为患者，由系谱可知，先证者Ⅲ4的致病基因来源于Ⅰ1。先证者Ⅲ4的姑姑（Ⅱ6）生育了两个Rb患者（Ⅲ10、Ⅲ11），可以推定，Ⅱ6是Rb致病基因杂合子，可能由于遗传或环境因素的影响而未表现出临床症状。尽管Ⅱ6未发病，仍将致病基因传递给她的子女（Ⅲ10、Ⅲ11），其子女患病。不完全外显的另外一个例子是指端畸形（如裂手畸形）。裂手畸形发生于胚胎发育的第六或第七周，不完全外显可能会导致明显的代际跳跃，造成遗传咨询和风险判断的复杂性。家系中的某些表型正常个体可能携带裂手畸形的变异基因，就有可能生育裂手畸形的患儿。据文献报道，裂手畸形的外显率只有大约70%，因此裂手畸形杂合子患者或杂合变异携带者子女的再发风险就应该计算为0.35（50%×70%）。不完全外显的发生机制可能与遗传病致病等位基因和其他修饰基因相互作用的结果有关，也可能是致病基因与环境因素相互作用的结果，需要针对具体的疾病或基因具体分析。

2. 表现度

在一些不规则显性遗传病中，不同的杂合子患者显性基因的表达程度有明显差异，即具有相同基因型的个体表现出轻重不同的表型，这种个体间显性基因表达程度的差异称为表现度（expressivity）。

马凡综合征是一种少见的结缔组织遗传病，患者主要受累器官为骨骼、心血管系统

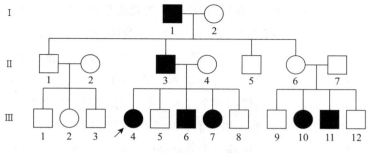

图8-3 一例视网膜母细胞瘤家系

和眼。临床表现为：身体瘦高，四肢细长，手指如蜘蛛样，颅骨细长，硬腭高拱，常见鸡胸或漏斗胸，常伴有韧带松弛及脊柱侧凸、晶状体脱位等。该病患者60%～80%有心血管疾病，最常见是二尖瓣功能障碍，心血管畸形常引起患者过早死亡。该综合征的重型患者可有骨骼、眼、心血管系统的严重损害，轻型患者只有少数器官的轻度损害。如图8-4，同一家系不同患者可呈现出不同器官的不同程度损害，呈现表现度的差异。此外，在常染色体显性多囊肾患者中同样存在类似现象，一些患者在成年早期出现肾功能衰竭，而另一些患者只有少数肾囊肿，对肾功能没有显著影响。应当注意的是，外显率和表现度既有区别又有联系，其区别在于外显率阐明了突变等位基因表达与否，而表现度说明的是在突变等位基因表达前提下的表现程度差异（图8-5）。

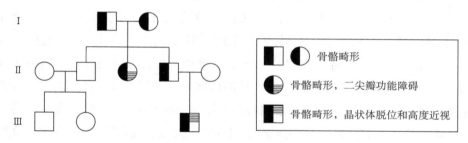

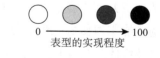 骨骼畸形

骨骼畸形，二尖瓣功能障碍

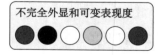 骨骼畸形，晶状体脱位和高度近视

图8-4 马凡综合征家系

表现度与外显率的关系

表现度和外显率既有差别，也有联系。

当表现度低至无法与正常个体区分时，即出现不完全外显。

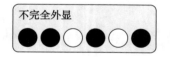
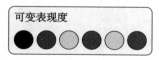

图8-5 外显率和表现度的区别和联系

第三节　常染色体隐性遗传病

常染色体隐性（autosomal recessive，AR）遗传病，是指致病基因位于常染色体上，需要一对等位基因上均存在致病性变异，该个体才成为疾病受累者，杂合子为携带者，携带者通常不表现症状。

常染色体隐性遗传病的特点有（图8-6）：①患者一般不跨代出现，同代中可能会出现多个患者。②患者的男女性别比例为1：1。③患者的父母往往是无症状的携带者，纯合变异患者的父母往往是肯定携带者（obligated carrier）。④先证者兄弟姐妹的先验患病风险为25%。一旦兄弟姐妹被确认未受累，他们的携带者风险为2/3。

经典的常染色体隐性遗传病包括苯丙酮尿症（PKU）、囊性纤维化（CF）等。

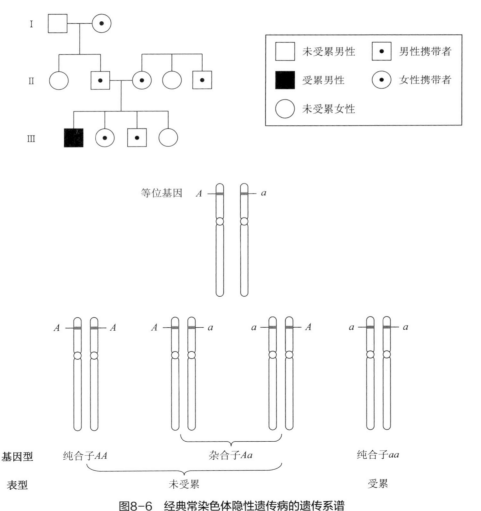

图8-6　经典常染色体隐性遗传病的遗传系谱

第四节　性连锁遗传病

与性别有关的遗传方式称为性连锁遗传（sex linked inheritance），也称为伴性遗传。性染色体包括X染色体和Y染色体，性连锁遗传包括X连锁遗传和Y连锁遗传。男性只有一条X染色体，X染色体上的基因不是成对存在的，故称为半合子（hemizigote），男性的X染色体及其连锁的基因只能从母亲传来，只能传给女儿，不能传给儿子。

一、X连锁显性遗传病特点

如果决定性状或疾病的基因在X染色体上，且显性，这样的遗传病称为X连锁显性遗传病，其特点为（图8-7）：①存在垂直传递现象。②家系中女性患者多于男性患者（约2倍），女性患者因为X染色体随机失活，病情较轻且常有变化，男性患者比女性患者更严重。③不会出现男传男的现象。④男性患者的女儿都会是患者，儿子都正常。⑤女性患者子女的发病风险为50%。⑥男性致死的疾病，则只有女性患者，如经典的雷特综合征，但通常有例外。

经典的X连锁显性遗传病疾病包括脆性X综合征（FXS）、低磷血症佝偻病（X-linked dominant hypophosphatemia rickets，XLHR）等。

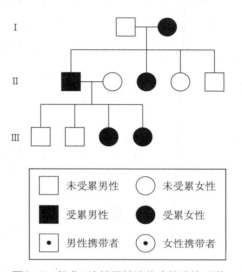

图8-7　经典X连锁显性遗传病的遗传系谱

二、X连锁隐性遗传病特点

X连锁隐性遗传病特点有（图8-8）：①患者一般都是男性，但女性往往也会有少部分患病或有轻度症状。②不会出现男传男的现象。③男性患者的女儿都是携带者。④每一个携带者女性的男性后代患病率为50%，女性后代50%是携带者。

女性一般不会是患者，但如下情况可以出现女性患者：出现纯合致病变异，X染色体数量异常，X与常染色体易位，X染色体失活偏倚。

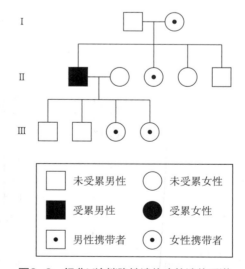

图8-8　经典X连锁隐性遗传病的遗传系谱

X连锁隐性遗传病，经典的疾病包括进行性假肥大性肌营养不良症（DMD）、A型及B型血友病（HEMA，HEMB）。

三、Y连锁遗传病

决定某种性状或疾病的基因位于Y染色体，并随Y染色体在上、下代之间进行传递的遗传模式称为Y连锁遗传。因女性不会出现相应遗传性状，又称为限雄遗传。其特点如下（图8-9）：①只有男性患者，呈垂直传递。②家系只显示男性直接传递给男性后代，传递风险100%。

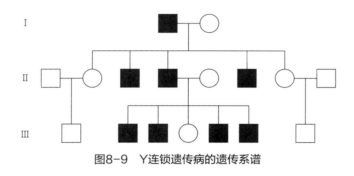

图8-9　Y连锁遗传病的遗传系谱

目前确认的Y连锁遗传病病种较少，如外耳道多毛症、Y染色体微缺失导致的无精症（azoospermia）可能因为现代生殖遗传技术（ICSI-卵胞浆内单精子注射）的应用而得到传递。

第五节　遗传分析和遗传风险评估

一、遗传异质性对遗传分析的影响

遗传异质性（genetic heterogeneity）是指表型相似而基因型不同的现象，又称为多因一效。遗传异质性分为基因座异质性（locus heterogeneity）和等位基因异质性（allelic heterogeneity）两种类型。

1．基因座异质性

某些相似或相同的临床表型可能由不同的基因变异所导致，表现为基因座异质性。目前已经发现，存在数百个不同基因座的基因变异会导致耳聋，表现为常染色体隐性遗传、常染色体显性遗传、X连锁遗传和母系遗传等多种遗传方式，其中最常见的遗传方式是常染色体隐性遗传。由于教育环境的相似性，耳聋患者常选择聋人婚配，如果两个聋人都是由相同基因引起的常染色体隐性遗传性耳聋患者，那么他们所有的孩子都会耳聋，但多数家庭中，常染色体隐性遗传性耳聋的纯合子父母却生育了听力完全正常的子代，这可能是因为夫妻双方的耳聋基因不同，他们生育的后代都呈双杂合状态而不患病。该现象在常见临床疾病表型，如生长发育障碍、智力障碍、视网膜色素变性中常常可以观察到，就是由于这类疾病的遗传基础非常复杂，而临床表型具有很强的相似性。

2. 等位基因异质性

等位基因异质性又叫变异异质性，是指同一基因的不同变异可产生相似的临床表型。例如，正常血红蛋白HbA的β珠蛋白基因第6位密码子为GAG，如果GAG变异为GUG，相应的珠蛋白多肽链第6位谷氨酸被缬氨酸取代，形成异常血红蛋白HbS，临床上表现为镰状细胞贫血；如果GAG变异为AAG，使β珠蛋白多肽链第6位谷氨酸被赖氨酸取代，形成异常血红蛋白HbC，临床上表现为轻度溶血性贫血；β珠蛋白基因的调控区、编码区其他位点的缺失变异、错义变异或剪接位点的双等位基因致病性变异，则会导致β地中海贫血的发生，临床表型更为严重。从本质上来讲，疾病表型都是贫血，但致病原因却是β珠蛋白基因不同位点的变异。

二、新发变异和嵌合现象对遗传分析的影响

遗传病通常具有由亲代向子代传递的特征，子代患者遗传物质的异常一般都遗传自亲代。但需要强调的是，有时候亲代表型均正常，本身也没有检出变异，但子代遗传物质出现父母没有的变异，这样的变异称为新发变异，带有新发变异的个体就成了家系中的首例患者。首例患者产生的根本原因是新发变异，该变异可以有两种来源，一种来自亲本生殖细胞的新发变异，另一种来自子代受精卵本身的新发变异。

亲本生殖细胞新发变异的产生可以源自有丝分裂过程错误，也可源自减数分裂过程错误。当新发变异源自有丝分裂错误时，因复制的随机错误和修复时机制的异常，细胞DNA复制和修复过程中发生错误就会引入变异，这些变异会随细胞分裂增殖播散开来。受精卵之后任何阶段的有丝分裂过程发生错误，可以导致个体或身体的特定组织由一种以上基因型的细胞类型组成，这就是所谓的嵌合现象。

基于不同基因型的细胞组织分布差异，该现象可以表现为生殖腺嵌合、体细胞嵌合、体细胞-生殖腺嵌合三种类型。因亲本生殖腺的细胞带有一定比例的基因变异细胞，这种情况下即使亲本正常，但异常配子可以重复生成，因此可以在亲本的后代中观察到多个遗传病患者。比如，有不少研究报道表明，患有常染色体显性疾病的家庭，如软骨发育不全和成骨不全，以及X连锁隐性疾病，如进行性假肥大性肌营养不良和血友病，其父母表型正常，基因检测结果也正常，但他们的多个孩子受累。这种情况最为合理的解释是其中一个亲本存在生殖腺嵌合现象，即变异出现在一定比例的性腺或生殖系细胞中。如果当生殖腺嵌合比率为100%时，子代的患病率符合经典的遗传疾病规律。

新发变异的产生也可以源自亲本减数分裂过程错误，正常的原始生殖细胞产生配子的过程中偶然引入致病变异，从而导致首位患者的出现。与生殖腺嵌合不同的是，这种情况的遗传疾病分布特点往往是孤立和散发存在的，在家族中极少存在相同变异的遗传病患者。此外，新发变异也可以源于受精卵自身，这种情况的疾病分布特点也表现为孤立性和散发性。

通过分析新发变异的来源可以发现，首位患者的亲本表型正常没有检出变异时，不能排除其亲本本身是嵌合体的事实，因为常规的中胚层血样检测结果容易忽略内胚层生殖腺嵌合的情况，即使全身各胚层细胞嵌合均匀，但变异细胞比率很低时也容易被忽视。

需要强调的是，有时候首位患者本身可以是嵌合体，这种情况常发生于特定组织或器官受累的遗传疾病，例如神经纤维瘤病1型（NF1）有时是节段性的，仅影响身体的一部分，是受精卵之后的细胞发生基因变异形成的，属于体细胞嵌合体。该疾病的患者因表型容易识别而被医生所发现，最终的确定需要对不同胚层，甚至是同一胚层不同区域的细胞进行遗传分析来确定。体细胞嵌合体与生殖腺受累的嵌合体不同，因为生殖细胞不带有变异，所以这种患者的疾病不能连续传递。因此，在遗传分析中，当检出患者新发变异时，需要考虑新发变异的来源和嵌合现象存在的可能性，结合疾病特点、家系特点、变异比率、不同胚层来源细胞的遗传分析结果等，进行更为合理的遗传咨询和风险评估。

三、婚配方式与亲缘关系对遗传分析的影响

常染色体隐性遗传病家系中常可以观察到患者亲代具有近亲关系，该遗传病的发病率越低，患者双亲具有血缘关系的可能性越大。最早在20世纪初，贝特森和加罗德首次描述尿黑酸尿症时，就观察到相当比例的患者双亲是表亲，并推断罕见的等位基因更有可能在表亲的后代中"相遇"。而在另外一些例子中则观察不到这一现象，比如囊性纤维化，该病是西欧人最常见的一种常染色体隐性遗传病，由于人群中CFTR热点突变存在较高的携带频率，患者父母近亲婚配的频率只略高于普通人群。因此在遗传咨询过程中，婚配方式及家系成员的亲缘关系判断对家系遗传分析非常重要。

1. 近亲婚配对系谱分析的影响

近亲是指亲缘关系很近的个体，近亲婚配是指3~4代以内有共同祖先的两个人之间的婚配，近亲程度的远近可用亲缘系数（coefficient of relationship，r）表示。亲缘系数就是衡量两个个体之间亲缘关系的数值，是指两个个体从共同祖先获得某基因座的同一等位基因的概率，计算方法为，亲缘系数（r）＝（1/2）^{亲级数}（表8-1）。按照等位基因的分离规律，每传一代得到其中一个等位基因的概率是1/2，双亲和子女之间的亲缘系

数为1/2，同胞之间的亲缘系数也为1/2。

表8-1　不同亲属级别的亲缘系数

亲属	级别	亲缘系数
双亲-子女，同胞（兄弟姐妹）间	一级亲属	1/2
叔（姑舅姨），祖-孙等	二级亲属	1/4
表（堂）兄妹	三级亲属	1/8

由于近亲之间具有共同的祖先，带有相同等位基因的概率相对较大，在常染色体隐性遗传中，近亲婚配中若一方是某个致病基因携带者，另一方同为携带者的可能性远高于群体中携带者频率，因此他们所生子女成为隐性纯合子而发病的概率比随机婚配高许多。近亲婚配在各个种族或民族中差别很大，例如在某些印度次大陆农业地区、中亚地区及中东地区，近亲婚配的比例高达20%～60%。

图8-10是一个近亲婚配系谱。假设群体中致病基因频率a为0.01，则正常基因A频率为1-0.01=0.99，根据遗传平衡定律，携带者（Aa）频率为$2 \times 0.01 \times 0.99 = 0.0198$，约1/50。由于该家系无AR病家族史，故III$_1$是携带者的概率即群体携带者频率（1/50）。若III$_1$与III$_2$婚配，由于他们是三级亲属，基因相同的可能性为1/8，故两者同为携带者的概率为$1/50 \times 1/8$；两个携带者婚配其子女患病风险为1/4，因此，IV$_1$发病风险为$1/50 \times 1/8 \times 1/4 = 1/1600$。若III$_1$在群体中随机婚配，所生子女的发病风险为

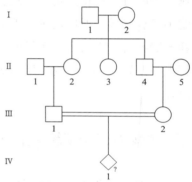

图8-10　一个近亲婚配系谱
（家系中无常隐遗传病先证者）

$1/50 \times 1/50 \times 1/4 = 1/10000$。计算结果表明，表兄妹婚配所生子女的发病风险为随机婚配所生子女的6.25倍。

与随机婚配相比，致病基因频率越低，近亲婚配使子女罹患AR病的相对风险率越高。换句话讲，越是罕见的AR病，近亲婚配的危害越大。仍以该家系为例，假设群体中致病基因频率a为0.001，则正常基因A频率为1-0.001=0.999，携带者（Aa）频率为$2 \times 0.001 \times 0.999 = 0.001998$，约1/500。由于该家系无AR病家族史，故III$_1$是携带者的概率即为群体携带者频率（1/500）。若III$_1$与III$_2$婚配，由于他们是三级亲属，基因相同的可能性为1/8，故两者同为携带者的概率为$1/500 \times 1/8$，因此，IV$_1$发病风险为$1/500 \times 1/8 \times 1/4 = 1/16000$。若III$_1$在群体中随机婚配，所生子女的发病风险为$1/500 \times 1/500 \times 1/4 = 1/1000000$。计算结果表明，表兄妹婚配所生子女的发病风险为随机婚配所生子女的62.5倍。

若近亲婚配发生在有常隐遗传病先证者的近亲婚配家系中，则子女发病风险还会进一步显著提高。图8-11是一近亲婚配系谱，II_3是先证者，则II_2是携带者的概率为2/3，又因为II_2与III_1是一级亲属，故III_1为携带者的概率为$2/3 \times 1/2 = 1/3$；同理，III_2为携带者的概率也是1/3；因此，III_1和III_2婚配生下患儿的可能性为$1/3 \times 1/3 \times 1/4 = 1/36$。

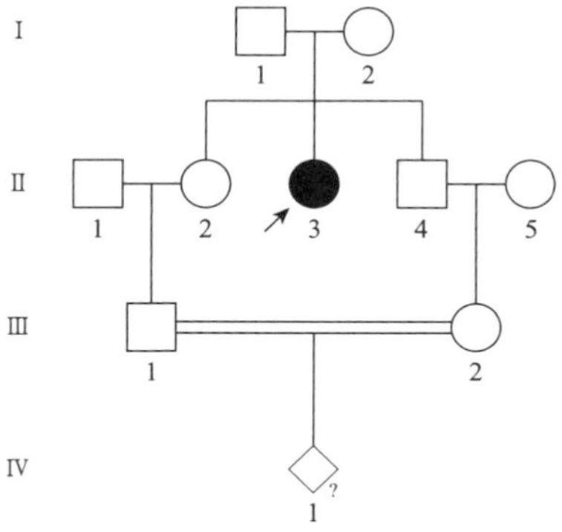

图8-11　一个近亲婚配系谱
（II_3为常隐遗传病先证者）

2．亲缘鉴定

在遗传咨询过程中，往往会遇到实际亲缘关系与患者所描述不一致的情况，这种亲缘关系的不明确就会导致家系分析出现错误。随着试管婴儿技术的普及，有可能存在隐匿性近亲婚配的情况，如同一份精子库供精被用到两个不同的孕妇，其后代就存在同父异母的亲缘关系，两者之间的婚配就成为隐匿性近亲婚配。因此，在很多情况下，家系分析需要借助亲缘关系鉴定以判定家系成员之间的亲缘关系。亲缘鉴定是依据遗传学的基本原理，采用现代化的DNA分型技术通过对遗传标记的检测，综合评判个体之间亲缘关系的一种方法。由于子女的基因组DNA各有一半分别来源于亲代，因此亲缘鉴定包括常规的亲生血缘关系鉴定、隔代亲缘关系鉴定及一些疑难的亲缘关系鉴定。亲缘鉴定的应用范围很广，本节仅概述其在家系遗传分析中的应用。

亲缘鉴定一般需要用到一定数量、具有多态性的遗传标记，目前运用最广泛的还是常染色体和性染色体上的短串联重复序列（STR）。常染色体STR标记的要求包括：已有文献报道基因座的定义和特征，已实施种属特异性、灵敏性和稳定性的相关研究，已有可供使用并公开发表的群体遗传数据，遗传方式符合孟德尔定律，串联重复单位为4或5个核苷酸。送检样本一般是血液，也可以是组织、羊水、毛发等人体生物样本。在提取基因组DNA后，一般采用商品化PCR扩增试剂盒扩增遗传标记，同时应设计阳性和阴性对照，扩增体系需按照试剂盒说明进行。最后使用遗传分析仪，对PCR产物进行毛细管电泳，使用等位基因分型参照物（ladder）来对样本进行分型。

四、携带者的风险评估

1．携带者的定义及相关内容

携带者在遗传病领域里，是指其基因组内某种遗传病的决定性或关键性的突变基因呈杂合状态，且直到检测时仍然未发病。关于携带者风险评估的情况说明如下：

（1）携带者这个术语只适合孟德尔遗传病，不适用于非孟德尔遗传病（如脊柱裂）。该定义可以从经典单基因病延伸到那些遵循孟德尔遗传方式的非经典单基因病，如染色体平衡易位、微缺失等。

（2）携带者是杂合子，但并不意味患者必须是纯合子或复合杂合，经典的携带者情况只针对常染色体隐性遗传病。对于常染色体显性遗传病，杂合子携带者可以是患者，也可以是无症状个体。

（3）携带者传递异常基因的风险很高（50%），但并不意味着生育患儿的概率也很高，生育患儿的概率取决于遗传方式、发病年龄及外显率等因素。

（4）携带者在检测阶段表现为"基本健康"，并不是说明他们没有一些轻微的临床症状，也不意味着这些个体将终生健康，亨廷顿病携带者就是一个经典的例子。

（5）对携带者检测需要充分考虑特定疾病的自然病程和遗传方式。

（6）识别肯定携带者（obligated carrier）很重要，可以节省复杂和不必要的检测程序，给予更明确的遗传咨询，还可以为新的检测技术提供参照群体。肯定携带者有以下可能：①常染色体隐性遗传病患者的父母及所有子女（偶尔存在例外）。②X连锁隐性遗传，男性患者的所有女儿都是肯定携带者，生育过患病儿子且至少有一个其他男性患病亲属的女性是肯定携带者。③常染色体显性遗传病，有患病父母及患病子女的个体，但该个体检测时未有异常，这些人因为其他原因早逝但后来被证实传递该疾病。④有些致病基因不完全外显，遗传学证明是携带者。

2．携带者检测的遗传咨询原理

（1）常染色体隐性遗传病的携带者检测　我们每个人都可能携带一个或几个隐性遗传病基因致病性变异，大多数情况下，杂合携带者是完全健康的，有时生化和血液特性方面有可能存在微小差异，患者同胞的携带率为2/3。在随机婚配的人群中，携带者生育患儿的风险不是很高，但当存在近亲婚配或相同疾病家族史的人互相婚配，或某族群/隔离人群的致病变异携带率较高时，出生患儿的风险就会大大增加。

（2）常染色体显性遗传病的携带者检测　显性遗传病携带者状态只存在于症状前、症状轻微、不经典表型或限制表型（印记或限性表型）等情况，与常染色体隐性遗传病相比，可以做携带者筛查的显性遗传病种类较少，但子代风险比较大，因此值得重视。这些疾病主要可以分成三类：

①通常无症状的显性遗传病　个体虽然携带致病变异但在正常情况下不表现症状，很难被确认为患者，例如急性卟啉病、恶性高热等疾病，只在药物作用下才表现症状。

②外显不全或表现度不典型的显性遗传病　例如BMPR2基因变异导致的肺动脉高压，平均外显率为20%，其中男性外显率14%，女性外显率48%。

③发病与年龄有关　这类病迟早会遵循显性遗传规律，但实际情况是风险个体在生育年龄并不清楚自己的风险，一些神经退行性疾病、晚发性遗传学肿瘤属于这一类。对在这一类显性遗传病，携带者筛查是症状前诊断的关键。

与常染色体隐性遗传病不同，常染色体显性遗传病的携带者后代在某个年龄段的发病风险很高，少数情况下可能一个世代都保持无症状状态，但常常也看到一些无症状的父母生育严重患病的后代，这些疾病的可变性的机制还不清楚，遗传咨询时需要分析并告知代际或家族内部个体间疾病症状的表现度和疾病严重性的可变度。

（3）X连锁遗传病的携带者检测　X连锁隐性遗传病的携带者一般都是健康的，少数携带者患病可能是由于X染色体随机失活偏倚导致。对X连锁显性遗传病而言，一般女性携带者的症状较轻，可能得不到及时确认，所以携带者筛查有助于明确传递及发病风险。由于认识与技术的局限，目前嵌合变异，尤其是生殖腺嵌合还没有纳入携带者筛查中。

3．遗传病的携带率和基因携带率

遗传病的携带率（carrier frequency，CF）是一个群体遗传学中可以通过哈迪–温伯格平衡定律（Hardy-Weinberg equilibrium，HWE）进行估计的值。HWE又称遗传平衡定律，一个族群在理想情况（不受特定的干扰因素影响，如非随机婚配、天择、族群迁移、突变或群体大小有限），经过多个世代，等位基因频率与基因型频率会保持恒定并处于稳定的平衡状态。单一位点的两个等位基因：显性等位基因记为A而隐性等位基因记为a，它们的频率分别记为p和q。频率（A）$=p$；频率（a）$=q$；$p+q=1$。如果群体处于平衡状态，则我们可以得到：群体中纯合子AA的频率（AA）$=p^2$，群体中纯合子aa的频率（aa）$=q^2$，群体中杂合子Aa的频率（Aa）$=2pq$。其中$2pq$就是某个遗传病的携带率。如果想获得某个遗传病的携带率，需要获得其发病率（q^2）。

例子：应用HWE对苯丙氨酸羟化酶（PAH）缺乏症（PKU）携带率进行从发病率（incidence）到携带率（CF）的估算。

2013—2017年，在全国范围内，每10万名筛查的新生儿中PKU发病率为6.28。在筛查的30个省区市中，甘肃发病率最高（28.63），其次是宁夏（19.00）和青海（17.37），广东和广西发病率最低（每10万名新生儿筛查中＜1例）。计算中国PKU平均携带率如下：$q^2=6.28/100\,000$，$q=0.008$，$p=1-0.008=0.992$，$2pq=0.016$或1.6%，即中国PKU平均携带率估算为1.6%。

由于遗传病的携带率需要通过发病率获得，所以在制定筛查策略时候，通常需要大量遗传病流行病学数据支持，发病率高的遗传病更有筛查意义。尽管发病率（incidence）和患病率（prevalence）有明确的定义，但人们对它们的理解还是比较模糊的。我们通常说的遗传病/出生缺陷的频率，多数认为是一个特定时间的存在情况，所以可以作为遗传病/出生缺陷的患病率来描述，这是因为我们可能无法知道多数胚胎发育到某种遗传病/出生缺陷产生的窗口阶段，也不可能知道多少因为遗传病/出生缺陷导致胚胎在孕期流产，所以分母是测不准的，分母应该包括活产、死产及死胎、终止妊娠的胎儿和产前诊断终止妊娠的病例。某个遗传病的患病率可以通过Orphanet网站来查询。

通过计算获得PKU的携带率是1.6%，而根据gnomAD估算的东亚人PKU的基因携带频率（gene carrier rate，GCR）为0.68%，这种差别可能与取样人群差异有关，还可能不是所有的致病性变异都已经被鉴别等。基因携带频率（GCR_g）可以通过以下公式计算：

$$VCR = \frac{AC-Hom}{0.5 \times AN} \qquad GCR_g = 1 - \prod_{i=1}^{v}(1-VCR_i)$$

变异携带率（variant carrier rate，VCR）是指每个致病性和可能致病性变异的频率，这些变异不包括变异注释有矛盾结果的和低外显率的变异。AC表示变异的所有等位基因个数，Hom表示携带纯合变异的个体数目，AN是用于分析的所有变异的等位基因数目。VCR_i表示变异i的变异携带率，v是基因g的变异个数。

残余风险（residual risk，RR）是指携带者筛查阴性后仍存在的风险，计算残余风险可以使用某遗传病的携带风险与检测阳性率剩余风险［1-detection rate（DR）］的乘积：

$$RR = CF \times (1-DR)$$

基因检测分析时，DR可以通过检测结果获得，即检测到的遗传疾病基因的所有致病变异的等位基因的总和（disease allele frequency，DAF）。CF是疾病的携带率。

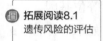
拓展阅读8.1
遗传风险的评估

例如：β地中海贫血检测率75%，对于该群体的疾病携带率为1/33，则筛查阴性的残余风险为1/132（1/33×1/4）。

🧠 思考题

1. 携带显性遗传病致病基因变异的亲代没有相关临床症状，而其传递给的子代有症状，可能的原因有哪些？

2. 表型正常的夫妻，连续生育了两个有相同临床症状的患儿，经过基因检测发现相关的致病变异，而该夫妻在外周血中均没检出该变异，根据本章所讲内容，如何解释和验证这种现象？

📖 推荐阅读

1. Miko Ⅰ. Gregor Mendel and the principles of inheritance [J]. Nature Education, 2008, 1 (1): 134.

2. McGuire T. Introduction to the gene inheritance and transmission topic room [J]. Nature Education, 2008, 1 (1): 189.

3. Leung M L, McAdoo S, Watson D, et al. A transparent approach to calculate detection rate and residual risk for carrier screening [J]. J Mol Diagn, 2021, 23 (1): 91-102.

📑 参考文献

第九章

非经典孟德尔遗传病

随着基因组医学的进展，我们逐渐认识到符合孟德尔遗传的传统意义的单基因病，均存在多种的修饰基因、调控基因，由于表观遗传的多重作用，最终基因型和表型也会存在较大的异质性。非经典孟德尔遗传是指遗传模式不遵从经典的基因型和表现型分离的孟德尔遗传定律，非经典遗传又包含多种机制，甚至严格意义上说没有绝对的孟德尔遗传，可见非经典遗传是普遍存在的遗传模式，也是对临床表现、发病机制整体认识的基础，更是遗传咨询所必备的基础知识。本章主要从疾病表型的异质性和疾病遗传机制的复杂性两个方面，探讨非经典孟德尔遗传病遗传模式判定与风险评估。

第一节　疾病表型对遗传分析的影响

从概念上讲，单基因病是指由主效基因突变所导致的遗传病，其在家系中的传递方式符合孟德尔定律。单基因病的分析，需要对疾病表型进行准确判断。但由于遗传病的复杂性，体现在等位基因（位点）层面、基因层面和表型层面的异质性，使得通过基因与疾病的对应关系变得非常复杂，并不是一个基因对应一个疾病那么简单。

在等位基因层面，位点异质性（allelic heterogeneity）是指同一个基因的不同突变有相同的临床表型。通常对于相似的疾病特征，可通过候选基因检测方法，发现了致病变异，这个比较容易理解。同时，我们通常发现同一个基因的不同变异位点导致了不同的临床表型，这个现象叫位点异效性（allelism）。位点异效性指同一个基因上不同的位点或者同一位点上的不同变异会导致不同的疾病。

在基因层面，一个基因产物会参与多个信号通路，或多个不同组织/器官，在多个系统导致表型或症状，这种单个致病基因产生两个或多个明显不相关效应的现象被称为基因多效性（pleiotropism）或一因多效（pleiotropy）。基因多效性的原因是一个或一对基因变异常常会在不同组织或个体发育的不同阶段引起一系列的生化代谢或组织结构的异常，从而呈现出疾病的多种表现。例如，半乳糖血症是一种糖代谢异常疾病，患者既有智力发育不全等神经系统异常，还有黄疸、腹水、肝硬化等消化系统症状，甚至还可出现白内障。造成基因多效性的原因，并不是基因真正地具有多重效应，而是基因产物在机体内复杂代谢的结果。因此，尽管只是一对基因的异常，但却可产生多种临床表现。举例，LMNA突变所导致的单基因病被统称为核纤层蛋白病（laminopathies），其中就包括了早衰症（Hutchinson-Gilford progeria，OMIM #176670）等10余种不同的单基因病，其疾病表型具有显著的多样性。核纤层蛋白病可表现为以限制性皮肤病（restrictive dermopathy，OMIM #619793）和早衰症为代表的致死性以及衰老性疾病，以扩张性心肌病（cardiomyopathy，dilated，1A，OMIM #115200）和Emery-Dreifuss肌肉萎缩（Emery-Dreifuss muscular dystrophy，OMIM #181350和OMIM #616516）为代表的横纹肌病，以家族性部分型脂肪萎缩（familial partial lipodystrophy，OMIM #151660）为代表的脂肪萎缩以及以腓骨肌萎缩症（Charcot-Marie-Tooth disease，OMIM #605588）为代表的外周神经病。因此，在检测到LMNA基因突变时，应该根据不同的突变类型对疾病进行分析和诊断，如LMNA基因c.1824C＞T（p.G608G）位点是早衰症的主要突变位点。而其余的错义突变位点则广泛分布于LMNA的编码区，需要具体情况具体分析。例如，在一家系中检测到LMNA基因的错义突变p.Pro4Arg，该家系姐弟两名患者均表现为不经典的早衰表型；而在另一例4代常染色体显性家系中检测到LMNA基因的错义突变p.W520R，该家系多达9名患者均表现为房室传导阻滞和骨骼肌无力。因此，在遗传分析过程中，必须结合所检测到的具体突变位点和突变类型对临床表型进行针对性分析，才能对遗传模式进行准确判定。

表型多样性是指同一基因变异/同一基因上的变异在不同个体中会有不完全相同的临床表型/症状，也可以说是表型异质性（phenotypic heterogeneity）。马凡综合征（OMIM #154700）由FBN1基因突变所导致，是一种常染色体显性结缔组织遗传病，存在晶状体脱位、主动脉夹层、关节过伸等表型。该病累及骨骼使手指细长，呈蜘蛛指（趾）样，又称蜘蛛指（趾）综合征，之后又由其他医生补充了晶状体半脱位与主动脉夹层等表型，形成了一个完整的遗传综合征。因为疾病累及的器官以及严重程度上存在差异，在同一个马凡综合征家系中，不同患者可以表现为一种或几种表型，往往造成临床医生对疾病判断的失误。表型的异质性也可能是因为修饰基因（modifier gene）引起的，这些基因通过对致病基因的修饰作用，使得携带同一变异的个体存在轻重不同的临床表型，这类基因目前发现的不多，如β地中海贫血。

除了上述机制会导致孟德尔遗传病遗传模式的判断和疾病认识上的困难之外，患者的拟表型也会影响系谱分析的准确性。环境因素作用可能会使个体表现出与某一特定基因作用产生的表型相同或相似的现象，这种因环境因素影响而产生的类似于变异型的个体，即模拟了遗传病表型的现象，被称为拟表型（phenocopy）。拟表型主要受环境因素影响，并非由基因突变所致，因此这种疾病不会遗传给后代，在遗传模式的分析过程中注意排除拟表型对遗传病表型的干扰。如严重蛋白质缺乏引起的恶性营养不良症，症状类似于一种遗传性疾病——白化病。另外一个例子是功能性障碍的遗传病，如智力障碍、视力下降或听力障碍，可能会存在大量复杂的环境因素，如外伤、感染、中毒、用药等，导致类似于遗传病的表型，需要在病史询问和表型鉴别中加以特别关注。在遗传性耳聋的家系分析过程中，就要注意到环境因素也可能会导致先天性聋哑的发生，比如，风疹病毒可严重影响胎儿内耳的发育而致先天性聋哑，若母亲在妊娠早期感染风疹病毒，所致的先天性聋哑与常染色体隐性遗传的先天性聋哑具有相同的表型，这就需要加以仔细的鉴别。

第二节　显性遗传的特殊类型对遗传分析的影响

孟德尔在植物杂交试验中所观察的7对性状都具有完全的显、隐性关系，杂合子与显性纯合子在表型上完全不能区别，即两个不同的遗传因子同时存在时，只完全表现其中的显性因子，这是一种最简单的等位基因间相互作用，即完全显性（complete dominance）。另外，这7对不同等位基因之间的作用是独立的，没有相互影响。但事实上，生物体内的情况并非总是如此，许多杂交后代的表型比例与预期的孟德尔比例不符。通过大量试验后，发现虽然预期比例不是孟德尔遗传方式，但孟德尔定律仍然是正确的，这些遗传数据是对孟德尔定律的扩展。实际上，每种生物都含有许多基因，如人类基因组含有2万多个编码基因，其中大多数基因是相互作用的。等位基因间的相互作用是最基本的基因间相互作用，它主要表现为显、隐性关系，目前已经揭示了包括超显性、共显性、完全显性、不完全显性、镶嵌显性和致死性等位基因等多种机制。需要强调的是，显性和隐性实际上是指等位基因产生的效果而言，而非等位基因本身，等位基因产生的效果就分为很多层次，可以是疾病临床表型，可以是分子表型，也可以是对某种致病因素的抵抗。此外，非等位基因间的相互作用也会导致复杂的表型分布规律，如基因互补效应、上位效应及基因的修饰作用等，这在遗传分析的过程中也需要引起注意。下文主要介绍等位基因间相互作用的表型效应，实际上这些相互作用多数都跟基因变异的性质有关，如数量变异与质量变异可以用基因功能的获得或基因功能的丧失来进行解释。

一、超显性遗传及其显、隐性关系的变化

杂合子*Aa*的性状表现超过纯合显性*AA*的现象即为超显性。例如，人镰状细胞贫血（sickle cell anemia）由一对等位基因决定，是由于珠蛋白β链上的第6个带电荷的亲水性的谷氨酸被疏水性的缬氨酸取代所引起的（p.G6V），经典的遗传模式为常染色体隐性

遗传，杂合变异的携带者一般没有明显的贫血表型。但由于杂合子（Aa）相对任一种纯合子（AA和aa）具有更强的疟疾抵抗能力，因此可以说杂合子Aa具有超显性效应。然而疾病的显、隐性关系也会随着依据标准的不同而发生改变，还是以上述所讲的人镰状细胞贫血为例。相对野生型纯合子AA（代表Hb4Hb4）而言，贫血性状通常由一对隐性等位基因aa（代表Hb5Hb5）控制。aa基因型患者的红细胞在显微镜下均为镰状，Aa杂合子个体表型上完全正常，但其红细胞在显微镜下也有一部分为镰状。因此，从这个例子可以看出（表9-1），显、隐性关系随所依据的标准不同而有所不同。从临床角度和红细胞形态来看，a是隐性等位基因，具有经典的显、隐性关系；而从细胞水平和分子水平看，a等位基因和A等位基因都会表现出各自的红细胞表型，相互之间具有共显性效应；而从镰状血红蛋白的含量来看，纯合子aa为不完全显性。

表 9-1　镰状细胞贫血显、隐性关系的相对性

基因型	表型			
	临床表现	红细胞	Hb5含量	蛋白质电泳
Hb4Hb4	正常	正常	0	一条带HbA
Hb4Hb5	正常	部分镰状	20% ~ 40%	两条带Hb ^ /Hb5
Hb5Hb5	患病	全部镰状	90%	一条带Hb5
	经典显隐性	细胞形状：Hb5完全显性	Hb含量：不完全显性	分子水平：共显性

二、复等位基因与共显性遗传

上面讲的等位基因总是成对出现的，其实一个基因在群体中可以有很多的等位形式，如a_1、a_2…a_n，但就每一个二倍体细胞来讲，最多只能有两个，并且都按孟德尔定律进行分离和自由组合。像这样一个基因存在很多等位形式，称为复等位现象。从概念上来讲，复等位基因（multiple alelles）是指在群体中占据某同源染色体同一座位的两个以上的、决定同一性状的基因群。

控制人类ABO血型的基因就是最为常见的复等位基因，所有人都可分为A型、B型、AB型和O型。ABO血型受9q34.2上一组复等位基因（I^A、I^B、i）控制，等位基因I^A控制合成N-乙酰半乳糖转移酶，此酶能将α-N-乙酰半乳糖分子连接到糖蛋白上，产生A抗原决定簇；I^B基因控制合成半乳糖转移酶，此酶能将α-N-半乳糖分子连接到糖蛋白上，产生B抗原决定簇；i基因为缺陷型，既不能合成A抗原也不能合成B抗原。I^A、I^B对i是显性，因此I^A和I^B之间形成杂合基因型的时候，两个基因都表达相应抗原，形成AB血型，为共显性关系。人群中这3个等位基因可形成6种基因型和4种血型（表9-2），分

别是A型（I^AI^A、I^Ai）、B型（I^BI^B、I^Bi）、AB型（I^AI^B）和O型（ii）。根据遗传规律，只要已知双亲的血型就可以推测出子女可能有或不可能有的血型；或已知双亲之一和子女的血型，也可以推测出另一亲本的血型，这在法医学的亲子鉴定上有一定的作用。

表 9-2　双亲与子女 ABO 血型遗传的规律

双亲的血型	子女中可能有的血型	子女中不可能有的血型
A × A	A、O	AB、B
A × O	A、O	AB、B
A × B	A、B、AB、O	—
A × AB	A、B、AB	O
O × O	O	AB、A、B

共显性（codominance）是指一对等位基因之间，彼此无显、隐性之分，在杂合子时两个基因的作用都完全表现出来。例如，人类ABO血型、MN血型和组织相容性抗原等的遗传均属于该遗传方式。就MN血型而言，它的遗传是由一对等位基因L^M和L^N决定的。M型个体（L^ML^M）的红细胞上有M抗原，N型个体（L^NL^N）的红细胞上有N抗原，MN型个体（L^ML^N）的红细胞上既有M抗原又有N抗原。MN血型这种现象表明L^M与L^N这一对等位基因的两个成员分别控制不同的抗原物质，它们在杂合子中同时表现出来，互不遮盖。主要组织相容性抗原是由主要组织相容性复合体（major histocompatibility complex，MHC）基因家族的基因所编码，MHC（人类称为HLA）复合体为共显性遗传，即每对等位基因都能编码抗原，共同表达于细胞膜上，不形成ABO血型系统中的隐性基因现象，这就大大增加了HLA抗原系统的复杂性和多态性。

三、假显性遗传

关于假显性遗传（pseudodominance）现象，有两种情况。第一种情况，对于一个常染色体隐性遗传病患者，其婚配对象也是该病致病变异的携带者，则会在家系中出现类似常染色体显性遗传那样连续传递的现象，造成遗传方式判断的错误。另外一种情况，变异等位基因本来是隐性致病模式，在只存在一个变异等位基因的情况下，与之相对的同源染色体上的野生型等位基因发生了缺失，个体同样表现出了隐性疾病表型。在常染色体隐性遗传性疾病的分析过程中尤其需要注意这一特点，目前常用的全外显子测序等技术手段偏重于单核苷酸变异的检测，某些临床特征非常吻合的常染色体隐性病例往往只能检出一个致病性变异，这种情况下需要关注反式的另外一个等位基因是否存在大片段或者外显子级别的缺失。甚至有时候，在某些常遗传病例中就算检测到两个致病性变异，仍然需要进行亲代验证，因为可能存在两个致病性变异顺式存在于同一个等位基因，而另外一个等位基因大片段缺失，这样才不至于对再发风险的预测出现偏差。

四、拟常染色体遗传

人类细胞在正常情况下都带有23对染色体，每对染色体都是由两条同源染色体组成。男性和女性所不同的是，男性由一条X染色体和一条Y染色体组成，女性则是由两条X染色体组成。在减数分裂和配子发生过程中，因为女性有两条X染色体，因此只有女性X染色体上的基因座才会发生性染色体同源重组，而对于只有一条X染色体的男性，通常不会发生性染色体之间的同源重组。然而，实际上X染色体和Y染色体在演化上存在共同的起源，都是从一对同源染色体演变而来的。从结构上看，X染色体和Y染色体长臂和短臂的末端有少量的连续位点，形成2个较大的同源区域（PAR1、PAR2），在男性减数分裂中也会进行同源重组。因此，在精子发生过程中，X染色体同源区域上的变异等位基因就可以转移到Y染色体上并传递给雄性后代。从遗传上看，性染色体的这些同源区域同样符合孟德尔遗传定律，在减数分裂传递的过程中类似常染色体一样发生同源重组和交换，导致其上的基因遗传模式类似常染色体遗传，出现男性向男性传递的特征。这些性染色体上的同源区域就叫作假常染色体区域（pseudoautosomal region）。一个由假常染色体位点变异引起疾病的例子是Leri-Weill软骨发育不良（Leri-Weill dyschondrosteosis，LWD，OMIM #127300），这是一种显性遗传的骨骼发育不良性遗传病，伴有不成比例的矮小身材和前臂畸形，女性患病率高于男性，其发病就是由假常染色体区域*SHOX*基因的致病性变异所导致的。

第三节　患者发病年龄对遗传分析的影响

多数遗传病的表现为先天性疾病，是构成出生缺陷的重要原因。所谓先天性疾病，是指婴儿出生时即显示症状，如白化病作为一种常染色体隐性遗传病，新生患儿就会表现出"白化"症状。但并非所有遗传病都是先天发病，有的需要到一定年龄才会出现临床症状，如亨廷顿病（Huntington's disease，HD，OMIM #143100）。HD是一种经典的常染色体显性遗传病，虽然患者先天携带致病基因，但其发病时间一般在成年以后，逐渐出现以舞蹈样不自主运动、精神障碍和痴呆为特征的神经系统变性。因此在进行家系遗传分析的过程中，需要考虑到发病年龄的影响，表型正常的个体有可能是还没有到疾病的发病年龄，不能直接根据表型就判断为正常个体。

除了上述不同种类的孟德尔遗传病发病年龄存在差异，还有的同一种单基因病，发病年龄的变异也非常大。脊髓性肌萎缩（spinal muscular atrophy，SMA）是一种临床表现和发病年龄变异性很大的遗传病。根据发病年龄、获得的运动功能及病情进展速度，可以将SMA分为4型。Ⅰ型患者在宫内表现为胎动减少，出生时为松软儿，患者在6个月内发病，平均发病年龄在出生后1个月。Ⅱ型患儿出生后6个月内发育正常，可以获得从卧位到独坐的能力，之后出现运动发育停滞，通常在生后18个月内出现症状，表现全身性肌无力和运动发育落后。Ⅲ型患者出生后1年内运动发育正常，从幼儿期至青少年期均可发病，可以获得独立行走的能力。根据发病年龄，该病又可以分为Ⅲa和Ⅲb两个亚型，Ⅲa型发病在3岁前，Ⅲb型发病在3岁后。Ⅳ型为成人型患者，多在30～60岁发病，表现出显著的四肢近端无力，尤其是肢带肌无力，病情进展缓慢，寿命不受影响。

一、延迟显性

延迟显性（delayed dominance）是指有些常染色体显性遗传病在生命的早期，杂合子携带的致病基因不表达或表达不足以引起明显的临床表现，只有到一定年龄，才充分表现出相应的疾病症状。例如，亨廷顿病是一种常染色体显性遗传病，杂合子（*Aa*）在20岁时只有1%发病，40岁有38%发病，60岁有94%发病。可见，本病杂合子在个体发育早期致病基因并不表达，到一定年龄后，致病基因的作用方可显现出来，但具体的分子机制目前尚未得到准确解析。

拓展阅读9.1
亨廷顿病

二、遗传早现

在一些常染色体显性遗传病中，如强直性肌营养不良和多聚谷氨酰胺病（以亨廷顿病、脊髓小脑共济失调等为代表），后代发病年龄比亲代更早，或疾病在接下来的几代人身上会越来越严重，这种现象叫遗传早现（genetic anticipation）。早期的观点认为，这一现象可能是由于确认偏移造成的。在家系调查过程中，发病较早或病情较重的人更有可能得到确诊，只有那些病情较轻的人才有子女。此外，受关注的对象往往比先证者更年轻，在出现轻微症状时更容易被发现。但随着研究进展，目前发现导致这种早发现象的分子基础是动态突变。

三、动态突变

在前文介绍的所有遗传模式中，致病性突变一旦发生，在世代传递时是稳定的，也就是某个家系中的所有患者都有相同的突变。与之不同，还有一类在世代传递过程中会发生改变的致病性突变——动态突变（dynamic mutation）。动态突变是指在基因组DNA分子中的短串联重复序列（short tandem repeat，STR），如三核苷酸或更多的核苷酸重复单元，其重复次数可随着世代传递而逐代递增，这种增加达到一定程度后会产生变异效应，从而引起某些疾病的发生（表9-3）。动态突变是一种导致某些人类遗传病新的基因变异机制，由动态突变所引起的疾病统称为核苷酸重复扩增病（nucleotide repeat expansion disease）。一般来说，动态突变基因的野生型等位基因都存在多态性，在正常人群中这些等位基因的重复次数具有一定的变异范围。1991年，Fu YH在研究脆性X染色体综合征（fragile X syndrome，FXS，OMIM #300624）时提出了三核苷酸重复扩增的机制，加深了对遗传病发病机制的认识。核苷酸重复扩增病的主要发生机制包括蛋白质异常磷酸化、蛋白质功能丢失、RNA功能障碍，此外还有一些发病机制尚不明确。

拓展阅读9.2
脆性X染色体综合征

表9-3　部分已知三核苷酸重复扩增病的临床及其遗传学特征

疾病	基因定位	所在位置	重复单位	正常值	异常值	异常蛋白
脆性X染色体综合征	Xq27.3	5′UTR	CGG	6 ~ 54	54 ~ 200	FMRP
亨廷顿病	4p16.3	编码区	CAG	10 ~ 35	36 ~ 121	Huntingtin
脊髓延髓肌萎缩	Xq11-12	编码区	CAG	11 ~ 33	36 ~ 66	雄激素受体
脊髓小脑共济失调（SCA）1	6p22-23	编码区	CAG	6 ~ 39	40 ~ 81	Ataxin-1
脊髓小脑共济失调（SCA）2	12q24.1	编码区	CAG	15 ~ 29	35 ~ 59	Ataxin-2
Machado-Joseph病	14q24.3-q31	编码区	CAG	16 ~ 36	68 ~ 82	Ataxin-3
齿状核红核苍白球路易体萎缩症	12pter-p12	编码区	CAG	3 ~ 28	49 ~ 75	Atrophin
强直性肌营养不良1型	19q13.3	3′UTR	CTG	3 ~ 37	35 ~ 2 000	Mt-PK
Friedreich共济失调症	9q13-q21.1	内含子	GAA	7 ~ 22	200 ~ 1 186	Frataxin

目前已知有数十种疾病由动态突变引起，其中大部分是神经系统遗传病。有一类由动态突变所涉及的重复扩增单元是编码谷氨酰胺残基的密码子单元CAG，这一类遗传病被称为多聚谷氨酰胺病（polyglutamine disorders，polyQ disease）。其发病具有共同的生物学机制，即由于CAG重复扩增引起蛋白质谷氨酰胺含量大幅增加，多聚谷氨酰胺导致神经功能的紊乱。目前已经发现的polyQ病至少有9种（包括亨廷顿病，DRPLA，SBMA与SCA1、2、3、6、7、17），这类疾病具有共同的特点：都是进行性发展的神经系统变性，多于青壮年时期发病；除SBMA为X连锁隐性遗传外，其余疾病都是常染色体显性遗传；多聚谷氨酰胺的重复次数相对较少；疾病一般仅累及神经系统；杂合子和纯合子患者具有相似的临床表型，为完全显性；家系中可以观察到遗传早现现象和亲代遗传偏倚（多数是父系偏倚）。

第四节　性别对遗传分析的影响

家系分析过程中，患者性别分布是鉴别遗传方式的重要特征。比如X连锁隐性遗传，患者多是男性，而X连锁显性遗传，女性患者大约是男性患者的两倍，并且呈连续传递。理论上，对常染色体遗传病来说，男性和女性的患病风险一样，不存在性别差异。但存在一些特殊情况，性别的差异会影响常染色体遗传病的发病。

一、从性遗传

从性遗传（sex-conditioned inheritance）是指位于常染色体上的基因，由于性别的差异而显示出男女性分布比例或基因表达程度上的差别。例如，遗传性早秃，呈常染色体显性遗传，是一种从头顶中心向周围扩展的进行性对称性脱发，一般从35岁左右开始出现秃顶，而且男性明显多于女性。其原因是杂合子男性表现早秃，而杂合子女性则不会表现早秃。研究发现，秃顶基因的表达受雄性激素的影响，带有秃顶基因的女性如果体内雄性激素水平升高，也可能出现秃顶，这一点可以作为诊断女性是否患某种疾病的辅助指标，如肾上腺肿瘤可产生过量雄性激素，导致秃顶基因表达。又如，原发性血色素病是西方社会最常见的常染色体隐性遗传病，人群中男性发病率高于女性。女性由于月经、流产或妊娠等生理或病理失血，导致体内铁质减少，因此纯合子女性比纯合子男性更不容易出现铁超载及相关症状，故该病多见于男性。

二、限性遗传

限性遗传（sex-limited inheritance）是指位于常染色体上的基因由于基因表达的性别限制，只在一种性别得以表现，而在另一性别完全不表现。导致上述现象的主要原因是男女解剖学结构的差异，也可能与性激素分泌的差异有关。例如，子宫阴道积水症由常染色体隐性致病基因决定，女性在纯合子表现出相应症状，有这种基因的男性不会表现该性状，但这些基因都可向后代传递。另外一个例子是男性早熟性青春期（male precocious puberty，OMIM #176410），该病是常染色体显性遗传病，可通过无症状的女性传递，也可以由父亲直接传递给儿子。但如果在家系分析过程中碰到男性患者并没有生育的情况，那就很容易被错误判断为性连锁遗传病，这就只能依赖于疾病基因的鉴定才能给出明确的答案。

第五节 表观遗传对单基因病的影响

一、遗传印记

根据孟德尔遗传定律，常染色体上变异的等位基因从父母任何一方遗传给后代的可能性是均等的，最初认为同源染色体上的基因也是同等表达的。亲本性别对每个亲本所传递基因表达的影响一开始并没有受到重视，随着表观遗传学的研究进展，现在已经认识到，遗传自不同亲本的等位基因可以产生不同的临床特征。在一些遗传病中，研究者可以观察到亲代性别对子代遗传病表型产生影响的现象，比如Prader-Willi综合征和Angelman综合征，疾病表型的表现取决于变异的等位基因是遗传自父亲还是母亲。个体的一对同源染色体（或相应的一对等位基因），因分别来自父方或母方而表现出功能上的差异，所形成表型差异的现象称为基因组印记（genomic imprinting）或遗传印记（genetic imprinting）。

基因组印记的机制比较复杂，目前认为，DNA甲基化是其重要的分子机制。甲基化是某些DNA序列在配子发生过程中的印记，尽管实际上只有一小部分人类基因组序列经历了这一过程。差异等位基因表达可能发生在所有体细胞中，或发生在特定组织或发育阶段。到目前为止，已知至少有80个人类基因被印记，所涉及的区域被称为差异甲基化区域（differentially methylated region，DMR）。这些DMR包括印迹控制区（imprinting control regions，ICR），其控制跨越印迹结构域的基因表达。精子和卵子中一些基因的甲基化程度不同，高度甲基化的基因不表达或低表达；在胚胎发育过程中发生去甲基化时，这些基因开始表达。基因组印记通常发生在配子形成期，印记持续存在个体的一生中。但它不是一种变异，在下一代配子形成时，旧的印记可以消除，并且可产生新的印记。

基因组印记的存在意味着，亲代的性别决定了孩子是否有异常的表达，这不同于前面所述限性遗传的概念。在限性遗传中，疾病的表现取决于患者的性别。印记可以在家系中导致不寻常的遗传模式，因为当一种疾病主要由父母中的一方传递时，此种疾病似乎是以显性遗传的方式传递。例如，遗传性副神经节瘤（hereditary paragangliomas，PGLs）是一组常染色体显性疾病，该病在自主神经系统的交感神经节和副交感神经节中发生多种肿瘤。副神经节瘤患者也可在肾上腺髓质或沿脊柱的交感神经节发生一种称为嗜铬细胞瘤，它能产生儿茶酚胺。尽管男性和女性都可能发病，但患者只有从父亲那里继承变异才会导致疾病发生，而从母亲那里遗传变异的男性杂合子在一生当中都不会受到影响，但仍有50%的风险将变异传递给他的每一个孩子，而这些孩子患上此种疾病的风险就非常高。

二、单亲二体

在特殊情况下，染色体分离异常可能导致本该分别来源于父本和母本的一对同源染色体或其上的部分片段均来源于双亲中的某一方，这种不遵循传统孟德尔遗传方式的现象被称为单亲二体（uniparental disomy，UPD）。UPD可分为：①完全性UPD，指一个个体的两条同源染色体皆来自同一亲本。②片段性UPD，指来自亲本一方的染色体片段被另一方的同源片段所替代。

UPD发生的机制主要有4个方面：①三体营救。减数分裂异常导致的二倍体配子与正常配子结合形成三倍体合子。细胞为维持染色体数目平衡，激活三体营救机制，随机丢失一条染色体。当丢失的染色体来自正常配子时，出现UPD（图9-1A）。②单体复制。减数分离异常导致的缺体配子与正常配子结合形成单倍体合子。细胞为维持染色体数目平衡，激活单体复制机制，在卵裂过程中以单条染色体进行自我复制，导致同源UPD（图9-1B）。③配子互补。减数分裂异常导致的二倍体配子与缺体配子结合形成二倍体合子。这种二倍体所含的一对染色体来源于同一亲本，故造成异源UPD（图9-1C）。④有丝分裂重组。早期胚胎的染色单体之间进行有丝分裂重组，造成染色体末端形成片段性UPD，一般为嵌合体（图9-1D）。除以上机制，UPD还可由染色体结构异常导致，如等臂染色体、衍生染色体、罗伯逊易位和染色体倒位等。

大部分UPD临床意义不明，但发生在第7、11、14、15和20号染色体上的母系UPD（maternal UPD，mUPD）和发生在第6、11、14、15和20号染色体上的父系UPD（paternal UPD，pUPD），因为涉及遗传印记或覆盖染色体隐性遗传病基因而导致临床表型出现（表9-4）。例如，15号染色体15q11-q13区域的缺失会导致2种不同的综合征：父源性缺失造成mUPD引起Prader-Willi综合征，表现为智力障碍、肌张力低下与性腺发育滞后等；反之，母源性缺失则会造成pUPD引起Angelman综合征，表现为智力低下、癫痫和共济失调等。除此之外，与遗传印记效应相关的UPD还有7号染色体mUPD导致的Silver Russell综合征、11号染色体pUPD导致的Beckwith-Wiedemann综合征和14号染色体mUPD导致的Temple综合征等。当变异位于单亲二体区域时，UPD携带者会因为双等位基因表达或缺位等位基因表达而患病。1988年Spence等首次报道一名因UPD导致囊性纤维化转膜传导调节因子（cystic fibrosis transmembrane conductance regulator，CFTR）基因纯合变异而引起囊性纤维化病变和身材矮小的女性患者。*CFTR*基因位于第7号染色体，患者的母亲为*CFTR*基因变异的杂合携带者，父亲为野生型，患者因接受了两个来自母本的*CFTR*基因变异而致病。除此之外，与1号染色体相关的眼底黄斑变性、2型软骨发育不全，以及与X染色体UPD相关的进行性假肥大性肌营养不良、血友病A等单基因隐性遗传病也被证实可由UPD引起。

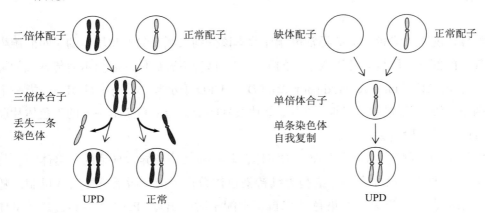

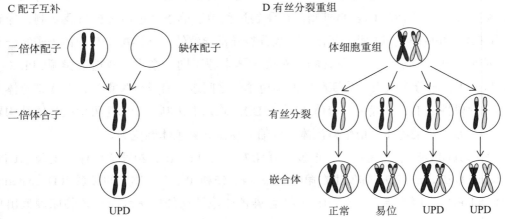

图9-1 UPD发生的机制

表9-4 UPD 相关疾病

染色体区域	UPD来源	相关基因	疾病名称	疾病症状	OMIM编号
6q24.2	父本	*PLAGL1*，*HYMA1*	暂时性新生儿糖尿病1	新生儿短暂性糖尿病，宫内发育迟缓等	601410
7q32.2	母本	*MEST*	Silver-Russell综合征2	宫内发育迟缓，生后发育迟滞，大头畸形，肢体、面部不对称等	618905
11p15	父本	*H19*，*IGF2*，*CDKN1C*，*KCNQ1*，*KCNQ10T1*	Beckwith-Wiedemann综合征	过度生长，巨舌，脐膨出，新生儿低血糖等	130650
11p15	母本	*H19*，*IGF2*	Silver-Russell综合征3	宫内发育迟缓，生后发育迟滞，大头畸形，肢体、面部不对称等	180860

染色体区域	UPD来源	相关基因	疾病名称	疾病症状	OMIM编号
14q32.2	母本	*DLK1*，*RTL1*，*DIO3*，*GTL2*，*MEG3*，*MEG8*，*RTL1as*，*various ncRNAs*，*miRNAs*，*snoRNAs*	Temple综合征	发育迟缓，出生时低体重，肌张力低下，运动功能落后，早期喂养困难，青春期提早等	616222
14q32.2	父本	*RTL1*，*MEG*	Kagami-Ogata综合征	羊水过多，腹壁缺损，骨骼异常等	608149
15q11.2-q13	母本	*MKRN3*，*MAGEL2*，*NDN*，*SNRPN*，*snoRNAs*	Prader-Willi综合征	新生儿肌张力低下，婴儿期喂养困难，肥胖，生长发育迟缓，智力迟钝，行为异常等	176270
15q11.2-q13	父本	*UBE3A*	Angelman综合征	小头畸形，共济失调，癫痫，智力发育迟滞，语言能力差，微笑面容等	105830
20q11-q13	母本		Mulchandani-Bhoj-Conlin综合征	宫内发育迟缓，出生后发育迟滞，喂养困难等	617352
20q13.32	父本	*GNAS*，*STX*	1型假性甲状旁腺机能减退症	假性甲状旁腺功能减退	603233

三、经典的遗传印记相关综合征

Prader-Willi综合征和Angelman综合征是一组非常经典的基因组印记相关综合征，揭示了许多关于遗传印记的机制，下文将对其进行详细讨论。

1．Prader-Willi综合征

Prader-Willi综合征（PWS，OMIM #176270）的发生率大概是1/20 000，其特征包括身材矮小、肥胖、性腺功能减退和学习困难。其中，50%～60%的PWS患者被发现15q11.2-q13区域存在大约2 Mb的中间缺失，染色体芯片结果显示缺失的染色体几乎都来自父系。有25%～30%的PWS患者并没有染色体缺失，而发现存在母系单亲二体，从功能上来说也相当于父系15号染色体的缺失。另外极少比例的PWS患者可能涉及印记中心（imprinting center）的微缺失、突变或者15号染色体的平衡易位，印记中心位于PWS印记控制区（ICR）的*SNURF-SNRPN*基因启动子区域，掌控印记区内父源印记与母源印记之间的转换。正常情况下，*MKRN3*、*MAGEL2*、*NECDIN*、*SNURF-SNRPN*等基因均为父系表达，其表达受到特定ICR的调控。因此，PWS患者这些区域的父源缺

失、母源单亲二体或者印记缺陷都会造成没有相应父源基因的表达，但现在仍然不清楚PWS的症状是由某一个基因还是由一组基因的丢失引起的。

2．Angelman综合征

Angelman综合征（AS，OMIM #105830）的发病率大约是1/15 000，表现为癫痫、严重学习困难、不稳定或共济失调步态，以及快乐木偶样表情。大约70%的AS患者显示具有相同的15q11.2-13缺失区域，另外5%的AS患者则是父系单亲二体。不同于PWS，AS的功能可由单个基因*UBE3A*缺失引起的，高达10%的AS变异个体是*UBE3A*基因突变导致的。*UBE3A*基因编码泛素连接酶E3，其在大脑的表达主要来自母源15号染色体。*UBE3A*基因变异对AS患者临床症状的致病机制尚不清楚，但可能涉及泛素介导的中枢神经系统中相关蛋白质的降解障碍。神经发育过程中，大脑海马区和小脑浦肯野细胞*UBE3A*的高丰度表达由ICR所控制。大约2%的PWS患者和大约5%的AS患者是ICR异常导致的，这些患者往往表现出轻微表型。如果AS患者及其母亲均携带相同的变异，其再发风险为50%。即使患者母亲的变异检测呈阴性，仍然有性腺嵌合的可能，从而使后代有不同比例的再发风险。

第六节 X染色体失活

根据Lyon假说，为了使雌性（XX）和雄性（XY）哺乳动物的X连锁基因在表达剂量上保持平衡，在胚胎发育早期，雌性哺乳动物每个细胞的两条X染色体中的一条将被随机异染色质化形成巴氏小体，从而沉默其中绝大多数基因的表达，即X染色体失活（X chromosome inactivation，XCI）。并且这种表观失活模式一旦形成，将在该细胞此后的有丝分裂过程中一直稳定维持下去（图9-2）。因此，所有的女性都是由两群不同体细胞组成的功能性嵌合体（functional mosaic）：一群体细胞主要表达父源X染色体上的基因，另一群体细胞则主要表达母源X染色体上的基因。这两群体细胞的分布和比例，即X染色体失活模式（XCI pattern），将对X连锁疾病的遗传模式和临床表型产生深远的影响。临床上可通过X染色体失活检测，为X连锁变异的杂合携带者的遗传咨询提供重要依据。

一、X染色体失活与失活逃逸

哺乳动物，无论其体细胞内有几条X染色体，只有一条X染色体保持转录活性，其余的则会失活。X染色体上控制"失活"这一表观修饰过程的区域称为X染色体失活控制中心（X inactivation center，Xic）。人的Xic位于Xq13.2中约800 kb的区域内，该区域

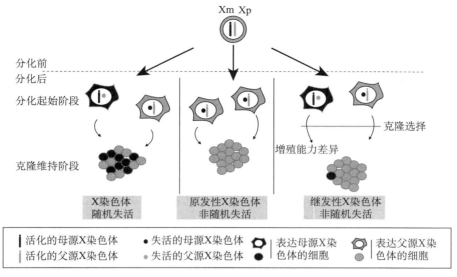

图9-2 随机和非随机X染色体失活

包含多条对X染色体失活起调控作用的长链非编码RNA（long non-coding RNA）基因（图9-3），其中发挥核心作用的是长15 ~ 17 kb的*XIST* RNA。X染色体失活的启动以*XIST* RNA的稳定表达为先决条件。持续表达的*XIST* RNA将以顺式扩散的方式逐渐包裹转录出自己的那条X染色体，并通过募集上百种表观修饰蛋白使该条X染色体逐渐异染色质化，最终沉默其中大多数基因的表达。既往对小鼠胚胎发育的研究认为，*XIST* RNA在

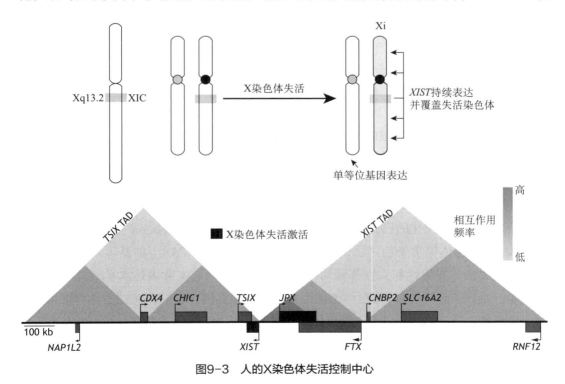

图9-3 人的X染色体失活控制中心

两条X染色体上的差异性表达是决定其各自命运的关键，而*XIST*的表达主要是受Xic中其他非编码RNA的调控（如*XIST*的转录受其反义RNA-*TSIX*转录的拮抗，而与*XIST*处于同一拓扑结构域的*JPX* RNA则可促进其转录）。但最近对人类胚胎X染色体失活的研究发现，距离*XIST*基因座50 Mb的长链非编码RNA *XACT*（X-active coating transcript）可能也是介导失活启动的关键因素。*XACT* RNA可通过占据不同的空间域，与*XIST* RNA同时结合在同一X染色体上，从而阻碍*XIST*在X染色体上的有效传播和积累，使该条X染色体维持活化状态。

目前通过检测人类女性胚胎发育过程中*XIST*、*XACT*基因的表达变化，以及失活特征性组蛋白修饰H3K9me3$^+$和H3K27me3$^+$的水平，已初步描绘出人类女性胚胎X染色体失活的时间轴（图9-4）。从四细胞期胚胎基因组激活（embryonic genome activation，EGA）开始到受精卵着床前，两条X染色体同时表达并结合*XIST* RNA和*XACT* RNA，无异染色化组蛋白修饰，两条X染色体均处于活化状态。受精卵着床后到怀孕的第一个月末，所有胚层的细胞开启各自渐进性的X染色体失活进程：*XACT* RNA逐渐关闭表达，*XIST* RNA转变为随机的单等位表达模式，持续表达*XIST* RNA的X染色体发生异染色质化的表观遗传学修饰，最终成为失活的巴氏小体。除生殖细胞以外的体细胞将在此后的增殖过程中始终维持恒定的失活模式，但原始生殖细胞（primordial germ cells，PGCs）中的失活X染色体会擦除抑制性表观遗传学修饰（机制不明），重新回到活化状态。

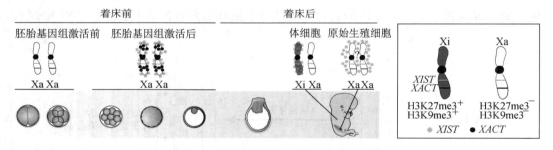

图9-4　人类女性胚胎X染色体失活时间轴

虽然导致失活的表观遗传学修饰可以波及整条X染色体，但并非失活X染色体上的所有基因都完全关闭了表达。据分析，至少有15%的人类X连锁基因会逃逸失活，即便在已经高度异染色质化的巴氏小体上也有不同程度的表达。失活逃逸基因的逃逸程度差别较大，X染色体拟常染色体区（pseudoautosomal region，PAR）的基因，一般认为是完全逃逸失活，在男性和女性都是两拷贝。但这些基因的实际表达水平，女性会略低于男性。而对于已经失去Y染色体上同源基因的逃逸基因，它们在女性中具有更高的表达。尽管这些逃逸基因在失活X染色体上的表达量只有活化X染色体上的10%左右。两性间失活逃逸基因表达量的微小差异，被认为是导致性别表型差异的基础。另外还有一些失活逃逸基因的表达具有组织和时间特异性，如有的基因只在某种特定组织中逃逸失活；还有的基因在早期是沉默的，但在衰老以后重新表达，这些失活逃逸基因被称为可变逃逸基因（variable escapee）。从分布上看，大多数（约50%）的失活逃逸基因位于X染色体短臂（Xp），尤其是短臂末端，少部分位于X染色体长臂（Xq）。这对于部分X染色体非整倍体的遗传咨询具有重要意义，因为Xp基因的剂量失衡比Xq的可能产生更严重的临床后果。

二、X染色体失活偏倚

通常情况下，细胞选择失活哪条X染色体是随机的，即父源和母源X染色体具有同等概率发生失活，最终导致分别表达父源和母源X染色体基因的体细胞的比例接近50∶50。但实际人群研究发现：50%表型正常女性的两群体细胞的比例在35∶65～65∶35之间浮动，而90%正常女性的细胞比例处于25∶75～75∶25之间。这种统计学上的失活偏倚，主要是由于在X染色体失活的起始阶段，胚胎中细胞数量较少，失活比例具有一定的偶然性。但如果两群体细胞的比例偏离20∶80～80∶20的区间，则可被定义为X染色体非随机失活（non-random XCI）。

X染色体非随机失活通常分为两种类型：原发性非随机失活（primary non-random XCI）和继发性非随机失活（secondary non-random XCI），两种非随机失活的发生阶段、产生机制和临床意义各有不同（图9-2，表9-5）。

表 9-5　两种非随机失活的区别

非随机失活类型	发生阶段	产生机制	特点及临床意义
原发性	失活起始阶段	失活控制中心内的关键基因（如lncRNA *XIST*）发生功能丧失型变异或表达失调，导致携带变异的X染色体不能正常执行失活启动程序	家族遗传型，失活偏倚程度在细胞克隆形成过程中保持恒定，通常不具组织特异性和时空特异性
继发性	失活完成后的细胞克隆形成阶段	某种X连锁变异导致携带该变异的细胞，在生存或增殖能力方面与野生型细胞存在显著差异，因而在持续的有丝分裂过程中，两群细胞的比例发生渐进性失衡	散发型，最常见的X染色体非随机失活，失活偏倚程度在细胞克隆形成过程中呈动态变化且具有组织细胞特异性，有丝分裂次数越多，失活偏倚程度越大

三、X染色体失活模式与X连锁疾病的临床表型

由于女性是X染色体的功能嵌合体，X染色体失活的模式将对X连锁致病变异女性携带者的表现程度产生重要影响。例如，临床上可见到部分X连锁隐性疾病（如Duchenne muscular dystrophy）的女性杂合子表现出比较严重的临床症状，即所谓的manifesting heterozygote。这通常是由于X染色体失活发生偏倚，导致受累组织中，表达变异等位基因的细胞占多数所致。相反，对于一些X连锁显性疾病（如Rett syndrome），偶见女性携带者的症状轻微，甚至没有明显症状，这主要是由于发生了有利的X染色体失活偏倚（favorably skewed XCI），导致绝大多数细胞都表达正常X染色体。另外对于一类具有特殊遗传模式，即男性半合子豁免而女性杂合子患病的X连锁疾病（如craniofrontonasal syndrome和Epilepsy in females with mental retardation），当女性杂合子的X染色体处于随机失活模式时，两群等比例嵌合的细胞会因功能障碍而导致疾病，而如果发生极端的X染色体失活偏倚，女性杂合子的体细胞从嵌合状态转变为同质状态即可豁免。根据既往相关报道，X连锁基因变异与X染色体失活模式及疾病表型之间的关系可分为以下几类（表9-6）。

1．基因变异本身不导致X染色体失活偏倚，但疾病表型可变

许多X连锁的基因变异（如*DMD*、*MECP*、*FMR1*等）不会对选择表达变异等位基因的细胞的增殖存活能力产生影响，因而不会导致继发性的X染色体失活偏倚，但如有其他因素造成X染色体失活发生偏倚，其疾病表型依然会受到失活偏倚程度的影响。

2．基因变异通常导致有利的X染色体失活偏倚，因而获得正常表型

某些X染色体上的变异可导致表达异常X染色体的细胞在有丝分裂中处于劣势，进而发生有利的X染色体失活偏倚（即大多数细胞表达正常X染色体），使携带者表型减轻。这些变异包括一些X连锁的单基因变异（如*ATR-X*、*TAZ*、*NEMO*、*WASP*等），也包括X染色体结构变异。如图9-5所示，如果一条X染色体发生了非平衡的结构变异，例

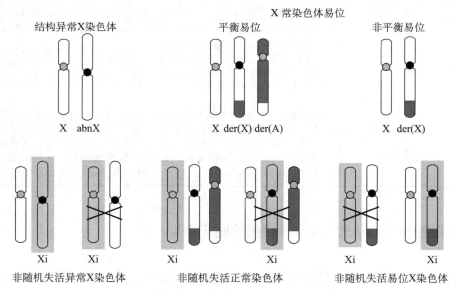

图9-5　X染色体结构变异导致继发性X染色体非随机失活

abnx=abnormal × chromosome（结构异常×染色体）；der(X)=derivatives of X；der(A)=autosome translocation；der(X) der(A)：X染色体与常染色体易位的衍生染色体。

如缺失、重复、倒位或非平衡异位，那么选择失活异常X染色体的细胞通常具有生存优势，即最终几乎所有体细胞均表达正常X染色体。而如果X染色体和常染色体发生平衡异位，为了保证基因组拷贝数的完整性，选择失活正常X染色体的细胞反而处于生存优势，于是最终的细胞群体中表达的都是异常X染色体。

3．基因变异导致有利的X染色体失活偏倚，但依然有表型

还有一些X染色体上的基因变异（如*PHF6*、*FLN1*等），虽可导致有缺陷的X染色体被选择性的失活，但杂合携带者依然有较严重的表型。对于这类疾病，其表型严重程度与X染色体失活偏倚程度不具有相关性。

表 9-6　X 连锁基因变异与 X 染色体失活模式及疾病表型之间的关系

疾病	基因	XCI模式（血液）	表型
基因变异本身不导致X染色体失活偏倚，但疾病表型可变			
Craniofrontonasal syndrome	*EFNB1*	Random	Variable
Duchenne muscular dystrophy	*DMD*	Random	Variable
Epilepsy in females with mental retardation	*PCDH19*	Random	Variabel
Fabry disease	*GLA*	Random	Variable
Fragile X syndrome	*FMR1*	Random	Variable
Hemophilia A	*F8*	Random	Variable
Hemophilia B	*F9*	Random	Variable
Hypohidrotic ectodermal dysplasia	*EDA1*	Random	Variable
Myotubolar myopathy	*MTM1*	Random	Variable
Nephrogenic diabetes insipidus	*V2R*	Random	Variable
Rett syndrome	*MECP2*	Random	Variable
Rett-like syndrome	*CDKL5*	Random	Variable
基因变异通常导致有利的X染色体失活偏倚，因而获得正常表型			
Alpha-thalassemia/mental retardation syndrome	*ATR-X*	Favorably skewed	Normal
Barth syndrome	*TAZ*	Favorably skewed	Normal
Dyskeratosis congenita	*DKC1*	Favorably skewed	Normal
Dystonia-deafness-optic neuronopathy syndrome	*DDP*	Favorably skewed	Normal
Hypohidrotic ectodermal dysplasia with immunodeficiency	*NEMO*	Favorably skewed	Normal
Agammaglobulinemia	*BTK*	Favorably skewed	Normal

疾病	基因	XCI模式（血液）	表型
Severe combined immunodeficiency syndrome	IL2RG	Favorably skewed	Normal
MECP2 duplication	MECP2	Favorably skewed	Normal
Wiskott-Aldrich syndrome	WASP	Favorably skewed	Normal
基因变异导致有利的X染色体失活偏倚，但依然有表型			
Angioma serpiginosum	PORCN	Favorably skewed	affected
Borjeson-Forssman-Lehmann syndrome	PHF6	Favorably skewed	affected
Microphthalmia with linear skin-defects syndrome（MIDAS）	MLS	Favorably skewed	affected
Otopalatodigital spectrum disorders			
Otopalatodigital syndrome	FLN1	Favorably skewed	affected
Melnick-Needles syndrome			
Frontometaphyseal dysplasia			

四、X染色体失活检测及结果解读

目前临床上常运用DNA甲基化分析策略或等位基因非平衡表达分析策略对X染色体失活模式进行定量检测。DNA甲基化分析是基于活化染色体和失活染色体具有不同的甲基化状态，因而对甲基化敏感的限制性内切核酸酶的切割具有不同反应性这一特点，对酶切产物进行差异化的PCR扩增，以此进行间接的XCI分析。

1．DNA水平的间接分析方法

以最常用的人雄激素受体基因（androgen receptor，AR）多态性位点分析为例（图9-6）：人AR基因位于X染色体长臂，其第一外显子区有一呈高度多态性（88.5%）的三核苷酸串联重复序列（CAG）$_n$，凭借该位点的基因型可区分两条X染色体的亲本来源。在此短串联重复序列上游（short tandem repeat，STR）约100 bp处有两个甲基化敏感特异性内切酶HpaⅡ的识别位点。伴随X染色体失活的发生，AR基因启动子区会发生甲基化修饰，甲基化的酶切位点不能被HpaⅡ切割，因此可用PCR对酶切产物扩增并进行STR分型。而活化的X染色体由于未发生甲基化，该等位基因被HpaⅡ水解，无法得到PCR扩增产物。进行毛细管电泳后，可通过计算酶切前后PCR产物峰面积的变化得到具体的X染色体失活比例（图9-6）。例1中酶切后只见等位基因2的扩增峰，说明等位基因2在所有细胞中失活，即绝对的非随机失活（100∶0）；而例2中两个等位基因的失活比（校正后）为57∶43，即为随机失活。

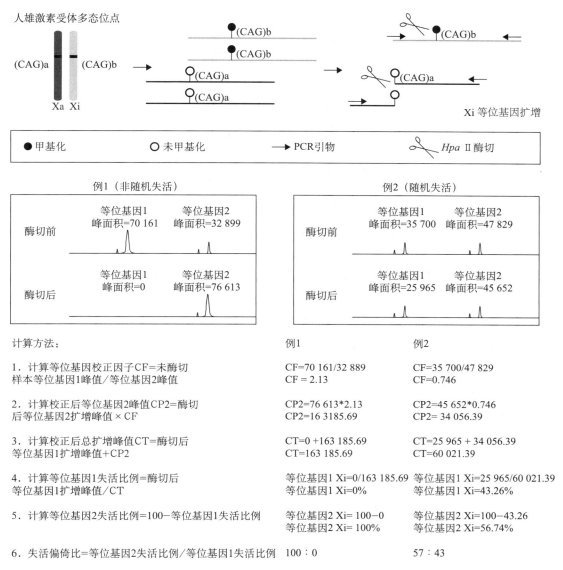

计算方法：

例1 例2

1．计算等位基因校正因子CF＝未酶切 CF＝70 161/32 889 CF＝35 700/47 829
样本等位基因1峰值/等位基因2峰值 CF＝2.13 CF＝0.746

2．计算校正后等位基因2峰值CP2＝酶切 CP2＝76 613*2.13 CP2＝45 652*0.746
后等位基因2扩增峰值×CF CP2＝16 3185.69 CP2＝34 056.39

3．计算校正后总扩增峰值CT＝酶切后 CT＝0+163 185.69 CT＝25 965+34 056.39
等位基因1扩增峰值＋CP2 CT＝163 185.69 CT＝60 021.39

4．计算等位基因1失活比例＝酶切后 等位基因1 Xi＝0/163 185.69 等位基因1 Xi＝25 965/60 021.39
等位基因1扩增峰值/CT 等位基因1 Xi＝0% 等位基因1 Xi＝43.26%

5．计算等位基因2失活比例＝100−等位基因1失活比例 等位基因2 Xi＝100−0 等位基因2 Xi＝100−43.26
等位基因2 Xi＝100% 等位基因2 Xi＝56.74%

6．失活偏倚比＝等位基因2失活比例/等位基因1失活比例 100：0 57：43

图9-6　DNA水平基于人雄激素受体基因多态性位点分析的XCI检测

2．直接检测X连锁基因的实际表达水平

除了DNA水平的间接分析方法，也可通过直接检测X连锁基因的实际表达水平来衡量XCI的情况。该方法主要是利用家系全外显子测序联合转录组测序（图9-7），首先利用家系全外显子测序数据，得到子代两条X染色体的单倍型，然后在转录组水平分析覆盖整条X染色体的所有等位基因特异性reads在两条X染色体上的丰度，以此计算两条X染色体基因差异性表达的情况，从而推算出XCI的比例。

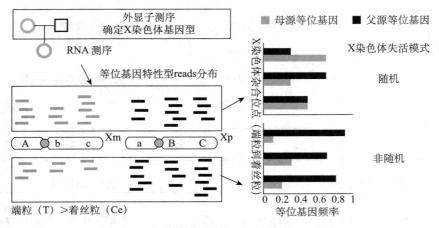

图9-7 mRNA水平基于高通量测序的XCI检测

以上两种检测方法各有利弊。基于DNA水平的检测，检材获取便利，实验方法简单，成本较低，但该方法是以单个位点的甲基化程度间接反应整条X染色体失活的情况，并不能反应所有X连锁基因的真实表达水平。基于RNA-seq的方法，可以分析所有X连锁等位基因的表达情况，尤其是失活逃逸基因的实际表达水平，但该方法需要新鲜的检材，检测成本高，技术和分析难度较大。然而，无论采用哪种方法，在对检测结果的解读方面需要注意以下几方面的问题：

（1）正确界定X染色体失活偏倚 如前所述，由于失活起始阶段细胞数量有限，随机失活产生的细胞嵌合程度具有一定的偶然性，因此50%正常女性的两群体细胞嵌合比例会偏离理论的50：50。故目前将细胞比例低于80：20定义为随机失活，细胞比例在80：20~90：10定义为轻微失活偏倚，细胞比例超过90：10定义为严重或极端失活偏倚。值得一提的是，研究发现55岁以上女性外周血X染色体失活偏倚程度与年龄呈正相关，8%的73岁以上女性和18%的100岁女性的外周血XCI偏倚程度会到达90：10以上，即极端偏倚的程度。因此在判定失活偏倚时需充分考虑年龄等影响因素。

（2）合理选择受检组织 理论上，疾病受累组织是最理想的XCI检测材料，但受限于取材的困难程度，通常以外周血白细胞、口腔黏膜细胞或皮肤成纤维细胞等较易获取的细胞作为替代检材。羊水细胞包含胎儿多组织器官的脱落细胞，且已建立稳定的X染色体失活模式，故可被用作产前XCI检测的替代检材。研究证实各组织细胞间XCI偏倚程度的相关系数为0.8，说明所有体细胞的失活模式具有一致性，但检测得到具体的失活偏倚比例各有不同。根据继发性非随机失活的原理，细胞分裂频率越高，有丝分裂次数越多，失活偏倚程度越严重，因此外周血白细胞测得的偏倚比例高于其他组织细胞。此外，体外培养会加剧克隆形成过程中细胞比例的失衡，因此不能用经过培养的细胞进行XCI检测。

（3）谨慎评价失活偏倚程度与疾病表型的关联 用X染色体失活偏倚程度进行疾病预后评估时需综合致病基因的表达时相、致病机制等因素进行谨慎考量。例如，对于主要在新生儿神经元细胞表达并发挥功能的*PCDH19*（导致限于女性的癫痫伴智力落后），已证实X染色体随机失活导致的功能嵌合是造成该基因杂合致病的本质原因，针对此类疾病，外周血白细胞的XCI检测结果具有较好的表型预测价值。而对于一些在胚胎发育极早期表达和发挥功能的基因，如在早期神经元迁移过程中发挥重要作用的*PHF6*（导致Borjeson-Forssman-Lehmann综合征），外周血白细胞为替代检测得的X染色体失活比例往往不能真实反映受累组织在特定发育阶段的细胞比例，因而其表型预测价值不大。因此，XCI检测在临床表型预测上的应用依赖于更多系统性的XCI与X连锁疾病表型相关性研究。

第七节　双基因遗传与寡基因遗传

在单基因病的家系分析过程中，我们分析的对象往往是一个主效基因的情形，多数情况下只涉及两种等位基因——正常等位基因和变异等位基因。随着研究的深入，目前已经发现在某些疾病的发生过程中不只存在一个主效基因，疾病发生的遗传基础可能存在两个或两个以上的主效基因。这种涉及两个主效基因的遗传被称为双基因遗传（digenic inheritance），涉及三个或三个以上主效基因的遗传被称为寡基因遗传（oligogenic inheritance）。

一、双基因及复杂遗传

双基因遗传是复杂遗传模式中最简单的一种。最早被确认双基因遗传的疾病是视网膜色素变性7型（Kajiwara K，1994）。患者在*ROM1*及*PRPH2*基因中存在双杂合变异，单杂合携带者没有症状。这两个基因表达的产物有相互作用，可以进一步解释双基因遗传模式的机制。2001年Katsanis等确认了一种三等位基因变异的双基因遗传模式（Katsanis，2001）。到现在，虽然已经报道不少双基因遗传病，但只有少部分得到重复性确认，关于双基因病遗传模式的研究仍然没有达到成熟的阶段，在基因型测序大数据时代，我们预期这一领域会有较大的进展。对于已经确认的双基因病（目前尚没有对双基因病开展校勘，也还没有确立校勘标准），我们从遗传咨询的角度来说，携带者筛查时我们除了关注夫妇双方在同一个基因上携带致病变异的风险，还应该注意双基因病中两个不同基因上的致病变异携带情况，会有多少这样的情况，还有待与我们去发现。双基因（双杂合，三等位）的遗传模式给遗传咨询带来了更大的复杂性。而事实上，疾病遗传决定因素还往往更复杂，大多数疾病/性状由寡基因或多基因决定。

寡基因遗传与多基因遗传（polygenic inheritance）是两个互相区别又存在联系的概

念，前者本质上还是由主效基因决定疾病的发生与否，而后者的遗传基础是多对具有共显性和累加效应的微效基因；前者决定的表型是质量性状，后者决定的表型是数量性状。但实际上，寡基因遗传与多基因遗传又很难精确界定，两者在某种程度上反映了遗传因素参与疾病表型决定的比例和机制。基因间的相互作用存在复杂的机制，有可能是一个基因对另一个基因作用的速率限制，或者是一个基因增强或放大另一个基因的作用。基因组时代我们将揭示更多的寡基因/多基因遗传决定因素，这是医学遗传学研究的新生长点。

二、两种单基因性状的传递

人类两种单基因性状或疾病伴随传递的现象并不少见。当一个家系中同时出现两种单基因病时，若要了解它们伴随传递的规律，则关键在于考虑控制它们的基因是位于同一条或不同染色体上，据此，可分为两种情况。

1. 两种单基因性状的独立传递

如果一个家系中同时出现两种性状或疾病，并且决定这两种性状的基因位于不同染色体上，那么其传递方式符合自由组合规律。例如，父亲是短指症患者，母亲表型正常，生了一个白化病患儿，试问夫妇再生孩子时发病情况如何？假设短指（AD）和白化病（AR）的致病基因分别为A和b，则患儿、患儿的母亲和父亲的基因型分别为$aabb$、$aaBb$、$AaBb$。由于短指和白化病是独立遗传的，根据自由组合定律，母亲可以产生aB和ab两种类型的卵子，父亲可以产生AB、Ab、aB及ab 4种类型的精子。其概率就短指一种病考虑，子代发病的概率为1/2；就白化病而言，子代发病的概率为1/4，正常的概率为3/4。同时考虑两种病，上述家系中子代可能出现的情况：

短指伴白化病，概率为1/2 × 1/4＝1/8；短指症，概率为1/2 × 3/4＝3/8；白化病，概率为1/4 × 1/2＝1/8；表型正常，概率为3/4 × 1/2＝3/8。

2. 两种单基因性状的联合传递

当决定两种性状或疾病的基因位于同一条染色体上时，这两种性状的传递方式符合连锁互换律。例如，红绿色盲和血友病A的致病基因都位于Xq28，彼此连锁。某一家庭中的父亲为红绿色盲，母亲表型正常，生了一个女儿是红绿色盲，一个儿子是血友病A。试问若这对夫妻再次生育，子代的患病情况如何？

假设红绿色盲基因为X^b，血友病A基因为X^h。家庭中血友病A儿子的基因型为$X^{B-h}Y$，他的X^{B-h}染色体来自母亲；红绿色盲女儿的基因型为$X^{b-H}X^{b-H}$，其中一条X^{b-H}染色体来自父亲（$X^{b-H}Y$），另一条X^{b-H}染色体来自母亲（$X^{B-h}X^{b-H}$）。假如这两个基因之间的交换率为10%，那么母亲可以产生4种类型的卵子：非交换型两种，X^{B-h}和X^{b-H}，各占

45%；交换型两种，X^{B-H}和X^{b-h}，各占5%。而父亲只产生X^{b-H}和Y两种类型的精子。因此，这对夫妻所生的子女中，女儿表型正常或患红绿色盲的可能性均为50%；儿子患血友病或红绿色盲的可能性均为45%，既患血友病又患色盲的可能性为5%，两种病都不患的可能性也为5%。

思考题

1. 为什么会存在基因的一因多效现象？
2. 患者的性别和年龄会对遗传分析造成什么影响？
3. 动态突变的发生机制是什么？动态突变相关遗传病有哪些特征？
4. X染色体的失活模式将对X连锁单基因病致病变异的效应有什么影响？

推荐阅读

1. Orstavik K H. X chromosome inactivation in clinical practice[J]. Hum Genet, 2009, 126: 363-373.
2. McClellan J, King M-C. Genetic heterogeneity in human disease[J]. Cell, 2010, 141 (2): 210-217.
3. Liu X, Li Y I, Pritchard J K. Trans effects on gene expression can drive omnigenic inheritance[J]. Cell, 2019, 177 (4): 1022-1034.
4. Young A I, Benonisdottir S, Przeworski M, et al. Deconstructing the sources of genotype-phenotype associations in humans[J]. Science, 2019, 365 (6460): 1396-1400.

参考文献

第十章

多基因病

多基因病（polygenic disease）又称复杂性疾病（complex disease）是指基因和环境因素共同影响累加形成的疾病。人类很多常见疾病，如心脑血管疾病、糖尿病等代谢性疾病、神经退行性疾病、精神行为异常、恶性肿瘤等严重危害人类健康的疾病，均属于多基因疾病。随着人民生活水平的提高，寿命的延长，生活方式和节奏的改变，以及环境污染等因素，多基因复杂疾病的发生率不断攀升，甚至有部分疾病呈井喷式爆发，成为威胁国民健康的头号杀手。相对于单基因疾病来说，多基因疾病更加复杂，不仅涉及众多基因，而且很大程度上受到环境因素影响，通过基因和环境因素综合全面评估疾病发生的风险难度较大。近年来，随着基因组学研究技术和分析方法的发展，多基因病的遗传分析和多基因风险评估有了很大的进步，在欧美人群中，部分心脑血管疾病、代谢性疾病和肿瘤的风险评估已经逐渐成熟，并且得到一定的应用。

第一节　多基因性状与多基因病的遗传规律

性状或表型是遗传学的基本概念，基因与性状的关系是遗传学研究的基本内容，性状分为质量性状和数量性状。多基因病性状包含质量性状、数量性状及两者之间的混合性状，其遗传规律也比较复杂。

人类的许多遗传性状或疾病并非由一对等位基因决定，而是由多对等位基因共同控制的。每一对等位基因对遗传性状或疾病形成的作用是微效的，称为微效基因。而若干对微效基因的效应累加在一起可以形成一个明显的表型效应，称为累加效应（additive effect），相应的基因也称为累加基因。因此，由多个微效基因的累加效应控制遗传性状或疾病的遗传方式，称为多基因遗传或多因子遗传。此外，上述遗传性状或疾病的发生不仅受到多个微效基因的影响，还受环境因素的影响，这类遗传性状或疾病也称为多基因性状或多基因疾病。目前研究认为，多基因遗传的微效基因中，也可能存在一些起主要作用的基因，称为主效基因（major gene）。

任何依赖于众多微小因素累加效应的可变性状在人群中将呈现为正态分布，随着基因座的增加，性状的分布逐渐近似正态分布。我们假定某性状依赖于1个、2个或3个基因座的等位基因。当更多基因座包括在内时，我们就会发现出现两个结果：

（1）基因型和表型之间的简单对应关系不复存在了。除非有极端表型，否则不可能从表型来推断出基因型。

（2）随着基因座数目的增多，性状的分布越来越类似正态分布曲线。加上微小的环境或遗传差异，将会使受3个及以上基因座影响的性状分布曲线更加平滑，成为标准的正态分布曲线。

以人体重为例来具体解释复杂性状的遗传规律。假设有3个非连锁的基因座可以影响人的体重，等位基因 A、B、C 分别可以使体重在平均值60 kg的基础上增高2 kg，则基因型 $AABBCC$ 个体的体重是72 kg；等位基因 A'、B'、C' 可以分别使体重在平均值的基础上降低2 kg，那么基因型 $A'A'B'B'C'C'$ 个体的体重则为48 kg；而等位基因 A、B、C 和 A'、B'、C' 之间的其他组合产生了48~72 kg之间的其他体重值。环境因素（如营养好坏，是否进行体育锻炼等）对体重也会产生影响，使子一代个体间的体重在60 kg左右出现一定的变异。假如相同基因型的子一代个体间进行婚配，这3对非连锁的基因遵循分离律和自由组合律，可以产生8种配子，精卵随机结合形成64种基因型的合子，加上环境因素对体重的增强或抑制作用，子二代体重的变异分布类似于正态分布。同理，子三代的体重分布将更趋近于正态分布。

多基因数量性状的决定基因远远不止3对，每个基因的作用也不对等，等位基因类型也超过2个，对性状的影响更加复杂，加上环境因素的影响，使得数量性状在群体中的分布更为精细和复杂，通常形成连续的正态分布曲线。

综上所述，多基因遗传的规律是：

（1）两个极端变异的个体婚配，其子一代都是中间类型（杂合子），也会由于环境因素的影响产生一定范围的变异。

（2）两个中间类型的子一代个体婚配，其子二代大部分也是中间类型，但由于微效基因的分离和自由组合，以及环境因素、变异范围的影响，比子一代要更加广泛，有时会出现极端变异的个体。

（3）在一个随机婚配的群体中，多基因和环境因素都会使数量性状、变异范围受到更加广泛影响，但大多数个体接近于中间类型，很少有个体为极端变异。

第二节　多基因病的易感性/阈值和遗传率

一、易感性与阈值

多基因病的发病有一定的家族聚集现象，发病率与患者亲属级别（亲缘系数）有关；群体发病率存在种族（民族）差异；近亲婚配对发病率影响不如单基因病大，常用易感性来评估个人患病的风险。

在多基因遗传病中，若干作用微小但有累积效应的致病基因构成了个体患某种疾病的遗传因素。这种由遗传基础决定个体患病的风险称为易感性（susceptibility）。而由遗传因素与环境因素共同作用，并决定个体是否易于患病的可能性称为易患性（liability）。

在群体中，易患性的变异呈正态分布，即群体中大部分个体的易患性近似平均值，易患性很高或很低的都很少。当个体的易患性达到一定限度时，个体就会患病。这种由易患性决定的多基因病的发病的最低限度，称为发病阈值（threshold）。由此，易患性的变异在群体中的分布就被阈值分成两部分，大部分为正常个体，小部分为患者。阈值代表了在一定条件下，患病所必需的、最低的易患基因的数量。

虽然对单一个体来说，易患性难以测定，只能依据其婚后所生子女发病情况做出粗略估计，但一个群体的易患性平均值可由该群体的发病率（即超出阈值的部分）来估计。以正态分布的平均值和标准差之间的关系作为估量的尺度，即由患病率估计群体的阈值与易患性平均值之间的距离，而这个距离正态分布的标准差作为衡量单位。多基因病的易患性阈值与易患性平均值距离越近，其群体易患性的平均值越高，阈值越低，则群体发病率越高。反之，两者距离越远，群体易患性平均值越低；阈值越高，群体发病率越低。因此，可从群体发病率的高度计算出阈值与平均值之间的距离。

二、遗传率

遗传率又称为遗传度，是反映遗传变异对于表型变异的贡献，即遗传变异占总变异（表型变异）的比率，用以度量遗传因素与环境因素对性状形成的影响程度。遗传率是一个统计学概念，针对群体，而不适用于个体。表型的总方差 V_P 是由各种原因引起的方差之和，即环境方差（V_E）+遗传方差（V_G）。其中遗传方差 V_G 又可以分为由于单纯累加性效应引起的方差 V_A 和显性效应方差 V_D。

遗传率（heritability，h^2）是指整个方差中遗传方差所占的比例，即 V_G/V_P。严格说来，V_G/V_P 被称为广义遗传率，而 V_A/V_P 被称为狭义遗传率。

$$表型方差（V_P）=遗传方差（V_G）+环境方差（V_E）$$

$$遗传率（广义）＝V_G/V_P$$
$$遗传方差（V_G）＝加性效应方差（V_A）＋显性效应方差（V_D）$$
$$遗传率（狭义）＝V_A/V_P$$

多基因遗传性状或疾病是遗传因素和环境因素共同作用的结果，其中，遗传因素作用的大小可用遗传率来衡量，常用百分率（%）表示。遗传率越大，表明遗传因素对疾病发生的作用越大。遗传率为0时，疾病完全由环境因素决定。遗传率高的疾病，其遗传率可达70%～80%，表明遗传因素在决定疾病易患性上起重要作用，环境因素的作用较小；遗传率低的疾病，其遗传率仅为30%～40%，表明环境因素在决定疾病易患性上起重要作用，遗传因素的作用不显著，可能不会出现明显的家族聚集现象。例如，身高、坐高和体重等性状，唇裂/腭裂、先天性巨结肠、精神分裂症、青少年型糖尿病、哮喘、强直性脊椎炎等疾病的遗传率均大于70%。遗传率的计算可以用Falconer公式或Holzinger公式进行计算：

1．Falconer公式

该方法基于先证者亲属的患病率与遗传率有关原则建立。亲属的患病率越高，遗传率越大。

$$遗传率 h^2＝（X_g-X_r）/a_g r$$

式中，X_g是一般群体易患性平均值与阈值之间的差值；X_r是先证者亲属易患性平均值与阈值之间的差值；a_g是一般群体易患性平均值与患者易患性平均值之间的差值，r为亲缘系数。X_g、X_r、a_g均由不同群体发病率查Falconer表获得。

例如，某种心脏病在人群中患病率为0.1%，查Falconer表得X_g为3.090，a_g为3.367。

在100个先证者家系中进行调查，一级亲属有669人，其中22人得病，则先证者的一级亲属患病率为22/669＝3.3%，查Falconer表得X_r为1.838。一级亲属的亲缘关系为0.5。则该疾病的遗传率根据下式

$$h^2＝（X_g-X_r）/a_g r＝（3.090-1.838）/（3.367×0.5）＝74\%$$

2．Holzinger公式

该方法基于遗传率越高的疾病中，同卵双生的患病一致率与异卵双生的患病一致率相差越大而建立。

$$遗传率 h^2＝（C_{MZ}-C_{DZ}）/（100\%-C_{DZ}）$$

式中，C_{MZ}是同卵双生子的患病一致率，C_{DZ}是异卵双生子的患病一致率。

例如，狂躁抑郁性精神病的遗传率计算，15对同卵双生子中有10对双生子共患病，

40对异卵双生子中仅有2对共患病，则

$$遗传率 h^2 = (C_{MZ} - C_{DZ}) / (100\% - C_{DZ}) = (67\% - 5\%) / (100\% - 5\%) = 65\%$$

在遗传率方面有下列问题需要注意：

（1）某种疾病的遗传率是根据特定环境中特定人群的患病率估算出来的，不同的环境和人群遗传率会有所不同，因此不能完全适用于其他环境或人群。

（2）遗传率是群体统计量，不能应用到个体，若某种疾病的遗传率为50%，仅说明在该病的总变异中，遗传因素的作用占50%，而不能说明某个患者的发病50%由遗传因素决定。

（3）遗传率的估算仅适合于没有遗传异质性，也没有主基因效应的遗传病。如果某种遗传病的多个致病基因中有一个显性的主基因，则估算的遗传率可以达到100%；如果主基因为隐性，则由先证者的同胞估算的遗传率可以高于由父母或子女估算的遗传率。因此，只有当由同胞、父母、子女分别计算的遗传率相似时，这个遗传率才是合适的，才可以认为该病的发生可能是多基因遗传的结果。

第三节　多基因病的再发风险预测

多基因病的家族聚集现象是很常见的。在同一个家族中，由于家庭成员继承相似的遗传背景，使得家族中患同一种疾病的概率明显高于一般人群，因此家族史是多基因病再发风险预测的重要依据。

家族史主要通过调查问卷获得，内容包括但不限于：个人疾病史、一级亲属（父母、子女和兄弟姐妹）和二级亲属［祖父母、外祖父母、叔（伯）、姑、姨、舅、外甥、外甥女和同父异母或同母异父的兄弟姐妹等］的疾病史、发病年龄、疾病表型、家庭成员的谱系（包括父系或母系）等。

目前很多临床指南已将家族史作为疾病早期筛查的依据。如我国泌尿外科指南中就建议，有前列腺癌家族史的患者可以在45岁开始常规前列腺癌筛查。然而，由于家族史涉及个人隐私，加之中国的一些传统思想，家族史的收集往往不全面，也给多基因病的遗传评估带来困扰。在进行多基因病的遗传评估时应注意以下问题。

一、患者亲属的再发风险与遗传率和群体患病率密切相关

若多基因遗传病的群体患病率为0.1% ~ 1%，遗传率为70% ~ 80%，则患者一级亲属的再发风险可以通过Edward公式来估计：$q_r = \sqrt{q_g}$，公式中的 q_r 表示患者一级亲属

患病率，q_g表示群体患病率。若某种遗传病的遗传率高于80%或群体患病率高于1%，则患者一级亲属患病率将高于群体患病率的平方根；若遗传率低于70%或群体患病率低于0.1%，则患者一级亲属患病率低于群体患病率的平方根。例如，某地区人群中唇（腭）裂的患病率为0.17%，遗传率为76%，则患者一级亲属再发风险$q_r=\sqrt{q_g}=\sqrt{0.001\,7}\approx4\%$；如果遗传率为100%，患者一级亲属的再发风险上升到约9%。可见多基因遗传病的再发风险与疾病的遗传率高低有关。

在遗传率相同的情况下，多基因病因群体患病率不同，患者亲属的发病风险率也不同。某种多基因病在一般群体中的患病率越低，则其发病阈值越高，患者超过发病阈值而发病，说明带有更多的易感基因，因而患者亲属的再发风险相对增高。反之，在一般群体中的发病率越高，则发病阈值越低，患者携带有较少的易感基因，亲属再发风险也相对减少（表10-1）。例如，对于遗传率为50%的多基因病，群体患病率为0.1%时，患者一级亲属患病率为1%，高于群体患病率10倍；群体患病率为1%时，患者一级亲属患病率为5%，高于群体患病率5倍。

表 10-1　患者一级亲属患病率与遗传率和群体患病率的关系

患者一级亲属患病率（%） 遗传率（%）	群体患病率（%）		
	0.1	1	10
50	1	5	20
60	2	6	24
70	3	8	28
80	4	10	30
90	6	13	33
100	8	16	36

二、患者亲属的再发风险与亲属级别和数目有关

患者亲属再发风险在不同家庭中各不相同，平均再发风险的预测是根据经验数据获得的，并不像孟德尔性状那样遵从特定的遗传模式。多基因遗传病有明显的家族聚集倾向，患者亲属的患病率必定高于群体患病率，然而随着亲属级别的降低，再发风险也相应地迅速降低，向群体患病率靠拢。

三、患者亲属的再发风险与亲属中患病人数有关

患者亲属再发风险与家族中亲属患病数量相关，一个家庭中的患病人数越多，则亲属的再发风险越高。以乳腺肿瘤为例，相较于无家族史的妇女，家族中有一个一级亲属患乳腺癌的个体，其患乳腺癌的风险是无家族史个体的2倍；有两个一级亲属患病的个体，其风险是无家族史个体的3倍；有三个或以上一级亲属患病的个体，其风险是无家族史个体的4倍，并且个体患病的风险随着亲属患病人数的增加及诊断年龄的提早而增加。

再如，唇腭裂的群体患病率为0.17%，遗传率76%，一对表型正常的夫妇第一胎生育了一个唇腭裂患儿，则再次生育唇腭裂患儿的风险为4%；如果他们第二胎又生了一个唇腭裂患儿，则第三胎生育唇腭裂患者的风险上升到10%。更多患儿的出生并没有改变患病风险本身，只是提示这对夫妇携带更多唇腭裂的致病基因或暴露于更强的环境因素之中，他们虽未发病，但易患性更接近阈值，使得一级亲属的再发风险增高。这一点与单基因遗传病不同，如常染色体隐性遗传病，无论一个家庭已生育一个或者更多的患儿，患者同胞的再发风险理论上都仍是25%。

多基因病具体的再发风险率可根据群体发病率、遗传率、双亲患病人数、同胞患病人数等因素，从Smith经验风险率表中查得（表10-2）。

表 10-2　多基因病再发风险估计 Smith 表

双亲患病数		0			1			2		
		再发风险率/%								
群体发病率/%	遗传率/%	患者同胞数			患者同胞数			患者同胞数		
		0	1	2	0	1	2	0	1	2
	100	1	7	14	11	24	34	63	65	67
1.0	80	1	6	14	8	18	28	41	47	52
	50	1	4	8	4	9	15	15	21	26
	100	0.1	4	11	5	16	26	62	63	64
0.1	80	0.1	3	10	4	14	23	60	61	62
	50	0.1	1	3	1	3	9	7	11	15

四、患者亲属的再发风险与患者疾病严重程度有关

多基因病发病的遗传基础是微效基因的累加效应。如果患者病情严重，说明其易患

性远远高于发病阈值，可能携带更多的易感基因，其父母所携带的易感基因也多，易患性更接近于阈值，再生育时其后代的患病风险也相应增高。例如，单侧腭裂患者的同胞再发风险为2.46%，单侧唇裂合并腭裂的患者同胞再发风险为4.21%，双侧唇裂加腭裂的患者同胞再发风险为5.74%。这说明缺陷越严重，潜在的易患性越大，这也与单基因病有所不同。在单基因病中，无论病情轻重如何，其再发风险仍为50%或25%。

五、当群体患病率存在性别差异时，亲属的再发风险与性别有关

某种多基因病的群体患病率存在性别差异，说明不同性别的发病阈值是不同的。对于群体患病率较低而阈值较高的性别患者，其亲属再发风险相对更高。相反的，对于群体中患病率较高而阈值较低的性别患者，其亲属的再发风险也相对降低，这种现象称为Carter效应。例如，先天性幽门狭窄男性的患病率为0.5%，女性患病率仅为0.1%，男性患病率是女性的5倍。男性患者的后代中，儿子的再发风险为5.5%，女儿的再发风险为2.4%；而女性患者的后代中，儿子的再发风险高达19.4%，女儿的再发风险达到7.3%。这样的结果说明，女性患者比男性患者携带更多的易感基因。如果一个非孟德尔性状主要影响男性，那么男性阈值比女性低，这与多基因阈值理论相符合。由此得出受累女性的亲属再发风险更高，但大部分再发病例为男性。

第四节　多基因遗传风险评估

人类基因组测序技术的发展极大促进了常见疾病的遗传研究，发现了大量与疾病发生风险相关的遗传变异。成人中常见的慢性疾病，如心血管疾病、2型糖尿病、阿尔茨海默病、肿瘤等都属于多基因病，受到多个基因的影响。遗传风险评估就是从遗传的角度量化个体对某种疾病的易感风险，用于识别高危人群，进行早期干预和预防。我们在进行多基因病的遗传风险评估时，需要了解家族史、高风险基因和多基因风险评分这三个遗传因子在多基因病遗传风险评估中的作用。家族史的风险评估前面已经介绍了，下面主要介绍多基因风险评分，并结合罕见变异相关的高风险基因，分析其应用场景及面对的挑战和机遇。

一、多基因风险评分

多基因风险评分（polygenic risk score，PRS）是近年来提出基于全基因组关联研究（GWAS）等评估个体疾病遗传风险值的新方法，也称为遗传风险评分（GRS）。在过

去十来年里已经发现超过200 000个SNPs，每个SNP对疾病风险具有微量的影响，通常（携带风险等位基因）会增加10%～20%风险，多个SNPs对疾病的影响可以累积，最终产生较强的影响。我们可以通过不同方法计算多个风险相关SNPs的累积效应总和，这些方法常称为PRS。

PRS的主要目的是给未患病的个体进行遗传风险评估，而对于已经患病的个体，可以帮助他们了解遗传因素对其患病的影响程度。因此，尽管PRS本身不具有诊断性，但其提供的信息独立于临床传统风险因素，能够在生命早期用于指导疾病风险。以冠状动脉疾病（CAD）为例，英国莱斯特大学Nilesh Samani博士领导的研究团队在48万队列人群中将CAD PRS添加到现有的心血管筛查和预防策略中，发现PRS可以明显提升传统临床风险评估模型的再分层能力，能更准确地识别出罹患CAD的高风险个体，突出了早期基因组筛查补充传统风险预测的潜力。

PRS除了在疾病风险预测方面的应用，还用于提高疾病诊断的准确性。例如，糖尿病中最常见的两个亚类，1型（T1D）和2型（T2D），具有不同的病因和治疗方案，但是由于症状相似，实验检测结果重叠，并且有相当一部分（约40%）T1D患者在30岁之后才出现症状，这些都给临床鉴别诊断带来难度。英国埃克塞特大学的Weedon和Michael N博士基于T1D易感位点构建的一种区分T1D和T2D的PRS，实现了相当高的预测能力（AUC=0.87）。当与其他临床危险因素相结合时，AUC可以提高到0.96，能够准确识别出需要胰岛素治疗的年轻患者。同时，在2018的ISPAD临床实践共识指南中，也多次提到使用T1D PRS来区分T1D与其他形式的单基因糖尿病，特别在临床特征和自身免疫标志物不明确时，PRS可以作为区分1型与2型糖尿病患者的新工具。

PRS另一个重要作用就是人群筛查。人群筛查的目的是识别出高危人群，使这部分个体及早进行临床干预并从中受益。但是在患有疾病的人群中，个体的预测概率都很低，常规筛查导致的假阳性数量可能很高，并且大部分的支出不会导致临床护理的变化，这是人群筛查的困境。尽管如此，使用PRS仍可以通过多种方式，如改善高危个体的识别、筛查开始的时间、筛查的频率等来改善群体筛查的水平。以乳腺癌为例，对于40～50岁且家族病史不详的女性，人群乳腺癌的平均风险为1.7%。如果按照现有指南，根据传统临床风险因素和乳房X线摄影密度，可以识别人群中9.2%的女性。而如果将PRS与临床风险因素和乳房X线摄影密度结合起来，则可识别13%的女性，明显改善现有指南的筛查水平。

目前，PRS对许多临床相关性状和疾病遗传易感性进行量化的能力已经逐步建立，包括纳入变异的标准、数量、权重等。研究中可利用到的遗传数据比以往任何时候都更大、更统一。但即便如此，研究人员对个人层面数据的访问仍受到限制，大多数PRS模型是从二级数据集汇总开发而来的，每个模型都有自己的算法，缺乏统一的模型评价标准。我们应当需要考虑建立可查询、可访问的开放数据共享，确保所有的研究成果可以被重复验证。虽然多基因风险评分的研究成果令人振奋，但具有潜在临床效用的成熟

PRS仅适用于少数疾病，例如CAD、乳腺癌和前列腺癌等，其真正的临床应用有待进一步的研究，其中包括逐步提高疾病预测精准度，构建基于不同种族人群的基因评分，细化临床应用场景等。

二、高风险基因与遗传风险

随着全基因组和全外显组测序技术的发展，越来越多的研究者通过大样本病例对照研究找到了与疾病致病相关的高风险基因。个体一旦携带这些高风险基因上的罕见变异会极大地增加患病风险。如高风险基因*BRCA2*上的突变可以增加前列腺癌近5倍的风险，对于有早发病例家族史的，其风险大于7倍。这在其他肿瘤相关风险基因研究中也得到了证实。

同样，高风险基因变异在非肿瘤疾病的风险预测中也起到重要作用。例如，*ApoE*基因是脂蛋白代谢相关的基因，有2、3、4三个等位基因异构体，其中携带*ApoE4*基因型的个体最容易受到脂代谢的影响，引起脂质堆积，是阿尔茨海默病（AD）最重要的遗传风险因素，并以基因剂量依赖的方式增加AD的发病风险。携带一个*ApoE4*等位基因的个体，其AD发病风险是一般人群的3~4倍；而携带两个*ApoE4*等位基因的个体，其发病风险可提高到9~15倍。

此外，这些高风险基因还与药物疗效和靶向药物筛查有关。由于*ApoE*基因型与药物代谢有关，在选用他汀类药物的时候，可以评估患者的治疗效果。一般*ApoE2*型建议使用阿托伐他汀或阿瑞舒伐他汀类，而*ApoE4*基因型则建议使用辛伐他汀。再比如*GRFR*、*ALK*、*ROS1*、*RET*和*MET*是在非小细胞肺癌中找到的高外显基因，并有相应的口服靶向药物。通过基因检测，如果找到携带有罕见突变靶点的患者进行问诊咨询，定制检测计划及后续诊疗等工作，可以明显提高患者3~7年的生存期，而既往晚期患者只能做化疗的时候，其生存期不到1年。

由于罕见突变在人群中的基因频率极低，通过罕见突变筛查高危人群，费用较高而成效不明显，在实践中一般建议有高危险因素的个体进行基因检测。对于高危人群，主要是通过询问家族史或使用突变风险预测模型预测哪种人群需要接受基因检测，如较为成熟的针对*BRCA1/2*突变可能性进行预测的BOADICEA和BRCAPRO模型。

三、遗传风险评估应用场景

遗传风险评估需要包括家族史、高风险基因、易感基因三个重要的遗传因素（因子）。一般对于有家族史的个体，可以依据相应的临床指南，进行早期的疾病筛查，如在乳腺癌指南里明确提出：存在早发乳腺癌家族史且自身携带有乳腺癌致病性遗传突变的高风险女性，筛查起始年龄可提前至35岁；其他乳腺癌高风险女性，筛查起始年龄可提前至40岁。对于无家族史个体，则需要进行易感基因和高外显基因的检测，以及高风险因素（基于指南的筛查）的筛查。家族史只存在一部分个体中，受益群体小，大多数的个体无法准确获取家族史信息，对于无家族史或不清楚家族史的人来说，通过遗传风险评估来预测疾病的患病风险不失为一个有效手段，受益群体大。

由于FDA的规定和检测公司的高标准，PRS在美国的应用受到严格限制，目前仅有乳腺癌和前列腺癌的PRS检测产品可以通过医生面向患者应用，因为这两个疾病PRS的有效性已经在个体水平的临床应用方面得到证实。此外，前列腺癌的PRS检测产品通过NorthShore及美国基因检测公司Helix直接面向大众应用。相对于美国，中国市场中的PRS产品更多，但质量参差不齐。许多公司提供多种疾病的PRS检测产品，但大多都没有经过数据验证。PRS可以帮助制定个性化的预防策略，如是否需要服用他汀、阿司匹林等药物（降低心血管疾病风险）；帮助制定个性化的干预策略，如癌症筛查；帮助制定个性化的治疗策略，如是否进行侵入性外科手术；帮助携带高风险基因突变的个体进行进一步的风险分层（更精确地评估其患病风险）。PRS是可靠的，而且被认为是未来多基因病最有效的遗传风险评估工具。

虽然PRS在研究群体中与常见疾病的相关性已经被证实，但这不能保证在基因检测中个体的PRS数值是准确的。PRS数值准确性受到多个因素的影响，包括但不限于：①使用哪些SNPs进行PRS计算。②每个SNP对疾病风险的效应量。③SNP在人群中的频率。④SNPs的累积效应。⑤SNPs的相互独立性。然而，PRS作为一个预测工具，其准确性较难评估。在进行临床应用时，需要制定客观的标准对PRS数值的准确性进行客观评估。例如，美国北岸大学徐剑锋教授提出，如果想要将PRS应用到临床实践中，应先满足三个基本标准：校准基准，PRS在人群中的均值代表人群平均风险；定性基准，通过PRS识别的高危个体的实际观测风险高于人群平均风险；定量基准，PRS数值（预测风险）与个体在样本中的实际观测风险接近。例如，在检验数据中，PRS=2.5的所有人，他们的患病风险是整体样本的约2.5倍。即在PRS=2.5的这个小组中，患病的比例是整体样本的约2.5倍。只有满足这三个基本标准，PRS在个体预防和诊疗的临床应用中才是可靠的。

值得一提的是，当单独使用PRS进行评估时，对筛查出PRS分值极高的个体具有十分重要的临床意义。例如，CAD PRS分布前8%的人具有与携带单基因家族性高胆固醇血症突变的个体风险相当，乳腺癌PRS分布前10%的女性一生患乳腺癌的风险为30%，与携带CHEK2和ATM基因致病性突变的女性风险相当。根据等效风险原则，可以认为，这些具有与单基因风险相似的基于PRS风险的个体应当获得相应的临床干预措施。

此外，PRS可以明显提高携带高风险基因突变个体的疾病风险估计。高PRS可能会增加高风险基因突变所赋予的发病风险，或者低PRS可能会补偿致病突变，使个体的风险更接近人群平均值。因此，在对个体提供PRS解读时，需要结合考虑高风险基因突变的携带情况，否则可能会对个体，特别是有家族史的个体，提供不完整的风险估计。

值得注意的是，遗传风险评估本质是预测，而非诊断，具有一定的不确定性，但这些对于评估准确性的担忧在非遗传因素风险评估中也都存在，并非针对遗传风险评估。因此，在做遗传风险咨询时，应当向个体进行正确的解释和沟通。

四、遗传风险评估在多基因病中应用的机遇和挑战

不管是基于多个常见变异的多基因风险评分，还是基于高外显的罕见突变和家族史调查，遗传风险评估在疾病风险分层、药物控制和改善疾病亚组分类等方面初显了其临床应用价值。尽管如此，要实现多基因病遗传风险评估的广泛应用仍面临一系列挑战。

首先，遗传风险评估是一种趋势性分析，只是对疾病状态的一种预测而不是诊断。公众对于遗传风险评估在临床上的应用还存在普遍的误解。如何解读遗传风险报告，提高公众的认可度，需要在现有医疗体系下跟进相关健康服务管理工作，包括遗传风险评估带来的伦理质疑、隐私敏感、传统观念等问题。我们也提倡由训练有素的专业人员进行有效和清晰的风险沟通，最大程度地减少潜在的社会心理影响。

其次，通过遗传风险评估识别的高危人群仅占病例的一部分。一方面归因于"遗传度缺失"问题，疾病风险的遗传研究正方兴未艾，还会发现更多新的易感位点，包括常见变异和罕见变异，来提高相关模型的预测效能。另一方面，由于多基因病还受到环境因素的影响，大多数风险预测模型只纳入了遗传和环境因素的主效应，缺乏基因–基因、基因–环境的交互作用。已有研究在心血管疾病研究中结合GWAS研究成果进行基因–环境的交互作用，显示了良好的应用效果。如PRS可以与传统危险因素（年龄、性别、高血压、胆固醇、BMI、糖尿病和吸烟）一样，为预测冠心病风险提供有效信息。将遗传分数作为一个风险因素加入传统风险模型中，如弗雷明汉风险评分，可以改善对未来不良心血管事件的风险预测的能力。这种将遗传因素与其他非遗传变量结合构建的综合风险模型会受到越来越多的青睐，也是未来多基因病风险评估的重要方式。

最后，对于多基因评分还缺乏完善的评价体系和行业标准。尽管关于多基因风险评分的研究越来越多，但研究人员也发现对于同一种疾病，不同研究团队给出的计算模型各不相同，包括算法、变异数量、变异权重和数据训练集等，以及在如何报告评分方面也存在不一致。这些差异将影响多基因风险评分在临床上的应用。因此，需要有一个统一的纲领来制定PRS，以及采用统一的标准来评估PRS的临床效用，从而提高遗传风险评估的有效性和可重复性，这也包括与疾病相关的其他遗传预测指标，如中高度风险基因突变、家族史、简单的人口统计学模型等。

总之，随着遗传风险评估走向广泛的临床应用，这些问题将进一步促进科学研究和探讨。我们也相信随着临床实践的统一规范，遗传风险评估可以将遗传发现转化为临床和公共卫生效益的潜在工具，达到提高人群健康水平的目的。

结语

虽然多基因病的遗传风险评估较单基因复杂，且非常重要不可回避，遗传风险评估对于提高多基因病的风险预测、制定科学的预防策略具有重要意义。随着人们认知水平的提高，遗传风险评估的手段也不断精进。从最开始易得到的家族史信息，到高外显的基因突变，再到基于多基因位点的遗传风险评分，研究者已经意识到遗传信息在预测多基因病风险分层方面的能力，并且还深刻地影响到疾病的诊断和治疗。

近日，英国启动500万人的前瞻性研究"Our Future Health"项目，这是英国有史以来最大的健康检查项目。该项目旨在通过开发和测试新的疾病早期诊断技术和预防措施，支持基因组学在疾病预防和人口健康方面的使用。PRS作为研究项目重要的一部分，建立预测和预防复杂多基因病的新方法，如痴呆、糖尿病、心脏病、脑卒中和癌症。

现有的遗传风险评估模型都存在一定的局限性，得到广泛认可的模型还较少，并存在种族差异。目前大部分遗传发现主要基于欧美人群，由于中国人群遗传结构的复杂性和差异性，以及生活方式和环境的差异，建立适合中国人群的遗传风险评估模型任重道远。人类基因组学和生物大数据的蓬勃发展为这一领域提供了广阔的应用前景，全面深入地开展这项工作对大众健康是有裨益的。

思考题

1. 如何判定某个性状是多基因遗传？
2. 如何计算某种疾病的遗传率？
3. 多基因病患者亲属的再发风险与哪些因素有关？
4. 多基因疾病的多基因风险评分（PRS）是如何计算的？有什么意义？
5. 针对我们目前的情况，开展个人的PRS分析还需要在哪些方面进一步改进和提高？

推荐阅读

1. 刘祖洞，乔守怡，吴燕华，等. 遗传学［M］. 3版. 北京：高等教育出版社，2013.
2. 邬玲仟，张学. 医学遗传学［M］. 北京：人民卫生出版社，2000.

参考文献

第十一章

线粒体病

线粒体是一种具有半自主性的细胞器，它有自身独立的遗传系统，不属于孟德尔遗传。进行有氧呼吸的酵母、原生动物和高等动植物细胞都有线粒体，线粒体是细胞的能量工厂，生物体内的生物合成、呼吸、分泌及机械运动等全部细胞活动所需的化学能都是由线粒体提供的。线粒体病是由于线粒体呼吸链功能失调导致，可以由参与线粒体功能的核基因或线粒体基因的突变引起。本章讲解线粒体遗传特性、线粒体病的特点、线粒体基因组变异致病性分析及遗传咨询。

第一节　线粒体结构与功能

线粒体一般呈粒状或杆状，不同类型的细胞中线粒体数量也有所不同。一般未分化的细胞、淋巴细胞和表皮细胞中线粒体数量较少，成纤维细胞、分泌细胞含有中等数量的线粒体，而干细胞、胃壁细胞、肾近端小管细胞和肾上腺皮质细胞中的线粒体数量往往很多。每一个正常肝细胞中含1 000～2 000个线粒体，约占细胞总体积的1/5。

线粒体有内、外两层膜，由外而内分为外膜、膜间隙、内膜和基质4个功能区隔。线粒体氧化磷酸化的电子传递链位于内膜。线粒体基质包含一套完整的转录和翻译体系，包括线粒体DNA（mtDNA），70S核糖体、tRNA、rRNA、DNA聚合酶、氨基酸活化酶等。

线粒体是细胞呼吸器，它的主要功能是为细胞和机体提供能量，被喻为能量的合成工厂。线粒体负责的最终氧化的共同途径是柠檬酸循环与氧化磷酸化，是糖类、脂肪和氨基酸最终氧化释放能量的场所，氧化磷酸化、脂肪酸β-氧化、酮体生成和利用、鸟氨酸循环、血红素合成、双磷脂酰甘油合成、泛醌合成等都在线粒体中完成。线粒体可以储存钙离子，可以和内质网、细胞外基质等结构协同作用，从而控制细胞中钙离子浓度的动态平衡。线粒体迅速吸收钙离子的能力使其成为细胞中钙离子的缓冲区。在钙离子释放时会引起伴随着较大膜电位变化的"钙波"（calcium wave），能激活某些第二信使系统蛋白，协调突触中神经递质的释放及内分泌细胞中激素的分泌。线粒体也参与细胞凋亡时的钙离子信号转导。线粒体还参与各种细胞功能调控，包括细胞信号转导、代谢、自噬、衰老和肿瘤发生都与线粒体的质量和活性相关。线粒体与很多人类疾病存在着联系：①调节膜电位并控制程序性细胞死亡，比如决定女性在排卵期间应该释放哪些卵子，哪些卵子应该被程序性细胞死亡。②细胞增殖与细胞代谢的调控，产生活性氧（ROS）导致衰老过程。

第二节　线粒体基因组结构

线粒体DNA（mitochondrial DNA，mtDNA）分子为环状双链DNA分子，外环为重链（H链），内环为轻链（L链）。人的线粒体含有2~10个mtDNA，mtDNA全长16 569 bp，其中有37个基因，包括13个编码蛋白的线粒体信使RNA（mitochondrial messenger RNA，mt-mRNA）、22个线粒体转运RNA（mitochondrial transfer RNA，mt-tRNA）与2个核糖体RNA（ribosomal RNA，rRNA）（图11-1）。

线粒体基因组与核基因组相比，特点是：所有的基因都位于一个单一的环状DNA分

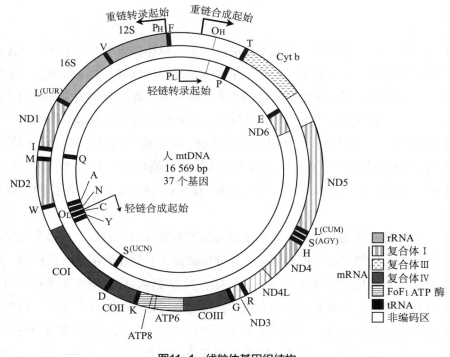

图11-1　线粒体基因组结构

子上；遗传物质没有核膜包被；DNA分子裸露，不为蛋白质所压缩；基因组排列紧凑，除与mtDNA复制及转录有关的一段小区域外，无内含子序列；一些密码子与通用密码子不同；一些碱基分别为两个不同基因的一部分，即某碱基可以作为前一个基因的末尾，同时作为下一个基因的开始；有多个拷贝，不同器官组织细胞的线粒体拷贝数存在差异。

一、线粒体基因组编码区

1．线粒体mRNA基因

线粒体基因组的13个编码蛋白质的基因的mt-mRNA编码7个复合体Ⅰ亚基（*MT-ND1*、*MT-ND2*、*MT-ND3*、*MT-ND4*、*MT-ND4L*、*MT-ND5*和*MT-ND6*基因），1个复合体Ⅲ亚基即细胞色素b基因（*MT-CYB*基因），3个复合体Ⅳ亚基即细胞色素氧化酶（*MT-CO1*、*MT-CO2*和*MT-CO3*基因）和2个复合体Ⅴ亚基即ATP酶（*MT-ATP6*和*MT-ATP8*基因），这些都是线粒体内膜呼吸链的组成成分。

2．线粒体的tRNA基因

线粒体基因组包含22个编码tRNA的基因，其中H链编码tRNA-Glu，Ala，Asn，Cys，Tyr，Ser（UCN），Gln和Pro；L链编码tRNA-Phe，Val，Leu（UUR），Leu（CUN），Ile，Met，Ser（AGY），Trp，Asp，Lys，Gly，Arg，His和Thr。H链编码的tRNA基因散布于蛋白质基因和rRNA基因之间，相邻基因间隔1～30个碱基或紧密相连，也可发生重叠。线粒体的tRNA兼用性强，仅仅22个tRNA来识别多达48个密码子。

3．线粒体的rRNA基因

线粒体的rRNA为12S rRNA和16S rRNA基因，其二级结构很保守，形成多个大小不一的茎环结构。

二、线粒体基因组中存在两段非编码区

线粒体基因组中出存在两段非编码区，一段为控制区（control region），又称D环区（displacement loopregion，D-Loop），另一段是L链的DNA复制起始区。D环是整个线粒体基因组序列和长度变化最大的区。L链复制起始区长30～50 bp，可折叠成茎环结构。

三、线粒体基因组遗传密码特殊性

线粒体基因组遗传密码与核基因组略有不同，不同物种线粒体的遗传密码也有部分差异（表11-1）。比如，链孢霉线粒体的遗传密码除了UGA编码色氨酸和AUU编码

甲硫氨酸，其他的均与标准密码相同。植物的线粒体遗传密码与标准的核遗传密码完全一样。人类线粒体遗传密码是哺乳动物的经典代表，它与标准遗传密码有以下几点差异：

（1）UGA密码子不是终止密码子，而是编码色氨酸的密码子。

（2）AGA和AGG密码子是终止密码子，不是编码精氨酸的密码子。

（3）AUA和AUU编码的是甲硫氨酸，不是异亮氨酸。

表 11-1　不同物种的线粒体遗传密码差异

	密码子*				
	UGA	**AGR**	**AUA**	**AUU**	**CUN**
标准密码	终止密码	精氨酸	异亮氨酸	异亮氨酸	亮氨酸
植物线粒体	终止密码	精氨酸	异亮氨酸	异亮氨酸	亮氨酸
链孢霉线粒体	色氨酸	精氨酸	异亮氨酸	甲硫氨酸	亮氨酸
酵母线粒体	色氨酸	精氨酸	甲硫氨酸	甲硫氨酸	苏氨酸
果蝇线粒体	色氨酸	丝氨酸	甲硫氨酸	甲硫氨酸	亮氨酸
哺乳动物线粒体（人类）	色氨酸	终止密码	甲硫氨酸	甲硫氨酸	亮氨酸

注：*R=A/G；N=U/C/A/G

关于遗传密码，基因结构和线粒体基因组的其他特征见MITOMAP：A Human Mitochondrial Genome Database。根据现时术语命名规则对变异进行命名（http://www.hgvs.org）。线粒体DNA的参考序列为NC_012920.1（http://www.mitomap.org）。

第三节　线粒体基因的突变

线粒体是动物核外唯一具备DNA分子的细胞器，mtDNA突变可以导致人类的遗传病。mtDNA突变率较高，且其基因排列非常紧凑，任一突变都可能影响到重要功能区域。mtDNA突变类型可分为点突变，大片段重组及mtDNA拷贝数变异。点突变发生位置不同，其效应也不同。2/3发生在与线粒体内蛋白质翻译有关的tRNA或rRNA基因上，使tRNA或rRNA的结构异常，影响了mtDNA编码的全部多肽链的翻译过程，导致呼吸链中多种酶合成障碍；若发生在mRNA基因上，可导致多肽链合成中的错义突变，影响氧化磷酸化相关酶的结构及活性，使细胞氧化磷酸化功能下降。第二种变异类型大片段重组包括缺失和重复，主要是由于mtDNA的异常重组或复制过程中异常滑动所致，其中以重复居多。mtDNA缺失突变主要引起眼肌病，如卡恩斯–塞尔综合征（Kearns-Say syndrome，KSS）。大片段重组这类变异会造成氧化磷酸化功能下降，使得产生ATP减少，从而影响组织器官的功能。第三种变异类型为mtDNA数量的减少，造成的原因可能是核基因缺陷所致线粒体功能障碍，见于一些致死性婴儿呼吸障碍，乳酸中毒或肌肉、肝、肾衰竭。

第四节　线粒体遗传特性

一、mtDNA编码高效

mtDNA中各基因排布紧密，无内含子，线粒体基因之间会重叠，利用率极高（图11-2）。

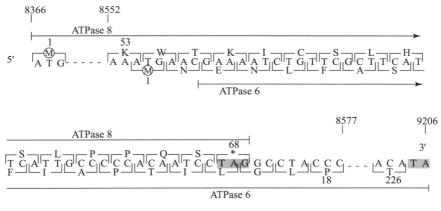

图11-2　mtDNA基因排布

二、母系遗传

在高等生物中，核外遗传通常用单亲遗传（uniparental inheritance）来表示，即只通过一个亲本传递。像线粒体或叶绿体这样的细胞质因子的遗传传递，是由受精时母本和父本的贡献、细胞质因子从合子中消除的机制，以及细胞分裂过程中细胞质因子的不规则分拣决定的。通过母本进行的单亲遗传是母系遗传（maternal inheritance），通过父本进行的单亲遗传是父系遗传（paternal inheritance）。线粒体存在于细胞质中，在精卵结合时，卵子细胞拥有40万 ~ 50万拷贝的mtDNA分子，精子中只有数百拷贝mtDNA，而且受精时精子mtDNA进入受精卵后被卵母细胞核酸酶降解，所以受精卵细胞质中的

mtDNA分子完全来自卵子。这种双亲信息的不等量传递决定了线粒体遗传病的传递方式不符合孟德尔遗传，而是表现为母系遗传（图11-3），发生在生殖细胞中的mtDNA突变能引起母系遗传性疾病。黄涛生等人发现了父系mtDNA变异传递给后代的现象，具体机制仍不清楚（图11-4）。

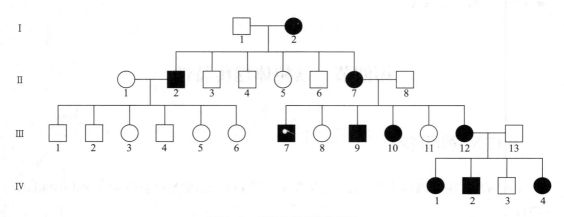

图11-3　线粒体母系遗传系谱

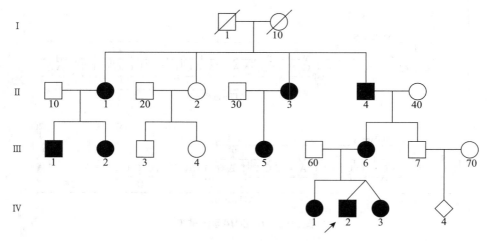

图11-4　父系mtDNA遗传给后代的系谱

三、异质性

在任何一个细胞中通常都会存在多个拷贝的线粒体，而每个线粒体中都会有数个mtDNA，当其中一个发生突变时，它只会影响发生突变的那个细胞器。细胞器进行复制和分裂，并且当细胞进行胞质分裂时，细胞器被随机分配到两个子细胞中。因此，可出现这样的情况：细胞既含突变细胞器，也含非突变细胞器。在同一个细胞中存在两种或两种以上在遗传上不同的线粒体的情况被称为异质性（heteroplasmy）。一个细胞中的mtDNA分子完全一致（全部突变或者全部正常），称为同质性（homoplasmy）。

当异质型细胞发生分裂时，突变型mtDNA在子细胞中会发生漂变，分裂旺盛的细胞（如红细胞）往往有排斥突变mtDNA的趋势，经无数次分裂后，细胞逐渐成为只有野生型mtDNA的同质型细胞。而分裂不旺盛的细胞（如肌细胞）则会逐渐积累突变型mtDNA，漂变的结果使其表型也发生改变。

四、阈值效应

mtDNA突变对表型的影响取决于细胞中突变型mtDNA和野生型mtDNA的比例，以及该种组织对能量供应的依赖程度（图11-5）。在异质性细胞中，异质性细胞的表型依赖于细胞内突变型和野生型mtDNA的相对比例，能引起特定组织器官功能障碍的突变mtDNA的最少数量称阈值。在含有大量突变型mtDNA的组织细胞中，mtDNA的供能不足以维持基本的细胞功能，就会出现异常性状，即线粒体疾病。而出现异常性状表型的阈值就是线粒体的阈值效应。阈值效应和细胞及组织的能量需求度密切相关。因此，高能耗组织更容易受线粒体影响。中枢神经系统、心脏、骨骼肌、肾、肝和内分泌腺对能量需求较高，因此，mtDNA的突变表型往往也更容易表现出来。

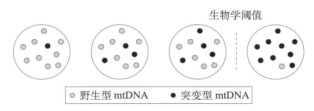

图11-5　mtDNA的异质性和阈值效应

五、瓶颈效应

"瓶颈效应"又称"种群瓶颈效应"，是指在世代交替过程中，原本的大群体由于某些原因发生崩溃而导致种群数量急剧减少，原种群中仅有极少数个体得以存活。mtDNA的遗传也存在瓶颈效应。细胞分裂时，突变型和野生型mtDNA发生分离，随机地分配到子细胞中，使子细胞拥有不同比例的突变型mtDNA，这种随机分配导致mtDNA异质性变化的过程称复制分离。卵细胞中有10万左右拷贝的mtDNA，在受精卵形成时，只有数个拷贝卵细胞的mtDNA进入到受精卵中，这个过程称为mtDNA的遗传瓶颈效应。因此异质性母亲的孩子会有不同水平的异质性突变。mtDNA遗传的瓶颈效应主要发生在卵细胞发生时期和胚胎植入前期。

六、半自主性

线粒体是半自主细胞器，其生长和增殖受核基因组和自身基因组两套遗传系统的控制，mtDNA复制、转录和翻译均受到核基因组的调控。mtDNA的复制主要是半保留复制，复制方式主要有D环复制、θ复制、滚环复制等。mtDNA的转录是对称的，即在mtDNA的H链（重链）和L链（轻链）上各有一个启动区，H链上有两个相互重叠的转录起始点（H1和H2），L链上有一个转录起始点（L）。两条DNA链全部转录，分别从各自的启动区开始，全长对称转录合成前体RNA，经切割加工后产生mRNA、rRNA和tRNA，履行各自的生物学功能。

线粒体中的蛋白质只有少数是线粒体编码的，但多数线粒体蛋白质还是由核基因编码。所以线粒体蛋白质的合成涉及两个彼此分开的遗传系统。人类线粒体中约有1 500个蛋白质，其中已经有600多种蛋白质被鉴定出来。线粒体有自己的DNA和蛋白质合成系统，即独立的遗传系统，但又受核基因组遗传系统的控制，其生产和增殖受核基因组和自身基因组两套遗传系统的双重控制，故其为半自主性细胞器。一方面，核基因对mtDNA的复制、转录、生物合成及线粒体的组装起到调控作用；另一方面，线粒体也可以通过一些氧化还原反应的产物或一些不完全代谢的产物，以及其他信号分子对核基因中某些相关蛋白质分子的表达发挥调控作用。

七、高突变率

由于mtDNA是游离的，缺乏组蛋白保护，又处在一个高氧化还原的环境中，mtDNA容易受到ROS的攻击而损伤，且其复制频率高，复制不对称，因此，mtDNA的突变率比较高，为核基因组DNA的10～20倍。mtDNA损伤包括单链断裂、双链断裂、碱基修饰、DNA链间的交联等。此前，人们认为线粒体中不存在DNA修复，且认为这是线粒体中DNA损伤积累的原因。然而，近年来，mtDNA被发现是存在损伤修复的，虽然mtDNA本身并不编码任何DNA修复蛋白，但其中BER是线粒体中最早发现的一种修复机制。

第五节　线粒体遗传疾病

线粒体病指由于线粒体基因或核基因缺陷导致的线粒体呼吸链或氧化磷酸化功能障碍，引起ATP合成和能量产生不足而出现的一组多系统受累的疾病。因线粒体复制、转录和翻译由核基因组和线粒体基因组共同决定，线粒体功能异常既可能涉及核基因组，也可能涉及线粒体基因组。

　　广义的线粒体病指以线粒体功能异常为主要病因的一大类疾病，包含线粒体基因组缺陷和编码线粒体蛋白的核基因组缺陷。狭义的线粒体病为线粒体基因组突变导致的功能异常。线粒体病通常指的是影响线粒体氧化磷酸化代谢的原发性疾病，原发性线粒体病估计最低发病率为1/5 000，是最为常见的先天性代谢缺陷，其临床表现及遗传方式具有高度的异质性，致死及致残率高。图11-6表示了目前涉及的线粒体遗传病及其致病基因。很多线粒体的功能障碍可见于部分老化过程中，属于继发性线粒体功能障碍，严格意义上不算线粒体病。

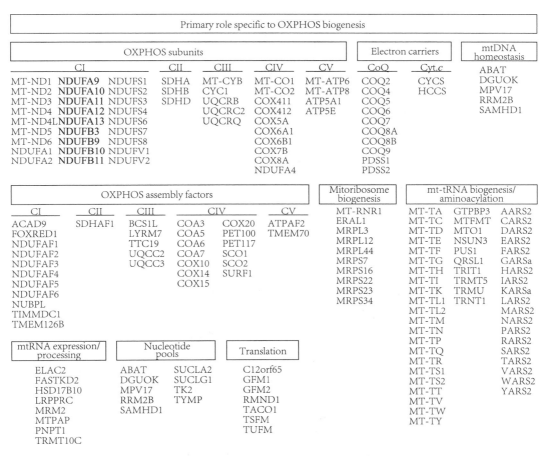

图11-6　目前已知的线粒体病及其致病基因
OXPHOS：氧化磷酸化

一、核基因相关线粒体病

　　与线粒体疾病相关的核基因突变主要包括四大类：①编码线粒体呼吸链（氧化磷酸化复合物）的亚单位。②编码线粒体呼吸链亚单位的装配因子。③维持mtDNA结构稳定性的因子。④参与线粒体生物合成的因子，包括线粒体完整性、线粒体代谢、离子平衡、线粒体内蛋白质合成。

目前超过1 000个核基因编码线粒体蛋白质，由核基因控制的重要线粒体病的发病机制包括：①mtDNA维护（mtDNA损耗或继发性致病性mtDNA变异）。②线粒体蛋白质合成障碍。③辅酶Q10生物合成障碍。④呼吸链复合物或集成障碍（表11-2）。

表 11-2　人类线粒体病的遗传分类：核基因突变

	核DNA突变
线粒体呼吸链的核基因病（编码结构亚基的突变基因）[1]	复合物Ⅰ缺乏（NDUFS1，NDUFS4，NDUFS7，NDUFS8，NDUFV1）引起的Leigh综合征； 复合物Ⅱ缺乏（SDHA）引起的Leigh综合征； 复合物Ⅱ缺乏（SDHAF1）引起的脑白质病； 复合物Ⅰ缺乏（NDUFS2）引起的心肌和脑病； 复合物Ⅱ缺乏（SDHA）引起的视神经萎缩和共济失调； 复合物Ⅲ缺乏（UQCRB）引起的低钾和乳酸酸中毒
线粒体呼吸链的核基因病（编码聚合因子的突变基因）	Leigh综合征（SURF1，LRPPRC）； 肝病和酮性酸中毒（SCO1）； 心肌和脑病（SCO2）； 脑白质病和肾小管病变（COX10）； 肥厚型心肌病（COX15）； 脑病，肝衰竭，肾小管病变（复合物Ⅲ缺乏）（BCS1L）； 脑病（复合物Ⅴ缺乏）（ATPAF2）
线粒体呼吸链的核基因病（编码翻译因子的突变基因）	Leigh综合征，肝衰竭和乳酸酸中毒（GFM1）； 乳酸酸中毒，发育障碍和畸形（MRPS16）； 肌病和铁粒幼细胞贫血（PUS1）； 脑病和多小脑回畸形（TUFM）； 由COX缺乏（TACO1）引起的Leigh综合征和视神经萎缩
与多种mtDNA缺失或mtDNA损耗有关的核基因病	常染色体慢性进行性外眼肌麻痹（POLG，POLG2，TWNK，SLC25A4）； 线粒体神经胃肠脑病（胸腺嘧啶核苷磷酸化酶缺乏）（TYMP）； Alpers-Huttenlocher综合征（POLG）； 共济失调神经病变综合征1（POLG，TWNK，OPA1）； 婴儿肌病/脊肌萎缩症（TK2）； 脑肌病和肝衰竭（DGUOK）； 肌张力降低，运动疾病，甲基丙二酸尿症引起的Leigh综合征（SUCLA2）； 肌张力降低，脑病，肾小管病变，乳酸酸中毒（RRM2B）； 综合性RC缺乏（AIF1）引起的线粒体脑病； 可逆性肝病（TRMU）； 肌病合并白内障和综合性RC缺乏（GFER）
其他疾病	辅酶Q10缺乏（COQ2，COQ9，CABC1，ETFDH）； Barth综合征（TAZ）； 心肌病和乳酸酸中毒（线粒体磷酸盐转运因子缺乏）（SLC25A3）

注：[1]包括MIRAS，SCAE，SANDO，MEMSA。

二、mtDNA突变导致线粒体病

由mtDNA突变导致的线粒体病（表11-3）有的仅累及单个器官，如Leber遗传性视神经病变（LHON）仅累及眼，但更多的线粒体病累及多个器官系统，并且多表现出神经和肌肉的病变，如卡恩斯–塞尔综合征（Kearns-Sayre syndrome，KSS）、慢性进行性眼外肌瘫痪（chronic progressive external ophthalmoplegia，CPEO）、线粒体脑肌病伴乳酸性酸中毒和中风样发作（mitochondrial encephalomyopathy，lactic acidosis，and stroke-like episodes，MELAS）、肌阵挛性癫痫伴破碎红纤维病（myoclonic epilepsy with ragged red fibers，MERRF）、神经衰弱伴共济失调和色素性视网膜炎（neuropathy，ataxia，and retinitis pigmentosa，NARP）或亚急性坏死性脑脊髓病（Leigh disease，LS）和氨基糖苷类药物所致耳聋（DEAF）等。

拓展阅读11.1
相关线粒体病的介绍

线粒体病患者的临床表现存在巨大差异，许多个体并不完全符合某一种特定疾病类别。线粒体病常见的临床症状有上睑下垂、眼外肌瘫痪、上下肢近端肌肉病变和运动失调、心肌病、感音神经性聋、视神经萎缩、色素性视网膜病变和糖尿病。中枢神经系统症状常表现为脑病、癫痫、痴呆、偏头痛、中风样发作、共济失调和痉挛。这些临床缺陷的形成与严重程度依赖于多种因素，如胚胎发育早期线粒体突变基因组的复制分离程度、突变的线粒体基因在某一特定组织中存在的数量，以及在临床上出现异常之前组织中突变的mtDNA达到的阈值水平等。

表11–3　人类线粒体病的遗传分类：mtDNA突变

mtDNA突变	
重排（缺失&重复）	慢性进行性外眼肌麻痹， 卡恩斯–塞尔综合征， 糖尿病和耳聋
单核苷酸变异[1]	蛋白质编码的基因， Leber遗传性视神经病变（LHON）（m.11778G＞A，m.14484T＞C，m.3460G＞A）， 神经性退变伴有共济失调和色素性视网膜变性/Leigh综合征（m.8993T＞G，m.8993T＞C）
tRNA基因[1]	MELAS（m.3243A＞G，m.3271T＞C，m.3251A＞G）， MERRF（m.8344A＞G，m.8356T＞C）， 慢性进行性外眼肌麻痹（m.3243A＞G，m.4274T＞C）， 肌病（m.14709T＞C，m.12320A＞G）， 心肌病（m.3243A＞G，m.4269A＞G）， 糖尿病和耳聋（m.3243A＞G，m.12258C＞A）， 脑病（m.1606G＞A，m.10010T＞C）， 非综合征性感觉神经性耳聋（m.7445A＞G）
rRNA基因[1]	氨基糖苷类诱发的非综合征性耳聋（m.1555A＞G）

注：[1]线粒体DNA核苷酸的位置指L链。

第六节　线粒体病遗传咨询

一、线粒体病主要受累器官的筛查

线粒体医学会（MMS）2017年发表《原发性线粒体病患者管理标准：线粒体医学会共识声明》，对线粒体病患者各个可能受累的器官系统分首诊、诊断后每1～2年及据情况检查三个层次制定了筛查及随访建议（表11-4）。

表 11-4　原发性线粒体病主要器官系统受累的筛查指南

受累器官系统	检查项目	首诊	每1～2年复查	据情况选择	备注
听力	听力检查	+	+		
心脏					
	血压	+	+		
	超声心动图	+	+		数年监测均正常且低风险的患者可减少检查频率
	心电图	+	+		
	24 h心电图			+	适于心慌、发作性事件及高风险的患者，高风险患者每3～6个月复查一次
	心脏MRI			+	
内分泌					mtDNA缺失综合征强烈推荐
	电解质、血气、血糖	+	+		
	钙、镁、磷	+	+		
	皮质醇、ACTH、醛固酮、肾素			+	
	尿钙/磷	+	+		
	促性腺激素			+	
	糖化血红蛋白	+	+		
	甲状旁腺素			+	
	TSH及FT3/4	+	+		
	VitD	+	+		
	骨密度			+	意外骨折及有脑病、运动障碍者

受累器官系统	检查项目	首诊	每1～2年复查	据情况选择	备注
消化					
	淀粉酶、脂肪酶			+	
	转氨酶	+	+		
	粪弹性蛋白酶			+	
	生长发育指标	+	+	每次就诊均应进行	
	吞咽功能			+	有延髓功能障碍或误吸的患者
血液					Pearson综合征等骨髓功能障碍高风险或有症状的患者应常规检测
	血常规	+		+	
	铁、铁蛋白、转铁蛋白			+	有营养缺乏的风险和/或疲乏症状时
免疫					反复或严重感染者
	免疫球蛋白定量、疫苗特异性IgG滴度、淋巴细胞亚群			+	
神经肌肉					
	发育认知评估	+	+		出现精神运动倒退者
	脑电图、神经影像、肌电图、神经传导速度、脑脊液、神经递质/叶酸			+	
眼					
	眼科检查	+	+		
	眼电图			+	
	OCT			+	
精神					
	情绪障碍筛查	+	+		
肺					
	肺功能			+	
	多导睡眠图			+	尤其是有肌病，无法行走或有脑干功能障碍的患者
肾					
	肾功能、电解质	+	+		
	尿白蛋白/肌酸	+	+		

注：[ACTH]肾上腺促皮质激素，[TSH]促甲状腺激素，[FT3/4]游离甲状腺素，[OCT]光学相干断层扫描。

二、线粒体基因组变异致病性评估

不同于其他染色体上的基因变异，线粒体基因组有着独有的特征，包括母系遗传、变异异质性、阈值效应、基因没有内含子结构、非通用密码子、除了有编码蛋白的基因还有不编码蛋白的tRNA，以及线粒体单倍群的背景效应，线粒体基因组变异致病性分析需要考虑以上特征，因此不适用通用的ACMG/AMP的变异致病性分析指南。2020年线粒体疾病序列数据资源联盟（MSeqDR）联合ClinGen成立了MSeqDR-ClinGen线粒体基因组变异致病性评估专家组，一起出版了线粒体变异致病性评估指南。

线粒体基因组变异致病性评估是基于ACMG/AMP指南的变异致病性评估，因此需要对MSeqDR-ClinGen线粒体基因组变异致病性评估专家组修订指南（后文简写为"本指南"）的预期用途加以说明：①本指南预期用于对原发性线粒体疾病中线粒体基因组变异致病性的评估，包括MELAS综合征、MERRF综合征、神经源性肌肉无力、共济失调、色素性视网膜炎、Leber遗传性视神经病变、CPEO、KSS等严重疾病。②本指南并不预期用于解释线粒体基因组变异导致的其他疾病，如肿瘤易感性、氨基糖苷类药物诱导的耳聋易感等。③工作组认识到某些线粒体基因组变异与多种复杂表型有关，包括某些常见疾病的易感性和长寿，这些相关性研究超出了本指南解释的范围。④工作组认识到修改当前ACMG/AMP变异解释指南的目标是提供线粒体基因组变异致病性分析的通用标准，而不是回答某一线粒体基因组变异是否在特定个体中引起疾病（只能用于诊断性检测应用，不能用于预测性应用）。鉴于线粒体异质性与瓶颈效应，线粒体基因组致病性变异可能存在于健康个体中，在检测的特定组织样本中以低异质性水平携带，但这并不能证实变异本身是良性的。相反，该变异的异质性水平可能不足以损害线粒体功能并导致该个体患病。理想情况下，线粒体基因组的检测需要考虑给定个体不同组织中的表型和异质性水平等额外信息，以准确解释变异致病性。由于没有绝对的界限可以概括和准确地解释每个家庭中每个线粒体基因组变异导致疾病的阈值，因此本指南没有指定线粒体基因组变异的发病阈值异质性水平。

除非另有说明，线粒体基因组变异致病性评估指南遵循ACMG/AMP变异致病性评估指南的一般建议。本指南使用ACMG/AMP指南中用于常染色体的通用的五层分类系统，把变异分类为"致病性""可能致病性""不确定意义""可能良性"和"良性"；变异命名应遵循人类基因变异协会（HGVS）的建议，其中mtDNA（mitochondrial DNA，线粒体DNA）变异以"NC_012920.1：m"或"m"开头；指定并使用修订后的剑桥参考序列（rCRS）作为标准的参考基因组。

1. 无义变异证据PVS1

无义变异PVS1证据在ACMG/AMP指南中，仅适用于以功能丧失机制致病的基因。对于线粒体基因组上的基因，仅编码mRNA的13个基因适用PVS1证据评估体系，其他

24个编码tRNA与rRNA的基因不适用于PVS1证据体系的评估。

线粒体基因组中大片段缺失是一种不少见的致病变异，这些缺失通常导致慢性进行性眼外肌瘫痪（chronic progressive external ophthalmoplegia，CPEO）或者卡恩斯-塞尔综合征（Kearns-Sayre syndrome，KSS）。线粒体基因组中大片段缺失的大小与具体的位置是异质性的，通常以新发变异出现，最常见的是5 kb左右的缺失。对于累及一个以上编码蛋白质的mRNA线粒体基因的大片段缺失，适用PVS1原级的证据。对于PVS1的评估体系，类似于原版的ACMG/AMP变异致病性评估指南，可以参考图11-7。

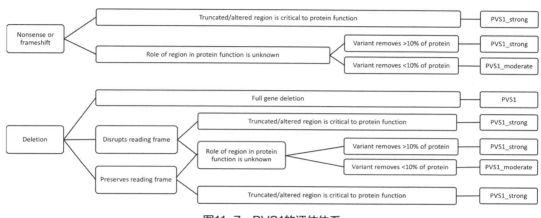

图11-7　PVS1的评估体系

2. 同一个核苷酸/氨基酸残基位置证据PS1和PM5

线粒体基因组上编码mRNA的13个基因，当变异位于已知变异的同一个核苷酸/氨基酸残基位置，适用PS1与PM5证据评估体系。在ACMG/AMP指南中，PS1、PM5、BP7仅适用于编码蛋白质的基因。线粒体基因组变异致病性评估指南认为对于tRNA上的变异，可以最高适用到PM5_supporting证据，虽然这些tRNA不编码蛋白质，但是tRNA高度保守，如果在有致病性报道过的tRNA上的位置出现新的变异，这个变异可能致病的倾向会比其他位置的变异大，因此可以考虑适用PM5_supporting支持性证据等级。

3. 同义变异证据BP7

ACMG/AMP指南中，排除了影响基因剪接后，用于同义变异可以采用BP7支持良性的证据。对于线粒体基因组的变异，仅编码蛋白质的13个mRNA基因可以适用BP7，其他24个编码tRNA与rRNA的基因不适用于BP7证据体系的评估。此外，由于线粒体基因组上的13个编码基因没有内含子剪接结构，线粒体基因的转录方式不同于常染色体的基因，因此线粒体基因组上的变异只要是同义变异都可以适用BP7，不再评估这个变异是否影响剪接。

4．新发变异证据PS2和PM6

由于线粒体基因组是母系遗传，ACMG/AMP指南中对于新发变异按照父母亲缘验证通过可以适用PS2条款评估体系，以及父母亲缘关系未知而假定新发适用PM6条款评估体系。在本指南中，PS2用于母亲的线粒体基因组全长已测定，并已明确受检者的线粒体基因组完全遗传自母亲（依据线粒体单体型分析）；PM6用于仅验证了母亲不携带受检者的变异，但是母亲线粒体全长未检测。

对于验证新发变异，需要注意的是，要注意检测方法学的灵敏度。比如，如果母亲的变异验证所使用的方法学是Sanger测序，其灵敏度可能对于低比例嵌合检出能力有限，可能会遗漏30%~50%异质性水平以下的变异。检测灵敏度与可靠性取决于实验室的检测能力、变异位置（比如核内线粒体DNA片段干扰，nuclear mitochondrial DNA segments，NUMTs），以及引物特异性。如果采用NGS高通量测序方法学，特别是采用长片段PCR富集线粒体基因组全长然后建库进行高通量测序的方法，通常可以可靠地检出低于5%的异质性水平的变异。因此本指南建议通过高通量测序的方法对母亲多个样本类型进行验证，全面评估线粒体变异是否有低水平异质性存在，从而更可靠地评估再发风险，以及更可靠地使用PS2/PM6证据条款。

5．功能证据PS3和BS4

ACMG/AMP指南中对于功能实验的定义是仅用于变异本身所导致的基因功能改变，因此使用来自患者自身组织样本进行的实验应该使用PP4证据体系来评估，而不是使用PS3证据。由于线粒体基因组独立于常染色体基因组，因此对于评估线粒体基因组变异的致病性，常使用的实验方法是转线粒体胞质杂交细胞研究，以排除核基因背景的干扰。这个实验需要在患者原代细胞中检测到符合线粒体缺陷的生化指标，对于突变杂交细胞中也能同时观察到同样的生化指标（如酶活性低于20%，或者低于对照均值的2个*SD*以上），杂交细胞的变异异质性要求大于60%，而且要符合统计学显著的重复组与对照组。单纤维分析，其中分析肌肉纤维的氧化磷酸化（oxidative-phosphorylation，OXPHOS）活性和线粒体基因组变异异质性的相关性，也可以用作致病性的功能证据。由于不存在客观分析杂交研究的标准或通用参数，这些研究的结果目前不能被视为强有力或中等的证据。对于转线粒体胞质杂交细胞研究或单纤维分析，建议对PS3/BS3证据降级为支持性等级使用，即支持致病性采用PS3_supporting，支持良性采用BS3_supporting。

6．变异频率证据PM2、BA1和BS1

ACMG/AMP指南中对于变异在正常个体人群中的携带率，是评估变异致病性及作为高通量测序变异过滤非常重要的条款。本指南列举了一系列的线粒体人群频率常用数据库，最常用于线粒体基因组变异人群频率参考的数据库是Mitomap的人群频率，以及来自gnomAD全基因组数据的人群频率（已经整合到Mitomap），还有来自Helix公司提供的线粒体变异频率（独立于gnomAD的样本集，已经整合到Mitomap）。本指南指出，人群频率可以来自其他数据来源或者本地的数据，但是需要注意的是，如果变异频率来自全外显子或者全基因组测序，需要对变异的分析进行严格的清洗与过滤，因为这些测序数据把核基因与线粒体基因组一起检测，会受到NUMTs序列的干扰，可能造成假阴性变异（覆盖均一性不足导致）或假阳性变异（序列比对错误多导致）。

本指南建议采用在可靠的线粒体基因组变异数据库中，普通人群个体变异频率低于0.000 02（0.002%，1/50 000）作为PM2_supporting支持等级的致病性证据使用。对于作为某一个单倍群特征性变异，或者在可靠的线粒体基因组变异数据库中，普通人群个体变异频率高于或等于1%，可以适用BA1证据（直接作为良性变异）。对于在可靠的线粒体基因组变异数据库中，普通人群个体变异频率在0.5%～0.99%之间，可以适用BS1的强支持良性的证据等级。PM2、BA1、BS1同时适用于线粒体基因组的所有变异，包括编码蛋白的13个mRNA基因、22个tRNA基因及2个rRNA基因上的变异。

7．整码变异证据PM4

PM4仅适用编码蛋白质的13个mRNA基因上的整码小片段插入/缺失。

8．家系共分离与散发案例的多次报道证据PP1、PS4、BS2和BS4

PP1指的是变异与母系家族成员共分离，而且变异异质性与疾病表现共分离（例如，轻症状/健康个体变异异质性低或检测不出）。母系家庭成员中存在或不存在线粒体基因组的变异本身，并不能提供足够的信息来支持致病性的证据，因为还需要考虑每个家庭成员在不同组织的变异异质性水平与他们各自的临床表型的相关性。对线粒体基因组变异使用家系共分离证据时，需要满足变异必须在母系家庭成员中共分离，而且异质性水平还必须与疾病表现相关。健康或轻度受影响的个体在各种组织中具有低至检测不到的异质性水平，而受影响更严重的个体具有更高的异质性水平。不同于常染色体基因的变异，线粒体基因组变异共分离指的是个体之间每种组织类型样本都可以各自算一次共分离，比如两个个体都有表型，分别在血液与肌肉组织都检测到该变异，那么一共算2次共分离。由于线粒体基因组变异的定量性质，无法计算LOD分数。本指南建议在5个或更多母亲家庭成员中满足上述标准是致病性的中等证据（PP1_moderate），在2～4个母系家庭成员中满足上述标准是致病性的支持证据（PP1）。最高级别为PP1_moderate，线粒体基因组变异不适用PP1_strong级别。PP1的证据使用需要仔细审查家族的所有母系成员的表型与疾病史，以及需要确定检测的样本类型是否一致，还有需要选用可定量的检测方法（如NGS方法，而不是仅Sanger测序）。此外，当所有母系家族成员都匀质性地存在该变异时，不能应用此规则（因为根据母系遗传规律，匀质性的变异100%传递给每个母系成员）。

与受影响的个体相比，在健康的成人或成年母系家庭成员（因为某些线粒体变异是晚发型成人发病）中观察到的异质性水平始终较高的变异将是良性分类的证据（BS2）。由于不同变体的阈值效应不同，并且缺乏对这种现象的完全了解，因此无法定义异质性水平必须高出多少倍才能应用该标准。如果在先证者和健康个体中测试相同的组织，则在受影响的个体或先证者中测试的相同组织中，未受影响的个体或健康的母系家庭成员的较高异质性水平将满足强的证据等级（BS2）。然而，如果评估的患者与健康个体组织类型不同，并且未受影响的个体或健康的母系家庭成员的异质性水平，高于在受影响的个体或先证者中测试的任何其他组织中的异质性水平，则使用支持性的良性证据条款（BS2_supporting）。在受影响的母系家庭成员中缺乏mtDNA变异分离或在父系家庭成员中临床疾病表现的分离也将是良性分类的证据（BS4）。

PS4证据适用于病例–对照研究（case control study），或者当大型自然人群数据库中不存在该变异（满足PM2_supporting），并且该变异存在于多个具有相似表型的无关先证者中时，可以应用PS4。具体要求是病例–对照研究中相对风险或者OR值（odds ratio，比值比）要求大于5.0，且估计的置信区间±不与基线1.0相交。

9．功能预测证据PP3和BP4

PP3与BP4适用于线粒体基因组上的13个mRNA基因与22个tRNA基因。但需要注意的是，mRNA与tRNA基因分别适用不同的预测软件。对于mRNA基因，适用APOGEE分值，大于0.5，适用PP3；小于等于0.5适用BP4。对于tRNA基因，当变异同时满足MitoTIP分值大于前50分位，并且HmtVAR分值大于0.35，适用PP3；当变异同时满足MitoTIP分值小于等于前50的分位，并且HmtVAR分值小于等于0.35，适用BP3。

10．临床表型吻合证据PP4

患者表型与线粒体病非常吻合适用PP4。评估线粒体电子传递链（electron transport chain，ETC）复合物的酶功能可以提供致病性的证据，应该注意到关联酶复合物或与相关变体相关的复合物的缺陷，仅这些实验证据可以对线粒体基因组的变异提供PP4证据。理想情况下，应在肌肉和肝等能量需求高且控制范围已确定的组织中评估ETC酶活性缺陷，这些组织最有可能在ETC功能受损的情况下表现出功能障碍并表现出临床体征或症状。皮肤来源的成纤维细胞系中发现的ETC酶缺陷也可被视为支持致病性的证据。然而，必须在多个不相关的先证者中观察到成纤维细胞系缺陷和/或在不同个体中进行检测。值得注意的是，由于缺乏能够证明与其他有症状组织中ETC酶活性密切相关的重复和验证数据，口腔样本中的ETC酶活性不会被视为支持或反对线粒体基因组变异致病性的证据。BP4不适用于线粒体基因组的变异。ETC复合物的酶活性要在下降到基线值20%以下才适用PP4证据。建议同时检测线粒体基因组及常染色体的其他线粒体病相关基因，以排除导致ETC复合物酶活性降低的其他原因。

11．存在其他致病变异证据BP2和BP5

线粒体或者核基因中存在其他能解释患者表型的致病变异是指在核DNA或mtDNA中识别到另一种致病变异，被认为是支持对正在处理的mtDNA变异进行良性分类的证据。但是需要注意，大多数致病性变异以低水平异质性（通常低于20%）存在于个体中时，不太可能导致该个体的临床疾病表现。事实上，每200人中就有超过1人在血液中携带低水平（通常低于20%）的常见mtDNA致病变异，这些变异不会引起已知的医学症状。所以如果另一种致病性线粒体基因组变异是低异质性水平存在时，将不适用于BP2或者BP5，因为不能绝对排除同时存在两种不同的线粒体基因组致病变异，也不能完全排除线粒体基因组与核基因上的线粒体疾病基因同时存在致病变异。

12．移除条款

线粒体基因组变异移除了以下7条证据条款：①PM1，热点/关键结构域，线粒体基因组有着很高的变异概率，而且没有明确的热点/热点区域。②PM3，与另一个致病变异复合杂合，线粒体基因组是母系遗传，不存在复合杂合概念。③PP2，基因错义变异中良性变异所占的比例低，线粒体基因组有着很高的变异概率。④PP5/BP6，可靠来源报道为致病性或良性的，ACMG/AMP的SVI已经移除这两条证据条款。⑤BP1，基因主要致病变异是截短变异，大部分线粒体基因组编码mRNA的基因，致病变异不是截短变异。⑥BP3，重复区域发生的插入/缺失，mtDNA致病性插入/缺失（indel）很少发生在重复区。

三、线粒体病遗传咨询特点

线粒体遗传病的遗传咨询比较特别，因为线粒体基因组的遗传特性使得其遗传传递存在特殊之处，异质性和阈值效应也使得遗传咨询变得非常复杂和困难。下面以Leber遗传性视神经病变（LHON）为例来描述这类遗传咨询的特点。

Leber遗传性视神经病变（LHON）于1871年由Leber医生首次报道，因主要症状为视神经退行性病变，故又称为Leber视神经萎缩。该病是由于mtDNA突变导致，目前已经报道了100多个与LHON相关的mtDNA突变。LHON被认为是最常见的线粒体病，其在欧洲的患病率为1/27 000到1/45 000。该病患者中以男性为主，占80%~90%，发病年龄主要为15~35岁。LHON患者中，线粒体突变影响了呼吸链中复合体Ⅰ的亚基基因，导致视网膜神经节细胞的选择性降解并且疾病发生一年内出现视神经萎缩。3个常见的mtDNA变异（m.11778G.A/MTND4，m.3460G.A/MT-ND1，m.14484T.C/MT-ND6）占所有LHON的95%以上。除了少数LHON案例属于新发突变，mtDNA突变会出现在所有母系亲属成员中，这些成员中有些可能没有症状。

LHON临床表现为双眼同时或先后出现急性或亚急性无痛性视力下降，单眼发病或双眼病变，不对称者可出现相对性瞳孔传入障碍（relativeafferent pupillary defect，RAPD）阳性，眼底表现分为急性期、慢性期和萎缩期。急性期视盘充血、水肿，视盘表面毛细血管扩张、迂曲，但荧光素眼底血管造影术检查无荧光素渗漏，从而可使其与视盘炎和前部缺血性视神经病变相鉴别；视野表现为中心暗点，伴有色觉障碍。随病情发展，视盘颞侧充血、水肿逐渐减退，变得苍白，而此时视盘鼻侧和上、下部仍呈充血、水肿。随着视盘鼻侧和上、下部的充血、水肿逐渐减退，最后整个视盘呈苍白色，部分患者晚期可伴有视杯扩大和视盘周围血管白鞘。LHON具有外显不全的特点，大约50%的男性和90%的女性即使携带致病性变异，最终也不会发展为失明；患者母亲通常也会携带相同的致病性变异，但是有可能不会出现视力下降的问题。LHON外显不全的原因可能与核基因影响线粒体基因的表达调控有关。

以LHON遗传咨询为例子，常见的线粒体遗传咨询的问题和注意事项如下。

（1）携带线粒体DNA突变的个体是否患病和如何预防？

目前无法准确预测LHON携带者是否发病。LHON携带者视觉丧失的预测有性别和年龄两个因素，如果男性，终生有50%的风险，而女性只有10%。大部分患者视觉障碍在20岁左右就发生了，如果超过50岁，发病的风险相对减少。因为无法准确预测，所以携带者需要进行监测管理，可以通过视觉辅助检查进行长期监测，也可以提供视觉辅助设备或药物改善轻微症状或保护视力，同时避免视觉丧失的风险因素，如吸烟和饮酒，以及干扰线粒体代谢的药物。

（2）携带线粒体DNA突变的父母是否都会传递给后代？

LHON严格遵循线粒体母系遗传方式，男性携带者不会传递mtDNA突变给后代，而女性携带者会传递所有mtDNA突变给后代；女性携带mtDNA突变，无论是否有症状，都会传递给其所有的后代。值得注意的是，一个有症状母亲的遗传状态是异质性的，传递给后代的有可能是低水平突变，而携带低水平突变的个体疾病发病风险也相对较低。大多数母亲携带的线粒体DNA突变是同质的，其后代会携带这个变异，如果是异质性的，情况将比较复杂，可能会传递高频或低频的突变给某个后代个体，进而带来视觉丧失的风险。

（3）如果发现了一个携带线粒体DNA突变的患者，其家庭中其他成员发病风险如何？

患者的同胞复发风险取决于母亲的遗传状况，如果母亲携带线粒体DNA突变，所有同胞都有获得此遗传变异的风险。如果一个先证者携带LHON突变，需要对其他家庭成员进行遗传学检测，以明确罕见的新发变异可能性。

考虑到LHON临床表型的可变性，如果确定了先证者的线粒体DNA变异，需要对其年轻的同胞进行快速检测和诊断，以便在视力受损的窗口期进行干预。

尽管可以确定突变率，并且有证据表明血液中＞60%的突变阈值是疾病表达所必需的，但对于未发病的突变异质性携带者，遗传咨询仍然非常困难。也正是这个原因，产前通过羊穿或绒毛膜取样检测线粒体DNA突变，如果存在异质性的情况，是非常难咨询的。

（4）如果母亲确定携带mtDNA LHON突变，产前咨询考虑哪些？

对于LHON高危的孕妇进行产前诊断需要提前告知检测结果的复杂性；通过羊水或绒毛膜检测mtDNA的突变负荷，可能不能对应于胎儿或成人组织，即使携带mtDNA LHON突变，也无法预测成人后是否发病，发病年龄，以及严重程度或进展速度。

🖐 **相关网站**

http://www.mitomap.org/

https://www.hmtdb.uniba.it/

https://www.helix.com/pages/mitochondrial-variant-database

🧠 **思考题**

1. 思考线粒体病的遗传咨询特殊性与线粒体遗传特性的关系。

2. 如果发现了一个携带线粒体DNA突变的患者，其家庭中其他成员发病风险如何？

📖 **推荐阅读**

McCormick E M, Lott M T, Dulik M C, et al. Specifications of the ACMG/AMP standards and guidelines for mitochondrial DNA variant interpretation [J]. Hum Mutat, 2020, 41 (12): 2028-2057.

📑 **参考文献** 🖱

第十二章

染色体病

　　染色体病是由染色体数目异常或者结构异常导致的疾病。染色体数目异常可分为整倍体异常（polyploidy）和非整倍体异常（aneuploidy）。整倍体异常主要包括三倍体、四倍体及其嵌合体，非整倍体异常主要包括染色体的单体（monosomy）（如X单体）和三体（trisomy）（如21三体、18三体）。染色体结构异常是指染色体上部分片段的拷贝数和位置的改变，常见的结构异常有缺失、重复、倒位、易位、插入等。染色体的数目异常和结构异常既可单独发生，也可同时发生，机体的不同细胞系也可能存在不同的染色体数目或结构异常，形成复杂的嵌合体。

　　染色体病的临床表现与其遗传物质的不平衡程度有关。纯合的三倍体、四倍体胎儿很难存活至出生，已发现的多为三倍体/二倍体或四倍体/二倍体嵌合；人类的染色体单体仅有X单体可存活，出生时常见的三体有21三体、18三体、13三体及性染色体的三体等，其余均容易导致早期流产、胎儿多发畸形、死胎、死产等异常妊娠结局。染色体异常是导致胚胎流产的主要原因，在早期流产的样本中，50%左右存在各种染色体异常，其中约一半为数目异常的嵌合体。染色体异常也可以表现为胎儿宫内多发畸形、出生后生长发育迟缓、智力发育迟缓等，某些染色体病甚至在成年后才被发现；性染色体数目异常出生时临床表现不明显，往往到青春期或育龄期才被发现，也有因常规检查而意外发现者。染色体平衡性结构异常的携带者，本身的遗传物质是平衡的，一般没有临床表现，但在生育下一代时可能会面临各种生育问题，多因不孕不育、反复流产而就诊咨询。

　　染色体病的发病机制与受精过程，以及染色体在细胞有丝分裂和减数分裂过程中的运动密切相关。三倍体、四倍体的形成与异常受精过程相关，非整倍体的形成多与细胞分裂中的染色体不分离相关，结构异常的形成与染色体的断裂和错误重接相关。需注意的是，以上机制既可同时发生也可序贯发生，同时细胞对于染色体异常也会有一些自发的"纠错机制"，如三体自救和单体自救等，某些特殊的结构异常，如双着丝粒染色体、环状染色体等在有丝分裂中还可能发生进一步的演化，最终导致非常复杂的嵌合现象。

　　除易位、插入、倒位等染色体平衡性结构异常外，大多数染色体病为新发变异，通常很少在一个家系中看到染色体病的遗传。染色体病的再生育风险因异常类型不同有较大差异，主要有以下几种情况：①夫妻双方核型正常，胎儿或患儿为新发变异，则一般再发风险较低。②夫妻一方为嵌合型染色体异常携带者，通常要根据异常细胞系所在组织、嵌合比例与类型，综合评估其再发风险，最主要的是排查生殖腺嵌合。③夫妻一方为染色体平衡性结构异常携带者，则易导致反复流产或发生子代出生缺陷，具体的风险评估见第二节。

在染色体病的遗传咨询中，应特别注意区分染色体异常与染色体多态（chromosomal polymorphism）。染色体多态是指在不同的表型正常个体中，在某些特定染色体区域出现大小、形态、结构和染色特性的变异。染色体多态在不同个体间高度可变，但在家族中以孟德尔方式稳定遗传。染色体多态与所采用的染色技术有关，如通过Q显带可明显地观察到3号、4号、D、G组染色体短臂及Y染色体长臂的变异，通过C显带可观察到1号、9号、16号及Y染色体长臂的变异；通过N显带可以发现D、G组染色体随体柄和随体的变异等。染色体多态包括长度的变异，数目和位置的变异。常见的长度变异包括异染色质片段、随体柄或随体长度的变异，如16qh+、Yqh-、21ps+、22pstk+、13cenh+等；常见的随体位置的变异包括17qs、Yqs等。围着丝粒区域的倒位如inv(1)(p11q12)、inv(2)(p11.2q13)、inv(3)(p11q11)、inv(9)(p12q13)、inv(20)(p13q11.2)等也属于染色体多态。染色体多态通常不具有致病性，《人类细胞基因组学国际命名体系》ISCN也强烈建议在核型描述部分中不包括这些正常变异，而是根据需要在报告的解释性文字中予以说明。

第一节　染色体异常的细胞遗传学基础

细胞遗传学是研究染色体的数目、结构及其在细胞周期中运动规律的学科，是遗传学的重要分支之一。临床细胞遗传学是研究可能导致人类疾病的染色体数目和结构异常及其规律的学科。对染色体异常进行正确的分析、判读，对染色体异常的患者或携带者进行准确的风险评估和遗传咨询均需要有扎实的细胞遗传学基础。

染色体的形态变化和行为与细胞的有丝分裂和减数分裂密切相关。有丝分裂（mitosis）是真核细胞分裂产生体细胞的过程，普遍见于动物和高等植物。有丝分裂可分为分裂期和分裂间期，分裂期又可分为前、中、后、末4个时期。有丝分裂全过程包括1次DNA复制、1次染色体分离和1次细胞分裂，最终产生两个二倍体细胞。在有丝分裂的中期，染色体高度凝缩成短棒状的结构，在光学显微镜下清晰可见。

减数分裂（meiosis）是有性生殖生物繁衍的基础，是二倍体生殖母细胞产生单倍体配子的特殊细胞分裂过程。减数分裂包括1次DNA复制、2次染色体分离和2次细胞分裂，最终产生4个单倍体细胞。发生减数分裂的生殖母细胞由受精卵经过有丝分裂并分化而来。减数分裂分两个阶段：减数分裂Ⅰ和减数分裂Ⅱ，中间有减数分裂间期。

减数分裂的特征性事件是同源染色体发生联会、交换和非同源染色体的自由组合，这是人类遗传多样性产生的主要来源。同源染色体间姐妹染色单体的交换，使得染色体上基因的连锁关系重新组合，因此单倍体生殖细胞中每条染色体的遗传信息与亲本对应的两条同源染色体的遗传信息均不完全相同。减数分裂过程中染色体的分离或重组发生差错，如染色体不分离或非平衡重组，会产生染色体数目或结构异常的配子，这些配子受精后，常导致妊娠流产或染色体/基因组异常综合征。对于染色体平衡性结构异常的携带者，其多种异常配子类型的产生更是与减数分裂过程密切相关（详见本章第三节）。

一、染色体数目异常及发生机制

染色体数目是物种区别的重要特征，正常人类体细胞（2n）的数目是46条，数目的增加或减少均称为染色体数目异常。配子发生、结合及受精卵有丝分裂过程中的差错事件是导致染色体数目异常的主要原因。染色体数目异常包括整倍体异常和非整倍体异常。整倍体异常是指在二倍体（2n）基础上染色体整组增加或减少，超过二倍体的整倍体称为多倍体，如三倍体（3n）或四倍体（4n）等，常在流产胚胎中见到。少于二倍体的整倍体仅有单倍体，单倍体个体在人类尚未见到。非整倍体异常是指在二倍体基础上减少或增加其中一条或多条染色体，减少者为亚二倍体（多见单体），增加者为超二倍体（多见三体）。

1. 多倍体的产生机制

多倍体的产生机制包括双雄受精（diandry）、双雌受精（digyny）（图12-1）、核内有丝分裂和核内复制4种情况。双雄受精即2个精子同时与1个成熟卵受精，2个精核与

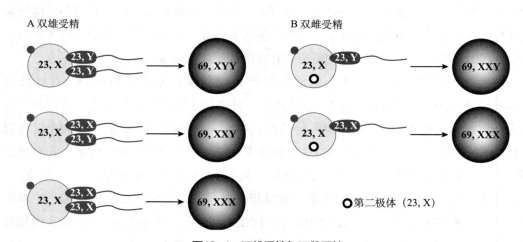

图12-1　双雄受精与双雌受精

1个卵核融合形成三倍体合子。双雌受精是第二次减数分裂时，初级卵母细胞与1个精子受精，由于某些原因，次级卵母细胞的第二极体未能正常排出，1个卵核、1个精核与1个极核重新融合，形成三倍体合子。核内有丝分裂（endomitosis）是在有丝分裂时，染色体正常复制1次，但至分裂中期，纺锤体未形成或组装异常，导致细胞未能进入分裂后期和末期，核膜未解体，无胞质分裂，结果细胞内含有4组染色体，形成四倍体。核内复制（endoreduplication）则是在一次有丝分裂过程中，染色体复制2次，而细胞只分裂1次，产生的2个子细胞都为四倍体，多见于肿瘤细胞。

2．非整倍体的产生机制

非整倍体的产生机制包括减数分裂和有丝分裂过程中的染色体不分离和有丝分裂过程中的后期延滞（图12-2）。

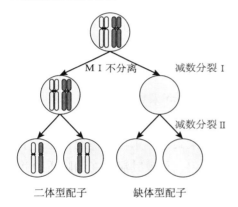

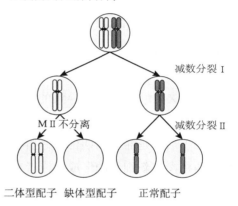

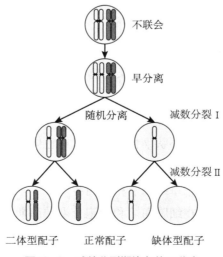

图12-2 减数分裂期染色体不分离

（1）减数分裂期染色体不分离　减数分裂期染色体不分离可用经典模型和早期分离模型解释。在经典模型中，减数分裂过程的后期，同源染色体或姐妹染色单体未能完成分离，在纺锤丝牵引下移向同极，而非相反的两极，从而导致非整倍体配子的产生，两个子细胞分别为二体型（disomic）或缺体型（nullisomic）。染色体不分离既可发生在减数分裂I期（图12-2A），也可发生在减数分裂II期（图12-2B）。早期分离模型中，染色体不分离由3个连续事件组成（图12-2C）：首先，同源染色体在减数分裂I期未配对和联会形成二价体，而是以单价体形式存在；然后，尽管正常情况下姐妹染色体的分离应严格发生在减数分裂II期，然而单价体的姐妹染色单体却易在减数分裂I期提前分离（predivision），形成只含1条染色单体的"单染色体"；最后，"单染色体"和其正常的同源染色体（含有2条染色单体）在后期I独立分离，最终形成二体型配子、缺体型配子和正常配子。

常染色体非整倍体形成主要源于生殖细胞的发生过程，而女性高龄是独立的主要风险因素。例如，已知胎儿21三体的发生概率与母亲年龄呈正相关，25岁孕妇的风险约为1/1 350；而45岁时这一风险增加到近1/30。常见性染色体非整倍体中，导致Turner综合征的X缺体型配子约70%来自父亲，Klinefelter综合征中额外X染色体的父母来源比例基本相同。47, XXX综合征中额外X染色体主要来自母亲，且80%是由于第一次减数分裂期间发生X染色体不分离导致的；47, XYY综合征中，两条Y染色体均来自父亲，是由于第二次减数分裂期间发生Y染色体不分离导致的。

（2）后期延滞　后期延滞是指在有丝分裂过程中，某染色体未与纺锤丝相连，不能移向两极参与新细胞的形成，或者在移向两极时发生延迟，导致其滞留在细胞质中并最终丢失。在生殖细胞有丝分裂增殖阶段，后期延滞将导致生殖腺非整倍体嵌合体的形成，增加非整倍体配子的发生率。

二、染色体结构异常及发生机制

染色体结构异常是染色体发生断裂和错误重接而导致的。基因组的微缺失或微重复（小于5 Mb的基因组改变）本质上也属于染色体结构变异范畴，但为便于区别讨论，本节所述染色体结构异常特指光学显微镜下可见的染色体结构改变。依据是否发生遗传信息的剂量改变，染色体结构异常可分为非平衡性结构异常和平衡性结构异常。非平衡性结构异常主要包括缺失、重复、环状染色体、等臂染色体、标记染色体等，平衡性结构异常包括相互易位、罗氏易位、倒位、插入等，也可表现为复杂染色体重排。染色体结构异常的发生机制可参考第十三章第二节相关内容。

染色体结构异常主要发生在细胞间期和细胞分裂的前期。细胞间期染色体复制或修复过程中，DNA双链断裂及断裂后重接事件频繁，如断裂后重接发生在原断裂位置（原位重接），则染色体结构恢复，通常不引起遗传效应；如断裂后未重接或重接不发生在原断裂位置（异位重接），则染色体将发生部分缺失、重复或结构重排，产生染色体结构异常。减数分裂前期同源染色体配对互换过程中的差错事件，如非等位同源重组和各种同源序列介导的修复事件，也会导致染色体结构异常。倒位和插入等平衡性结构异常携带者的染色体，在减数分裂期间发生联会和交换，形成特殊的结构，通过交换可以产生新的染色体结构异常，称为重组染色体（recombinant chromosome）。

第二节　染色体非平衡性结构异常

一、染色体非平衡性结构异常的类型

染色体非平衡性结构异常主要包括缺失、重复、环状染色体、等臂染色体、标记染色体等，一般而言，显微镜下可见者，称部分三体/部分单体；仅能通过荧光原位杂交（FISH）或染色体芯片等技术检测到的微小片段改变，称微缺失/微重复。但无论是何种结构异常，其主要遗传效应均表现为染色体/基因组的不平衡（剂量改变），可参考本书第十三章和十五章的相关内容，此处仅做简要介绍。

1. 缺失

缺失是指染色体上的部分片段发生丢失。纯合缺失及杂合缺失都可能引起致死或表型异常。缺失引起的遗传效应随着缺失片段大小和细胞所处发育时期的不同而不同。染色体缺失可以来自亲本遗传，也可以是新发突变，这部分可参见基因组病的风险评估一章。

2. 重复

重复是染色体的部分片段在原有位置上发生倍增，根据重复片段的方向与原有染色体的方向关系，可分为正向重复和反向重复。前者指的是重复片段的方向与所在染色体的方向一致，后者指的是重复片段的方向与所在染色体的方向相反。在染色体重复的杂合子中，当同源染色体联会时，发生重复的染色体区段将形成一个拱形结构（中间重复），或者比正常染色体多出一段（末端重复）。重复引起的遗传效应一般比相应片段的缺失小，但是如果重复的片段太大或包含剂量敏感基因，也会影响个体的生活力，甚至引起死亡。

3. 环状染色体

环状染色体是指一条或多条染色体发生断裂后重接成环形结构，最常见的是一条染色体两端发生断裂，末端片段丢失，剩余片段重接成环，因此具有环状染色体的核型往往表现为染色体末端片段的部分单体。但环状染色体在有丝分裂中往往会发生进一步的演化，形成大环、双环、衍生染色体等结构，导致复杂的嵌合核型。

4．等臂染色体

等臂染色体是指染色体的两个臂完全相同，即均为长臂或均为短臂，多为染色体分离时发生着丝粒横裂所致。等臂染色体可同时造成染色体的部分三体和部分单体。

5．标记染色体

标记染色体是指通过常规细胞遗传学显带技术不能辨识或明确来源的结构异常染色体，其中大小等于或小于同一分裂相中的20号染色体者称为"微小额外标记染色体"（small supernumerary marker chromosome，sSMC）。标记染色体有多种形态，如倒位重复形（可理解为小的等臂或双着丝粒等臂染色体）、含着丝粒的微小染色体，以及不能明确来源的环状染色体。需要注意的是，标记染色体的遗传效应与其所含基因的数量及是否剂量敏感有关。研究发现约70%的病例中，新发的微小额外标记染色体无表型效应，相当一部分的标记染色体由异染色质组成，不含有功能的基因片段，因此遗传咨询时务必注意先行分子检测，明确有无染色体不平衡的情况。

二、染色体非平衡性结构异常的遗传效应

染色体非平衡性结构异常可能导致以下几种效应：剂量效应、基因破坏、遗传印记、位置效应，或是以上效应的叠加。

1．剂量效应

染色体非平衡性结构异常导致剂量敏感性基因的拷贝数不足或过量，正常二倍体含有2个等位基因，当染色体非平衡异常导致的等位基因拷贝数减少或增加，且其产生的表达变化不能被转录翻译层面调控机制所抵消时，就会导致相应的分子生物学效应，进而产生异常表型。

2．基因破坏

染色体重排导致疾病相关基因结构的破坏，如易位或倒位的断裂位点发生在特定基因的内部，使其完整性被破坏，则不能产生正常功能的基因表达产物，进而导致疾病，这种情况实际上是失功能变异导致的单基因遗传病。

3．遗传印记

染色体重排导致具有亲源表达特异性的基因的表达异常，常见情形包括含印记基因染色体片段的缺失、重复及单亲二体，具体可参考本书有关章节。

4．位置效应

染色体重排改变了特定基因的基因组环境，而导致其功能异常，如易位将断裂位点附近基因置于新的顺式调控元件背景下，导致基因表达的时空特异性调控机制被扭曲。例如，X常染色体相互易位是一种比较复杂而特殊的情形，由于X染色体的失活机制，一方面易位到X染色体的常染色体片段可能被连带失活，另一方面易位到常染色体的X染色体片段可能逃离失活（易位片段不包含X染色体失活中心序列），也可能引发常染色体的失活（易位片段包含X染色体失活中心序列），两方面情形均可能导致基因表达水平的偏倚或不平衡。

第三节　染色体平衡性结构异常

染色体平衡性结构异常是染色体结构异常中较特殊的一种类型，包含平衡性相互易位、倒位、插入，以及在此基础上形成的复杂染色体重排等。由于是发生平衡性的改变，因此基因组的总量并没有发生变化，如果断裂位点不涉及相应的基因，一般情况下不会发生前述的剂量效应、基因破坏、遗传印记、位置效应等改变，因此携带染色体平衡性结构异常的个体通常自身没有表型。但由于在减数分裂Ⅰ的前期中，同源染色体需要进行联会和同源重组，因此发生结构异常的染色体及其同源染色体将配对形成特殊的结构，如四射体、倒位环等，随着同源片段之间的交换、减数分裂Ⅰ后期发生非同源染色体分离和减数分裂Ⅱ中发生姐妹染色单体分离，将形成正常配子、平衡型配子、非整倍体、部分三体和部分单体的配子，甚至双着丝粒染色体、无着丝粒片段等，导致携带者本人或其配偶发生早期流产、死胎、死产、胎儿超声异常等生育问题。不同的平衡性结构异常在减数分裂中形成的配对结构不一样，异常配子的比例也有很大差别。

如果父母之一为携带者，子代因上述原因出现染色体不平衡，表现为染色体的部分三体和部分单体，则可通过非平衡片段占全部单倍常染色体长度（haploid autosomal length，HAL）的百分比来粗略计算其风险。HAL是指各常染色体的单体长度的总和，每条染色体的HAL值是指其占单倍常染色体长度的百分比（表12–1）。非平衡片段的HAL百分比可通过其占所在染色体的比例乘以该染色体的HAL值得出。一般来说，当该数值小于0.5%时，胎儿可存活；当该数值大于2%（部分单体）或大于4%（部分三体）时，存活机会不高。如果同时出现非平衡性单体和三体片段，单体的遗传效应要比三体的遗传效应更加严重。然而，临床上也不能仅依靠该数据进行遗传咨询，因为还需考虑到剂量效应、基因破坏、遗传印记、位置效应等因素。一般来说，显微镜下可见的常染色体区域大片段染色体缺失或重复，其遗传效应均较重，往往出现早期流产、多发超声结构畸形、死胎等不良妊娠结局。

表 12–1　人类 1 ～ 22 号染色体的 HAL 值（%）

染色体	短臂	长臂	总长度	染色体	短臂	长臂	总长度
1	4.61	4.63	9.24	12	1.30	3.57	4.86
2	3.27	5.47	8.75	13	—	3.26	3.26
3	3.27	3.74	7.01	14	—	3.24	3.24
4	1.71	4.99	6.70	15	—	3.06	3.06
5	1.61	4.68	6.29	16	1.23	1.92	3.15
6	2.33	3.97	6.30	17	0.96	2.50	3.46
7	2.06	3.50	5.55	18	0.70	1.90	2.60
8	1.59	3.33	4.92	19	1.11	1.36	2.47
9	1.60	3.22	4.81	20	0.93	1.35	2.28
10	1.48	3.24	4.72	21	—	1.22	1.22
11	1.62	2.99	4.60	22	—	1.47	1.47

目前对染色体平衡性结构异常携带者的咨询存在一些误区，最常见的就是将理论上的配子的种类数等同于实际配子的构成比，并得出错误的结论，比如平衡易位携带者的正常或易位型配子各为1/18，罗氏易位携带者的正常或易位型配子各为1/6等，而这些理论的配子种类数与植入前检测中得到的实际结果相差甚远。实际上，不同类型的结构异常的再发风险相差悬殊，比如常见的近着丝粒片段倒位携带者配子中正常和倒位型配子的比例接近100%，基本没有异常配子发生，而某些特殊类型的结构异常，如同源染色体间插入和同源型罗氏易位（如der(21; 21)）的携带者，其异常配子的比例接近100%。故对染色体结构异常的咨询不能一概而论，而是需要根据具体的异常类型、片段大小、在减数分裂 I 期间联会形成的配对结构等进行综合分析，如有可能，应对携带者的生殖细胞进行配子类型分析，以明确正常配子的比例；同时，携带者的母亲以及家族中其他携带者的生育情况也可作为参考。本节将简要介绍平衡易位、倒位、插入和复杂染色体重排的遗传效应和风险评估。

一、平衡易位

1. 非同源染色体相互易位

染色体平衡易位中，最常见的是两条非同源染色体之间的相互易位。在减数分裂 I 的前期，非同源染色体平衡易位携带者的两组同源染色体将充分配对，形成特殊的四射体结构，如图12–3，其中AB和CD为正常同源染色体，AD和CB为易位后的衍生染色体，箭头所示为交换发生部位。每条同源染色体由两条姐妹染色单体组成，因此图中共有4条同源染色体，即8条姐妹染色单体。

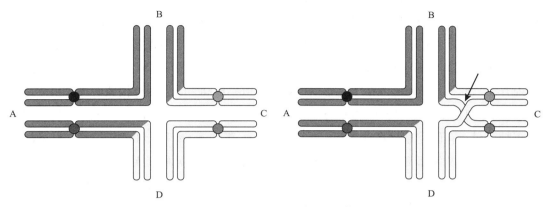

图12-3　非同源染色体平衡易位携带者减数分裂期间形成的四射体结构
箭头所示为交换发生部位

在减数分裂Ⅰ的后期，与其他同源染色体一样，四射体中的4条同源染色体也将发生分离，但由于其特殊的结构，将导致特殊的分离方式：①2∶2分离，即两个子细胞各获得2条染色体，又可分为对位分离（处于相对位置的两组同源染色体分离到一个子细胞，如〔AB CD〕）、邻位-1分离（相邻的两条非同源染色体，如〔AB CB〕）和邻位-2分离（相邻的两条同源染色体一同分离，如〔AB AD〕）。②3∶1分离，即一个子细胞获得1条同源染色体，另一个子细胞获得3条同源染色体。③4∶0分离，即所有4条同源染色体均分离至一个子细胞。显而易见，仅有通过对位分离方式获得的两种配子（〔AB CD〕和〔AD CB〕）才是平衡性的，其他分离方式均将产生不平衡的配子。

此外，联会后同源片段之间将发生交换，如果交换发生在着丝粒与断裂位点之间的片段，且为奇数次交换（图12-3中箭头所示处），则将导致同源染色体的两条姐妹染色单体具有不同的组成，进而通过减数分裂Ⅰ的同源染色体分离和自由组合，以及减数分裂Ⅱ中的姐妹染色单体分离和自由组合产生更多的配子类型。以t(2; 5)为例，拓展阅读材料12.1列出了通过各种分离方式加上染色单体间特定部位的奇数次交换可能产生的36种配子类型。既往在教科书或相关文献中经常出现的18种配子的提法，仅涵盖了2∶2分离方式和部分3∶1分离方式产生的配子，不够全面。然而，36种配子的计算方法尚未考虑到姐妹染色单体不分离的情况，因此实际上可能形成的配子数要大于36种。

需要着重指出的是，虽然可能产生的配子类型众多，但不同分离方式的发生频率并不是均等的，进而导致不同配子类型在生殖细胞中的构成比也不同。一般而言，2∶2分离方式的发生概率高于3∶1分离方式，而4∶0分离方式的发生概率非常低；而同样是2∶2分离，对位分离的发生概率又高于邻位-1分离和邻位-2分离。四射体构象接近对称的，以2∶2分离方式为主，其中大多数为对位分离。四射体构象严重不对称（如其中一条为D组、G组、Y染色体，或两条染色体长度相差悬殊）的，3∶1分离和4∶0分离方式比例上升，但对位分离配子的比例整体上并没有降低。利用荧光原位杂交技术对男性平衡易位携带者的精子进行配子类型的研究发现，其中由对位分离导致的正常或平衡型配子占比约在40%，因此其仍有不小的概率通过自然怀孕获得正常或平衡易位的后代，这是遗传咨询中尤其要注意的一点。

非同源相互易位携带者风险评估时应考虑的因素包括：①性别差异。研究显示男性携带者的正常/平衡型配子比例较女性携带者高，但也有研究显示这可能与胞浆内精子注射过程有关，形态及活力好的精子为整倍体精子的概率更高。②四射体构象差异。易位片段大小、易位形成的四射体空间构象会影响其分离方式，进而影响正常/平衡型配子的比例。③年龄差异。有研究显示35岁以上女性携带者发生邻位-2分离和4∶0分离的可能性增加，而男性携带者发生邻位-1分离的可能性增加。④既往妊娠情况和家族中其他携带者的生育情况，可通过家族中其他携带者的生育情况间接考察平衡易位配子的比例或评估风险。

对于染色体平衡易位的携带者，可选择通过三代试管婴儿技术进行植入前遗传学检测（PGT），筛选掉部分三体或单体的胚胎，植入完全正常或平衡易位型的胚胎，以获得表型正常的后代。如前所述，相互易位携带者也有一定的概率通过自然怀孕获得正常或携带者的后代，因此也不应排除自然怀孕的选项，在临床中，平衡易位携带者通过自然妊娠生育正常或平衡易位后代的病例并不少见。此外，大量研究显示男性或女性相互易位携带者，通过胚胎植入前遗传学检测技术获得整倍体胚胎的概率在30%~40%之间，有较高的概率获得可移植胚胎。目前的PGT技术，如胚胎植入前全基因组单体型连锁分析技术（preimplantation genetic haplotyping，PGH）、断裂点测序技术等，可以直接在胚胎中挑选不携带平衡性结构异常（包括相互易位、罗氏易位等）的二倍体胚胎，生育染色体完全正常的子代，阻断结构变异的家族遗传。

2．同源染色体相互易位

同源染色体相互易位携带者的两条同源染色体均存在结构异常，如按照分离定律，其不太可能产生正常的配子。但在减数分裂Ⅰ时，两条染色体发生联会、配对，可能形成易位环结构（图12-4），经过易位环内的染色体交换，有可能产生正常的配子，进而得到正常的后代。因此对于同源染色体的相互易位，应告知尚有生育可能，并建议通过三代试管婴儿技术进行植入前诊断。

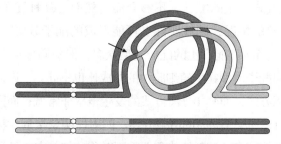

图12-4 同源染色体相互易位携带者有可能通过交换产生正常配子

3. 罗氏易位

罗氏易位是特殊类型的平衡易位，非同源罗氏易位如der(13; 14)的携带者在其减数分裂中，同源染色体也经历配对和交换、分离等过程，但不像平衡易位那样形成四射体，而是形成由罗氏易位染色体和两条同源染色体配对而成的三价体；在减数分裂过程中同源染色体发生分离，理论上有三种1∶2分离方式和一种3∶0分离方式，最终可生成8种配子，其中一种为正常，一种为易位型配子，其余配子类型包括双二体、双缺体、二体和缺体等，除正常和易位型配子外，其他异常配子与另一方的正常配子结合所形成的合子均为非整倍体（图12-5）。

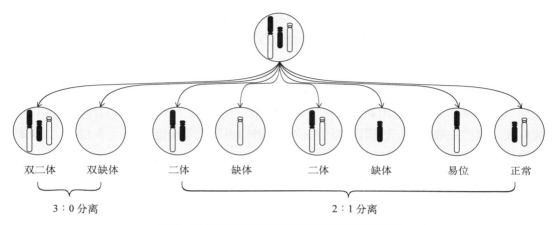

图12-5　非同源罗氏易位携带者的可能配子类型

与前述平衡易位类似，非同源罗氏易位携带者虽然可生成多种类型的配子，但这并不意味着其中正常或易位型配子的占比分别为1/6（仅考虑常见的三种2∶1分离）或1/8（包括3∶0分离），实际上有多个研究通过非同源罗氏易位携带者的配子类型分析，发现男性精子中正常或易位型精子的比例为81%～92%，女性中正常或易位型卵子的比例为40%～68%，而通过3∶0分离方式产生的双二体或双缺体型配子占比极低，不足1%。这意味着在非同源罗氏易位中，也是以对位分离方式为主，生成的配子大多为正常或易位型的配子，上述结果也提示在非同源罗氏易位携带者的风险评估中同样应考虑性别因素。如罗氏易位其中一条为21号染色体时，母源性非同源罗氏易位与父源性非同源罗氏易位的再发风险分别为15%和2%（表12-2）。

表 12-2　不同亲本来源罗氏易位携带者的再发风险

	D/21或21/22易位	21/21易位
母源性	15.0	100
父源性	2.0	100
新发	3.7	3.7

注：D：D组染色体，即13、14和15号染色体。

因此，对于非同源罗氏易位携带者，固然可以推荐其进行植入前诊断，但考虑到实际上携带者配子中大部分仍为正常配子，所以通过自然怀孕获得正常或携带者后代的可能性同样较高，尤其是父源性携带者，其再发风险（2%）甚至低于新发的非同源罗氏易位（3.7%）。另外，非同源罗氏易位携带者的后代如果遗传了亲本的罗氏易位染色体，应注意排除其为单亲二体和/或低比例嵌合的可能性，因为其有可能为三体或单体合子发生三体自救或单体自救而导致（可参考下一节"嵌合体"相关内容）。研究显示男性罗氏易位携带者，通过PGT技术获得整倍体胚胎的概率在60%左右，而女性罗氏易位携带者获得整倍体胚胎的概率在40%左右，男性携带者较女性有更高的概率获得可移植胚胎。与相互易位不同的是，对于罗氏易位，年龄并不会影响减数分裂对位分离配子的比例，但不同的罗氏易位类型之间有明显差异。

同源罗氏易位携带者如der(21; 21)的情况与前述不同，在减数分裂过程中经过同源染色体分离和姐妹染色单体分离，一般只能形成同源易位型或缺体型的配子（图12-6），后续与另一正常配子结合后形成易位三体型或单体型的合子，不能生成正常或罗氏易位型的后代。因此一般情况下，同源罗氏易位携带者的再发风险接近100%（表12-2），与非同源罗氏易位携带者的再发风险相比明显升高。但在极特殊的情况下，减数分裂中同源易位染色体有可能发生位于着丝粒区的自发断裂，生成两条正常的染色体，进而生成正常的配子；或三体型/单体型的合子发生三体自救/单体自救，恢复成正常的二体状态。因此，家族性遗传的同源罗氏易位携带者有极大可能为相应染色体的单亲二体，故应向患者提示相关风险。同源罗氏易位携带者生育子代还可能与父母生殖腺嵌合或缺体/二

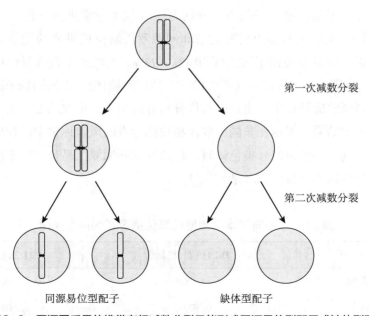

第一次减数分裂

第二次减数分裂

同源易位型配子　　　　　缺体型配子

图12-6　同源罗氏易位携带者经减数分裂只能形成同源易位型配子或缺体型配子

体配子受精有关。故临床上遇到此类携带者应明确告知其获得正常后代的可能性非常低，建议其选择供精或领养等方式。

二、倒位

无论是染色体的臂间倒位（paracentric inversion）还是臂内倒位（pericentric inversion），在减数分裂中，正常染色体与其倒位的同源染色体如果充分配对，将形成倒位环（图12-7A）结构，通过倒位环内的交换和随后的同源染色体分离，至少将产生4种配子：正常、倒位，以及两种发生末端缺失和重复的配子（根据交换后重接的染色体片段不同，还可能形成双着丝粒染色体和无着丝粒片段两种配子，这两种染色体异常在有丝分裂中可能发生进一步的变化，演化出其他异常染色体）。经此途径产生的部分缺失/重复染色体应按重组染色体描述。

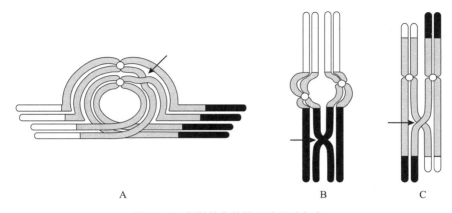

图12-7　倒位染色体的几种配对方式

此外，随着倒位片段的大小不同，正常染色体与其倒位的同源染色体也可能发生不完全的配对和交换，如图12-7B中，倒位片段较小，则可能不发生配对和交换，而是保证倒位片段以外的其他染色体片段发生充分的配对和交换，此时两条同源染色体在减数分裂中的运动与其他同源染色体相同；而在图12-7C中，倒位片段较大，则可能优先保证该片段的配对和交换，位于两端的较短的染色体片段则不能进行配对和交换，此时如倒位片段内发生奇数次交换，则将产生两条不平衡的末端缺失/重复染色体。因此染色体倒位片段的大小与子代重组染色体的形成有关，片段越小，越不容易形成典型的倒位环；发生交换的片段位于倒位片段之外，不容易形成重组染色体；随着倒位片段的增大，配子中重组染色体的占比逐渐升高，但总体而言，正常或倒位型配子的合计占比均大于50%。对于某些围着丝粒区域的染色体臂间倒位，如inv(1)(p11q12)、inv(2)(p11.2q13)、inv(3)(p11q11)、inv(9)(p12q13)、inv(20)(p13q11.2)等，其正常或倒位型配子占比甚至接近100%，即绝大多数此类倒位携带者的配子均为正常或倒位型配子。

三、插入

1. 染色体内插入

染色体内插入（intrachromosomal insertion）又称移位（shift），根据插入片段的方向又可以分为染色体内正向插入和染色体内反向插入。无论插入方向如何，在减数分裂期间，发生插入的染色体与其同源染色体将形成具有两个移位圈的结构，以满足同源片段充分联会和交换的要求。图12-8A为染色体内反向插入携带者在减数分裂中形成的移位圈。除了正常和插入型的配子外，通过移位圈内的奇数次交换，还将产生部分三体或部分单体的配子，或者含双着丝粒染色体和无着丝粒染色体的配子，后两种染色体异常同样在有丝分裂中可能发生进一步的变化，演化出其他异常染色体。此外，如果考虑到染色体断裂重接的方式和两个移位圈内都发生交换的情况，理论上还可以形成更多不平衡的配子。这些不平衡配子与另一方的正常配子结合，将导致早期流产、胎儿畸形、死胎、死产等不良妊娠结局。因此，不能简单地按照孟德尔分离定律，认为仅有正常配子和插入配子两种可能，而两种配子均为平衡型配子，进而得出子代为100%正常或携带者的结论。

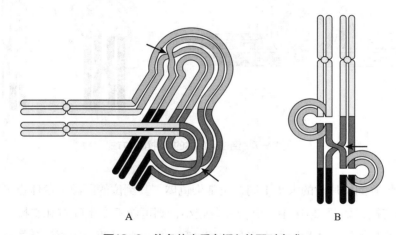

图12-8　染色体内反向插入的配对方式

与染色体倒位相似，插入片段过小时也可能发生不完全联会，形成图12-8B的结构，如果在图示部位发生交换，将产生正常型配子、插入型配子、部分三体和部分单体配子4种类型的配子。

与平衡易位和倒位一样，染色体内插入携带者的再发风险评估不能简单地根据配子类型计算，因为各种分离方式发生的概率并不是一样的。有研究总结了27个染色体插入家系，得出其生育染色体不平衡后代的风险为15%。另有研究对均为ins(7)(p22q32q31.1)携带者的两姐弟进行胚胎植入前检测，发现正常或平衡性胚胎占比为58.1%（18/31），发生片段重复和缺失的胚胎分别为25.8%（8/31）和16.1%（5/31），可见与平衡易位和倒位类似，染色体内插入携带者配子中正常/插入型的配子占比也具有一定优势。有学者认为染色体插入携带者再发风险在0～50%之间，且根据插入片段的大小不同，其风险也略有不同，因较长的插入片段更有可能发生染色体重组。因此遗传咨询时应结合患者家族史、插入片段大小进行咨询，如有可能，行配子检测（如男性携带者的精子FISH）可获得最精准的风险评估。

2. 染色体间插入

染色体间插入（interchromosomal insertion）又称转位，同样可根据转位片段的方向分为正向插入和反向插入。无论插入方向如何，在减数分裂期间，供体染色体、受体染色体及其同源染色体将形成转位圈结构（图12-9A），以满足同源片段联会和交换的要求。除了正常和插入型的配子外，通过转位圈内的奇数次交换，还将产生部分三体或部分单体的配子，或者含双着丝粒染色体和无着丝粒染色体的配子。由于涉及4条同源染色体（8条姐妹染色单体），考虑到减数分裂期间染色体的相互分离和自由组合，其可能形成的配子种类将会更多，但与前面讨论的其他结构异常一样，其中正常/插入型配子的比例仍占优势，不平衡配子虽然种类多，但占比均较低。另外，如果插入片段过小，也同样有可能不形成转位圈，而是像正常同源染色体那样配对和分离（图12-9B），此时根据孟德尔定律，将生成正常、平衡性插入、部分三体和部分单体的配子，且每种配子的发生概率均为1/4。

3. 同源染色体间插入

一条染色体上的片段插入其同源染色体上称为同源染色体间插入，是一种特殊类型的染色体间插入，又可根据断裂位点是否相同分为两种情况。如果受体染色体的断裂位点与供体染色体的两个断裂位点均不同时，如为正向插入，将形成同时具有倒位环和转位圈的配对结构（图12-10A）；如为反向插入，将形成具有两个倒位环的配对结构（图12-10B），理论上两种配对方式均可以通过同源染色体间倒位环内的奇数次交换生成正常的配子（图中箭头所示处）。

与其他染色体结构异常一样，同源染色体间插入所形成的配对结构也受插入片段大小和所形成的倒位结构（取决于受体断裂位点和供体断裂位点的距离）的影响，如果片段过小，也有可能发生如图12-7和图12-8一样的不完全配对，产生其他类型的不平衡配子，此处不再赘述。理论上只要能形成倒位环，就有可能生成正常配子。

如果受体染色体的断裂位点与供体染色体的断裂位点之一相同，则称为等位点插入或等位点转位，根据插入后片段的方向又可分为等位点正向插入和等位点反向插入。其中发生等位点正向插入的染色体类似于同源染色体间的易位，在减数分裂中可形成转位圈，并通过奇数次交换生成正常配子（图12-11A）；而发生反向插入的受体染色体虽然也能形成转位圈，但不能通过同源染色体的交换生成正常配子（图12-11B），不难看出

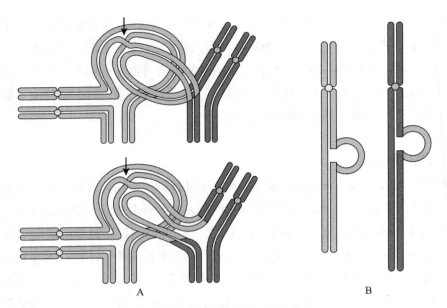

图12-9 染色体间插入的配对方式

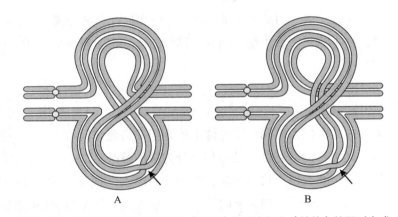

图12-10 同源染色体间正向插入（转位）和反向插入（转位）的配对方式

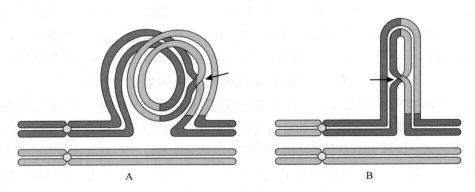

图12-11 等位点正向插入和等位点反向插入的配对方式

图12-11A就是图12-10A中无倒位环形成时的特殊情况。等位点反向插入结构异常携带者与同源罗氏易位携带者一样，其再发风险接近100%，故临床上应建议其选择供精等其他方式生育或进行领养。

在染色体插入的风险评估中，需考虑的因素如下：①插入的类型，是属于染色体内、非同源染色体间还是同源染色体间的插入。②片段的大小，如对于染色体内和非同源染色体间插入，其片段越小，越不可能形成移位圈或转位圈，即有更大可能性按照孟德尔分配定律进行分离；而片段越大，则越有可能形成移位圈或转位圈，并经染色体交换产生各种不平衡配子。此外，某些特殊类型的染色体插入，如等位点反向插入，不论其片段大小如何，理论上均不可能形成正常配子，因此在遗传咨询中应充分考虑结构异常的类型，以及该结构异常在减数分裂期间可能形成的配对结构，并在此基础上推断可能的分离方式和发生交换后的可能配子类型，才能给患者正确的咨询意见，做出准确的风险评估。

四、复杂染色体重排

复杂染色体重排是指涉及2条以上染色体，且至少有3个断裂点的染色体结构重排。根据断裂位点和涉及染色体的数量，可分为以下4种类型：Ⅰ型，断裂位点数量与染色体数量相同，如3条以上的染色体连环易位，此类复杂染色体重排约占44%（图12-12A）；Ⅱ型，断裂位点比染色体数量多1个，且包含1个染色体倒位，此类复杂染色体重排约占4%（图12-12B）；Ⅲ型，断裂位点多于染色体数量，且包含1个以上的染色体插入，此类复杂染色体重排约占21%（图12-12C）；Ⅳ型，断裂位点多于染色体数量，且有1条染色体由来自3条不同染色体的片段组成，此类复杂染色体重排约占31%（图12-12d）。在某种程度上，可以将复杂染色体重排理解为易位、倒位和插入这三种基本结构异常类型的组合，画出其减数分裂期间的配对图，并在此基础上进行可能配子类型的讨论。

Ⅰ型复杂染色体重排是3条以上的染色体平衡易位。与非同源染色体相互易位一样，相互易位的多条染色体及其同源染色体将形成六射体（3条平衡易位）甚至八射体（4条平衡易位）。以3条染色体平衡易位为例，在其减数分裂Ⅰ期间，组成六射体的6条同源染色体分离时，可能有3∶3、4∶2、5∶1、6∶0等不同分离方式，理论上不同分离方式的发生概率依次降低。如果仅考虑不同的同源染色体分离方式，不考虑交换和姐妹染色体不分离，理论上可产生64种配子类型，其中仅有2种可产生表型正常的后代。但同样需要注意的是，3∶3对位分离方式和正常/平衡易位型的配子占比仍然具有一定的优势。不同研究显示3条平衡易位携带者的正常和平衡易位型配子占比为14%~28%。同样可以合理推测八射体有4∶4、5∶3、6∶2、7∶1、8∶0等分离方式，并以4∶4分离为主，但其中正常或平衡易位型配子所占比例将更低。

Ⅱ~Ⅳ型复杂染色体重排可视作多个易位、倒位、插入事件的叠加，因而理论上其

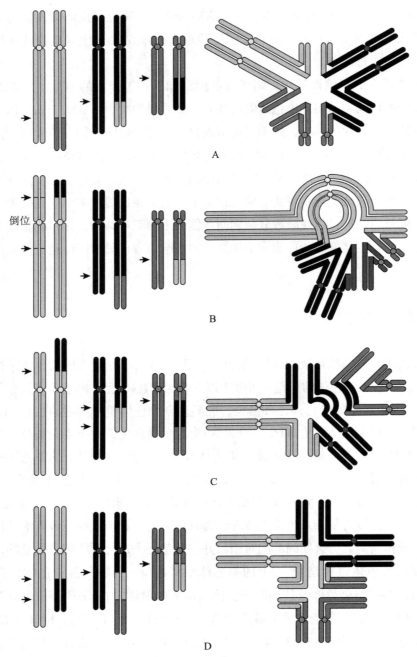

图12-12 复杂染色体重排的不同类型以及减数分裂期间的配对方式

正常和平衡性重排配子的比例可以将这些染色体事件各自产生正常/平衡型配子的经验概率相乘，但如果出现2条同源染色体均参与复杂染色体重排时，应注意排除有无前面所述的同源易位、同源等位点插入等特殊结构异常，因这类结构异常很有可能无法生成正常配子。总而言之，每一例复杂染色体重排都是独特的，做配子分析时应先画出如图12-12中的同源染色体配对结构，并在此基础上推演可能的配子类型及生成正常配子的可能性。

另外，复杂染色体重排携带者的配子除了正常和平衡性复杂重排两种，还有可能出现其他的平衡型配子。在多个家系中发现，复杂染色体重排携带者生育时，有可能通过染色体间的同源重组生成相对简单的染色体平衡性结构异常的后代。例如，一个Ⅲ型复杂染色体重排（易位+插入）的携带者的子代可能是单纯的易位，这种经同源重组后亲代子代染色体结构异常不一致的现象称为染色体的重建（rebuilding），染色体重建增加了复杂染色体重排携带者配子分析的复杂性。

由于复杂染色体重排涉及多条染色体，对于大多数的不平衡配子而言，其非平衡片段的HAL百分比通常较高，故胚胎存活的机会不高。针对复杂染色体重排的综述指出，携带者发生自然流产的风险约为50%，生育畸形胎儿的风险约为20%。此外，来自植入前诊断的数据表明正常胚胎占所有被检胚胎的1/50，这一数据表明复杂染色体重排将造成严重的遗传效应。考虑到正常或复杂重排型配子的比例较低，在建议其行植入前诊断时，应告知筛选到正常胚胎的可能性不高。

通常情况下，简单的染色体结构异常不会影响男性携带者的精子发生，但存在复杂染色体重排时，男性携带者有可能出现因精子生成障碍导致的生育力低下甚至不育。因此需要对其进行精液分析，并根据结果选择合适的助孕技术。

最后，随着基因组学检测技术的进步，发现大多数在显微镜水平判读为平衡性的复杂染色体重排实际上是不平衡的，故所有复杂染色体重排均建议行染色体芯片检测，如发现微缺失/微重复，则风险评估中还要考虑其可能存在拷贝数异常，并做相应的咨询。此外，既往对某些复杂染色体重排的判读也存在不足，甚至以往判读为单纯易位或倒位的染色体结构异常经进一步检查，发现实际上为复杂的结构重排，已有较多临床病例提示单纯依靠传统的核型分析进行诊断是远远不够的，核型分析的局限性在于其无法检出低于5~10 Mb左右的片段易位、倒位、插入等结构异常，因此需要辅以荧光原位杂交、光学基因组图谱（optical genome mapping，OGM）或单分子实时测序（single molecule real-time，SMRT）等三代测序技术才能全面揭示复杂染色体重排的全貌。而只有在明确携带者的全部染色体结构异常的前提下，方能给出准确、合理的咨询意见。

第四节　嵌　合　体

一、嵌合体的定义、分类及流行病学

嵌合体是指一个个体或一种组织中，存在遗传组成不一致的两种或两种以上细胞系的现象。其中，不同细胞系源于单个受精卵的称为同源嵌合体（mosaicism），其遗传组成不一致一般仅限于特定基因位点、基因组片段或染色体；而不同细胞系来源于不同受精卵的称为异源嵌合体（chimerism），其遗传组成不一致一般遍布整个基因组。

此外，嵌合体还可根据其组织分布不同而分为体细胞嵌合（嵌合现象仅存在于部分体细胞）、生殖腺嵌合（嵌合现象仅存在于生殖腺），以及体细胞/生殖腺嵌合（体细胞及生殖细胞均存在嵌合）。在产前诊断中，如果嵌合体只局限于胎盘组织，不存在于胎儿中，则称为限制性胎盘嵌合（confined placental mosaicism，CPM），限制性胎盘嵌合的发生率为1%~2%，是无创筛查假阳性的主要原因；如果嵌合体不仅存在于胎盘组织中，还存在于胎儿中，则称之为真性胎儿嵌合（true fetal mosaicism，TFM），在羊水产前诊断中发现0.1%~0.3%为真性胎儿嵌合。

根据不同细胞系的染色体/基因组异常情况，可将嵌合体分为数目异常嵌合体、结构异常嵌合体、单亲二体（uniparental disomy，UPD）嵌合体、拷贝数异常（copy number variant，CNV）嵌合体及SNV/indel嵌合体等。临床上较为常见的是染色体数目异常嵌合体，而其中又以X染色体的数目异常嵌合体最为常见。

在早期流产病例中，50%~60%存在各种各样的染色体异常，而其中近50%为染色体数目异常的嵌合体；在各种染色体综合征中，也有3%~18%为嵌合体。在一项多中心研究中，统计发现羊水中最常见的真性嵌合体为性染色体数目异常（42.7%），其次为常染色体数目异常（26.5%）、标记染色体（15.3%）、常染色体结构异常（10.3%）和性染色体结构异常（5.0%）。

二、嵌合体的发生机制

一般而言，异源嵌合多与异常受精过程有关，例如，双雄受精导致的三倍体受精卵在后续的有丝分裂过程中，部分细胞可能会发生复制失败，形成一个二倍体细胞系和单倍体细胞系，而后者往往不能成活，或者通过核内复制形成单亲二倍体细胞而存活，因此形成三倍体/二倍体嵌合胎儿或三倍体/二倍体/单亲二倍体嵌合的胎儿。此外，受精卵第一次卵裂后的两个子细胞之一也可能与极体发生延迟融合，导致三倍体/二倍体嵌合。

同源嵌合则往往发生在受精之后的有丝分裂过程中，有丝分裂期间的染色体不分离是最常见的嵌合体形成原因。例如，受精卵分裂早期两条X姐妹染色单体不分离，可导致两个子细胞中一个为47, XXX，另一个为45, X，最终形成45, X/47, XXX/46, XX嵌合细胞系或45, X/47, XXX嵌合细胞系（图12-13）。此外，三体受精卵在后续有丝分裂过程中发生的部分细胞自救也可导致三体细胞/二体细胞的嵌合。异常细胞系的数量占比与发生染色体不分离事件或三体自救的时间有关，染色体不分离发生时间越早，异常细胞占比越高，发生时间越晚，则异常细胞占比越低；三体自救发生时间越早，异常细胞占比越低，发生时间越晚，则异常细胞占比越高。

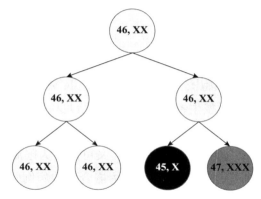

图12-13　45, X/47, XXX/46, XX嵌合细胞系的形成

　　除了嵌合体，三体自救还与单亲二体、标记染色体和环状染色体等的发生有关。若三体自救发生于第一次卵裂，完全丢弃亲本之一的染色体而保留来自另一亲本的两条染色体，则会导致单亲二体；若发生不完全三体自救，其中一条染色体未能完全裂解而部分保留，则可能形成标记染色体（mar），若剩余染色体片段重接成环，则可能形成环状染色体（r）。此外，由于环状染色体的特性，在后续有丝分裂过程中还有可能产生环状染色体断裂（形成衍生染色体）、双环和大环染色体等多种形态的结构异常染色体，但也可能因环状染色体的丢失或不分离生成正常的细胞系，这些细胞系与未发生三体自救的细胞系一起，最终可形成复杂的嵌合现象（图12-14）。

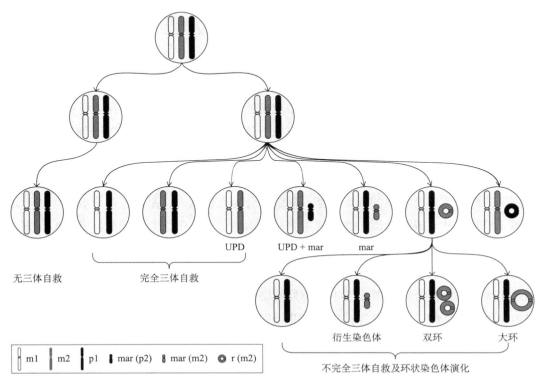

图12-14　三体自救与三体不完全自救可能导致多种染色体异常及其嵌合

三、产前诊断中的嵌合体

产前诊断中经常可检出嵌合体，在胚胎发育过程中，囊胚滋养外胚层（trophectoderm，TE）发育成胎盘结构，而内细胞团（inner cell mass，ICM）发育成胎儿结构，两种来源的细胞系在有丝分裂过程中可发生各种异常，导致胎儿和胎盘染色体核型不一致，称为胎儿胎盘嵌合（fetoplacental mosaicism）。胎儿胎盘嵌合包含6种类型嵌合体（Ⅰ～Ⅵ型），其中根据染色体异常在胎儿/胎盘的定位差异，又可以分为限制性胎盘嵌合体（CPM）和真性胎儿嵌合体（TFM）。在产前绒毛活检为嵌合体的病例中，各类嵌合体的比例见表12-3。

表 12-3　不同类型胎儿胎盘嵌合的检出情况

胎盘/胎儿	胎儿胎盘嵌合体类型	滋养层细胞*	间充质细胞	羊水	不同类型频率（检出例数/总例数）
仅胎盘受累	CPM Ⅰ	异常	正常	正常	35.73%（393/1 100）
	CPM Ⅱ	正常	异常	正常	40.45%（445/1 100）
	CPM Ⅲ	异常	异常	正常	10.36（114/1 100）
胎盘和胎儿同时受累	TFM Ⅳ	异常	正常	异常	1.55%（17/1 100）
	TFM Ⅴ	正常	异常	异常	5.36%（59/1 100）
	TFM Ⅵ	异常	异常	异常	6.55（72/1 100）

*异常包括嵌合和非嵌合异常。

产前诊断标本经常规核型分析发现嵌合体时，需要对其嵌合的真实性进行评估。通常根据异常细胞的数量和在不同培养物中出现的情况将其分为三种情况：Ⅰ级嵌合为单细胞假性嵌合，指异常核型只出现在来自单个培养瓶（培养瓶法）或单个细胞克隆（原位法）的单个核型中；Ⅱ级嵌合为多细胞假性嵌合，是指在同一培养瓶中（培养瓶法）检出两个或两个以上相同的异常核型，或在同一培养皿（原位法）中检出一个或多个细胞克隆的两个或多个相同的异常核型；Ⅲ级嵌合为真性嵌合，是指在两个或两个以上培养瓶（培养瓶法）或培养皿（原位法）中，检出两个或两个以上相同的异常核型。据统计羊水标本中Ⅰ级、Ⅱ级和Ⅲ级嵌合的发生率分别为2.47%、0.7%和0.1%～0.3%，可见大部分的嵌合为假性嵌合。

Ⅰ级和Ⅱ级嵌合体需要按照不同类型的染色体异常进一步分析。经详细分析后，确定为Ⅰ级嵌合体的，无须报告；确定为Ⅱ级嵌合体的，一般无须报告，若可计数分析的中期分裂相不足、胎儿表型疑似与该嵌合体相关，或为某些特殊类型的嵌合体，经与临床医师沟通商议后，可考虑酌情报告"Ⅱ级嵌合体"或"不确定的结果"，如结合临床及超声表型，认为需要进一步验证的，应以未培养的羊水行FISH进行验证（图12-15）。

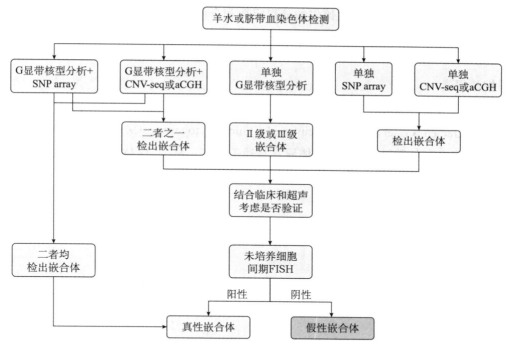

图12-15　产前羊水或脐血染色体检测流程图

（引自《染色体嵌合体的产前遗传学诊断与遗传咨询》，广东省精准医学应用学会团体标准T/GDPMAA 0007—2021）

　　根据嵌合比例的高低可将其分为几个等级，轻度指异常细胞<10%，中度指异常细胞占10%～30%，重度指异常细胞占30%～50%，极重度指异常细胞>50%。过高或过低的嵌合比例，如<10%的低比例嵌合和大于>30%的高比例嵌合，对于临床预后的评估通常不会有太大偏差，但10%～30%的嵌合比例，其潜在的表型效应难以评估。

　　此外，在嵌合体的诊断过程中，需考虑的因素还包括取材的标本类型（羊水样本来自3个胚层，脐血仅来自中胚层，因而羊水样本更具代表性）、采用的培养收获方法（原位法较培养瓶法在鉴别真假嵌合时更具优势）、核型分析时计数的细胞数（原则上计数细胞越多，可检出的嵌合比例越低）、其他分子技术的检查结果等。另外，还需密切结合胎儿的超声表型、父母染色体检查结果及既往生育情况等。由于不同检测技术之间的差异和各自的局限性，不同方法检出的嵌合比例经常会存在差异，这提示嵌合更多的意义在于定性而非定量，嵌合比例的高低不能作为判断预后的唯一因素。嵌合体与表型的相关性存在较大的不确定性，不是单纯的因果关系。嵌合体在胚胎期的发生时间及异常细胞的组织分布也是影响表型的重要因素。

🧠 **思考题**

1. 纯合性染色体数目异常和嵌合性染色体数目异常在发生时间和机制上有哪些不同之处？是否所有的染色体数目异常嵌合体均源于受精卵分裂早期的有丝分裂不分离？

2. 为何不能简单按照孟德尔的分离定律和自由组合定律来评估染色体平衡性结构异常携带者的再发风险？

📖推荐阅读

1. 陆国辉，徐湘民. 临床遗传咨询［M］. 北京：北京大学医学出版社，2007.

2. Gersen S L, et al. The Principles of Clinical Cytogenetics[M]. Berlin: Springer, 2013.

3. 麦金利加德纳 R J. 染色体异常与遗传咨询［M］. 徐丛剑主译. 北京：人民卫生出版社，2020.

📑参考文献

第十三章

基因组病

基因组病的概念最早由Lupski在1998年提出，从致病机理上讲，单基因病是特定基因碱基改变（点突变或indel）引起，而基因组病则是由基因组结构变异（structural variation，SVs）引起的剂量敏感基因的数量变化或结构破坏所致，基因组结构变异本质上是染色体结构畸变。染色体结构畸变通常使用核型分析、荧光原位杂交和新一代测序等技术检测。近年来，不断发展的新型技术如单分子测序可以高效准确地检测染色体上几乎所有形式的结构变异，基因组结构变异的分类将更加细致，本章讲述当前基因组病的研究结果及临床应用进展。

第一节　基因组病概述

基因组病通常是指亚显微水平的基因组重排变异（也称为基因组结构变异）引起的一类疾病，主要是由于基因组重排事件导致基因组区域发生微缺失与微重复的现象。常见结构变异可分为基因组平衡事件和基因组不平衡事件，主要包括缺失、重复、插入、倒位和易位，以及基因组中广泛存在的可变的串联重复序列（VNTR）等（图13-1）。

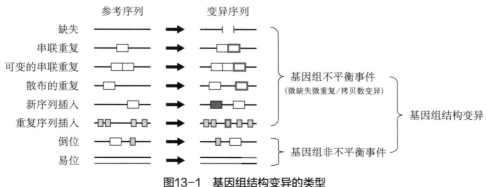

图13-1　基因组结构变异的类型

基因组结构变异可以是新发的，也可来源于父母遗传。基因组疾病往往表现为综合征，比较常见表型包括发育迟缓、癫痫和多发畸形等。基因组疾病的咨询者多为产前超声发现胎儿结构异常、发育迟缓或引产过/生育过明确致病性变异患儿的夫妻，进行再生育优生咨询与风险评估。若夫妻双方检测正常，排除非亲生父母，则受检先证者为新发变异，其再发风险一般降低至1%以下；若遗传自夫妻一方，则每胎生育患儿风险为50%。需要注意生殖嵌合导致的生育风险，这部分的内容请参见第十二章第四节。

基因组重排处的突变发生频率高于碱基序列改变，例如，CNV的变异频率为每世代约10^{-5}，比SNV的频率（10^{-8}）高3~4个数量级，同时存在明显的突变热点。重排事件可导致孟德尔遗传性疾病或者复杂性疾病的发生，同样也可表现为良性改变，事实上正常健康人类基因组变异数据库中迄今已经收录了超过55万个CNVs，目前已证实的基因组病超过200多种。

第二节　基因组结构变异的发生机制

拷贝数变异（copy number variants，CNVs）是基因组结构变异一种类型，最初被定义为大于1 kb的缺失或重复，随着人类基因组测序的发展，现被定义为大于50 bp序列的基因组重排（即50 bp ~ 5 Mb）。CNVs的产生机制包括以下几个方面：

1. 非等位同源重组

同源重组是减数分裂过程中的重要事件，是基因组同一位点的同源序列间配对重组，被称为等位同源重组（allelic homologous recombination，AHR），是生物多样性的来源；基因组不同位点的高度同源序列间发生异位配对并交换序列，被称为非等位同源重组（non-allelic homologous recombination，NAHR），其结果是产生缺失、重复及倒位等结构变异。NAHR可以分为3种方式：染色体间、染色体内（或染色单体间）和染色单体内，前两种产生缺失和重复伴生的结果，而最后一种更多产生缺失。

基因组局部区域内存在的重复序列是NAHR的基础。人类基因组约50%的序列由重复序列组成，包括低拷贝重复序列（low copy repeats，LCRs）和多种散布整个基因组的移动元件序列（如LINE序列、Alu序列）等，LCRs占基因组5%，又叫节段性重复（segmental duplication，SD）。群体中重复发生的NAHR通常由LCRs介导，因为经过长期的基因组演化，这些LCRs的位置在人群中已相当稳定。NAHR的结局由重复序列的方向决定，通常同向LCRs介导的重组事件导致重组区域的缺失和重复，而在反向LCRs介导的重组则引起倒位。NAHR的发生频率与LCRs序列长度和重复序列拷贝数正相关，而与LCRs间的距离负相关。

2. 非同源末端连接

非同源末端连接（nonhomologous end-joining，NHEJ）是非重复发生（特发性）基因组结构变异的主要形成机制。NHEJ是人类细胞用于修复辐射和氧化反应诱发的DNA双链断裂（DNA double-strand breaks，DSBs）的基因组修复机制。不同于NAHR，NHEJ介导的重组不依赖于同源序列，而是通过蛋白质-DNA复合体直接将两个断裂的DNA末端连接起来。NHEJ修复后通常会在断裂连接末端引入非特异的碱基序列。在某些可导致DSB或引起DNA链弯折的DNA基序（如TTTAA）附近易出现NHEJ介导的结构变异，但NHEJ被认为是形成非重复发生的基因组重排的主要机制。

3. 复制叉停滞与模板交换

复制叉停滞与模板交换（fork stalling and template switching，FoSTeS）是当DNA复制叉停滞时，滞后链从模板脱落，可在微同源（microhomology）序列介导下转到另一个复制叉上重新开始合成DNA。发生模板转换的两个复制叉需要在空间上彼此相近。新复制叉位于起始复制叉的下游或者上游，决定了模板转换复制的后果是缺失抑或重复。FoSTeS不仅可产生长达几Mb的CNVs，还可以引起基因重排和外显子混编，因此FoSTeS常导致复杂的基因组结构变异，并引入基因变异。

> 📖 拓展阅读13.1
> 复制叉停滞与模板交换

4. 微同源序列介导的断裂诱导复制

微同源序列介导的断裂诱导复制（microhomology-mediated break-induced replication，MMBIR）是指DNA复制叉停滞时，复制泡结构崩塌，并在内切酶作用下形成单端双链断裂DNA。其中一条链侵入邻近具有微同源的DNA的复制叉中，形成新的复制泡，并复制一定数量的碱基；此后又侵入邻近另一段具有微同源序列的DNA的复制泡中，如此反复，形成复杂的染色体微结构异常。最终该双链DNA回到最初的DNA链，完成后续的复制。

> 📖 拓展阅读13.2
> 微同源序列介导的断裂诱导复制

5. L1介导的反转录转座

L1介导的反转录转座（L1-mediated retrotranspositio，LINE1）是基因组中形成重排的一种机制，L1转座通过反转录和整合方式引发CNVs的产生。

6. 染色体碎裂

染色体碎裂（chromothripsis）是染色体断裂成小的片段并随机重新组合导致复杂的基因组重排现象。研究显示染色体碎裂与细胞有丝分裂过程中微核或染色体桥所导致的级联DNA损伤有关，微核染色体复制异常，会以随机顺序和方向连接破碎的染色体，从而形成染色体碎裂。染色体碎裂的断裂点拼接不依赖于同源序列，拼接过程涉及多种重组修复机制，包括NHEJ和同源重组等，可导致亚显微水平微结构异常染色体事件的发生，产生新发的CNVs。染色体碎裂可导致细胞发生灾难性的后果，其中最典型的是肿瘤，因此最早在肿瘤细胞中发现，可见于2%～3%的人类肿瘤，在骨肿瘤和恶性胶质瘤中发生比例最高（可高达39%）；后发现在先天性和发育性疾病中也存在染色体碎裂现象。

第三节 基因组病分类

基因组病临床上通常叫微缺失/微重复综合征，目前临床基因诊断的主要适用技术是染色体微阵列分析（chromsomal array analysis，CMA）和CNVseq，检测的是拷贝数变异，暂无法识别复杂的平衡性结构变异。根据微缺失/微重复综合征在群体中发生的频率，可分为复发性（recurrent）和非复发性发生两类。复发性基因组病大部分经由NAHR机制产生，可呈现缺失和重复互为镜像的微缺失/微重复综合征。根据基因效应又可以大体分为单基因效应和多基因效应两类，前者致病机制为区域内核心基因的缺失或重复，呈孟德尔遗传；后者致病机制为区域内的多基因协同效应，既可表现为孟德尔遗传，也可能表现为与某些常见疾病的易感性有关。

微缺失/微重复综合征在所有胎儿结构正常的妊娠中发生率约为1.7%，新生儿发病率约为0.16%，常为显性发病，以新发变异为主（85%～95%），家族性遗传占5%～10%。与染色体非整倍体不同，这些综合征的发生率与母亲年龄无关。该类疾病目前已发现300多种。不同基因组病发生频率存在一定差异，这种差异可能是由重组机制和重组频率不同所致。此外，某些基因组结构变异存在显著的地域和种族差异，这可能是由于具有不同遗传背景的群体基因组结构特征不同。常见基因组病包括DiGeorge综合征，22q11.22微重复综合征，Prader-Willi/Angleman综合征等，表13-1为常见基因组病列表。

表 13-1 常见基因组病列表

基因组病区域	变异类型	表型
1q21.1 deletion syndrome	del	发育迟缓、智力障碍、小头畸形等
1q21.1 duplication syndrome	dup	自闭症、智力障碍、大头畸形、发育迟缓等
5q35 recurrent（Sotos syndrome）region	del	骨骼成熟加速、智力障碍、大头畸形、身材高大等
7q11.23 recurrent（Williams-Beuren syndrome）region	del	心血管疾病、特殊面容、智力低下等
7q11.23 microduplication syndrome	dup	语言发育迟缓、自闭症、运动发育迟缓等

基因组病区域	变异类型	表型
8p23.1 recurrent region	del	先天性心脏病、膈疝、颅面畸形、小头畸形等
15q11.2q13 Prader-Willi syndrome	del	肌张力减退、智力低下、性腺机能减退、肥胖、身短等
15q11.2q13 Angelman syndrome	del	智力低下、语言障碍、共济失调步态、小头畸形、癫痫等
15q11.2 recurrent region（BP1-BP2）	del	发育迟缓/智力障碍、癫痫、孤独症谱系障碍等
15q11q13 microduplication syndrome	dup	自闭症、智力障碍、癫痫和精神疾病等
16p11.2 microdeletion syndrome	del	发育迟缓、认知障碍、语言延迟、孤独症谱系障碍等
16p11.2 microdeletion syndrome	dup	语言及运动发育迟缓、智力障碍、孤独症谱系障碍等
17p12 recurrent（HNPP）region	del	开始于青春期或青年期的反复局灶性压力性神经病
17p12 recurrent（CMT1A）region	dup	缓慢进行性远端肌肉无力/萎缩、听力下降、高弓足畸形等
17q12 deletion syndrome（RCAD syndrome）	del	肾及泌尿系统异常、MODY5、发育迟缓等
17q12 duplication syndrome	dup	肌张力低下、小头畸形、发育迟缓、智力障碍等
22q11.2 recurrent（DiGeorge syndrome）region	del	智力障碍、特殊面容、先天性心脏病、免疫缺陷等
22q11.2 microduplication syndrome	dup	智力障碍、学习障碍、发育迟缓、自闭症等
Xp22.31 recurrent region	del	鱼鳞病、注意缺陷多动症易感
Xq28 duplication syndrome	dup	认知障碍、行为和精神异常、反复感染、肥胖等
Xq28 region（includes MECP2）	dup	智力障碍、癫痫发作、肌张力低下、语言发育不良等

第四节　基因组疾病的风险评估

　　基因组疾病中最重要的一类疾病是微缺失/微重复综合征，根据2019年美国医学遗传学会ACMG发布的最新风险评估指南，CNV致病性评级可以分为5类：致病、可能致病、临床意义未明、可能良性和良性。CNV的致病机制、具体评估过程与细则请参照本书第十五章拷贝数变异的致病性分类。风险评估为可能良性与良性的CNV一般认为与疾病关系很小或无关，往往是人群正常多态性变异，在检测报告中通常不会报出。如上所述，根据CNV断裂点的位置特点及发生频率，可分为复发性和非复发性，复发性的CNV断裂点位置相对比较一致，而非复发性CNV（或者称为罕见CNV）断裂点位置则比较随机。

对于致病和可能致病的复发性CNV遗传咨询一直是临床中的难点，主要原因在于大多数复发性CNV的外显率并非100%，且临床异质性明显，对于带有相同CNV的个体，既可以表现为正常的无症状携带者，也可表现为多器官或多系统受累的临床综合征，而且其致病性与是否为新发或父母遗传无关，部分也无宫内表型，因此人群外显率的相对明确是咨询的重点，尤其在产前胎儿遗传学诊断中是夫妇决定否继续妊娠的重要依据之一。外显率是指一定环境条件下，群体中某一基因型个体表现出相应表型的百分率。外显率为100%时称为完全外显，低于100%时则为不完全外显或外显不全。关于复发性CNV外显不全的机制，有学者提出"二次打击"的假说，即某CNV在某个基因组环境中（如父母一方）无临床表型，但如果父母中的另一方存在不同的变异，则形成第二次打击，在子代中产生致病性并表现出相关的临床症状。对于携带致病性CNV但无明显临床表型的个体，称为CNV携带者，对这类人群咨询时需提示其进行医学监测和随访的重要性。对于复发性CNV外显率的研究一直是近些年研究的热点，也将是未来一段时间的重要研究方向。我们汇总了目前文献中对部分复发性CNV外显率的统计结果，详细见表13-2。咨询中需要注意的是，对于明确致病性的复发性CNV，来源于父母或者新发不会改变致病性评估的结果，相关遗传咨询关键点可参见本书第十五章第二节的具体案例。

表 13-2　部分复发性 CNV 及外显率

基因组位置	该区域关键基因	拷贝数变化	预估外显率（95%CI）
1q21.1	*RBM8A*（*605313）	dup	17.3%（10.8%～27.4%）
1q21.1	*GJA5*（*121013）	del	36.9%（23.0%～55.0%）
1q21.1	*GJA5*（*121013）	dup	29.1%（16.9%～46.8%）
15q11.2	*NIPA1*（*608145）	del	10.4%（8.5%～12.7%）
16p13.11	*MYH11*（*160745）	del	13.1%（7.9%～21.3%）
16p12	*CDR2*（*117340）	del	12.3%（7.9%～18.8%）
16p11.2	*SH2B1*（*608937）	del	62.4%（26.8%～94.4%）
16p11.2	*SH2B1*（*608937）	dup	11.2%（6.3%～19.8%）
16p11.2	*TBX6*（*602427）	del	46.8%（31.5%～64.2%）
16p11.2	*TBX6*（*602427）	dup	27.2%（17.4%～40.7%）
17q12	*HNF1B*（*189907）	del	34.4%（13.7%～70.0%）
17q12	*HNF1B*（*189907）	dup	21.1%（10.6%～39.5%）
22q11.21	*TBX1*（*602054）	dup	21.9%（14.7%～31.8%）

对于非复发性CNV，新发的比例较高，且常常会被评级为VUS，可供受检者咨询参考的文献资料往往很少，对遗传咨询来说，该CNV的来源鉴定则显得尤为重要。表型正常的父母遗传性的CNV常常会改变评分，致病的可能性会相应降低，是遗传咨询中比较重要的参考。

对于有些CNV微缺失的咨询，当单倍剂量不足不是致病机制，但该区段可能涉及常染色体隐性或X连锁隐性疾病致病基因时，受检者为该基因的隐性携带状态。需要特别提醒咨询者，如果同源区域该基因存在致病性SNV或Indel，则受检者将会受累该隐性遗传病，或者受检者生育子代时患病风险升高，需进行遗传咨询。此外还需要注意，当受检个体为3个以上的拷贝重复或双等位拷贝缺失时，临床表型往往更加严重。对于同时有2个或多个CNVs的受检者，CNVs越多，受检者的患病风险越高，临床表型往往也越复杂。

此外，基因组中特殊遗传印记区域的表观修饰异常导致遗传印记疾病，主要分布在6、7、11、14、15和20号染色体。当印记基因所在的关键区域发生UPD时，可导致明确的印记疾病，其他染色体的UPD大多不会导致印记疾病，但应注意隐性致病基因纯合或复合杂合突变导致隐性遗传疾病。常见的UPD印记疾病综合征见第九章第五节。

第五节　基因组结构变异检测技术的临床应用

当前基因组结构变异的检测技术，主要有CMA、荧光原位杂交和CNV-seq等，但是这些技术均存在一定的局限性。最近不断涌现的新技术可以为基因组结构变异检出提供新的方法，这些技术包括单分子实时DNA测序技术（single molecule real-time，SMRT）、Nanopore测序、全基因组光学图谱技术（optical genome mapping，OGM）、高通量染色体构象捕获技术（high-throughput chromosome conformation capture，Hi-C）、链读测序（linked-reads）等，在此以全基因组光学图谱技术为例讨论临床应用实例。

OGM是一种基于全基因组甲基化转移酶荧光标记的单个DNA分子图谱。该方法可获得长达2 Mb的单分子DNA酶标图谱，可用于检测非整倍体、大片段染色体易位、倒位，以及500 bp以上的片段插入和缺失等多种结构变异。但该技术对人类基因组中参考序列不完整的区域（如着丝粒、端粒等异染色质区）无法进行组装，无法检出罗伯逊易位，且对低复杂度区域的检测存在假阳性或假阴性的可能。尽管OGM存在一定的局限性，但可以作为核型分析的有效补充手段，为流产、白血病、遗传病等疑难案例的分析提供新的解题思路，为人类发现更多亚显微水平的复杂结构变异提供强有力的工具。

> 拓展阅读13.3
> 基因组结构变异的检测方法及临床案例分析

先证者：女，40岁。

临床信息：自幼关节疼痛，先天性斜视，因近视导致严重视力障碍，有明显的足部畸形，前臂和小腿的肌肉无力和肌肉萎缩。运动耐受性降低。骨骼表现为蜘蛛状，关节松弛，胸骨畸形，身高172 cm，臂展180 cm等。

家族史：先证者的大女儿患马方综合征，二女儿不患病。先证者父亲身高约200 cm，青年期猝死，怀疑心源性死亡。伯父骨骼异常，胸部异常，于青年期猝死。先证者祖父患有心脏病，40岁时突然去世。

检测手段及结果：NGS panel检测结果显示COL5A1，COL5A2，COL1A1，COL1A2，TNXB，TGFR1，SMAD3，TGFBR2，COL3A1，FBN1和TGFBR2基因上均未存在致病或可能致病变异。核型分析显示先证者和大女儿可能存在平衡易位t(2; 15)(q22; q21.1)，二女儿未检出该变异。CMA结果显示先证者和大女儿均无微缺失或微重复。FISH方法显示易位断点可能有两种情况（图13-2A）：①位于FBN1基因内，造成FBN1基因的功能缺失。②位于FBN1

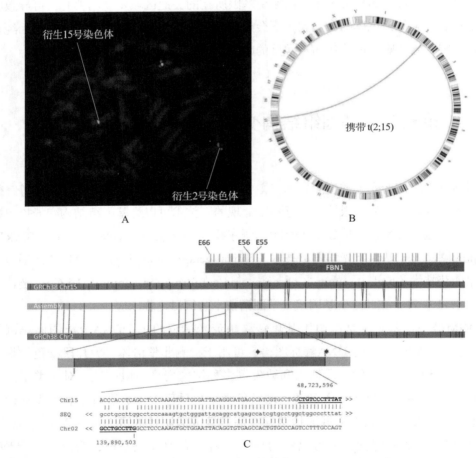

图13-2 先证者FBN1基因断点的检测（PMID 34828442）

A. FISH检测图，15号染色体断点附近区域近着丝粒处标记为绿色，近端粒处标记为红色，衍生15号染色体显示绿色信号，衍生2号染色体显示红色信号；B. OGM Circos图示，连线表示2号染色体和15号染色体之间的易位；C. OGM显示的易位断点位于FBN1基因内，PCR扩增测序后确定断点位于FBN1基因55号内含子内部基因外距离3'端不远的地方，可能会对*FBN1*基因的调控元件产生影响。OGM分析方法证实了易位变异的存在（图13-2C），断点分别位于2号染色体和15号染色体。Nanopore测序技术跨断点长片段测序进一步将断点定位为chr2：139890503和chr15：48723596，另一对断点为chr2：139896960和chr15：48721471。表明2号染色体和15号染色体均存在微小缺失，长度分别为6.4 kb和2.2 kb。

结论：FBN1基因是马方综合征（Marfan syndrome，MFS）主要致病原因，通过OGM发现先证者和大女儿携带的易位断点在*FBN1*基因内，导致*FBN1*基因被破坏，是造成先证者和大女儿患病的原因。

思考题

1. 如何认识复发性拷贝数变异遗传咨询的困难？
2. 基因组结构变异有哪些类别？
3. 多次妊娠发现胎儿发生5q⁻的情况，其可能的机制是什么？

推荐阅读

1. 梁德生，邬玲仟. 基因组拷贝数变异与基因组病［M］. 西安：西安交通大学出版社，2016.
2. Snyder M. Genomics and Personalized Medicine[M]. Oxford: Oxford University Press, 2016.
3. Pevsner J. Bioinformatics and Functional Genomics[M]. 3rd ed. London: Wiley-Blackwell, 2015.

参考文献

第十四章

单基因病

本章学习单基因病的三大致病机制（功能丧失、功能获得及显性负效应），以及了解各种不同的变异导致这些致病机制背后的复杂分子原理，可以让我们更深入系统地理解这些基因的功能，从而可以更准确地使用合适的变异致病性评级条款。另外对基因和疾病之间关系的确认可以帮助临床识别致病基因，最终达到更精准的诊断。

第一节　单基因病三种致病机制的判定原则

全球已知的罕见病有6 000～8 000种，其中有超过5 000种罕见病的患病率低于1/1 000 000。随着高通量测序在临床上的普遍应用，每年都有上百个新基因被报道。没有明确的诊断，就没有精准的治疗与康复，平均每个罕见病患者至少看过8位医生，经历过2～3次误诊，甚至有人5～7年后才确诊。平均每个全外显子测序可以检测出数万个变异，如何找到可以解释患者表型的分子诊断，需要临床医生、数据分析员、报告撰写人及遗传咨询师通力合作，从表型出发，以基因型为向导，进行受检者的分子诊断。

绝大部分致病变异都落在编码蛋白的区域（coding region），因此对于致病变异的分子机制，常常根据变异如何影响蛋白功能来分类，从蛋白质水平的改变分为功能丧失（loss of function，LOF）、功能获得（gain of function，GOF）及显性负效应（Dominant Negative，DN）三类。

一、功能丧失

功能丧失变异指的是，由于改变阅读框的移码插入/缺失、剪接异常、提前终止的密码子、启动子丢失等（这些类型的变异通常归类为无义变异），这些变异往往由于无义突变介导的蛋白质水解（nonsense-mediated decay，NMD）而表达无功能的蛋白质产物，属于最常见的功能丧失变异，最终导致蛋白质表达量下降。不是所有无义变异都会导致NMD，往往基因最后两个外显子的变异会逃逸NMD（NMD escape），从而产生截短蛋白，这些截短蛋白如果保留重要的功能域，那么有可能会保留一定的蛋白质功能。同时，有不少错义变异通过造成蛋白质结构不稳定（destabilizing the protein structure），使蛋白质失去正常的功能，通常包括破坏蛋白质的氢键网络（hydrogen bond network），破坏大分子稳定性（macromolecular stability），破坏构象动力学（conformational dynamics），以及影响蛋白质活性位点。

二、功能获得

功能获得变异具有表型效应，因为带有变异的蛋白质的功能与野生型蛋白不同。通常，这些变异通过增加蛋白质活性（hypermorphic）或引入全新功能（neomorphic）而引起疾病表型。但正如我们将看到的，功能获得变异背后的特定分子机制可能很复杂。最常见的功能获得变异类型是错义变异（missense），这些变异往往出现在结构域与结构域相互作用的界面（localized to domain-domain interfaces），影响蛋白质功能调控。另一些常见的功能获得变异类型是由于肿瘤细胞中染色体发生易位带来的基因融合表达，N端基因的强启动子增强C端基因（通常是蛋白激酶、生长因子或者转录因子）过表达或激活。

三、显性负效应

显性负效应变异涉及突变蛋白直接或间接阻断野生型蛋白的正常生物学功能（antimorphic）。因此，即使只有一半的蛋白质发生变异，它们也会导致不成比例的（＞50%）功能丧失。最常见的显性负效应变异类型是错义变异（missense），也有一些逃逸NMD的无义变异以显性负效应机制致病，一般发生于多聚蛋白相关基因，不仅仅丧失原有功能，还会干扰野生型等位基因产物（或其他相互作用蛋白），比单纯丢失一个拷贝的蛋白的影响更严重。

第二节　单基因病常见变异类型与致病机制

一、错义变异

错义变异是最常见的变异类型，可以以功能丧失、功能获得和显性负效应三种机制来导致疾病。

1．错义变异以功能丧失机制致病

错义变异以功能丧失机制致病，主要影响大分子蛋白质稳定性、氢键网络和电离态、蛋白质的构象动力学及蛋白质活性区域而导致表型。

PAH是苯丙酮尿症的致病基因，以常染色体隐性遗传模式致病。*PAH*基因的热点变异Arg158Trp就是以功能丧失机制致病的错义变异。研究发现，*PAH*基因Arg158与Glu280形成盐桥，并与Tyr268形成氢键结合，是维持蛋白质产物活性位点的结构基础，Arg158Trp变异会破坏氢键的结合，导致蛋白质活性失活。

2．错义变异以功能获得机制致病

错义变异以功能获得机制致病往往以增加结合亲和力、改变蛋白质结合特异性、产生新的相互作用、影响其他蛋白质而增加催化活性、促进蛋白质聚集来获得功能。

兰尼碱受体（ryanodine receptors，RyRs），是同四聚体细胞内离子通道，负责将钙离子从肌网或内质网释放到细胞质中，这是肌肉响应动作电位收缩的重要机制。多种肌肉疾病与*RYR1*基因变异有关，*RYR1*相关性的肌病，最大特征是钙离子释放异常，肌病表型会伴有CK升高。*G2434R*变异增加了钙离子敏感，是恶性高热的热点致病变异。

*PIK3CA*基因编码磷脂酰肌醇3-激酶α（PI3Kα）的催化亚基（p110α）。在人类癌症中经常观察到的p110α结构域中的体细胞突变（*E545K*）获得了与IRS1直接相互作用的能力，这使得AKT通路能够不依赖生长因子而被激活。

*ABCC8*基因编码SUR1（一种ATP敏感性钾通道KATP的调节亚基），它充当代谢传感器响应胰岛B细胞中葡萄糖代谢发生变化而调节KATP的打开或关闭。*R1380L*变异削弱了与水解后磷酸基团的相互作用，增加了无机磷酸盐的解离率，从而增加了ATP酶活性，这种增强的ATP酶活性增加了KATP通道开放的可能性，进而破坏了胰岛素分泌的调节，并导致新生儿糖尿病。

3．错义变异以显性负效应机制致病

显性负效应机制致病的变异大部分都是错义变异，可以通过竞争性结合。破坏特定相互作用的变异可以通过与野生型蛋白质竞争而产生显性负效应。这种现象依赖于变异蛋白失去其部分功能但仍然能够与其他分子结合，从而通过竞争间接影响野生型蛋白的功能。

*PAX8*基因的S48F突变导致先天性甲状腺功能减退症。虽然该变异不会破坏蛋白质稳定性，并且不会影响DNA结合，但它似乎会影响转录共激活因子p300的募集。在杂合状态下，推测S48F变异的PAX8将与野生型PAX8竞争DNA结合，从而导致PAX8活性的整体降低并通过显性负效应引起疾病。

增强相互作用的变异也可以通过与野生型蛋白质的游离配体竞争结合，从而具有显性负效应，这些变异还可以通过破坏促进配体释放的相互作用来间接抑制配体的解离。

这种间接抑制在许多GTP酶超家族中可见，这些变异通常通过降低对鸟嘌呤核苷酸的亲和力致病。RAC2中的D57N变异与吞噬细胞免疫缺陷有关，变异通过隔离鸟嘌呤核苷酸交换因子（GEF），从而阻止它们激活野生型Rac2蛋白。

二、提前终止密码子

获得终止密码子、改变阅读框的移码插入/缺失、剪接变异等可以导致提前终止密码子。提前终止密码子（premature termination codon，PTC）的出现通常会导致无义变异介导的mRNA降解（nonsense mediated MRNA decay，NMD），这是一种广泛存在的mRNA质量监控机制，可以阻止产生有害的截短蛋白。PTC通过NMD，导致失去正常蛋白质的表达（功能丧失），是获得终止密码子、改变阅读框的移码插入/缺失、剪接变异的最常见的致病原因，约1/3已知病因的人类单基因遗传病是由PTC所致。

PTC是否最终导致NMD，取决于变异引入的终止密码子在生物学上最相关的转录物中的位置。一般而言，如果PTC出现在倒数第二个外显子的最后50个核苷酸之后，则预计不会发生NMD，这种现象称为NMD逃逸。假如这些PTC最终导致NMD逃逸，那么需要判断预期产生的截短蛋白是否丢失了重要的功能域，以及截短蛋白丢失的氨基酸是否超过野生型蛋白质全长的10%。虽然PTC最常见的致病机制是功能丧失，但是也有极少数的特例，是以功能获得，甚至显性负效应机制导致疾病的。了解这些罕见的特殊例子可以让我们更好地理解单基因遗传病的复杂分子机理。

CEBALID综合征是一种复杂的神经发育障碍，其特征是全面发育迟缓、智力障碍，以及颅面和大脑结构异常。MN1基因最后一个外显子，以及倒数第二个外显子的末端（预期NMD逃逸区域）的PTC，以功能获得的机制导致CEBALID综合征。MN1基因是编码转录辅助因子，结构比较特殊，仅有2个外显子，第一个外显子占据了约90%的编码区域。在正常人群数据库gnomAD中，MN1基因的exon1前端有携带PTC，而在预期NMD逃逸的末端，是高度保守。实验证明MN1的PTC导致截短蛋白产物稳定性增强，复合物更集中，细胞增殖抑制效果更强，是一种特殊的PTC以功能获得机制导致疾病的例子。

Waardenburg综合征2E型是一种常染色体显性遗传的疾病，由SOX10基因的功能丧失变异所导致，患者多发病于儿童与青少年时期。经典的Waardenburg综合征临床表现为头发、皮肤和眼的色素异常，先天性感音神经耳聋。SOX10基因还可以导致一种多种系统受累的PCWH综合征（周围脱髓鞘神经病、中央髓鞘形成障碍、Waardenburg-Shah综合征），神经发育迟缓，新生儿肌张力减退，肌萎缩症，肌肉无力，痉挛性下肢瘫痪，共济失调，眼球震颤，脱髓鞘周围神经病变，神经传导速度降低，远端感觉障碍，先天性巨结肠，隐睾等。SOX10基因最后一个外显子的PTC变异，由于逃逸NMD而保留了截短蛋白。实验证据表明，当发生NMD逃逸而产生毒性截短蛋白时，较短的截短蛋白比长的截短蛋白有着更强的DNA结合亲和力，从而导致相比经典的Waardenburg综合征更严重的PCWH综合征。

三、整码变异

非移码插入/缺失变异导致可被三整除的核苷酸数量的增加或丢失，从而使mRNA的阅读框不被破坏。所得突变蛋白序列与野生型蛋白序列不同，添加和/或缺失一个或多个氨基酸残基。非移码的插入/缺失变异需要考虑是否影响了基因的重要功能域，motif或结合调控元件的结合，增强子的结合，以及是否导致剪切异常。

大部分情况下，整码的缺失仍然以功能丧失机制致病，主要是丢失的氨基酸残基可影响蛋白的功能、三维结构的稳定，或者丢失了重要的受调控区域的结合位置。需要注意的是，在特殊的情况下，整码的缺失可以以功能获得机制改变基因的功能。

*KIT*基因的体细胞突变是胃肠道间质瘤（GIST）中最普遍的变异，体细胞的KIT功能获得变异可以通过增加对ETV1的结合，从而上调CXCR4表达，使得肿瘤细胞获得转移潜力。*KIT*的外显子11是GIST的热点变异区域，其中最常见的变异类型是涉Trp557与Lys558氨基酸残基的整码的缺失，以功能获得机制（而不是功能丧失机制）致病。

另外，整码的插入也可以以功能获得致病。*FLT3*是一种原癌基因，参与造血功能的关键步骤，如增殖、分化和存活。大约30%的急性髓系白血病（AML）患者*FLT3*基因的14号外显子在590～630氨基酸残基间存在长度不等的内部串联重复变异（internal tandem duplications，ITD），据统计，大于95%的FLT3 ITD变异含有YVDFREYEY功能域（即*FLT3*基因的Y591-Y599氨基酸残基），这些热点变异以增强STAT5靶基因的表达来激活下游通路（STAT5、RAS-MAPK、PI3K-AKT通路），从而使肿瘤细胞获得更强的耐药性，以功能获得机制致病。

四、起始密码子丢失

在真核生物中的基因的起始密码子非常保守，目前认为都以ATG编码的甲硫氨酸来启动整个基因的蛋白质产物的翻译。假如丢失起始密码子，可以导致整个蛋白质不翻译，从而以功能丧失导致疾病。但是，评估起始密码子丢失变异是否致病通常是非常复杂的，因为已经有很多证据表明，基因的转录物通常不唯一，丢失其中一个不重要的转录物的起始密码子，不一定导致严重的表型。其次，不少基因的阅读框中会有不止一个ATG，假如丢失一个ATG，那么在同一个阅读框的ATG将会替代原来ATG的起始密码子功能，作为新的起始密码子，使得蛋白质的翻译得以进行。因此ACMG对于PVS1的条款中，对于起始密码子丢失最高只能用到PVS1_Moderate证据等级。因此，假如碰到起始密码子丢失的变异，可能更需要依赖案例的遗传模式（隐性遗传时与另一个致病变异复合杂合，或者显性遗传下的新发变异等）、人群频率、表型特异性，或者更多的案例积累与家系共分离等，来进行证据的评定和升级。

五、串联重复变异

串联重复序列是人类基因组中数量最多的变异类型之一，人类基因组中包含超过100万个注释的串联重复序列（tandem repeats，TRs），天然具有多态性且在长度上高度不稳定。重复长度随世代传递扩增是一个公认的进程，这导致了许多人类疾病的发生，主要累及中枢神经系统。TRs通常分为微卫星序列［1~9 bp重复，也被称为短串联重复序列（short tandem repeat，STR）］和小卫星序列（10~99 bp），它们共同构成数量可变的串联重复序列（variable number of tandem repeat，VNTR）和卫星序列（≥100 bp重复序列）。STR扩增主要有两种：一是影响编码区的扩增，主要导致蛋白质内异常的聚谷氨酰胺（PdyQ，主要由CAG密码子编码）或聚丙氨酸（ployA，由GCN密码子编码）；二是影响基因非编码区的扩增。非编码区的动态突变更加多样化，其影响很大程度上取决于基因内重复的类型、长度和位置，它们可能出现在基因的5′UTR，内含子和3′UTR中。位于5′UTR，启动子或其他调节区域的动态突变通常富含GC。

动态突变的后果之一是基因沉默导致的功能丧失，非编码区动态突变可以通过直接或间接改变染色质的构象和可及性来降低基因的表达。富含GC的动态突变可能产生新的或加强已有的CpG岛，导致持续的DNA超甲基化，如脆性X综合征（*FMR1*基因）。目前对于*FMR1*的CAG重复致病机制，主要有两种观点，转录后的*FMR1*的mRNA与基因组形成mRNA-DNA复合物，引起*FMR1*甲基化，或者是*FMR1* repeat region部分形成repeat相关的miRNA，核内的miRNA聚集形成RNA介导的转录沉默（RNA-induced transcriptional silencing）复合物，复合物在*FMR1*基因启动子附近结合Rad541与MeCP2导致*FMR1*甲基化。

面肩肱型肌营养不良（FSHD）与4q35近端粒区D4Z4位点（编码DUX4）卫星重复序列的杂合拷贝数减少相关。约95%的患者为FSHD1型，由染色体4q35上大小约为3.3 kb的D4Z4重复单元数目缺失引起。正常人（11~150个重复），患者（1~10个重复），以功能获得机制致病。正常情况下，DUX4蛋白不表达，当repeat数少于等于10个单元（导致低甲基化），并且最后一个单元连接有加尾信号（4qA），DUX4会开始表达，DUX4蛋白对骨骼肌细胞产生毒性，导致表型。

六、其他变异

1. 顺式作用元件
在特定的组织细胞中，基因表达需要受到特定时间与空间的调控，这些调控机制主要由顺式作用元件（cis-acting regulatory element，CRE）。随着全基因组测序与转录组测序开始大规模应用于遗传病领域，越来越多的潜在调控基因表达的非编码结构变异被发现，这些可能影响基因表达的变异有一大部分影响顺式作用元件，从而改变了基因的表达量［这可能通过转录因子（TF）结合位点、染色质构象改变和/或三维基因组空间构象的变化而发生］，从而导致疾病的表型。

目前报道的顺式作用元件导致遗传病的案例大量集中在编码转录因子的基因上，比如在两名智力障碍的患者上发现了一个4号染色体与14号染色体长臂的一个新发的平衡易位，这个平衡易位虽然没有影响基因的编码区域，却打断了*BCL11B*基因下游877 kb的位置。*BCL11B*编码锌指转录因子，对神经和免疫系统发育至关重要。受影响患者的白细胞表现出适度改变的免疫功能和降低的BCL11B表达。患者的平衡易位导致了*BCL11B*与T细胞特异的增强子结合能力下降，从而改变了*BCL11B*的时空表达，以功能丧失机制致病。

2. 打断基因转录方式的特殊变异类型

基因组易位导致的基因融合表达，是打断基因转录方式最常见的变异类型。融合基因是肿瘤细胞中常见的驱动因素之一，大约20%的驱动事件是由融合基因导致的。融合基因都以体细胞变异存在，绝大部分以功能获得机制驱动原癌基因，使得肿瘤细胞获得增殖、转移、耐药、永生等特征。基因的融合经常涉及络氨酸激酶，可以导致组成型激酶激活、下游信号增强和肿瘤增殖。融合基因通常涉及两个不同的基因，以原癌基因作为效应基因，位于转录方向的3′端，这些原癌基因可以是转录因子（比如ETV1、TFE3），也可以是生长因子（比如PDGFB）或激酶蛋白（比如ALK、ROS1、NTRK3、FGFR1），当与上游的另一个基因的N端（这些基因可以多变，主要是提供更强的启动子，从而使得3′端的原癌基因有更高的表达，激活激酶结构，绕过负调控元件的调控，改变原蛋白的亚细胞定位等），以同一阅读框的方式共转录，导致融合基因的表达。

第三节　评估基因与疾病的关系

医学遗传学研究的根本问题，是了解基因及基因（组）变异（基因型）与症状/表型的关系。基因（组）变异是如何导致疾病表型，往往有着复杂的分子原理，这些分子原理千变万化，但是从变异如何改变基因的功能来讲，单基因病的致病机制可以归类为功能丧失、功能获得或显性负效应三种中的一种。即使同一个基因，由于变异的类型不同而以不同的方式改变基因的功能，从而以不同的致病机制致病，导致不同的疾病表型。目前OMIM收录了4 000多个基因与6 000多种表型，大概1/3的致病基因可以导致

1种以上的不同疾病表型，所以基因和疾病的关系并不一定是一对一的简单关系。如果不理解基因与疾病的对应关系，很可能对基因变异是否导致疾病，以及到底导致哪一种疾病的判断产生影响。例如2018年*Circulation*杂志上刊登了《心律失常性猝死基因的重新评估》，对曾经认为是导致心律失常性猝死的21个致病基因，通过基因水平致病性分析（基因-疾病关系的确认），发现只有一个基因*SCN5A*符合评估评估结果，即目前的证据可以支持*SCN5A*缺陷导致心律失常性猝死，其关系是明确可靠的（definitive）。因此，假如基因与疾病的关系不明确，甚至是错误的，依据这个事实上可能不导致该疾病的基因的变异来作为诊断依据是非常危险的。

美国NIH ClinGen组织提出了临床有效性的概念（clinical validity），既包含基因检测的临床有效性，也包括基因与疾病的临床有效性。基因-疾病关系临床有效性评估（Gene Curation）就是确认某个基因和某个疾病之间的关系是否确定，或者说这个基因与疾病的关系是否有临床有效性，这是基因水平的致病性评估，面对基因组医学时代大量的基因-疾病关系的报道，迫切需要对每一个基因-疾病进行临床上有效的评估。ClinGen组织通过基因变异导致疾病的致病性研究的原理，开发了一个循证评估框架（https://www.clinicalgenome.org/），用于支持或否定基因-疾病关系的相关遗传和实验的证据。这个评估结果分为证据确定性的（definitive）、证据强（strong）、证据中等（moderate）、证据有限（limited）、无法明确（no known disease relationship）、争议或证据冲突（disputed，conflicting evidence）（图14-1）。

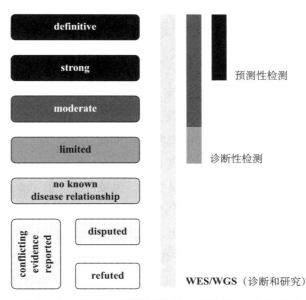

图14-1　ClinGen建议的基因与疾病的关系的评估结果

基因-疾病关系临床有效性评估可以指导基因检测的设计及检测报告范围，同时也影响遗传变异致病性分析的结果，如拷贝数变异及SNVs。根据ClinGen的建议，对于临床基因检测报告，报告的基因与疾病的相关性最少要达到中等以上。在选择基因检测的范围时，预测性检测最好选择基因与疾病关系为确定性和强证据的基因，诊断性的检测可以包含基因与疾病关系评估中等的基因，兼顾有限证据的基因，而证据不足和证据有争议的基因则适合临床研究。

ClinGen提供了一套标准操作流程（图14-2），提供两个证据，一个是基于案例报道的遗传学证据，另一个是功能实验证据。评估基因与疾病的相关性，其中很重要的一个环节，是充分理解基因变异致病的机制，基因-疾病关系临床有效性的具体流程包括收集证据、证据评估和赋分、整理评估结果、验证和专家审核，直至最终分类的公开。

1. 收集证据

收集这个基因可以导致什么疾病的证据，需要明确基因的名称、疾病的名称和遗传方式。关于疾病的描述在不同的信息来源中可能会用不同的名字，需要注意疾病本体的对应关系。对于基因与疾病的资料搜集，通常包括OMIM、Orphanet、GeneReviews、PubMed、GeneCards、PanelAPP、MonDO、UniProt、MGI（Mouse Genome Informatics）、FlyBase、GeneRIFs及搜索引擎。当整理出基因与疾病的对应关系，以及这些对应关系对应的遗传模式（常染色体显性、常染色体隐性或者X染色体连锁）后，假如发现这个基因可以对应多个不同的疾病，则需要考虑对这些基因与疾病的对应关系进行进一步的合并或拆分（lumping and splitting）。ClinGen专家组提供了基因与疾病对应关系合并或拆分的操作指南，主要考虑病本体的定义、基因导致疾病的机制（功能丧失、功能获得或显性负效应）、基因多效性与表型异质性，以及遗传模式是否相同。

2. 证据评估和赋分

对收集的证据整理，包括文献报道的案例证据和功能实验的证据。根据步骤1得到的基因与疾病的关系，尽量搜集更多的文献，并且需要评估报道的案例是否有明确的诊断与详细的表型信息，以及报道的变异的真实性和准确性。案例证据根据报道的家系大小、遗传模式，以及变异是否是移码变异等null variant，来提供不同的案例分数。通常越是LOF机制致病的变异，案例分数越容易获得。也要注意，假如疾病的致病机制不是LOF，而是明确的GOF机制致病，那么移码变异等null variant不能作为支持性的证据。新发变异或者大家系连锁共分离的变异也可以提供加分，而对于隐性遗传的情况，假如有多个先证者都是复合杂合的变异，也可能提供一定的加分。然后是对于功能实验的证据，包括生化、蛋白和组织的表达水平，工程细胞上的功能研究，模式动物的功能实验，以及敲除、敲低后的补偿挽救实验。

案例收集和评估要点：①推荐首先评估原始论文，论文较多时，优先评估整理多个案例报道并规范整理患者表型谱的综述性论文。②基因的实验性证据（发表时间可能早于报道首个病例之前）。③基因-疾病的原始报道能否被重复。④假如一个病例被报道/

遗传学证据（Genetic Evidence）

	Evidence Type	Case Information Type (Suggested Starting Score)		Suggested Upgrades		Scoring Range	Points Given	Max Score
				Functional Data	De Novo			
Case-Level Data	Variant Evidence*	Predicted or proven null variant (1.5 points)		+0.5 points	+0.5 points	0-3 points (per variant)		12 points
		Other variant type (0.1 points)**		+0.4 points	+0.4 points	0-1.5 points (per variant)		
	Segregation Evidence	Evidence of segregation in one or more families	Sequencing Method			0-3 points		3 points
			Total LOD Score	Candidate Gene Sequencing	Exome/Genome or all genes sequenced in linkage region			
			2-2.99	0.5 points	1 point			
			3-4.99	1 point	2 points			
			≥5	1.5 points	3 points			

	Case-Control Study Type	Case-Control Quality Criteria	Suggested Points/Study	Points Given	Max Score
Case-Control Data	Single Variant Analysis	• Variant Detection Methodology • Power • Bias and Confounding Factors • Statistical Significance	0-6 points		12 points
	Aggregate Variant Analysis		0-6 points		
			Total Allowable Points for Genetic Evidence		**12 points**

实验性证据（Experimental Evidence）

EXPERIMENTAL EVIDENCE SUMMARY					
Evidence Category	Evidence Type	Suggested Points/		Points Given	Max Score
		Default	Range		
Function	Biochemical Function	A 0.5	0-2	L	W 2
	Protein Interaction	B 0.5	0-2	M	
	Expression	C 0.5	0-2	N	
Functional Alteration	Patient cells	D 1	0-2	O	X 2
	Non-patient cells	E 0.5	0-1	P	
Models	Non-human model organism	F 2	0-4	Q	Y 4
	Cell culture model	G 1	0-2	R	
Rescue	Rescue in human	H 2	0-4	S	
	Rescue in non-human model organism	I 2	0-4	T	
	Rescue in cell culture model	J 1	0-2	U	
	Rescue in patient cells	K 1	0-2	V	
Total Allowable Points for Experimental Evidence					**Z 6**

图14-2　ClinGen建立的基因与疾病关系评估框架

引用多次，按1个评估。⑤临床诊断不明确、基因变异结果描述不清晰甚至有错误的文献，降分或者不予评估。

3．整理评估结果

将以上步骤2获得的证据的分数整理成表格，计算总体评分，包括案例分数（最高12分）、功能实验分数（最高6分），对于以上评分所参考的文献清单，以及是否有足够的时间让更多的专家小组来评估该基因与疾病的关系。最终基因与疾病的对应关系可以分为确定（12~18分且发表2篇文献支持或3年）、强（12~18分）、中等（7~11分）、有限（0.1~6分）、争议（<0.1分）和否定。

4．验证和专家审核

通过前面3个步骤最终评估了基因-疾病关系的有效性，一般间隔2~3年时间再评估和验证，并通过专家组的审核达成一致意见，这个基因-疾病的关系才最后确定。目前ClinGen网站记录了已经评估为明确的基因-疾病关系的基因集，可以直接查询后使用。

🧠 **思考题**

1. 外显不全与表型异质性是遗传咨询的难点，如果同一个基因的致病变异在家族不同个体中表现出表型差异，甚至有些个体没有表型，有些个体却表现出严重的表型，我们应该如何进行咨询？
2. 基因与疾病的临床有效性对于变异解读和临床诊断为什么重要？
3. 单基因病一因多效的致病机制可能是哪些？

📖 **推荐阅读**

1. ClinGen进行基因-疾病关系临床有效性评估（Gene Curation）的材料：Gene Clinical Validity Curation Process Standard Operating Procedure, V9, 2022.（ https:// clinicalgenome.org/curation-activities/gene-disease-validity/ ）
2. ClinGen进行疾病的合并或拆分的材料：https://clinicalgenome.org/working-groups/ lumping-and-splitting/

⭐ **参考文献**

第十五章

遗传变异致病性分析
和临床应用

本章将聚焦于临床上可用的遗传检测技术的优点及其局限性，并根据最新的共识，详细介绍各种遗传变异致病性分类评估的原理和方法，包括染色体畸变、拷贝数变异、单个碱基变异、基因组结构变异及遗传性肿瘤相关变异，同时也详细讲述相关的检测方法和基因诊断报告的规范。

第一节　常用遗传检测技术及其适用性

临床遗传检测可依据对表型的依赖关系分为诊断性检测（diagnostic genetic testing）、预测性/症状前检测（predictive and presympotmatic genetic testing）、产前诊断（prenatal diagnosis testing）、新生儿筛查（newborn screening）、携带者筛查（carrier screening）、产前筛查（prental screening）等，这些类型的划分可以让临床实验室和临床医生更好地把握检测目的和分析策略（表15-1）。

表 15-1　临床遗传检测

基因检测种类	掌握的临床表型情况	分析策略
诊断性检测	有临床表型或展示部分表型	表型驱动为主，结合基因型驱动分析
预测性检测/症状前检测	尚无表型，可间接利用家族成员表型证据	根据临床表型、怀疑的单基因致病机制及风险评估原理进行分析和评估
产前诊断	基于家族成员表型和/或产前影像表型	基因型驱动为主，结合表型驱动分析
新生儿筛查/产前筛查/携带者筛查	针对无表型的正常人群，寻找高风险个体	根据待评估的疾病，可间接利用表型证据分析明确致病的基因和变异

目前临床上可用的分子检测技术存在其各自的优点和局限性，明确不同技术的检测范围及不能检出的变异类型，可帮助选择合适的检测方法。现阶段常用的分子检测包

拓展阅读15.1
各种基因检测技术的原理及临床应用

括第一代测序、第二代测序及其衍生技术、染色体芯片、基于PCR的衍生技术，以及目前正在从研究走向应用的第三代测序（详细内容可见拓展阅读15.1）。

一、常见遗传变异类型与检测方法的选择

1. 染色体数目异常

染色体数目异常涉及一条或多条的染色体增多（常见于三体）或减少（除45, X外较罕见）。对于染色体非整倍性的检测，最经典的方式是染色体核型分析。常用的检材包括外周血淋巴细胞、绒毛穿刺取出的绒毛细胞、羊膜腔穿刺得到的羊水细胞或者脐血穿刺获得的脐血淋巴细胞。分子检测技术中，染色体芯片、低深度全基因组测序（copy number variation sequencing，CNV-seq）、基于全外显子组测序（whole exome sequencing，WES）或者全基因组测序（whole genome sequencing，WGS）的拷贝数分析同样可以检出染色体的非整倍性改变，但是对嵌合体的检出存在部分局限性，一般染色体芯片、WES和WGS稳定检出嵌合比例＞30%的嵌合体，CNV-seq可检出＞20%的嵌合。分子检测是对所有的细胞进行取均值确定的平均状态，不代表每个细胞的状态，当面对多种细胞核型组成的嵌合体时，分子检测不能提示所有的核型类别。嵌合体检测的"金标准"是间期荧光原位杂交（fluorescence *in situ* hybridization，FISH），但FISH一次只能使用少数探针，检测特定的一组染色体或者染色体区段，所以需要靶向分析，一般用于对染色体核型分析或分子检测检出的异常进行复核和确定嵌合比例。

2. 染色体平衡性改变

染色体结构异常的染色体平衡性改变，一般指一条染色体或者两条甚至多条染色体之间发生了倒位、移位、易位等位置改变的变异。这样的变异可能会伴有少量基因间的片段缺失，一般没有剂量效应，所以称为染色体平衡改变（除去少量的易位可能会打断基因或者造成基因融合产生位置效应，比如导致慢性粒细胞性白血病中的费城染色体）。如果发生位置改变的片段＞5～10 Mb，染色体核型分析一般能够有效地检出。在产前生殖检测中可能会出现夫妻染色体常规核型正常（一般为350～550条带核型分析），但是在妊娠丢失的流产物中同时检出拷贝数缺失和拷贝数增加，提示夫妻一方可能存在染色体的平衡性改变。这可能是由于隐匿性平衡易位导致，即易位所涉及的片段相对较小（＜5 Mb）或带型相似。对于怀疑有目标片段的平衡易位的情况，可使用中期FISH技术去检测是否存在易位。由于FISH检测需要特异性探针，因而只能进行针对性的检测，无法进行基因组范围内的平衡易位检测。目前有基因组光学图谱（optical genome mapping，OGM）和三代测序技术，两种长读长技术，可在全基因组范围内较稳定地检出平衡性结构变异（structure variant，SV）。OGM技术可以稳定检出50 kb以上的结构性变异。

3．染色体不平衡改变

染色体结构异常的染色体不平衡改变主要包括不改变染色体倍性前提下，染色体局部区域的拷贝数缺失和拷贝数重复。根据所涉及不平衡片段的大小，采用不同的检测方式。一般片段＞5 Mb的情况核型分析技术即可检出，＞10 Mb可稳定检出。例如，导致猫叫综合征的5p⁻，当片段＜10 Mb时，则需要使用分子检测技术来完成，常用的技术包括染色体芯片技术和CNV-seq技术，能够稳定检出＞100 kb的拷贝数缺失和＞500 kb的拷贝数重复。拷贝数变异检测不是WES的最初设计目的，不过随着检测方法、实验技术和生物信息学算法的不断优化，已经能够比较稳定地检出两个外显子以上的拷贝数缺失和重复。对于存在假基因区域的干扰基因，如SMN1、CYP21A2、PKD1等，多重连接依赖的探针扩增技术（multiplex-ligation dependent probe amplification，MLPA）是有效的检测外显子级别缺失重复的技术方法。WGS由于不需要捕获富集，测序的均一性更好，可以更有效地检出拷贝数的异常。OGM技术和三代测序技术同样也能够检出染色体的不平衡改变，但由于价格较贵，不作为一线检测方法。

4．单核苷酸变异和小片段的插入/缺失变异

单核苷酸变异和小片段的插入/缺失（＜50 bp）是导致单基因遗传病的主要变异类型。在二代测序大规模使用之前，主要通过一代测序，靶向去检测与疾病相关的特定基因的外显子。二代测序给这类变异的检测带来了变革，从单个基因测序到多个基因同时检测（基因包），对所有基因外显子一起检测（WES）再到外显子和内含子同时检测（WGS）。WES和WGS助力了一系列新致病基因的发现，让许多异质性高、不具有特异性临床特征的综合征获得遗传学诊断。在临床应用中，对于这类变异，如果临床表型方向明确，可使用基因包进行检测，若方向不明确，需优先选择全外显子或者家系全外显子检测。第三代测序同时可以检测这类变异和染色体结构变异，由于价格较高，目前不推荐一线使用。

对于＜50 bp的变异，如果是位于同源区的变异，现阶段主要采用二代测序检测，结合长片段PCR（long-range PCR，LR-PCR）和一代测序验证的方法进行检测。这些变异通过常规的二代测序技术无法有效区分是在目的基因上还是在同源区域，二代测序结果仅能够部分提示，之后需要使用LR-PCR技术予以区分。靶向三代测序也为这类变异的检出提供新的思路，在怀疑相关疾病时，靶向长片段扩增联合三代测序能够较好地检出该类变异，已有地中海贫血检测、SMN1、CYP21A2、F8等基因开发了相应的检测。

5．动态突变

动态突变是一串重复序列在染色体上重复次数的增加或减少导致疾病发生的致病性变异。二代测序由于读长短（常规为150 bp），对于重复序列的分析程度有限，虽然最新的算法研究已经能够做到对较多的动态突变进行提示，但是还无法准确得出结论。动态突变

检测的金标准还是三引物PCR（tri-primer PCR，TP-PCR）联合毛细管电泳的片段分析。

6．表观遗传变异

目前明确已知的与临床遗传病相关的表观遗传变异是由于甲基化异常引起的，因而对于表观遗传相关疾病的检测，是针对甲基化异常的检测，现阶段主要使用的技术是甲基化特异MLPA（methylation-specific MLPA，MS-MLPA）。已有文献报道甲基化芯片或全基因组甲基化测序用于甲基化异常的检测，但还未用于常规临床。三代测序技术之一的纳米孔测序技术在完成测序的同时也可以检出甲基化修饰（表15-2）。

表 15-2　遗传检测中常见变异与检测方法

检测方法/检测技术	染色体数目异常（非整倍体、多倍体和单倍体）	染色体平衡性改变	拷贝数变异	<50 bp变异	表观遗传变异	动态突变
染色体核型分析	√	√	大片段	×	×	×
FISH	√	√	√	×	×	×
CMA	√（嵌合>30%）	×	√	×	提示UPD	×
CNV-seq	√（嵌合>20%）	×	√	×	×	×
基因包	×	×	×	√	×	×
WES	√（嵌合>30%）	×	√	√	提示UPD	×
WGS	√（嵌合>30%）	可提示（有局限）	√	√	提示UPD	特殊算法局限较大
OGM	√（可检测嵌合比例有待验证）	√	√	×	×	可检出大片段重复
三代测序	√	√	√	√	提示UPD或直接检出	√
MLPA/MS-MLPA	√				√	部分可检出
TP-PCR	NA	NA	NA	NA	NA	√

基因组印记导致遗传病的一个重要原因是单亲二体（uniparental disomy，UPD）和拷贝数异常，因而在WES或者CMA检测中发现了印记区域出现拷贝数异常或者纯合区域（regions of homozygosity，ROH），则提示可能存在基因组印记导致遗传病。

二、临床实践不同场景下检测技术的选择

筛查类的检测主要针对表型正常的人群筛查一些固定的疾病风险，较少涉及检测技

术的选择。诊断类检测由于存在技术的局限性，针对不同的临床表型与适用场景，可能
会发生选择不正确的方法导致漏检的可能。本节从临床角度出发，讨论在不同应用场景
中，需要考虑的局限性与方法选择策略。

1．产前诊断场景

产前诊断检测的目的是为了明确胎儿是否受累。孕期胎儿表型主要依靠影像学检测
（B超和核磁），表型可能不典型、不表现，或受限于影像学检测技术的精度及胎儿位置
无法完整观测到表型，需要遗传检测找到相关的基因型去判定/预测胎儿是否受累。目
前产前诊断中最常用的技术包括染色体核型分析、FISH技术、染色体芯片/CNV-seq、
一代测序和全外显子组测序。

当前产前诊断的技术检测选择主要是基于胎儿结构异常的影像特征与对应变异种
类。已有的产前研究较多集中在对胎儿非整倍体和拷贝数变异与影像的关系上，因而对
于需要进行介入性产前诊断的孕妇，优先推荐的检测技术是染色体核型分析与染色体芯
片/CNV-seq连用。需要注意的是，染色体芯片能够提示ROH，可以通过进一步发现、
验证或排除关键染色体上的UPD，而CNV-seq会漏检单亲二体这一可能的致病区域（附
带UPD检测的CNV-seq分析平台除外），对于拷贝数变异的检测效能，CNV-seq和染色
体芯片基本一致，因而在技术选择时需考虑两者差异。Silver Russell综合征与Beckwith-
Wiedemann综合征，可以在产前超声中表现为胎儿宫内生长受限或巨大儿，这两种疾病
有较大比例的表观遗传变异。因而在怀疑两者时，可以选择加做MS-MLPA，以排除或
者发现表观遗传变异。另外，在嵌合体的处理上，如果羊水核型分析提示嵌合，羊水细
胞FISH有助于了解嵌合的比例，以辅助遗传咨询。

随着在产前诊断中使用WES的数据积累越来越多，产前WES可在胎儿结构异常的
产前诊断中检出明确致病/疑似致病变异，显示了其临床应用效能，也陆续有产前外显
子组测序遗传咨询的指南和共识发表。所以，对于介入性产前诊断，建议同时考虑染色
体水平的检测和基因水平的检测，特别是根据胎儿表型及胎龄选择恰当的检测项目。

产前诊断另一个应用场景是存在遗传病家族史（曾生育过患儿或者夫妻自己为患
者），夫妻双方经由携带者筛查确认为高风险夫妇，致病/疑似致病变异明确，在进行
侵入性产前诊断时（胎盘绒毛或者羊水细胞），可使用一代测序技术针对该位点进行检
测。如果是基因内部外显子级别拷贝数变异，可选择相应基因的MLPA检测，在无对应
基因MLPA试剂盒的情况下，经充分对照和结果可重复的前提下使用实时定量PCR（real-
time quantitative PCR，qPCR）技术进行检测。无创单基因疾病检测作为最新的检测技
术，可通过孕妇外周血检测胎儿的单基因变异。在本书编写时，已有针对夫妻携带的单
基因致病变异及新发致病变异的无创单基因检测研发成功，其临床效能有待于进一步
验证。

2．产后应用场景

产后应用的场景包括新生儿、儿科和成人遗传病的诊断，检测方法的选择主要与受检者的临床表现相关。当受检者的临床表现比较典型，提示患有某种疾病或者倾向于某类疾病时，可选择单基因测序或相关的基因包。如果受检者表现不够特异或者导致相关表型的遗传异质性高时，WES可作为检测方案，家系全外显子组可以额外提供更多的遗传学证据，其检出率优于先证者全外显子组，在异质性较高的疾病中推荐使用。随着WES实验及算法的不断完善，已经能够比较稳定地检出大片段的拷贝数缺失和重复，在产后场景中已经能够较好地替代染色体芯片。因而在怀疑遗传病时，WES可以作为一线技术予以建议，但是在应用中要了解全外显子具有的局限性。目前基于二代测序的WES的局限性主要包括以下几类：

（1）表观遗传变异   由于基因组印记异常导致的疾病大多是在儿科起病，也有宫内起病，因而需要对这些疾病的诊断与鉴别诊断有所了解。由于表观遗传改变致病是无法通过测序技术检出的，需要对应的MS-MLPA进行检测，相关内容见拓展阅读15.1。

（2）基因组同源区   假基因和同源区对二代测序有较大的干扰，当同源性过高时，无法区分变异是否位于真正的基因上还是同源区上。因而需要补充长片段PCR和一代测序的方法进行验证。常见的基因包括*SMN1*、*CYP21A2*、*PKD1*、*NF1*、*HBA1/HBA2*等，在处理相应基因的临床案例时需重点关注，基因组上具有同源区见参考材料。

（3）结构变异   一些基因的致病变异是由于重排导致的，对于这类变异，常规的测序也无法有效检出，需要补充特殊的方法。常见的一些基因包括*CYP21A2*、*CYP11B1/CYP11B2*、*F8*、*IKBKG*、*UNC13D*、*IDS*等。如果在常规测序为阴性，同时临床症状符合时，考虑进行补充检测。

（4）线粒体环基因变异   线粒体DNA突变导致疾病临床表现异质性较高，疾病初期可能表现不典型，为临床诊断带来一定困难。具体临床诊断方法见第十一章线粒体病。在最初的设计中WES不包括线粒体DNA部分，因而如果是线粒体病，没有良好临床鉴别诊断，单独使用WES可能会存在漏检，需要补充线粒体DNA全长测序。目前线粒体环DNA检测多使用长片段扩增联合二代测序方法，以检测线粒体DNA变异。现在越来越多的WES会同时捕获线粒体DNA，为线粒体病提供鉴别诊断，但基于捕获的线粒体测序存在一定的局限性，如果未检出但是临床表型符合，需要加做基于长片段扩增的线粒体全长DNA检测。WGS包括了线粒体环DNA，如果临床表型不排除线粒体疾病时，可以选择WGS。

（5）动态突变   动态突变单独通过二代测序无法有效地解决。而动态突变导致的疾病，主要是一些神经或者神经肌肉病，比较常见的包括儿童期起病的脆性X综合征、成人期起病的脊髓小脑共济失调3型等。通过文献阅读了解由于动态突变导致的疾病，当临床表型符合时，应优先考虑针对性的检测动态突变，如TP-PCR技术而不是基于二代测序的方法。

第二节　拷贝数变异的致病性分类

一、拷贝数变异概念及相关内容

拷贝数变异（copy number variation，CNV）一般指长度为50 bp以上的基因组片段增加或者丢失，是导致人类疾病的重要因素之一。目前认为引起CNV形成的机制包括减数分裂非等位基因同源重组、同源序列复制错误、复制叉迟滞和非同源末端连接等。根据断裂点的位置，CNV可以分为复发性和非复发性。复发性的CNV断裂点位置相对比较聚焦，非复发性CNV断裂点位置则比较随机。CNV的致病机制包括剂量效应、连续多个基因缺失导致的综合征、基因打断、基因融合、调控元件缺失，以及纯合CNV、复合杂合CNV、单个CNV+隐性基因序列变异等。其中剂量效应是比较常见的，包括单倍剂量不足（haploinsufficient，HI）和三倍剂量敏感（triplosensitivity，TS）两种，HI是指基因组中一个等位基因突变后功能丧失，另一个等位基因能正常表达，但只有正常水平一半的蛋白质不足以维持细胞正常的生理功能；TS是指基因的拷贝额外增加一个，该基因表达增加，过量表达的蛋白质或基因产物导致生理功能异常。

二、CNV的致病性分类评估的发展

目前，很多国内外指南中均建议对有智力障碍、发育迟缓、自闭症谱系、精神发育障碍、多发性先天畸形等患儿，以及产前超声结构发育异常的胎儿进行CNV遗传学检测，并且推荐其作为临床一线的检测方法。随着CMA和NGS技术在遗传实验室的广泛应用，临床上越来越多的CNV被检出，正确地分析解读CNV与疾病之间的因果关系成为临床工作中的重中之重，是遗传性疾病诊断的关键。然而CNV致病性分析一直是困扰临床实验室的难点，错误的分析将导致疾病漏诊或误诊，这也促使很多临床遗传学家长期聚焦在CNV致病性评估方面的研究，致力于找到一个标准的致病性评价体系，确保结果的准确性，并努力促使不同实验室之间对相同CNV致病性评估的结果保持一致性。

2011年，美国医学遗传学与基因组学学会（American College of Medical Genetics and Genomics，ACMG）发布了第一版CNV的致病性评估指南，初步形成了评估致病性时应该考虑的重要内容，包括CNV的大小、CNV内包含的基因组信息、已知相关的遗传综合征、数据库对被评估CNV的收录情况等，并将CNV的评估结果分为三大类：致病性、临床意义未明、良性，其中临床意义未明又细分为了可能致病性、可能良性、意义未明。

随着对疾病和基因组医学之间研究的深入认识，为了帮助临床实验室更准确地对CNV的致病性进行评估，从而达到评级和报告的一致性，且同时为了与ACMG和美国分子病理学会（Association for Molecular Pathology，AMP）发布的序列变异解释指南中的评级建议更加一致，ACMG和临床基因组资源机构（Clinical Genome Resource，ClinGen）成立了协作工作组，于2019年更新了CNV致病性评估指南，在原来的基础上做了进一步的优化，更新了用来评估CNV的临床实验室技术专业标准。

新的指南中，确定了CNV致病性分类中最关键的证据类别，包括基因组内容、剂量敏感性预测和评估管理、功能效果的预测、病人临床表型与医学文献报道病例的符合度、病例与人群对照数据库的证据和个体CNV的遗传模式等，并将这些证据类别加上了权重系数，开发了一个定量化的评分系统。新版指南中将原有的三分类系统更新为五分类系统，并明确量化评分，分类标准及对应的评分为：①致病性，评分≥0.99。②可能致病性，评分介于0.90~0.98。③临床意义未明，评分介于-0.89~0.89。④可能良性，评分介于-0.90~-0.98。⑤良性，评分≤-0.99。考虑到CNV缺失和重复之间存在内在和特有的差异性，分别针对这两种不同的变异制定了各自相应的评分流程，需要提到的是新版的指南既适用于产后CNV的致病性评估，也适用于产前CNV的评估。

1．致病性

致病性（pathogenic，P）是指根据证据评分标准得分≥0.99的CNV。尽管CNV对一个患者的全部临床效应可能尚不完全清楚，但是CNV的致病性是毋庸置疑的。致病性CNV包括：①文献多次报道的具有一致临床表型的CNV，且外显率和表现度已经明确阐明，尽管不是完全外显或临床表现具有一定差异。②与已知剂量敏感区完全重叠的CNV。③包含多个基因且其中至少有一个是剂量敏感的CNV，即使其他基因意义不明确。

2．可能致病性

可能致病性（likely pathogenic，LP）是指使用证据评分标准得分介于0.90~0.98的CNV。通常，这类变异有强有力的证据表明它们最终将被确定为致病，但目前的证据尚不够完全确定其致病性。可能致病性CNV包括：①涉及已知HI基因5'端及其下游编码序列的缺失。②涉及已知HI基因多个外显子（包括基因3'端）的缺失。③涉及多篇病例报道的基因缺失或重复，其具有一致且高度特异的表型。

3．临床意义不明确

临床意义不明确（variants of uncertain significant，VUS）是指使用证据评分标准得分介于-0.89~0.89的CNVs。VUS是一个范围广泛的分类，一些可能将在以后通过额外的证据被证实为致病性或良性。其中，一部分CNV相对其他CNV而言，可能有更多的证据表明其与疾病相关联，且通过查询已发表的文献能够找寻其他额外证据的可能性相对较高。但是在撰写报告时，如果没有足够强有力的证据明确其临床意义，且又达到了实验室制定的报告标准，则仍应将其评级为临床意义未明的CNV。

临床意义不明确变异的CNV包括：①CNV片段的大小超过了实验室报告的阈值，但该CNV内不包含基因。②CNV在少数病例中有描述，但频率不高，达不到多态性的标准（>1%）。③CNV区域包含少量基因，但尚不清楚这些基因是否对剂量敏感。④多篇文献或多个数据库对此CNV存在争议，对其临床意义尚无明确结论。⑤单个基因内的一个CNV，其是否对转录阅读框有影响尚不清楚。

4．可能良性

可能良性（likely benign，LB）是指使用证据评分标准得分介于-0.90～-0.98之间的CNV。通常有强有力的证据表明这些变异可能与遗传病无关，但目前尚没有足够的证据来证明这一点。可能良性的CNV包括：①病例和对照组无显著统计学差异。②在普通人群中经常观察到的变异（尽管频率低于1%的多态性阈值）。

5．良性

良性（benign，B）是指使用证据评分标准得分≤-0.99的CNV。这些CNV通常已在多篇文献中被报道，或在权威数据库中被标注为良性变异。评级为良性多态性的CNV，在人群中的频率应大于1%。需要强调的是，对良性变异CNV的剂量效应要仔细分析，例如某些片段的重复可能是良性的，但缺失可能具有临床相关性。

三、CNV的致病性评估框架和流程

CNV的致病性评估分成拷贝数缺失和拷贝数重复两种情况分别进行评估，评估框架和流程分别见拓展阅读15.2和15.3。这两个评估框架都包括五个部分。第一部分基因组内遗传信息的初步评估，对于拷贝数缺失和重复都是一样的，这部分的遗传内容包括编码蛋白质的基因和重要功能元件，重要功能元件可以是具有调控作用的非编码因子。

缺失和重复致病性评估最不同的是在第二部分，拷贝数缺失需要考虑单倍剂量不足（HI）的基因/区域（2A-2H），而拷贝数重复需要考虑三倍剂量敏感（TS）的基因/区域（2A-2L）。这里出现的HI区段或TS区段有两种情况：一种是该区段中包含已知关键的致病基因（图15-1），另一种是该区段的致病基因不明确（图15-2）。另外这部分需要注意"HI区域"和"TS区域"与"HI基因"和"TS基因"用词，如果CNV长度不大，两个断点可以位于一个基因内或者一个断点位于一个基因内，这个部分的评估需要严格区分拷贝数缺失或重复（图15-3）。还有对于与良性区域重叠的评估，缺失和重复的效应不一样导致评估的赋分也不一样（图15-4），详细可以查询ClinGen关于剂量敏感基因或区域的评估结果。在第三部分，CNVs包含的基因数目对于拷贝数缺失和拷贝数重复的赋分是不一样的。

拓展阅读15.2
拷贝数缺失的致病性评估框架、流程和评分标准

拓展阅读15.3
拷贝数重复的致病性评估框架、流程和评分标准

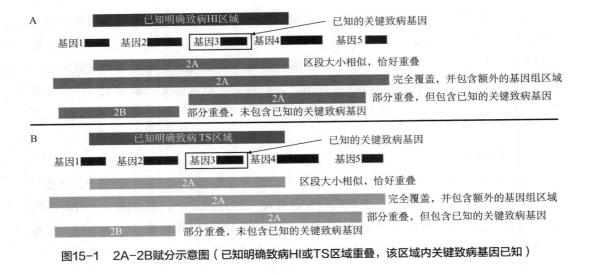

图15-1　2A-2B赋分示意图（已知明确致病HI或TS区域重叠，该区域内关键致病基因已知）

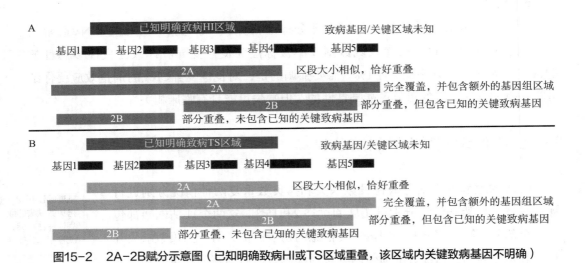

图15-2　2A-2B赋分示意图（已知明确致病HI或TS区域重叠，该区域内关键致病基因不明确）

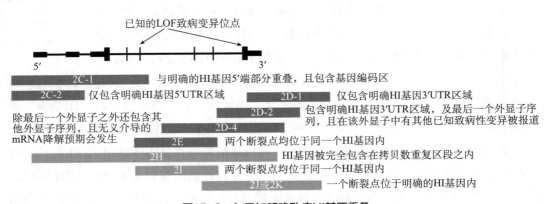

图15-3　与已知明确致病HI基因重叠

2C～2E为缺失赋分示意图，2H～2K为重复赋分示意图

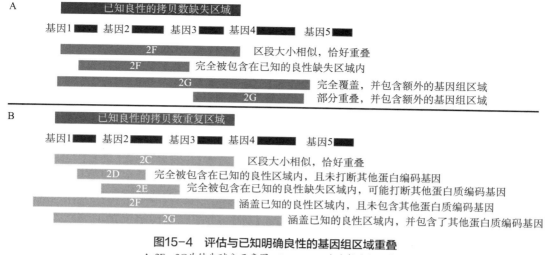

图15-4　评估与已知明确良性的基因组区域重叠
A. 2F～2G为缺失赋分示意图；B. 2C～2G为重复赋分示意图

第四和第五部分，评估流程中家系分离证据和病例证据都需要查询数据库和参考报道的文献等进行详细评估。特别注意，已报道的相同CNV的临床表型分为具有高度特异性并且相对唯一、具有高度特异性但不一定是基因/区段所特有的和不具高度特异性和/或具有高度遗传异质性三种情况。这三种情况需要明确临床表型的情况下再评估CNV是否是新发变异和在家系中是否共分离，如果是复发性CNV，在人群中有频率，需要进行病例–对照人群的统计学计算。第五部分是被研究对象的遗传方式/家族史评估，评估内容与第四部分相似，这部分内容可以通过查阅文献，更加仔细地收集正在评估的患者的临床表型和CNV的遗传性。在评估过程中按照流程进行，如果某个部分不满足条件就跳过，得分总分超过0.99可以停止，不再进行后续流程。下面对拷贝数缺失和重复特别不同的评估内容分别进行描述：

1．拷贝数缺失的致病性评估

在第二部分，拷贝数缺失需要确认是否与（明确/预测的）单倍剂量不足（HI）的基因/基因组区段重叠，可以完全重叠或部分重叠，对于部分重叠，可延伸到单基因内的缺失评估，这部分也适用于PVS1和PM4的证据项（2E）。如果拷贝数缺失与或明确良性的基因/基因组区段重叠，则可能是良性CNV，但需要排除包含其他基因组信息。如果拷贝数缺失没有与以上类型的基因/基因组区段重叠，则从第三部分开始评分。

2．拷贝数重复的致病性评估

在第二部分，拷贝数重复需要确认是否与明确的三倍剂量敏感（TS）、单倍剂量不足（HI）或明确良性的基因/基因组区段重叠。对于与TS和良性的基因/基因组区段重叠的评估是比较好理解的（2A～2G），但拷贝数重复需要评估与单倍剂量不足（HI）重叠的情况，主要是考虑CNV的断点是否在一个HI基因内，或者一个断点位于HI基因内，因为可能会导致HI基因的功能丧失。在基因内的拷贝数重复也可以借鉴ClinGen SVI工作组PVS1证据项，而一个断裂点位于HI基因内的，也要结合临床表型是否高度特异并与该HI基因功能丧失的表型一致。

四、CNV临床诊断报告撰写

临床诊断报告中应对需要报告的CNV的致病性分类结果和分类的依据进行描述。实验室可自行选择是否报告良性或可能良性CNV，这些应在实验室CNV报告规范中说明。

报告应使用国际人类细胞基因组命名系统（ISCN）或人类基因组变异学会（HGVS）的标准术语对CNV进行命名（见附录部分），包括：①细胞遗传学位置（染色体和区带号）。②CNV大小和基于特定参考基因组的具体线性坐标。③拷贝数状态（例如，单拷贝增加或缺失）与已知的特定的CNV机理（例如串联重复）。此外，对于单个基因内的CNV可依据检测平台进行恰当的命名。参照新版指南附件内容，举例如下，仅供参考：

简要病史： 患儿9岁，生长发育迟缓伴自闭症倾向就诊
检测方法： CNV-seq/染色体芯片
参考基因组： GRCh37
检测结果： 在21q11.21区域存在2.5 Mb重复

ISCN	类型	大小	遗传性	合子型	分类
arr[GRCh37]22q11.21 （18912231_21465672）x3	重复	2.5 Mb	新发	杂合子	致病

相关基因组内容： 该重复包含一个已知致病性的复发性CNV区域

基因组区域	疾病	遗传模式	相关类别	备注
复发性的22q11.2近端区域（涉及断点A-D）	神经发育障碍	新发	低外显率和表型高度可变	该变异已知与神经发育障碍相关，但具有低外显率和表型可变的特点。结合临床，以确定是否需要进行进一步的检查

结果说明：

该结果显示在22q11.21区域检测出明确致病性的微重复，大小约2.5 Mb，该变异包含复发性的22q11.2近端区域（涉及断点A~D）。该变异是明确致病的（ClinGen数据库显示被专家组明确评估为三倍剂量敏感区域，评分为3分），同时具有低外显率和表型高度可变的特点。该变异在神经发育障碍的患者和表型接近正常的个体中均可检测出，甚至这种情况出现在同一家庭的不同成员中。因此，该微重复很可能是导致受检者表型的原因。建议根据临床相关性，来确定是否需要进一步的检查。

备注： 此处应明确写明所使用的检测技术方法、报告范围、检测局限性等。

五、CNV变异致病性分类注意要点

1．意外发现可能致病或致病性CNV

有些被检出的CNV导致的临床症状与患者进行遗传检测的原因没有任何关联，但其可能提示为某些迟发性疾病的症状前阶段（还未到发病时间），或临床暂未诊断处于正在持续进展的疾病情况。目前指南中建议报告意外发现的P或LP的CNV，以便患者及时获得适当的诊治。各实验室可对一些特定情况采取保密政策，并在临床报告中予以说明。

2．CNV致病性分类不受受检者表型影响

虽然在评估CNV致病性时，应考虑受检者的表型，但致病性分类不应仅由受检者的表型来驱动。一般情况下，若受检者的表型与检测到的CNV所报道的临床表型相似，可以作为变异评估的一个支持致病性的证据。但有些时候并不相似或受检者没有出现相关的表型，可这并不能改变CNV的致病性评级，我们需要注意：对不同患者中检测到的相同CNV，其致病性评级应该保持一致，不能因为他们的就诊原因不同就将其归纳为不同的分类。对变异进行致病性评估时，应该将其与被检测的特定个体的临床症状分开（致病变异不一定会导致临床表型，或者临床表型正在发展阶段还不能被准确发现）。

3．涉及X染色体的CNV

对于已经有明确证据表明，X染色体上某个特定基因是通过LOF机制导致疾病的，那么无论是在男性还是女性中检测到的，只要在受检者身上发现该基因的缺失，都应进行报告，并评级为致病性。而且，在报告中应该明确解释这种缺失对受检者可能产生的影响，这种情况对于男性可能具有诊断价值，对于女性则可能只是携带状态，但应充分知情告知女性的生育风险。

4．隐性疾病携带者状态

对于有些CNV，单倍剂量不足不是致病机制，但该区段可能涉及常染色体隐性或X连锁隐性疾病的携带状态。建议实验室可针对隐性疾病采取特定的报告政策，如果实验室选择报告包含携带者等位基因列表，其报告应清楚地将其与受检者就诊原因相关的主要CNV结果区分开。如果不报告携带者状态，在报告中应明确说明此点。2019年新版本的CNV指南中，建议报告以下情况的携带者状态：

（1）研究明确的疾病，且功能丧失是其已知疾病机制。在这种情况下，报告携带者状态可以为先证者或其家人提供生育咨询与其他检查的机会，尤其是对携带频率相当高和遗传筛查比较容易开展的疾病。

（2）临床特征与患者就诊原因疾病表型相符，但实验室鉴定出的CNV可能仅为导

致患者疾病的一对致病等位基因中的一个。此时可建议对这种疾病进行进一步的辅助分子检测，以明确另一个致病位点。需要注意的是，报告中应明确说明疾病的隐性遗传特征，并且提醒在未确认第二个致病性变异的情况下，此CNV尚不能作为诊断依据。

（3）涉及女性X染色体上剂量敏感基因的CNV。X连锁隐性疾病的女性携带者有很大的生育风险，且女性可能在一些X连锁隐性疾病中表现出轻微症状，提醒其相关的医学随访或管理也具有重要意义。

六、CNV的遗传咨询病例

在产前诊断门诊，某孕妇G1P0，孕26周，外院建卡，近期B超提示胎儿双肾增大，回声增强，要求进行有创性产前诊断。羊水穿刺后行染色体核型和CNV检测，检测结果发现胎儿核型无明显异常，但CNV检测发现在17q12区域存在1.47 Mb的致病性微缺失，具体位置为seq[19]del17(q12), chr17：g.34812001-36281000del。现夫妇双方于产前诊断门诊复诊，进行遗传咨询。

咨询要点如下：

1. 充分告知诊断结果

参考国际最新的CNV致病性评估指南，经过数据库查询发现该CNV区域包含单倍剂量不足基因*HNF1B*，HI评分为3分，且同时包括17q12 recurrent region（包括HNF1B），HI评分为3分，可能发生疾病为RCAD（renal cysts and diabetes）综合征，即肾囊肿与糖尿病综合征。因此，该CNV是明确致病性的。

2. 充分告知该综合征外显率和临床表型

首先应明确该综合征存在外显不全的情况，目前文献报道外显率约为35%，且患者临床表现异质性较强，患者症状有轻有重。主要症状包括肾和泌尿道的结构或功能异常（肾囊肿、肾小球囊性肾病、神经发育不良、肾功能不全等），5型青少年发病的成人型糖尿病（MODY5），神经发育或神经精神疾病（整体发育迟缓、智力障碍、自闭症谱系障碍等），生殖器异常（男性表现为尿道下裂、隐睾、附睾囊肿，女性表现为阴道发育不全、残角子宫等），轻度特殊面容等；少数患者还表现为心脏异常、癫痫、肌张力低下、指/趾甲发育不全等。多囊肾和其他结构和功能肾异常在患者中的发生率为85%~90%，MODY5约为40%，约50%的患者有一定程度的发育迟缓或学习障碍。MODY5通常在25岁前诊断（10~50岁区间）。

3. 该综合征的治疗、随访与健康管理

对患者的肾异常、神经发育和神经精神障碍、MODY5、生殖道异常、肝异常等主

要为对症治疗。

随访及健康监测：在肾和尿道无明显结构异常的情况下，在明确诊断后第12个月进行肾和膀胱超声检查，然后儿童期/青春期每2~3年检查一次，成年期每3~5年检查一次，如发现异常则需要增加检查频率；对肾超声检查发现异常的患者，每年进行一次肾功能检查，对于服用潜在或已知有肾毒性药物的患者，建议增加检查频率；对儿童早期进行神经发育的常规监测，对学习有困难的儿童进行全面的神经心理评估；每年监测糖化血红蛋白以预防MODY5，并自我监测糖尿病的临床体征和症状，如多饮和多尿；可考虑重新评估与米勒管再生障碍性发育不良相关的青春期女性原发性闭经的子宫和阴道异常；在儿童早期每年进行眼发育评估；监测癫痫发作的可能；在童年时期进行多次听力筛查等。

避免的药物/环境：肾或肝异常的个人应避免肾毒性和肝毒性药物。对于有精神健康问题的个体（自闭症、精神分裂症或双相情感障碍等），建议慎重使用可能导致体重增加的抗精神病药物，因为这增加糖尿病风险。同样，应该慎重考虑使用长期影响肾功能的情绪稳定剂。

高危亲属的评估：如果夫妻双方中有一方存在17q12微缺失，则建议检测先证者的兄弟姐妹及其他高危亲属，以确定哪些人需要随访、健康监测及管理。

4．再生育风险

该变异可能为胎儿新发，也可能为父母遗传，该变异新发的概率约为75%，25%为父母遗传性。如果为新发，下次妊娠再发的风险较低，一般认为在1%之内（因为不能排除生殖腺嵌合，再发风险会稍高于人群发病率）；若为父母遗传，则每次妊娠胎儿遗传的概率为50%，且胎儿是否患病及严重程度与父母无必要联系。如夫妇想在孕前实现该CNV的垂直阻断，可考虑使用辅助生殖技术PGT进行干预。

第三节　序列变异的致病性分类

下一代测序（next generation sequencing，NGS）的临床应用，极大提高了临床诊断遗传病的能力。同时，高通量的基因测序也增加了序列变异的检出数量。通常，一个全外显子组测序可检出200 000~400 000个序列变异，一个全基因组测序可检出约3 900 000个序列变异。即使对这些变异经过多级过滤和优选，仍会剩余许多可能具有临床意义的变异。从过滤和优选后的变异中鉴定出具有临床意义的致病变异是基因组医学临床实践的瓶颈。正确解读这些变异的临床意义是高质量临床遗传检测报告的关键。

美国医学遗传学和基因组学会（American College of Medical Genetics and Genomics，ACMG）和分子病理学学会（Association for Molecular Pathology，AMP）在2015年发布了序

列变异解读标准和指南（以下简称ACMG/AMP 2015指南）。该指南旨在帮助临床遗传实验室确定序列变异的致病性分类，避免在没有足够证据的情况下将变异与疾病相关联。指南定义了变异五级分类框架，根据致病性证据标准，将变异分为致病性、可能致病性、意义不明、可能良性和良性五个类别。每个变异分类证据项标识由2~3个字母和1个数字组成。第一个字母表示证据项类别：致病性（pathogenic，P）、良性（benign，B）。后面的字母表示证据强度：非常强（very strong，VS）、强（strong，S）、中等（moderate，M）、支持（supporting，P）和独立证据（stand-alone，A）。数字作为顺序号，以区分相同强度的证据项。序列变异的致病性分类根据不同证据项的组合来确定。

Richards等在该指南中提道："我们期望这种变异分类方法会随着技术和知识的更新而与时俱进。由于不同基因和不同疾病中的应用和加权评估的标准可能不同，应形成特定疾病专家组，以制定更有针对性的具体基因的变异分类指南。"在美国，ClinGen序列变异解读（Sequence Variant Interpretation，SVI）工作组和几十个基因/疾病特异的变异解读专家组（Variant Curation Expert Panels，VCEPs）对该指南做了进一步修订，已形成ACMG/AMP/ClinGen序列变异分类框架。SVI通过对指南证据项的修订和定量化，推动指南完善和发展。SVI已发表PVS1、BA1、PS2/PM6、PS3/BS3、PM2、PM3、BP7、PP3/BP4、PP5/BP6等序列变异分类证据项的通用建议和贝叶斯变异定量分类框架，并对证据强度调整时重命名的相关规则给出建议。此外，SVI还批准了几十个基因/疾病特异的VCEPs变异解读规则。尽管在过去的几年中，ClinGen SVI和VCEPs已对ACMG/AMP 2015指南进行了大量标准化工作，但变异分类证据项选择的主观性和实验室间获取证据项的差异，仍然可能导致各个临床实验室之间的变异分类不一致。

ACMG/AMP 2015指南已被国内外临床遗传检测机构广泛采用。在英国，英国临床基因组学会（Association for Clinical Genomic Science，ACGS）于2016年引入该指南，发表了ACGS变异分类最佳实践指南，并在此后多次对其修订。在中国，中国遗传学会遗传咨询分会（Chinese Board of Genetic Counseling，CBGC）于2017年将ACMG/AMP 2015指南翻译成中文。

一、变异分类注意要点

基因与疾病的关系可影响变异的致病性分类。了解基因与疾病的关系对于准确分类变异至关重要。变异分类之前，实验室应首先评估基因与疾病的关系，可通过ClinGen网站查询或使用其发表的框架进行评估。在ClinGen基因与疾病临床有效性评估框架中，ClinGen将基因与疾病的关系分为7个级别：Definitive、Strong、Moderate、Limited、No Known Disease Relationship、Disputed和Refuted。ClinGen建议根据基因与疾病的关系，对变异致病性分类结果进行调整，Limited级别及以下的基因，其变异致病性分类上限为VUS；Moderate级别的基因，其变异致病性分类上限为可能致病性。

变异的致病性分类应建立在具体疾病和遗传模式上。一个基因往往与多种疾病相关，确定变异的致病性是针对何种疾病，对临床诊断和管理至关重要。例如，变异X不应仅描述为"致病的"，而应描述为"Y疾病的隐性致病变异"。当一个基因与多种疾病相关时，确定基因和疾病的关系将变得具有挑战性，特别是当不清楚各种疾病是真正不同，或是代表了同一疾病的不同临床表现时。ClinGen疾病合并和拆分工作组已发表建议，以帮助我们确定何时应考虑将基因对应的不同疾病一起评估，以及何时应将基因对应的不同疾病分别评估。通过考量疾病表型的变异性、遗传方式和致病机制，可以帮助实验室确定分类和报告此类变异的最佳方式。此外，基因的致病机制亦可影响变异分类。例如，*ATM*基因变异导致两种表现不同的疾病，尽管遗传方式不同，但致病机制一致，这时常染色体显性和隐性病例来源的变异分类证据可以累加，变异在两种疾病中的致病性分类也保持一致。

实验室还可检索ClinGen SVI和VCEPs已制定的变异分类通用建议和基因/疾病特异的变异分类建议，临床变异分类时可优先参考上述建议。

二、序列变异分类流程

按照ACMG/AMP/ClinGen序列变异分类框架，变异分类流程主要包含五个部分：变异命名确认、人群数据评估、病例数据评估、变异类型特异性分析和计算机预测性证据评估。

1. 变异命名确认

变异致病性分类需要搜索生物医学文献和在线数据库，以找到变异分类证据，并评估其相关性和可靠性。其中，有效的搜索取决于使用唯一和准确的变异命名。目前，序列变异命名主要基于人类基因组变异学会（Human Genome Variation Society，HGVS）序列变异描述建议。在DNA水平上，该建议特别强调变异命名构成的三要素：转录物、CDS位置和核苷酸改变（例如，*GJB2* NM_004004.6：c.109G＞A）。大多数基因都有一个以上的转录物（平均每个蛋白质编码基因有4.3个蛋白质编码转录物），选择一个合适的转录物在描述序列变异时至关重要。通常选择MANE select和MANE Plus Clinical转录物作为临床报告变异的通用标准。Mutalyzer和Variant Validator等工具可用于在不同转录物间转换变异命名。例如，*ADAR* NM_001193495.1：c.-615_-614del变异在临床报告中，可选用MANE select转录物，命名为NM_001111.5：c.271_272del。

2. 人群数据评估

变异在人群中的频率可用于帮助变异致病性分类。在ACMG/AMP/ClinGen序列变异分类框架中，涉及人群数据评估的证据项有：BA1、BS1和PM2_Supporting。目前，

gnomAD大型人群变异数据库已被广泛应用于变异人群数据的评估。需要注意的是，gnomAD人群应被视为"普通人群"，而非"健康对照"。尽管gnomAD数据库尽量排除了患有严重儿童期发病的个体及其一级亲属，但并未排除成人发病或不完全外显的特殊疾病（例如，扩张型心肌病）。

若变异在人群中的频率远高于其相关疾病的预期频率，这是良性的一个重要指标，可使用BA1证据项。ClinGen SVI已将BA1的表述更新为"如果一个变异在任何一个超过2 000个等位基因的大陆人群中频率＞5%，并且这个基因没有相关的BA1修订建议，则可认为是良性变异的独立证据"。值得注意的是，大陆人群中一些频率大于5%的变异也可能是致病变异。SVI针对这些频率大于5%的变异提供了一个例外列表。例如，GJB2 NM_004004.6：c.109G＞A变异的FAF＞5%，但该变异在BA1例外列表中，因此，BA1不适用于该变异。SVI亦建议将PM2降级为PM2_Supporting。

变异频率证据项的使用主要涉及两个问题的回答。第一，人群数据证据项使用的变异频率阈值是多少？部分ClinGen VCEPs已根据疾病患病率、遗传异质性和外显率等，对疾病/基因设置了人群频率证据项使用阈值。临床遗传检测机构也可使用Allele Frequency App确定特定基因/疾病的人群数据证据的使用阈值。第二，使用变异的哪个频率与上述阈值相比较？每个变异在不同人群中的频率会有不同。为了帮助正确使用等位基因频率数据，gnomAD变异页面列出了过滤等位基因频率（filtering allele frequency，FAF）。FAF是根据变异频率最高的大陆人群保守估计的变异频率（小于该变异在人群中的AF）。如果变异的FAF大于基因/疾病的BA1/BS1阈值，则可考虑使用相应的BA1/BS1证据项。

3．病例数据评估

病例数据包括携带变异的个体信息。例如，病例的表型信息（PP4和BS2）、病例携带的其他变异信息（PM3、BP2和BP5）、病例是否有家族史和家系信息（PS2/PM6和PP1/BS4），以及变异是否在其他不相关患者中检出（PS4）。变异致病性分类的证据不应局限于当前病例，而需要将所有病例的证据汇集在一起，最终得出一个结论。

（1）变异相关病例检索　查询公共数据库、出版物和内部数据库，并获取包含特定变异的病例信息。需要获取的病例信息通常包括患者的表型描述、先证者数量、先证者家系信息、家庭成员表型和基因型等。对于来自同一作者或机构的临床病例，需仔细鉴别，避免重复统计相同的先证者或家庭。例如，检索KIF11 NM_004523.4：c.139C＞T变异，可至少获取3篇文献。然而，这些文献描述的患有小头畸形、淋巴水肿和脉络膜视网膜发育不良的患者均为同一土耳其先证者。在这种情况下，应避免重复统计先证者。

（2）表型特异性证据项　如果患者的表型或家族史高度符合某种单基因病，则可使用PP4证据项。PP4的使用并不局限在具有单一遗传病因的疾病。如果一种疾病的遗传病因有限，而且这些基因都在检测范围内，则亦可使用该证据项。一些VCEPs还建议将该PP4证据等级提升到Moderate或Strong。例如，在ClinGen PAH VCEP建议中，若苯丙酮尿症患者血浆中苯丙氨酸浓度持续高于120 μmol/L（2 mg/dL），并且尿蝶呤水平和二氢蝶啶还原酶（DHPR）活性正常，或测序排除四氢生物蝶呤（BH）辅因子代谢通路基因异常，即可使用PP4_Moderate证据项。

（3）变异报道先证者数量统计　对于相对常见的变异，可根据病例/对照统计结果，对待分类变异使用PS4证据项。根据基因型和种族来源对病例和对照进行分层统计。使用MedCalc或其他统计工具计算优势比（OR）、p值和95%置信区间（CI）。若OR＞5.0，且CI不包括1.0，可考虑使用PS4。尽管gnomAD中汇总的人群数据可作为对照组，但使用时，应对种族分层亚群进行统计分析，以避免种族构成差异成为混杂因素。例如，Shen等比较了*GJB2* p.（Val37Ile）在病例组和对照组中的频率差异。结果显示，该变异的纯合子在病例组中显著富集（OR＝20，95% CI 17—24，Z＝31，p＜0.000 1）。并且，当进行种族分层亚群分析时，其显著性仍然存在（OR＝12，95% CI＝9.1—15，Z＝19，p＜0.000 1）。因此，该变异可使用PS4证据项。

对于罕见变异，如果变异在不相关的患者中检出，且以常染色体显性或X连锁方式遗传，则可根据先证者的数量调整PS4的证据项强度。部分ClinGen VCEPs已发表先证者数量和PS4证据项强度的使用建议。对于常染色体隐性变异，其先证者数量统计应使用PM3证据项。

（4）变异和疾病共分离分析　如果变异与多个家庭患病成员共分离，则可根据共分离次数，使用适当强度的PP1证据项。部分ClinGen VCEPs已发表PP1使用量化建议。例如，在一个多囊肾病家庭中检出*PKD1* NM_001009944.3：c.7288C＞T p.（Arg2430*）变异（图15–5）。虽然家庭成员II-1和II-3的基因型未知，但可认为他们是肯定携带者。如彩色线条所示，该家庭共有5次共分离。因此，可考虑使用PP1_Strong证据项。

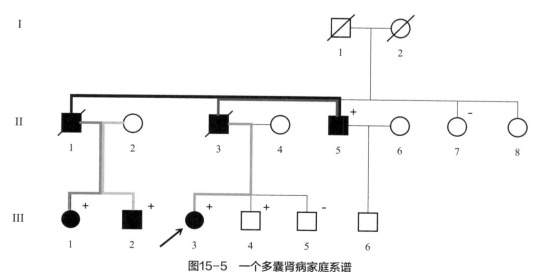

图15-5　一个多囊肾病家庭系谱

黑色实心圆/正方形表示多囊肾病患者。加号表示家庭成员携带*PKD1* NM_001009944.3：c.7288C＞T杂合变异，减号家庭成员不携带该变异。彩色线条表示这个家庭中有5次变异/疾病共分离

（5）新发变异评估　SVI建议使用一个基于积分的系统来评估新发变异证据项使用强度。该系统从以下三个方面综合考虑：父母亲缘关系是否确定、表型特异性和一致性，以及新发变异的次数。例如，在一例早发性癫痫患者中检出SLC6A1 NM_003042.4：c.1070C＞A新发变异，且父母亲缘关系已确认。该变异为亲缘关系已确认的新发变异，但癫痫发作并不是一种高度特异性的表型。因此，根据SVI建议的新发变异的评估标准，可使用PS2_Supporting证据项。

（6）变异的顺反相位评估　对于常染色体隐性遗传疾病，如果在患者中检出与致病性或可能致病性变异呈反式相位的变异，则可使用PM3证据项。SVI使用一个基于变异频率、相位、变异分类和合子状态的综合积分系统来确定PM3证据项的强度。例如，PAH NM_00277.3：c.1197A＞T p.（Val399＝）变异在一位先证者中，被确认与致病性变异p.（Arg408Trp）呈反相（1.0分）；在另一位先证者中，被确认与可能致病性变异p.（Ala434Asp）呈反相（1.0分）。在另一项研究中，该变异在5位先证者中被报告为纯合子（1.0分，纯合子积分上限为1.0分）。在9位先证者中，也检测到了另一个致病变异p.（Tyr356*），但顺/反相位未知（4.5分）。因此，该变异累计积分可达到PM3_Very Strong使用阈值。

如果已经检出可以解释患者表型的另一个分子机制，则待分类变异可使用BP5。通常，该证据项更适用于显性遗传病。对于隐性遗传病，个体可能携带与疾病表型无关的致病变异。在多基因病和半显性遗传病中，也应谨慎使用，因为多个变异可能导致更严重表型的疾病。例如，在一个肥厚型心肌病家系中，Zhang等报道了携带MYBPC3杂合变异和CACNB2杂合变异的个体，较仅携带MYBPC3杂合变异的个体表型更加严重。研究发现，15%～50%的家族性肥厚型心肌病患者携带两个基因变异，通常会导致更严重的心肌病表型。在这种场景下，通常不使用BP5证据项。

（7）功能研究中的实验证据评估　如果对照组设置较好，并且能重复证明待分类变异具有破坏性的影响，可考虑使用PS3。证据强度可基于实验的有效性和对基因/基因产物影响的大小进行调整。SVI建议使用一种结构化的方法来评估变异的功能实验证据。该方法包括对功能实验的临床有效性进行评估，通过决策树来确定证据项使用强度。PS3使用时，应和PP4有所区分。从患者来源的材料中获得的功能证据，反映得是个体的表型，因此更适合使用PP4证据项。PS3仅用于变异本身所导致的功能改变。

4．变异类型特异性分析

（1）无功能变异　若致病基因功能丧失（loss of function，LOF）是疾病的已知致病机制，则致病基因发生的无功能变异（null variants）（包括无义变异、移码变异、经典剪接位点±1或2位核苷酸变异、起始密码子变异、单个或多个外显子缺失）是变异致病性分类的极强证据。PVS1是ACMG/AMP 2015指南中唯一一个强度级别为非常强的证据项。ClinGen SVI已经发布了使用PVS1证据项的具体建议，该建议为评估LOF是否是疾病的致病机制，以及变异是否导致LOF提供了详细框架。此外，对于大的拷贝数缺失或重复变异，也可参考ACMG/ClinGen拷贝数变异解读的技术标准。

使用PVS1证据项，主要涉及两个问题的回答。第一，LOF是否是疾病的致病机制？对于隐性遗传病，LOF通常是疾病的致病机制，仅有个别变异例外。对于显性遗传病，可参照Abou Tayoun等发布的LOF致病机制评估框架；也可参照ClinGen单基因剂量敏感性评估原则，评估相关基因是否为单倍剂量敏感基因。第二，变异是否导致LOF？SVI建议使用PVS1决策树帮助确定变异是否导致LOF效应。例如，*SLC26A4* NM_000441.1：c.1920G＞A p.（Trp640*）是一个无义变异，位于外显子17/21，预测可导致无义介导的mRNA降解（nonsense-mediated mRNA decay，NMD），而且该外显子17存在于*SLC26A4*基因生物学相关转录物中，因此，按照PVS1决策树，可使用PVS1证据项。

（2）错义变异　　如果错义变异是某疾病的常见致病机制，则在此基因中所检出的错义变异可使用PP2证据项。错义变异Z score＞3.09的基因更有可能对错义变异不耐受。错义变异Z score是通过比较预期与观察到的错义变异数量计算而来的。错义变异Z score越高，表明基因对错义变异的不耐受程度越高。例如，*COL1A1*在gnomAD中的错义变异Z score为3.53。因此，在*COL1A1*基因中检出的错义变异可考虑使用PP2证据项。

反之，如果一个疾病的致病原因主要是由于基因的截短变异，则在此基因中所检出的错义变异可使用BP1证据项。Simple ClinVar可用于统计基因的主要变异类型。Amendola等建议，如果某基因绝大多数（例如，＞90%）的致病变异是截短变异，那么，在此基因中检出的错义变异可考虑使用BP1证据项。例如，在Simple ClinVar中*ASPM*共有212个致病性/可能致病性变异。其中，只有3个是错义变异（访问日期：2022年12月12日）。因此，*ASPM*基因中检出的错义变异可使用BP1证据项。

如果错义变异与先前已确定为致病性/可能致病性的变异有相同的氨基酸改变，则可使用PS1证据项；如果同一个氨基酸残基的不同氨基酸变异先前被确定为致病性/可能致病性，则可使用PM5证据项。使用PM5时，待分类的错义变异应较已知致病变异更具破坏性，或者变异氨基酸之间的Grantham分数应大于已知的致病变异。例如，*SLC6A1* p.（Ala357Val）变异为可能致病变异（REVEL 0.72；Grantham分数64），则待分类变异p.（Ala357Glu）（REVEL 0.915；Grantham分数107）可使用PM5证据项。

（3）框内插入或缺失变异　　如果在基因的非重复区域中存在框内插入/缺失或终止密码子丧失，导致蛋白质长度变化，可考虑使用PM4证据项。如果框内插入/缺失发生在功能未知的重复区域，则可考虑使用BP3证据项。UCSC基因组浏览器中的Repeat Masker工具可用于评估基因组重复元件。例如，*FOXC1* NM_001453.3：c.1136_1141dup p.（Gly379_Gly380dup）是一个框内插入变异，但该变异位于Repeat Masker标记的基因组重复区域中（chr6：1611803-1611852）（GRCh37/hg19）中。因此，该变异符合BP3证据项的使用标准。

5．计算机预测性证据

（1）错义变异 ACMG/AMP 2015指南建议使用计算机软件预测工具作为变异致病性或良性的支持性证据，证据项分别为PP3和BP4。以PP3为例，该指南建议当"多种计算方法预测变异对基因或基因产物可能造成有害的影响"时，方可使用PP3证据项。由于不同的计算工具开发者有其自定的评分区间，不同机构的建议又缺少定量支持，使得PP3证据项在临床应用上难以达成共识。ClinGen SVI在2022年发表了临床错义变异分类PP3/BP4循证修订建议，其主要内容包括：①通常情况下，建议临床实验室选择使用一个预测范围可达到致病性强证据水平和良性中等证据水平的预测工具（例如，BayesDel、MutPred2、REVEL和VEST4中的一个）。②实验室需预先选择一个合适的错义变异预测工具，而且选择后，不能随意变更，以免造成主观偏差（例如，评估一个变异时，主观地选择不同预测工具中致病等级最强的一个）。SVI鼓励使用循证方法，对特定基因和区域的变异预测工具进行校准。③若ClinGen VCEPs、临床实验室或研究组已建立基因特异的变异分类方案，实验室可选择参考其既有建议。SVI鼓励实验室和VCEPs使用本循证方法对特定基因的变异预测工具进行校准。④由于ACMG/AMP 2015指南中未包含良性中等证据项及其变异分类组合规则，实验室可对变异分类组合规则进行修改，也可按简化版贝叶斯变异分类框架进行分类，即BP4_Moderate可记作-2分。⑤PM2_Supporting和BS1证据项可与PP3/BP4证据项任意强度组合（注意，如使用BayesDel，需选择无等位基因频率noAF的版本）；为避免证据重复计算，PP3和PM1证据项其总强度应不超过强（即，按照简化版贝叶斯变异分类框架，PP3和PM1证据项总分应≤4分）。

如果变异发生在变异热点和/或关键结构域内，则可使用PM1证据项。ClinGen SVI建议使用gnomAD区域错义约束分数，通过比较基因特定区域内观测/预期的错义变异，来评价基因约束区域。此外，约束编码区（constrained coding regions，CCRs）浏览器、致病变异富集区（pathogenic variant enriched regions，PER）浏览器等也可帮助确定特定基因的关键区域。例如：*PAX6* NM_000280.4：c.112C>T p.（Arg38Trp）变异位于约束编码区、致病变异富集区。因此，可考虑使用PM1证据项。

（2）同义变异、内含子变异或错义变异 同义变异、内含子变异或错义变异可通过影响RNA剪接而改变蛋白质功能。SpliceAI、varSEAK等用于预测变异是否导致剪接异常。如果多个工具预测变异可影响剪接，可使用PP3证据项。需要注意的是，PP3不用于±1或2位的经典剪接变异，以免与PVS1重复评价。

6．变异分类

实验室可按照简化版贝叶斯变异分类框架，汇总变异分类证据，最终得出变异分类结论（图15-6）。

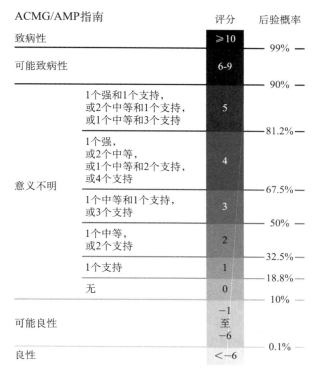

ACMG/AMP指南		评分	后验概率
致病性		≥10	99%
可能致病性		6-9	90%
意义不明	1个强和1个支持，或2个中等和1个支持，或1个中等和3个支持	5	81.2%
	1个强，或2个中等，或1个中等和2个支持，或4个支持	4	67.5%
	1个中等和1个支持，或3个支持	3	50%
	1个中等，或2个支持	2	32.5%
	1个支持	1	18.8%
	无	0	10%
可能良性		−1 至 −6	
良性		<−6	0.1%

图15-6　ClinGen SVI贝叶斯变异分类框架

三、变异致病性重分类

NGS技术的广泛使用，在提高遗传病诊断率的同时，也增加了意义不明变异的报告数量。随着变异致病性证据的不断积累，这些变异具有较高的重分类率，变异重新分类有可能改善临床管理和生殖策略，因此需要适时进行变异分类重评估。ACMG发布了一份关于变异重新评估的声明，建议临床实验室制定关于变异重新评估、外部申请和咨询的政策，并为报告的变异建立内部数据库。变异重分类包括考虑新的信息和重新评估所有证据。基本流程为：

（1）变异重分类的启动。重分类通常来自实验室周期性变异分析。实验室可以设置定期重新评估的内部时间标准。例如，ClinGen VCEP规定至少每两年就需重新评估一次所有的可能致病性变异和VUS。但是在某些情况下，应尽快启动重新评估，例如，外部申请、在新的病例或文献中看到之前尚未明确分类的变异、人群数据库和变异分类指南更新、临床决策之前、受检者或家族成员出现新的表型等。

（2）根据所更新的数据库、文献和内部数据，对变异进行重新分类。涉及的信息更新通常包括：家系分析的新发现或随时间推移而出现的额外表型信息/家族史、人群数据库或变异数据库的更新、文献中报道了具有相同变异的其他病例、出现变异致病性预测的新算法、变异水平的功能研究等。

（3）如果变异重新分类导致检测结论发生显著变化（例如，从致病性/可能致病性变为VUS/良性/可能良性，反之亦然），实验室需发布更新报告并更新变异数据库，包括内部数据库和公共数据库（如ClinVar）。

随着时间的推移，新的证据不断出现。新的文献、人群和变异数据库、内部数据、指南建议和在线工具都在不断更新，因此，保持所有资源的更新是非常重要的。此外，与其他机构合作、向ClinVar等公共数据库提交变异和相关临床信息，将有助于提高准确分类变异的能力。

第四节 遗传检测报告的内容与解读

遗传检测报告是遗传检测实验室与临床医生和咨询师沟通的桥梁，也是检测结果的呈现形式。临床医生或咨询师对检测报告的解读则是检测后遗传咨询的重要基础。本章节主要介绍几种常见的遗传检测报告，报告的内容与格式，以及如何解读这些报告。

一、遗传检测报告的种类

遗传检测根据其检测方法不同、目的不同，会有不同形式的报告。现阶段根据检测方法不同，可分为细胞遗传学报告与分子遗传学报告。细胞遗传学报告主要是通过染色体核型分析、荧光原位杂交等方法确定染色体级别的异常：染色体非整倍体、5~10 Mb以上染色体平衡性或非平衡性易位、倒位和标记染色体。细胞遗传学报告的结果表达形式主要参照人类细胞基因组学国际命名体系（International System for Human Cytogenomic Nomenclature，ISCN）。分子遗传学报告则是通过染色体微阵列分析（chromosomal microarray analysis，CMA）、WES、WGS、CNV-seq等分子遗传方法寻找变异，主要报告的是染色体非平衡性改变（不同检测方法存在不同的检测局限，具体见第十五章第一节）、<50 bp的插入缺失、单碱基改变等。其结果的表述方式主要参照ISCN和HGVS（Human Genome Variation Society）命名规则。

根据检测目的的不同，遗传检测报告又可以分为诊断类检测报告与筛查类检测报告。诊断类报告，检测目的是为了辅助临床医生对临床怀疑的遗传病进行诊断。常见的检测报告主要包括核型分析、染色体芯片、（家系）WES和（家系）WGS等。筛查类报告，检测目的是为了将遗传性疾病高风险人群筛选出来，包括可能生育遗传病患儿（如携带者筛查、孕妇外周血胎儿游离DNA筛查、胚胎植入前筛查等），或者受检者本身是一些遗传性疾病患者或易感人群（如新生儿疾病筛查、肿瘤易感基因检测等）。对于生育相关的风险筛查，可以通过遗传咨询采取合适的生育策略，以阻止患有严重遗传疾病的后代出生。对于患者或者疾病易感人群，可以通过有效的干预，避免疾病进展（如新生儿筛查出遗传代谢病）或者疾病的发生（如筛查出肿瘤易感基因的致病变异后，定时随访，发现早期的肿瘤并予以干预）。

二、遗传检测报告的内容与格式

遗传检测报告主要包括以下一些内容：受检者基本信息、检测结果、检测方法、检测参数和检测局限性等。本节将通过示例，展示染色体核型分析、无创产前检测、WES检测与综合携带者筛查的报告内容与格式。

1．染色体核型分析报告

一份染色体核型分析报告中（见拓展阅读15.4），最开始部分包括了一些受检者的基本信息：姓名、性别、出生日期和样本号等。然后是染色体的图片展示。如果检测结果正常，则展示的是正常核型图片，如果检测异常则展示的是异常染色体图片。分析结果是根据ISCN命名规则进行命名。需要标明计数的细胞数量。如果存在嵌合则需分别标明各种核型的计数数量。染色体核型根据处理的方法不同，显带的数量不同，造成对染色体异常的检出下限不同，因而需要标注检测的显带数量。其后是检测方法，会简要介绍本次检测使用的仪器和方法。对于染色体核型分析报告的解读，主要依据的是以ISCN命名表达的结果：如出现非正常核型，需要关注是否有临床意义，还是人群多态性位点。常见的异常核型及相关信息收录于OMIM数据库和GeneReviews数据库。一些较罕见的核型可以通过文献检索获得（见参考文献）。常见的非整倍体见附录4-染色体核型分析报告，如果是大片段的染色体非平衡性改变，可增加CMA或者CNV-seq等方法，以确定较准确的区域及包含的基因，进行进一步评估。

> **拓展阅读15.4**
> 几种基因检测报告标准格式

2．无创产前检测报告

一份无创产前检测报告中（见拓展阅读15.4），起始部分是本次检测受检者的相关信息，其后是检测范围和检测结果。检测范围指示的是本次检测设计的检测范围。范例报告中展示的是5种染色体异常及10种微缺失综合征的风险。通过检测结果的判读，评估胎儿有这15种染色体异常的风险。筛查结果说明则详细地列举检测的局限性及可能出现的漏检风险。无创产前只是一种筛查，存在假阳性和假阴性，不能够代替诊断，如果提示风险或后期超声发现异常，需根据相应的孕周选择合适的产前诊断方法。

3．全外显子组测序检测报告

一份WES检测报告见拓展阅读15.4，与核型分析和无创产前筛查报告类似，也包括了受检者的相关信息。不过不同的是，WES目前更多的是用于诊断。由于WES会产出非常多的数据，为了寻找与受检者临床表现相关联的致病基因与变异，需要进行表型驱动结合基因型驱动的分析，报告中描述受检者的临床表型信息，以及基于人类表型术语（human phenotype ontology，HPO）标准化后的临床表型。对于WES的检测报告，需要包括以下元素：

（1）检测范围 主要列举本次检测的涉及范围，检测范围可以是基因包（panel，一组与某一类表型相关的基因）、临床外显子组（一组已知与遗传疾病相关的基因）、全外显子组（目前所有已知基因的外显子）或者全基因组等，范例报告是一份WES报告，展示的是全外显子组的相关信息。

（2）检测结果部分 通过一句话表明检测的结论。范例报告是一份阳性报告，即找到了明确的变异。WES还可能会出现不确定结果或者阴性结果。WES的数据分析基于变异的致病性、遗传模式符合度，以及临床表型的符合度进行评判。当找到的变异位点与三者均符合时（即变异为致病或者疑似致病、符合遗传模式，且导致的疾病与受检者的主要临床表现一致），为阳性报告；当三者之中有不符合但是值得怀疑时，为不确定报告；当未筛选到高度怀疑的变异时，则为阴性报告。

（3）结果列表 通过一个表格列出检出变异的详细信息：基因组的绝对坐标位置、对应的人类参考基因组版本、基因名称、基于HGVS的标准命名、转录物、核苷酸改变和氨基酸改变、导致疾病的名称、遗传模式、变异的致病性、变异的遗传来源等。在报告解读时，优先需要确定的是变异的命名。一般使用Varsome网站或者Mutalyzer网站对命名进行核对，检查是否有误。同时确认转录物是否是公认的有生物学意义的转录物。基于2022年的文献认为MANE Select转录物为合适进行致病性评估的转录物。可以从Clinvar网站上获得目标基因的MANE Select转录物号。

（4）结果解读部分 结果列表的详细描述，主要包括实验室在评估变异时使用的美国医学遗传学与基因组学学会（The American College of Medical Genetics and Genomics，ACMG）指南的证据项和支持的证据，根据证据项累加获得的变异分类结论，疾病的临床信息，以及实验室对报告检出变异的观点和供医生或遗传咨询师参考的建议。再对报告进行初步评估，可以使用基于贝叶斯的计算方法进行证据项的叠加，确定变异为致病或疑似致病，或偏向致病的临床意义不明，具体见第十五章第三节。对于疾病的临床表型，基于篇幅限制，报告一般不会详细描述，对报告进行解读时需要补充相关信息。信息的主要来源是OMIM网站、GenerReviews网站及文献检索到的疾病综述。

（5）二级发现（即次要发现） 范例报告中还列出了基于ACMG建议的二级发现（即次要发现），报告中为阴性即未检出。是否报告ACMG建议的二级发现取决于检测前是否知情同意愿意了解这方面信息，如果不选择需要了解，则不进行报告。

（6）数据质控部分 展示的是本次测序的数据量、平均测序深度，20×覆盖度等信息，用于评估本次测序的质量。较好的测序质量应该达到平均测序深度不小于100×，

20×覆盖区域＞98%，均一性稳定。Sanger测序部分是通过第二种方法对目标变异进行再验证，尤其是产前诊断等需要做临床决策的检测，辅助Sanger测序能够提高检出变异的准确度，防止假变异影响决策。

（7）检测声明部分　对本次实验的局限性进行描述。由于二代测序特别是WES的检测范围很大，检测目标很多，但是由于基因组及变异的复杂性，无法准确地将所有变异检出；而且随着医学发展，一些变异的评级可能会改变。因而，此部分的作用在于明确本次检测的局限性。

4．综合性携带者筛查报告

一份夫妻双人综合性携带者筛查报告中（见拓展阅读15.4），与全外显子组报告类似，也包括一些样本信息、受检者信息、检测项目和检测方法等条目，但在检测结果部分略有不同。携带者筛查是针对表型正常的夫妇，以生育为目的进行筛查，所以侧重点在于夫妻的生育风险。夫妻同时携带相同基因或女性携带X连锁致病/疑似致病变异时，有较高生育风险，应该重点提示。若筛查包含了部分显性疾病，则生育风险为50%也应着重强调。结果部分是描述检测出的致病/疑似致病变异的详细信息。结果解读部分则是变异相关的疾病信息，以及变异与疾病之间关系的分析。如果夫妻筛查为阴性，依然存在生育患儿的残余风险，因而应报告相应疾病的残余风险，残余风险的概念与计算方法见中篇第二章第三节携带者风险章节。

三、遗传报告解读核心要点

在遗传报告，特别是分子遗传报告中涉及了一些概念：变异致病性的五级分类及对应的临床意义；阳性报告、不确定报告与阴性报告的临床意义，主要发现、二级发现（即次要发现）与意外发现。理清这些概念有助于理解报告的要点并根据不同的报告结果制定不同的咨询策略。

1．变异致病性的五级分类

实验室通常使用五级分类的方式来确定一个变异的致病性。五个等级分别为致病变异、可能致病变异、临床意义未明变异、可能良性变异、良性变异。

当一个变异被评估为致病变异，则实验室认为这个变异与疾病的关联度≥99%，而可能致病变异代表变异与疾病的关联度在90%~99%之间。但是检出致病变异并不代表受检者当下一定会出现疾病的症状。因为可能是隐性致病变异的携带状态，或者显性致病变异存在外显度不全、延迟显性。虽然致病变异与可能致病变异在关联度上有所差距，但是在临床处理中基本可以等同对待。

当一个变异被评估为临床意义未明，则实验室认为变异与疾病的关联度在-89%~

89%之间。检测报告临床意义未明变异主要有如下两种原因：①基因未被充分研究，基因和疾病的关系不明。②没有足够的证据确认该变异与发病风险有关。一般来说不建议使用临床意义未明的结果进行临床决策，但临床意义未明的分类并非是一成不变的。随着新基因的发现与报告，可以建立基因与疾病的关系。更多的相同变异的临床案例报告、临床表型的再补充、变异的功能研究、变异在家系中的进一步验证，均可以提供额外的证据用于变异的升级或降级。

可能良性与良性变异，是指变异与疾病的关联度为-90%～-99%与≥-99%。一般是人群中携带的多态性变异。需要注意的是一些人群中携带的较高频率的变异，仍然可以与疾病存在关联，被分类为致病变异。遗传检测报告一般不报告疑似良性与良性变异。

变异的五级分类原则均基于单基因疾病，而不适用于多基因遗传病的评估。

2．阳性报告、不确定报告与阴性报告的临床意义

阳性报告即发现了致病或者疑似致病变异，变异的来源与疾病的遗传模式符合，同时受检者的临床表型与基因导致的疾病一致或者部分一致。阳性报告的临床意义在于受检者获得了诊断，可以依据报告制定受检者的临床干预计划，进行受检者或家庭成员患病/生育风险评估。

不确定报告则是变异的致病性、遗传模式及临床表型一致性，这三者之间有一定程度的不符合，但实验室仍然怀疑变异与受检者的临床表型相关。其可能的原因包括：变异罕有报道，变异对基因的破坏能力未知，变异所在基因异常时的临床表型与患者表型吻合度不高，受检者的临床表型不典型或者未收集到，家庭成员未提供信息或未参与检测等。通过补充临床信息，扩大家系验证，使用检测范围等方式，有可能将不确定报告升级为阳性报告或者降级为阴性报告。

阴性报告指未检出与临床表型相关的变异。阴性结果不能完全排除受检者患有遗传病的风险，但说明在目前已知的检测范围内未发现明确致病或可能致病的变异。可以大幅降低疾病由检测范围内遗传因素引起的焦虑。随着时间推移，新的研究发现可能将阴性报告升级为阳性报告。每种检测都会有局限性，选择检测范围更大的检测有可能找到检测范围外的变异（例如，在WES为阴性时选择WGS）。

3．主要发现、二级发现（即次要发现）与意外发现

主要发现是指一份阳性报告中的结果，是能够解释受检者临床表现的结果。

二级发现（即次要发现）则是指与受检者检测目的无关的一些结果，但是这些结果是在检测中刻意设计的，在受检者要求下进行的有目的分析才获得的发现。在检测前遗传咨询中需选择接受二级发现报告，才会出现在报告中。2023年，ACMG提出了一组最新的V3.2版本81个基因的清单，作为提供外显子组或基因组测序的实验室分析和报告的二级发现的最低清单。这些基因导致的临床表现主要包括癌症风险升高、心血管疾病

风险升高、代谢异常等，是一组如果提前预知可以采取临床干预的疾病。二级发现结果是报告这一组基因上明确的致病与疑似致病变异。这些变异虽然目前未对受检者造成影响，但可能会在将来造成疾病的发生。

意外发现，有时候可能会与二级发现混淆，但实际上两者用于不同的场景。意外发现是指在遗传分析中，意外发现了与临床表型无关，非二级发现的结果。由于意外发现与当下的临床表型无关，因而属于预测性结果。对于预测性结果，只有基因与疾病关联性在确定性和证据强的基因上的致病与可能致病变异，才具有临床预测的意义。随着产前全外显子测序的应用，会有越来越多与临床表型无关的意外发现，包括一些胎儿期无法表现的难治性癫痫、智力发育落后等发育类异常。对儿童或者成人的基因检测也可能会有一些迟发的没有临床干预方法的意外发现。是否报告这些意外发现应该在检测前遗传咨询里予以讨论。

综上，遗传报告的解读是遗传咨询的重要一环，咨询师或临床医生通过对报告的临床解读，理解报告的临床含义，并收集遗传性疾病的相关信息或风险信息，通过咨询者能够理解的语言和方式传递给咨询者，完成检测后的遗传咨询。

第五节　药物基因组学及临床应用

一、药物基因组学概述

药物基因组学（pharmacogenomics）主要研究人类基因组信息与药物反应之间的关系。理论上药物遗传学（pharmacogenetics）聚焦一个或多个基因的遗传变异对药物反应的影响，而药物基因组学覆盖全基因组内的遗传变异，虽然二者的覆盖范围不同，但是通常也可以互换使用，它们的目的均是为了提高临床治疗的安全性和有效性。

进入机体的药物都存在一个药物代谢动力学过程和药物效应动力学过程。药物代谢动力学和药物效应动力学相关知识请见拓展阅读15.5。药物代谢动力学和药物效应动力学参数存在的个体差异是药物效应多态性的主要诱因，药物代谢酶、药物转运体、药物靶点等生物学活性的个体差异多数与编码基因的表达差异有关，相关基因变异可以从量上，甚至质上影响这些基因所编码蛋白的功能，遗传因素是产生药物效应差异的重要诱因。即使在药物过敏反应的发病过程中，遗传因素也可能起决定性的作用，如已有研究显示，卡马西平（carbamazepine）、别嘌呤醇（allopurinol）诱发的重症皮肤不良反应分别与HLA-B*15:02、HLA-B*58:01存在非常强的相关性，风险等位基因携带者的发生风险可升高上千倍。其他类似的发现还有氯氮平（clozapine）诱发粒细胞减少，氟氯西林

拓展阅读15.5
药物代谢动力学和药物效应动力学相关知识

（flucloxacillin）诱发DILI，阿巴卡韦（abacavir）诱发超敏反应，万古霉素（vancomycin）诱发DRESS、醋甲唑胺（methazolamide）诱发重症皮肤不良反应、左氧氟沙星（levofloxacin）诱发重症皮肤不良反应、甲硫咪唑（methimazole）诱发普通药疹等也存在强相关的特异风险等位基因，具有药物特异性、表型特异性和种族特异性，相对集中于HLA区域，和其他复杂性状的病例对照研究结果相比，具有更高的相对发生风险等。

鉴于遗传因素是影响药物效应多态性的重要原因，因此，揭示药物效应产生个体差异的遗传学机制，再通过检测药物反应相关遗传变异，识别有治疗失败或发生ADR风险的患者，可通过调整药物选择或给药剂量等个体化治疗方式提高疗效和降低ADR发生风险。药物基因组学通过研究药物效应个体差异的遗传学机制，从精准选择药物、合理确定剂量等方面指导临床用药，最终实现个体化用药和精准医疗的目标，使传统"反复试错"的药物治疗策略转变为精准指导患者用药的"精准医学"模式。

二、药物基因组学的临床应用

药物基因组学的目的是提高药物治疗的安全性和有效性，并不是所有的药物基因组学研究成果都适于临床应用，进行临床转化时要综合考虑药物效应相关等位基因的人群频率、药物处方量、ADR严重性、替代治疗方案等影响因素。如何使用基因检测结果指导个体化治疗已成为影响药物基因组学研究成果应用于临床的主要障碍。

为了规范和促进药物基因组学研究成果的临床实施，临床药物遗传学实施联盟（the Clinical Pharmacogenetics Implementation Consortium，CPIC）于2009年成立，它是一个国际联盟，负责创建、策划和适时发布开放的、同行评议的、基于证据的、可更新的、详细的基因-药物关联的临床实践指南，指导相关从业者如何将药物基因组学检测结果转化为可操作的处方决策，并公开发表于CPIC网站和《临床药理学与治疗学杂志》（Clinical Pharmacology & Therapeutics）。CPIC是美国国立卫生研究院（National Institutes of Health，NIH）资助的药物基因组学知识库（the Pharmacogenomics Knowledge Base，PharmGKB）和药物基因组学研究网络（the Pharmacogenomics Research Network，PGRN）的共享项目。CPIC指南的证据来源于PharmGKB和文献挖掘，经过系统文献检索、证据评价、制定临床实施建议、内部审查、外部审查等步骤才最终定稿。CPIC会员均为本领域内资深专家，现有来自12个国家58个机构的100多名会员，以及来自美国国立卫生研究院和食品药品监督管理局的观察员。

CPIC指南遵循标准化格式，包括证据的系统分级和临床建议。CPIC将基因型与表型相关性证据分为高级、中级和低级等不同等级，高级证据指来自高质量研究且结论一致的结果；中级证据指研究结果可靠但样本量、不同研究结果的一致性、代表性等方面存在局限性；低级证据指来自研究样本量小、实验设计存在缺陷、证据链不完整等研究的可疑结果。

CPIC主要根据临床前功能学研究证据、临床研究证据和相关特定疾病共识指南，定义治疗建议的推荐等级，以方便相关人员对基因检测结果的快速解读。治疗建议的支持证据评估还包括在体药动学和药效学参数、基因表达组织特异性、变异蛋白的生物学活性改变等。CPIC把治疗建议推荐等级分为四等，分别为强烈推荐（证据质量高，预期收益明显大于潜在风险）、中度推荐（证据质量较高，预期收益和潜在风险接近）、可酌情选择（证据弱或者为外推的间接证据，预期收益接近于潜在风险）、不推荐（没有足够的证据、信心或共识支持）。

根据基因型与表型相关性证据、治疗建议的推荐等级，CPIC进一步将药物–基因互作的临床可操作性划分为A、B、C和D四个等级，其中A级为要求根据基因信息调整给药方案，B级为可以根据遗传信息调整给药方案，C级为不建议根据基因信息调整治疗方案，D级为不需要进行临床应用评估。A级和B级均有足够证据支持并与可操作的处方建议相关，C级和D级被认为没有足够的证据支持或不具有可操作的处方建议。但需要注意的是，随着相关研究的不断深入，CPIC数据库中药物反应相关基因等级可能会发生变化。CPIC指南为临床医生如何解释基因检测结果并用于指导优化治疗方案提供指导，在一定程度上为相关人员判断是否需要进行药物反应相关基因检测提供了参考依据。到目前为止，CPIC共审查了448对基因–药物对，包括118个基因和271种药物，并为其中的139个基因–药物对发布了指南。CPIC指南已成为国际广泛使用和认可的药物基因组学临床实施的黄金标准。CPIC正在努力推进药物基因组学临床转化的标准化，进一步促进与ClinVar、ClinGen、PharmVar等基因组学资源的相互整合。

PharmGKB由斯坦福大学在美国国立卫生研究院和国立普通医学科学研究所（National Institute of General Medical Sciences，NIGMS）支持下于2000年建立，目前已成为全球最重要的药物基因组学知识库之一，免费对社会开放。收录的信息包括遗传学、分子和细胞表型，以及临床数据，并对临床结局、药效学、药动学及功能学等表型和基因型的关系进行注释。提供人类遗传变异如何影响药物反应的信息，收录和传播关于临床可操作基因–药物关联和基因型–表型关系的知识，也是药物基因组学临床转化的重要参考数据库。其他的数据库如荷兰药物遗传学工作组（the Dutch Pharmacogenetics Working Group，DPWG）、加拿大药物基因组学药物安全网络（Canadian Pharmacogenomics Network for Drug Safety，CPNDS）和法国国家药物遗传学网络［the French National Network（Réseau）of Pharmacogenetics，RNPGx］等，也提供基因药物处方建议。不同数据库可为访问者提供更全面的药物基因组学信息，但是由于各数据库收录的药物相关基因信息量及数据种类不同，不同数据库对药物反应相关基因分类方法也存在一定差异，在检索和评估相关文献数据时需要谨慎客观，在了解数据库的更新频率、变异基因采用的标准命名体系、研究方法、对象来源等信息的情况下，综合考虑，结合临床实际制定合理、科学的方案。

三、药物基因组学的基因检测

药物基因组学检测对标本类型没有特殊要求，多种类型的标本都可用于检测，预实验建议采用本实验室最常用的样本类型，例如，从外周血中提取的DNA。对于非常规样本，临床检测前本实验室应首先确定每种样本的可靠性，如果样本处理过程没有变化，建议至少运行3个已知基因型样本进行测试；如果样本处理过程发生了重大变化，则需要根据CAP要求对新样本进行验证。常用的遗传学检测方法，如Sanger测序、qPCR、基因芯片、荧光原位杂交、焦磷酸测序、高通量测序等都可用于药物遗传学检测，具体方法的选择可根据目的基因的复杂性，遗传变异的范围、频率和类型，以及出具报告时间要求等因素，合理选择检测方法。

1．靶向检测

在药物基因组学的临床应用过程中，靶向基因分型是最常用的方法，检测位点仅覆盖定义基因型或单倍型所需的少数关键变异位点，可显著降低检测和数据分析的复杂性，从而缩短出具报告时间。当临床需要快速获得检测结果时，则可以在保证检测结果准确性的情况下选择靶向检测。目前，许多重要药物相关基因变异的检测已有商品化试剂盒，可结合临床需求，选择合适的商品化体外诊断产品。但靶向检测仅覆盖单个基因或基因组的特定变异位点，阴性结果并不能完全排除受检者携带未被覆盖变异位点的可能性，因此，可能导致高估"默认"等位基因频率。例如，靶向检测*CYP2C9*的检测报告为野生型时，只能说明没有检测到目标变异，并不能排除*CYP2C9*基因不存在其他变异；*CYP2D6*基因的c. 100C>T（rs1065852）存在于包括*CYP2D6*10*在内的众多等位基因，除非同时检测更多的变异位点，否则携带T的等位基因则被默认为*CYP2D6*10*。另外，药物基因组学的临床检测也常采用实验室自建检测方法（laboratory developed test，LDT），LDT可以根据个性化需求设计相应的检测方法，相关试剂不需要获得产品注册，检测方法的建立、验证和使用均可在临床实验室内完成，为医疗单位开展药物基因组学临床转化提供了便利。在开展药物反应相关基因靶向检测时，根据相关基础和临床研究证据，参考相关指南和数据库，选择药物反应相关基因，根据等位基因功能、人群等位基因频率和参考文献，选择检测的相关变异，检测结果应报告本检测应该检测到的所有变异。

2．全外显子组测序和基因组测序

基于二代测序的全外显子组测序（whole exome sequencing，WES）和全基因组测序（whole genome sequencing，WGS）在药物基因组学中的应用也日益广泛，WES可识别基因编码区及外显子/内含子连接处的变异，但通常不能识别深度内含子或基因上游的变异；WGS理论上可以全面覆盖编码区和非编码区的基因变异、结构变异，二者均可弥补靶向检测的不足，为临床决策提供更为准确的检测结果。

构建二代测序文库过程中的靶序列富集效率具有一定局限性，表现为基因5′端高GC含量区域的覆盖率较低、CNV检测效率有限、检测插入/缺失的灵敏度较低，以及受同源假基因或基因的干扰等。二代测序可以检测目标区域内的更多变异位点，识别潜在的新型单倍型，但是罕见和新发现的变异可能因功能未名而难以进行临床解释。随着全基因测序和外显子组或基因组测序数据的积累，可为临床注释功能未名的新发现/罕见的变异提供参考。鉴于目前仍缺乏药物基因组学变异临床分类的专业标准和指南，实验室应谨慎处理这一问题。在开展药物反应相关基因WES和WGS检测时，检测结果应报告临床相关药物基因组变异并尽可能给出潜在的单倍型和双倍型，可以检测到的SNV和CNV等变异，列出可报告的药物基因组变异和说明检测方法的局限性。

3. 拷贝数变异

药物反应相关基因也存在基因组结构变异，而且大小变化很大，在不同群体中的频率存在明显差异，变异类型包括缺失、重复、插入、倒位和其他复杂的重排等。例如，*CYP2D6*位于22q13.2，它的上游还存在高度同源的假基因*CYP2D7*和*CYP2D8*，假基因的存在使减数分裂时容易发生非等位基因同源重组，产生*CYP2D6*的缺失、重复等拷贝数变异（copy number variation，CNV）。*CYP2B6*、*CYP2C19*等其他药物反应相关基因也存在CNVs。在开展药物反应相关基因CNV检测时，需考虑CNV检测的复杂性、检测效率、局限性和现有研究现状，酌情报告药物反应相关基因存在的CNV，要尽可能确定CNV的位置和大小，列出所有可通过本方法检测到的可报告CNV。药物基因组学相关CNV检测常用qPCR、靶向阵列芯片等商品化检测试剂盒。

四、药物基因组学的结果注释

药物基因组检测的临床应用仍处于发展初期，测试报告的临床注释需要标准化和专业化，也要防范药物基因组学检测过度应用和结果的过度解读。标准化和专业化包括使用人类基因组组织基因命名委员会（the Human Genome Organisation Gene Nomenclature Committee，HGNC）规则命名基因、使用人类基因组变异协会（Human Genome Variation Society，HGVS）规则命名基因变异、说明变异命名所用的参考序列、列出检测到的每个变异位点和单倍型、列出本方法可以检测到的变异位点和单倍型、说明本方法的局限性、提供相关的使用说明书。

由于药物效应表型属于复杂性状，通常受到多个相关基因的共同影响，和单基因性状存在本质不同，因此常见遗传变异或疾病指南的证据水平分类方法不能充分适用本指南。遗传性疾病基因诊断的结果注释包含对变异检测结果进行分类、对编码蛋白功能影响的预测和所发现变异是否可解释患者临床表型等，而药物基因组学检测的基因和变异位点的药物效应表型已经明确，注释的含义为预测的发生概率或推荐的剂量范围，不需要对基因变异与药物表型的相关性进行生物信息学分析、功能预测、人群频率过滤等分析，而只需要按照CPIC、PharmGKB等相关指南对变异位点进行注释，但不同数据库或指南对药物反应相关基因的分类和注释存在一定差异，需谨慎酌情使用。

就药物代谢酶而言，CPIC把药物代谢表型分为弱代谢者（poor metabolizer，PM）、中间代谢者（intermediate metabolizer，IM）、正常代谢者（normal metabolizer，NM）、快速代谢者（rapid metabolizer，RM）和超快代谢者（ultrarapid metabolizer，UM）5类。药物代谢表型与药物代谢酶编码基因的基因型有关，两个等位基因均为无功能型等位基因的个体属于PM型；两个等位基因均功能正常，或一个等位基因功能正常，另一个等位基因功能降低的个体为NM型；IM型为携带一个功能正常的等位基因与一个无功能的等位基因，或者两个等位基因均为功能下降型；携带正常功能等位基因的三个拷贝或以上的个体，无论其他等位基因如何，均为UM型。例如，CYP2D6*1/*2×2共有三个基因拷贝，CYP2D6*2等位基因具有正常功能，因此该个体为UM型；CYP2D6*1/*36+*10也有三个基因拷贝，但CYP2D6*36为无功能型等位基因，CYP2D6*10为酶活性降低型等位基因，因此，该个体为NM型。为了准确评价CYP2D6、CYP2C9等药物代谢酶基因的表型，CPIC使用了活性评分（activity score，AS）对等位基因的表型进行定量评价，根据等位基因的功能赋予相应活性值，无功能型等位基因的AS为0，功能降低型等位基因的AS为0.25和0.5，正常功能等位基因的AS为1，每个等位基因活性值的总和就是特定基因型的AS，进而定义其药物代谢类型。CPIC已经发布了使用AS系统将CYP2D6、CYP2C9、DPYD等基因的基因型转化为代谢表型的专家共识。

药物代谢表型预测的准确性取决于所检测的变异位点和药物底物，基因型不是代谢表型的唯一决定因子。对于任何特定等位基因，在没有证据支持时不能将功能数据从一种药物底物外推到另一种药物底物。另外，药物-药物相互作用也可以显著改变代谢表型，例如，接受他莫昔芬（tamoxifen）治疗的患者同时服用强效CYP2D6抑制剂帕罗西汀（paroxetine），由于CYP2D6活性受抑制，无法产生常规水平的活性代谢物endoxifen，使他莫昔芬治疗失败的风险增加。因此，药物基因组学检测报告不应包含针对特定患者特定剂量的建议，可提供可能受已确定基因型影响的药物清单和可供参考的替代疗法，应说明药物反应表型可能受到多种临床因素的影响，药物基因组检测结果的临床解读应考虑相关影响因素，并由临床专业人员综合考虑决定。

1. 药物代谢酶基因的结果注释

药物代谢酶活性存在显著的个体差异，活性范围可以从完全缺乏到活性成倍增加，同时药物代谢酶的表达能被多种药物诱导和抑制，从而改变联合使用的其他药物的代谢而造成治疗失败或者发生毒性反应。例如，利福平可以通过诱导CYP3A4的表达增加环孢菌素的清除率，增加肾移植患者发生排异反应的风险。另外，药物代谢酶存在底物特异性，如果两种或多种药物都依赖同一种代谢酶，则可发生竞争性抑制，可能导致每种药物的代谢速率均降低。一般情况下，快代谢型表现为药物在体内的代谢速率加快、曲线下面积（area under the curve，AUC）缩小、半衰期缩短、血药浓度降低，这使得常规剂量给药时，靶位点不易达到有效浓度而导致治疗失败；相对于快代谢型而言，慢代谢者表现为清除率降低、AUC增加、半衰期延长、易出现药物蓄积引起的各种ADRs。药物代谢酶活性变异通常为单基因性状，它们对药物代谢和效应的影响依赖于它们在药物代谢中的地位，但是药物效应并不是单基因性状而是受药物代谢酶、靶受体等多重因素影响，在评价药物效应时应综合考虑各种影响因素。对于治疗指数窄的药物，建议进行血药浓度监测，以确定最佳治疗剂量。如果存在等效替代药物，对于基因检测为高危险个体，首选替代药物。

药物代谢酶基因检测结果为酶活性降低者，应用常规剂量的需要该酶灭活的药物时，可导致该药物体内蓄积，若高于安全范围则可导致ADR的发生，以及因ADR导致治疗终止，故应合理减少药物剂量或更换不经此低活性代谢酶代谢的药物；应用常规剂量的需要该酶激活的药物时，活性药物可能无法达到有效治疗浓度，故应提高药物剂量或者换药治疗。

药物代谢酶基因检测结果为酶活性升高者，药物体内代谢速率加快，应用常规剂量的需要该酶灭活的药物时，药物可能无法达到有效治疗浓度，故应提高药物剂量或者换药治疗；应用常规剂量的需要该酶激活的药物时，可导致活性药物体内积蓄，若高于安全范围则可导致不良反应的发生，故应合理减少药物剂量或更换不经此酶代谢的药物。

2．药物受体基因的临床注释

对于携带使药物与靶受体亲和力增加的遗传变异人群，等效药物剂量低于平均水平，常规剂量给药容易诱发药理效应过强相关的不良反应，建议减少药物剂量；对于携带使药物与靶受体亲和力降低的遗传变异人群，等效药物剂量高于平均水平，常规剂量给药不能获得预期疗效，建议增加药物剂量，如果存在等效替代药物，建议采用替代药物。

3．药物转运体基因的临床注释

某些药物可以通过被动扩散的方式顺浓度差进入细胞，但绝大多数药物的跨膜转运需要依赖各种药物转运体的参与。药物相关转运蛋白广泛分布于人体各组织细胞，如肝细胞、肠上皮细胞和肾小管上皮细胞等。药物转运体的主要作用包括药物吸收、药物体内分布、药物或代谢产物排出体外等。不仅如此，转运蛋白还是血-脑屏障、血-睾屏障及血液-胎盘屏障的重要组成部分。因此，药物转运体的活性可直接影响药物的体内动力学和胞内动力学过程，进而影响药物效应。药物转运体有底物特异性和可饱和性，当联合使用同一药物转运体的底物药物时，可因竞争性或非竞争性拮抗作用，影响药物效应。因此，对于携带使靶部位药物浓度增加的转运体遗传变异人群，等效药物剂量低于平均水平，建议降低特异底物药物剂量；对于携带使靶部位药物浓度降低的遗传变异人群，等效药物剂量高于平均水平，常规剂量给药常不能获得预期疗效，建议增加特异底物药物剂量。

4. 多重标记物的临床注释

拓展阅读15.6 药物基因组学面临的挑战相关知识

同时进行数量性状和质量性状相关标志物检测时，首先参考质量性状相关标志物，如同时检测HLA-B*15:02和*CYP2C9*用于预测丙戊酸钠诱发严重药疹发生风险时，首先根据HLA-B*15:02的检测结果评价患者是否适于服用丙戊酸钠，对于适于使用丙戊酸钠的患者，再根据*CYP2C9*结果进行剂量调整。

🧠 思考题

1. 运用哪些技术可以较明确判断胎儿样本嵌合型的比例？
2. 小于5 Mb染色体片段平衡易位的诊断方法及技术都有哪些？
3. 如何理解"变异致病性分类的证据不应局限于当前病例，而需要将所有病例的证据汇集在一起，最终得出一个结论"？哪些证据项有可能通过查阅文献和数据库获得？
4. 临床实践中，哪些情况下需要对变异的致病性进行重新评估？

📖 推荐阅读

1. 同源基因区域：2020年广东省精准医学应用学会团体标准《产前外显子组测序遗传咨询和报告规范》及附录。
2. ClinGen序列变异解读工作组相关建议：https://clinicalgenome.org/working-groups/sequence-variant-interpretation/
3. Patrinos G P. Clinical DNA Variant Interpretation: Theory and Practice[M]. New York: Academic Press, 2021.

📑 参考文献

全生命周期临床遗传咨询实践

本书上篇详细讲述了遗传咨询的定义、内涵和伦理原则，也讲述了遗传咨询的关键技能和心理技能；中篇介绍了遗传病的风险评估原理和内容。本篇将结合前两篇的内容，总结在生命周期中各专科领域临床遗传咨询实践的流程和重要元素，从而为各专科领域进行遗传咨询实践提供必要的准备。这些重要的元素是遗传咨询流程中必需的环节和内容，如咨询前的准备和咨询后需要完成的任务、家族史采集和系谱分析、标准化个人表型的收集等。同时本篇还将描述主要咨询场景的特殊性、常见咨询问题和误区，这包括孕期优生指导、携带者筛查、辅助生殖、母胎医学和产前筛查和诊断、新生儿筛查和高危儿基因诊断、儿童发育障碍、成人单基因病和遗传性肿瘤等。因篇幅所限，每种疾病的遗传咨询要点不能一一列出，但期待读者通过范例的学习，引发思考或受到启发，结合上篇和中篇的内容能做到举一反三，最终达到完善个性化遗传咨询的目的。

第十六章

遗传咨询的流程

当我们被问到"遗传咨询"都做些什么的时候，回答可能五花八门，有说遗传咨询就是在有基因检测报告的时候支持一下临床诊断，有说就是分析数据和变异解读，有说查数据库查文献提供证据，也有说起到心理治疗作用，还有说就是遗传风险评估及复杂运算，这些说法都正确，但不能全面和准确说明本质。遗传咨询本质上是一个综合性的活动，由一系列独立且关键要素组成，这些要素一起构成了一个非常独特的过程，而这个过程可以满足遗传病患者及家庭当下的迫切需求。本章介绍遗传咨询流程中几个重要的元素，是遗传咨询中必需的环节和内容。

第一节 如何做好咨询前的准备

在本书上篇第三章第三节详细描述了结构化遗传咨询过程，这个过程包括四个组成部分：遗传咨询开始、介绍和引导、制定咨询的共同目标、结束遗传咨询及转诊。无论是检测前还是检测后的遗传咨询，都需要经历这个过程，但咨询前的准备尤为重要，这不仅有利于尽快建立咨询师和咨询者的合作关系，还体现了遗传咨询师的职业素养。

一、咨询前的准备

遗传咨询前的准备原则是尽量周到、思考成熟，但咨询不可能完全按准备的内容顺利进行，要理解"咨询师的任务是遵循咨询者的节奏，而不是咨询者配合咨询师的节奏"。对于遗传咨询初学者，可以记下多一些的问题，并模拟未来遇到的场景。

（1）了解咨询者任何有用的背景情况（特别是家族史、临床症状、生活习惯等）。

（2）需要进一步询问的问题（能预先沟通获取更好），如照片、检测报告等，有些需要咨询时当面问询咨询者。

（3）仔细阅读基因检测报告（特别关注信息是否完整正确、描述是否有疑问、检测的方法是什么、是否有检测数据质量的信息等，必要时与实验室进行沟通确认）。

（4）重新评估变异的致病性，包括查文献、结合家族史及临床表型分析变异与表型相关性，从而确认检测结果是阳性、临床意义不明，还是阴性等，必要时对数据进行重分析，同时考虑单基因、双基因、多基因遗传的相关信息。

（5）查阅相关疾病/症状的基本/最新知识。

（6）对不同的结果分别准备不同的咨询提纲，给出咨询重点，同时准备后续建议及相关的介绍/利弊的分析。

（7）对有基因确诊的病例重点分析疾病的严重性、外显率、治疗干预措施及可行性、有效性等，准备关于这个疾病描述的可靠的信息网站、病友组织、社会/医疗资源信息等。

（8）准备咨询意见/建议（按理想状态设计，但需根据实际情况改变/只用部分）。

二、咨询后需要完成的任务

遗传咨询现场结束后，并不是本次遗传咨询的结束，还需要做好本次咨询的总结和善后，以便为下一次遗传咨询（比如检测后遗传咨询）做准备。这主要包括：向咨询者提供咨询内容的摘要；提供针对咨询者的科普信息和资源；推荐专家门诊并提供关于如何预约的信息；提供联系方式，以便回答咨询者在咨询后可能存留的任何问题。

📖 知识窗 ┈┈┈┈┈

遗传咨询的具体内容清单（check list）

这个清单可以用在咨询前做准备，也可以用来回顾案例，明确回访的目的：

1. 是否了解患者及家庭的需求，解答了他们关心的问题。
2. 是否收集了充分的临床及家庭信息。
3. 是否整合了患者的临床及实验室的信息。
4. 是否起到了帮助医生或实验室确定检测项目的作用。
5. 是否帮助实验室正确地解读遗传检测结果并用通俗易懂的语言对患者进行解释。
6. 是否为家长或医生提供合适的临床诊断治疗所需要的信息。
7. 是否为家长提供合适的家庭计划。
8. 是否对家长起到了教育作用。
9. 是否解释了疾病的遗传发病机制、遗传风险评估。
10. 是否对家庭提供了心理咨询、心理疏导。
11. 是否提供了医疗资源、社会资源、病友资源及基金资助信息等。

第二节　检测前和检测后遗传咨询

遗传咨询根据基因检测环节，可以分为检测前咨询（pre-test counseling）和检测后咨询（post-test counseling）两大类。两类咨询的目的和侧重点有所不同：①检测前咨询旨在让受检者全方位地了解检测项目，并做出知情选择。②检测后咨询注重告知其检测结果，结合咨询者的特点和需求，有针对性地为其诠释检测结果，使咨询者正确领会检测结果的意义，从而能对下一步的诊疗和预防措施做出知情选择。需要指出的是，虽然两类咨询的目的和侧重点有所不同，但有些准备是延续和互补的，如了解咨询者任何有用的背景情况和需要进一步咨询的问题等。

一、检测前遗传咨询的要点和流程

基因检测前遗传咨询是保障遗传检测合理利用、达到基因检测利益最大化、负面影响最小化的重要措施，也是了解病历家史、教育病患及家庭成员的重要环节，同时给予病患行使法律权利及知情选择、参加临床研究的机会。检测前遗传咨询是基因检测不可或缺的重要环节之一，由于遗传检测的复杂性并涉及隐私问题，临床基因检测前的遗传咨询需要得到足够重视。

在实施临床遗传检测前，咨询者需得到遗传咨询服务，从而能充分了解情况，做出知情的决策。检测前遗传咨询的内容包括下列要点：

（1）告知检测的目的。

（2）告知检测项目涉及的范围。

（3）告知检测技术的基本原理、优势、风险和局限性。用通俗易懂的语言介绍相关知识，包括遗传基础知识、什么是遗传检测、检测目的是什么、采用什么检测技术、如何进行、检测周期多少。若有多种方式可检测，则客观地比较各种方法，陈述利弊，让受检者根据需要做出选择。

（4）告知预期的各种不同结果及其意义，比如阳性、阴性、不确定。

（5）告知可能发现的变异类型及其意义，比如致病、意义未明、良性等。

（6）告知二次发现（即次要发现）和意外发现的定义、可能的发现及其临床意义，并征求待检者意愿，让其独立抉择是否要求知晓二次发现或意外发现。

（7）告知何人能知晓受检者的基因信息。

（8）告知基因信息可能对亲属的影响。

（9）告知检测结果按新知识重新分析的约定。

（10）告知相关法律权限。

（11）告知有作为研究对象参与科研的机会。若受检者选择参与科研项目，则需根据经机构委员会批准的科研协议另外取得知情同意。

一般情况下，不建议对健康的未成年人进行基因检测，可以等到成年后自主决定是否再做检测。但如果基因检测用于筛查或诊断能有效进行早期监控或干预儿童期可能发病的遗传性疾病，如果需要对未成年人进行基因检测，检测前遗传咨询的咨询对象是未成年人的家长或监护人。

检测前遗传咨询的流程主要包括评估个人和家族史，建议检测项目，提供遗传检测的益处、风险和局限性，并解答待受检者所有疑问后，如果咨询者愿意检测，则签署知情同意书。之后医师可填写送检单，并根据检测需要的时间，预约安排检测后告知结果的遗传咨询。

二、检测后遗传咨询的要点和流程

本书的第四章提到了用于检测后的遗传咨询的各种情形及相关咨询技能。遗传咨询师需要提供必要的知识，讲解检测方法、检测结果及风险评估。针对不同的基因检测场景，如诊断性检测和筛查性检测，孕前、产前、新生儿、儿童时期和成人的遗传检测等，这些检测后的遗传咨询的目的、内容和关注点都是不同的。检测后遗传咨询的要点和流程共性方面可以概况为下面几条：①不管是传递阳性结果、阴性结果还是不明意义的结果，使用通俗的语言解释检测结果的意义，评估咨询者是否理解。②给予咨询者自由的空间和时间做出反应或表达情绪。③介绍与基因检测相关的遗传学知识，为咨询者及家庭提供心理支持和可获得的资源。④根据咨询者的理解，传递风险信息，评估生育计划。⑤提供有用信息和共情回应，辅助咨询者有效决策。⑥根据行业共识和相关知识提供建议，这与患者自主权不矛盾。⑦对于二次发现，告知咨询者并建议向其亲属披露可能患病的风险。⑧提供健康管理的随访计划，推荐相关专家门诊信息。⑨提供联系方式，回答可能的问题。

第三节　家族史采集与系谱分析

家族史采集与系谱分析有助于我们分析以下问题：是单基因病的可能性大吗？是遗传性变异还是新生突变？遗传模式可能是什么？在此基础上，遗传咨询师可根据遗传模式缩小鉴别诊断范围，评估再发/携带者的风险。本节讲述家族史采集和系谱分析的内容。

一、家族史的采集

家族史是指咨询者的直系亲属或者血缘关系较近的旁系亲属的健康/患病情况，调查家族史是遗传性疾病临床问诊/遗传咨询的必备流程，是遗传病诊断的重要环节，更是遗传咨询的前提基础，也是遗传咨询师的必备基本功。

1．采集对象

以咨询者/先证者为中心，一般采集至少三代，必要时延展到四代。包含一级亲属：父母、兄弟姐妹、子女。二级亲属：同父异母的兄弟姐妹、姨母/姑母、叔伯/舅舅、（外）祖父母、侄女和侄子。三级亲属：表（堂）兄弟姐妹等。

2．需采集的关键内容

家族史需要采集咨询者/先证者及家庭成员的年龄、健康状况、死亡年龄和原因、发病年龄、医疗诊断和相关的环境暴露等信息。特别注意家族成员的重大健康问题，包含重大疾病和身体上的重大伤害；重大健康问题出现征兆的年龄；已过世的亲人的死因；居住环境、生活习惯（了解家人是否有酗酒、抽烟、吸毒等习惯）；心理健康问题（包括对任何事物的上瘾、焦虑症和忧郁症）；与妊娠相关的问题，如不孕不育、流产、早产、死产等。

二、系谱分析

系谱是采用标准化符号以一种易于解释/理解的方式来表示家系中各成员的亲缘关系和健康状况的图谱。系谱分析法是指从先证者入手，追溯调查所有家庭成员的数目、亲属关系及性状在家系后代的分离或传递方式，来推断基因的性质和该性状向某些家系成员传递的概率的方法。

1．系谱分析的意义

系谱分析是研究人类某种疾病或性状遗传方式的最常用方法。系谱的绘制和分析可以简单明了又完整高效地记录医疗信息和家庭社会关系，简单而形象地描述复杂的信息，以便了解疾病模式、风险和生物关系等。该方法除了方便医生之间、医生与咨询者之间进行有效交流，更有助于医生结合病史分析判断变异是遗传的还是新发的，以及疾病可能的遗传模式；根据遗传模式缩小鉴别诊断范围；确定其他有风险的家庭成员；提供再发/携带者风险评估和分层、变更管理；识别其他临床表现不同的受影响的个体，向咨询者/患者解释遗传模式、再发风险及建议进一步的检查，了解疾病自然史和临床表型的变化（如发病年龄的不同）等。

2．识别、理解和使用标准系谱符号

系谱分析时，首先从先证者入手调查家族中各成员的情况，再用特定的系谱符号绘

制成系谱图。在绘制系谱图时，我们通常用正方形表示男性，其中空白的正方形表示正常男性个体，涂黑或涂成阴影的正方形表示男性患者，一半涂黑一半空白的正方形表示常染色体隐性基因的男性携带者；女性个体使用圆形来表示，空心圆表示正常女性个体，涂黑或涂成阴影的圆形表示女性患者，一半涂黑一半空白的圆形表示常染色体隐性基因的女性携带者，X连锁隐性遗传病中由于携带者只有女性，因此通常用空心圆中心加一个点来表示这类个体。在遗传咨询中我们往往遇到已婚未生育或已孕的个体来咨询，但是这个时候还不确定下一代的性别，则后代可以用菱形表示，即菱形表示性别不明者。如果一个家系中表型正常的成员数量较多，在不影响分析结果的前提下，可在空心正方形/圆形中填入数字，表示表型正常男性/女性的个体数。除此之外，在患者的符号上加上一条左下至右上的斜线，表示确定死于我们所研究的疾病的个体；而在正常个体的符号上加这条斜线，则表示死因未明或确定不是死于所研究的疾病的个体。在患者符号的左下角用一个斜向右上方的箭头，表示这个个体为该家系的先证者，先证者是指家系中第一个被医生或遗传研究者发现的患病个体或具有某种性状的成员。

　　除了表示不同个体的符号，还需要用各种线条来表述个体之间的关系：男性和女性之间用一条横线，表示两者之间是婚姻关系；若用两条横线，表示两者之间是近亲婚配；所生子女若为同卵双生，则在两个子女之间用横线进行连接，在这种情况下，理论上我们认为其基因组中有99%的遗传信息是一致的，因此可按照一个个体来进行研究；若所生子女为异卵双生，则仍按照两个个体进行分析（绘制系谱中两者之间没有横线）；若婚后未生育，可用"="表示；若出现流产（自然流产或人工流产），可用"."表示。除此之外，在绘制系谱时，还需从上至下在每个世代的左侧用罗马数字Ⅰ、Ⅱ、Ⅲ……标注世代数；每世代的每个个体，按照从左到右的顺序依次标注"1、2、3……"，表示个体编号（图16-1）。

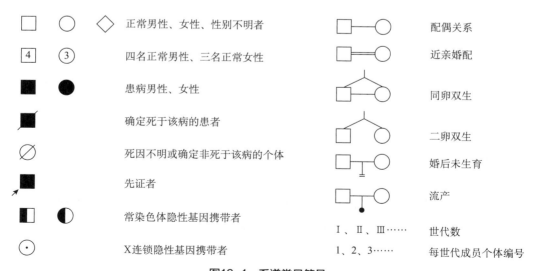

图16-1　系谱常见符号

图16-2是一例常染色体显性遗传的系谱，通过系谱可以看到该家系有两代人，I₁是表型正常男性，与I₂女性患者婚配，生育了两男一女共三个后代，其中II₁是男性患者，II₂、II₃表型正常。II₁是本家系的先证者，其致病基因来自母亲I₂。此外由于一些遗传病具有延迟发病的特点，其发病年龄也可能影响研究者对于遗传模式的分析，因此在系谱绘制中，常常在相应的患病个体上标注发病年龄，一般标注在个体符号的右上角。例如在一个亨廷顿病家系中，患者I₂的发病年龄为45周岁，其患者子女II₁和II₂的发病年龄分别为41周岁和44周岁，II₂患者育有四个子女，其中患病女儿III₁的发病年龄为46周岁、儿子III₃的发病年龄为42周岁（图16-3）。

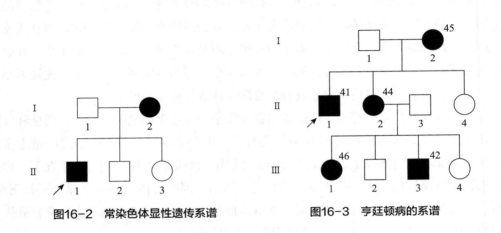

图16-2　常染色体显性遗传系谱　　　　图16-3　亨廷顿病的系谱

除了上述可以诠释个体之间生物学亲缘关系的系谱符号，还可以使用一些符号表示个体之间的非生物亲缘关系。如图16-4所示，方括号表示该个体是被收养的，该个体与亲生父母之间使用实线连接，与养父母之间使用虚线连接。

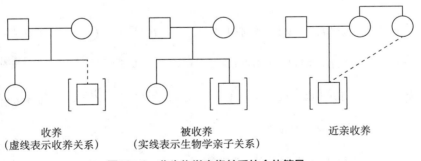

收养　　　　　　　　被收养　　　　　　　近亲收养
（虚线表示收养关系）　（实线表示生物学亲子关系）

图16-4　非生物学亲缘关系的个体符号

系谱分析时应注意以下几点：①一个完整的系谱需要包括三代及以上各成员的详细资料（有时很难追溯到三代，则应保证调查的人数越多越好）。②由于咨询者的文化水平、医学知识、表达和判断能力不同，提供的信息可能有偏差，因此对于家族中成员的发病情况，不应只凭咨询者口述，医生应亲自进行详细检查、核实资料，以求准确无误。③调查的信息需详尽，除包括患者的年龄、发病时间、病情、死亡原因、死亡年龄、相关健康信息等，还应包括婚配次数、生育次数、妊娠情况、近亲婚配等情况，特别要注意询问婴儿死亡、死胎和流产等情况。④有的家系中除先证者外，可能找不到其他遗传病患者，从系谱上很难判断其遗传方式，此时应考虑是否存在新生突变，还是适合度低的显性遗传病或X连锁隐性遗传病。

3．通过系谱判定遗传病的遗传方式

根据各类遗传病的遗传特征，我们可对绘制的系谱进行遗传模式的分析。首先区别孟德尔式遗传病、非孟德尔式遗传病，孟德尔式遗传病主要是单基因病，符合孟德尔遗传特征。对于典型的单基因病，当家系足够大时，其遗传方式可根据系谱特征来确定。此外还要注意影响单基因病分析的一些因素，例如遗传异质性、遗传印记等。非孟德尔式遗传病包括线粒体病和多基因病，可分别根据其遗传特点进行判断。详细分析步骤见图16-5。

例如，分析图16-6家系疾病遗传方式：①该家系出现男—女、女—男传递，则该家系的遗传方式排除线粒体遗传模式（母系遗传），符合孟德尔遗传。②Ⅱ$_1$与Ⅲ$_1$、Ⅱ$_4$与Ⅲ$_5$之间的遗传方式不符合男—男传递的遗传特点，因此排除Y连锁遗传模式。③由于患者Ⅰ$_1$、Ⅱ$_2$均为男性，不符合交叉遗传的特点，因此排除X连锁基因的遗传模式，应为常染色体遗传模式。④系谱中每一代都有患者，表明致病基因是连续传递的，说明该家系的遗传模式是显性遗传模式。综上，可以推断该家系的遗传方式为常染色体显性遗传模式。

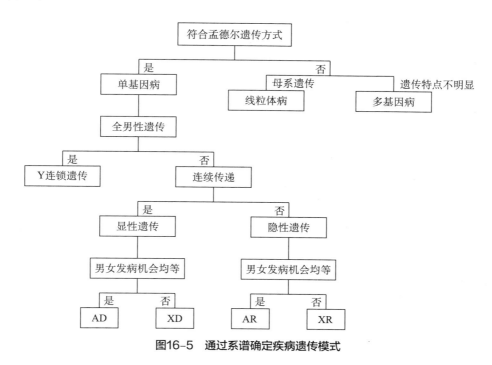

图16-5　通过系谱确定疾病遗传模式

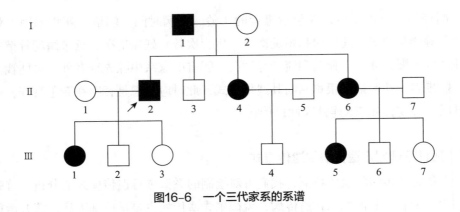

图16-6 一个三代家系的系谱

第四节 个体发育表型采集

临床表型或临床特征是临床诊断的依据，也是遗传检测结果分析时，进行表型吻合度分析时所必需的内容。为了能进行疾病全方位特征的评估，本节描述了非医学领域的初学者需要掌握的儿童发育史的各种生理表现及儿童常规发育表型采集和评估的方法，以及标准化表型本体的使用，以便通过临床表型进行病因分析。

一、儿童发育史和各个阶段的发育和生理特征

为了与国际政策标准保持一致，我们把儿童早期阶段定义为从产前发育到8岁前，儿童早期阶段是一生重要的发展阶段，从其发育史可以获得儿童生长发育及智力发育是否正常的关键性线索。

1．胚胎的发育

胚胎发育过程中组织的起源对于病因学分析非常重要。受精卵第7天着床，第9天囊胚体整个埋入子宫内膜且吸取营养。着床后，黄体素使子宫内膜增厚变成蜕膜。绒毛膜是胚胎外层的滋养细胞快速长成的，子宫内膜增厚变成的底蜕膜快速增长成叶状绒毛，为胎儿面的胎盘起源，其他结构4个月后就退化。绒毛中心为稀疏的结缔组织，可隔绝母血与胎血，使两者不直接联系，外包两层上皮细胞。外层是融合细胞，可生成各种胎盘激素；内层为单核细胞，保护胎盘不受感染，在第5个月消失。羊膜是第2层胎膜，由胚胎外层发育而来，与绒毛膜紧密相连。羊膜主要作用是保护胎盘，也能分泌羊水及生成前列腺素。

羊水量随着妊娠期增加而渐增，至38周增加到高峰期（1 000 mL）然后渐减。羊水是羊膜分泌、母体胎儿血清渗出液和胎儿尿液的混合物，呈碱性（pH 7.2），胎儿可以吸入和吞入、皮肤吸收及绒毛膜交换。卵黄囊由内胚层分化，2～3周输送养分供应胚

胎，前6周负责制造胎儿红细胞，直到胚胎肝发育，随着胚胎发育，卵黄囊进入脐带中退化。胎盘重400～600 mg（胎儿体重1/6），第3周开始发育，25周停止长大，可以继续增厚。胎盘母体面由底蜕膜及母体循环结构组成，呈粗糙鲜红色；胎儿面有叶状绒毛，表面被羊膜覆盖，呈灰白平滑面，胎盘的功能为分泌胎盘激素、供应营养、代谢（合成肝糖、酶素、胆固醇、脂肪酸）和免疫作用。脐带结合退化的卵黄囊的腹茎，3个月时脐带中有3条血管（2动脉1静脉），为胎盘供应血液，是胎血循环。

孕周从末次月经第1日开始计算，通常比排卵或受精时间提前2周，全过程约为280天，即40周。胚胎发育分为前胚胎期（受精—绒毛出现）、胚胎期（绒毛出现—第8周）和胎儿期（第9周—出生）。胚胎发育的3个胚层见表16-1。

表 16-1　胚胎发育的 3 个胚层及相应的器官发育

胚层	器官发育
内胚层	胃肠道内及其衍生物（肝、胰、甲状腺、胸腺、扁桃体） 呼吸道 膀胱、尿道
中胚层	真皮、骨骼、结缔组织、肌肉 血管平滑肌（心脏、肠道管壁） 生殖器 肾、输尿管 脊柱
外胚层	神经系统 表皮及其衍生物（头发、指甲、汗腺、唾液腺） 乳房腺体

2. 胎儿发育

胎儿发育包括以月数来推算胎儿身长的哈斯法（Haase's rule）、以宫底高度推算胎儿月数或周数的麦氏法（McDonald's rule），以及推算预产期的纳氏法（Nageles's rule）（表16-2）。一般从生物物理学、羊水量、胎心率、动静脉系统多普勒超声等几个方面参数综合评估胎儿发育情况。胎儿宫内生长异常包括生长过度和生长受限，具体的评估和咨询请见下篇第十九章第四节胎儿生长异常的咨询。胎儿的各个系统的发育也不是同步的，具体的发育历程详见拓展阅读16.1。

拓展阅读16.1
胎儿各系统的发育

表 16-2　胎儿每月发育情况

	1个月	2个月	3个月	4个月	5个月	6个月	7个月	8个月	9个月	10个月
身长/cm	1	4	9	16	25	30	35	40	45	50
体重/g	0.4	1	20	120	250	600	1 000	1 500	2 200	3 000

3. 围产医学

围产医学（perinatology）是研究胎儿出生前后影响胎儿和新生儿健康的科学。围产期（perinatal）是产前、产时和产后的一个特定时期，我国指自然妊娠28周至出生后7天，经历了宫内迅速生长、发育，以及从宫内向宫外环境转换阶段，其死亡率和发病率居于人的一生之首。

4. 新生儿

新生儿（neonate，newborn）指从脐带结扎到出生后28天内的婴儿。新生儿学（neonatology）是研究新生儿生理、病理、疾病防治及保健等方面的学科，是围产医学的一部分。正常足月儿（normal term infant）指胎龄37~42周，出生体重2 500~4 000 g，无畸形或疾病的活产婴儿。我国15个城市不同胎龄的新生儿出生体重见表16-3。

表16-3 我国15城市不同胎龄新生儿出生体重

胎龄/周	平均值/g	标准差/g	第3百分位数/g	第10百分位数/g	第90百分位数/g	第97百分位数/g
28	1 389	302	923	972	1 799	2 071
29	1 475	331	963	1 057	2 034	2 329
30	1 715	400	1 044	1 175	2 255	2 563
31	1 943	512	1 158	1 321	2 464	2 775
32	1 970	438	1 299	1 488	2 660	2 968
33	2 133	434	1 461	1 670	2 843	3 142
34	2 363	449	1 635	1 860	3 013	3 299
35	2 560	414	1 815	2 051	3 169	3 442
36	2 708	401	1 995	2 238	3 312	3 572
37	2 922	368	2 166	2 413	3 442	3 690
38	3 086	376	2 322	2 569	3 558	3 798
39	3 197	371	2 457	2 701	3 660	3 899
40	3 277	392	2 562	2 802	3 749	3 993
41	3 347	396	2 632	2 865	3 824	4 083
42	3 382	413	2 659	2 884	3 885	4 170
43	3 359	448	2 636	2 852	3 932	4 256
44	3 303	418	2 557	2 762	3 965	4 342

知识窗

几个新生儿发育相关的概念

1. 胎龄（gestational age，GA）是从最后1次正常月经第1天至分娩为止时间，通常以周来表示。足月儿为37~42周的新生儿，早产儿（preterm infant）为胎龄小于37周（259天）的新生儿，过期产儿（post-term infant）为胎龄大于42周新生儿。胎龄越小，体重越轻，死亡率越高。

2. 出生体重（birth weight，BW）指出生1 h内的体重，正常体重为BW2 500~4 000 g。超低体重儿BW<1 000 g，极低体重儿BW<1 500 g，低体重儿BW<2 500 g，巨大儿BW>4 000 g。

3. 适于胎龄儿（appropriate for gestational age，AGA）指婴儿的BW在同龄儿评估出生体重的第10至90百分位之间，小于胎龄儿（small for gestational age，SGA）指婴儿BW在同龄儿评估出生体重第10百分位以下，大于胎龄（large for gestational age，LGA）指婴儿BW在同龄儿评估出生体重的第90百分位以上。表16-3是我国15城市不同胎龄新生儿出生体重。

4. 高危儿（high risk infant）指已发生或可能发生危重疾病而需要监护的新生儿，具体情况如下：母亲疾病史（如糖尿病），母孕史（母年龄大于40岁，先兆子痫），分娩史（难产），新生儿（窒息、早产、宫内感染）等。

5. 新生儿重症监护室（neonatal intensive care unit，NICU）是集中收治危重症新生儿的病室，需要完善监护治疗及报警系统，进行各种生命体征的监测，有心电监护、呼吸监护、体温监护、血气监护等。

6. 新生儿阿普加评分法用于判断有无新生儿窒息及窒息严重程度，是以出生后1 min内的心率、呼吸、肌张力、喉反射及皮肤颜色5项体征为依据，每项为0~2分，满分为10分。8~10分属正常新生儿。

二、儿童成长健康评估内容

《中国儿童健康体检专家共识》结合我国实际需求，制定了0~18岁儿童健康体检规范。根据《共识》，儿童健康体检主要内容包括基本情况获取及检查，生长发育评估，健康风险及疾病筛查，健康体检等个性化筛查。

1. 基本情况获取及检查

主要包括问诊、一般状况检查及全身的体格检查。问诊主要收集病史、基本状况、特殊情况等信息，一般状况检查主要是生命体征相关指标（体温、脉搏、呼吸频率和血压等）的评估测量，全身体格检查包括对头、颈、眼耳鼻喉、皮肤淋巴结、胸、腹、四肢及生殖器等进行的健康检查。

2. 儿童生长发育评估

主要包括体格发育评估、全身系统发育评估两方面。体格发育评估包括生长水平评价、生长速度评价、身材匀称度评价及成熟度评价四方面。进行儿童体格发育评估的基本要素是准确测量生长数据，即身高/长、体重、头围等。对于3岁以下的儿童应该仰卧进行身长测量，3岁以上的儿童可站立测量。

（1）生长水平评价是指将测量值与参照值（建议采用中国0~18岁儿童生长参照标准及生长曲线）比较，获得该儿童在同种族同年龄同性别人群中所处的位置。

（2）生长速度评价方面，对于大多数儿童来说，婴儿期是第一个生长高峰阶段；青春期的生长高峰期，女童每年身高增幅7~8 cm，持续1~3年；男童每年增幅9~11 cm，共增长25~28 cm。

（3）身材匀称度评价包括体型与身材匀称度的评估，相比于身高，体重变化可简单、直接反映儿童营养状况，儿童的身高/长体重指数（body mass index，BMI）或身高/体重（weight for height，W/L）能更好地反映儿童体脂及超重风险。

（4）成熟度评价包括性发育程度评价和骨龄评价，在评估体格发育成熟度时可结合激素测定及骨龄评价。头围的测量在0~2岁较为重要，可评估大脑的生长情况。除头围外，还可根据前囟大小及闭合时间来评价颅骨的生长及发育情况。前囟出生时1~2 cm，随着颅骨生长而增大，6月龄左右逐渐骨化而变小，最迟2岁闭合。儿童全身系统发育涉及多方面，如神经系统发育评估、骨骼发育评估、生殖系统发育评估等，具体参见相应的指南和共识。

3．儿童健康风险及疾病筛查

主要包括以下两部分：①基于儿童特定的生理和发育特点，在儿童生长过程的不同阶段需要做特定的筛查检查，筛查的重点主要有肥胖、营养不良、屈光不正、发育迟缓、性早熟、贫血等，孤独症谱系障碍常见健康问题及各类儿童重大疾病。②高危健康风险、重大疾病等个性化筛查，应遵从专业医师的推荐，选择合适的筛查检查。对于儿童重大疾病的筛查，需要全方位了解儿童健康状况，如家族史、既往史、生长发育情况等，并综合应用各种筛查手段，如血液学检查、影像学检查、专科筛查问卷和基因检测等。比如儿童肿瘤类疾病、先天性遗传代谢病、先天性耳聋、先天性心脏病、神经发育落后等（表16-4）。

4．儿童发育检测项目采集时期和内容

一些在生活中易被忽视的症状、体征或疾病能够在体检中被发现，从而预警可能存在的健康风险。儿童发育检测项目贯穿新生儿期至青春期，各时期体检频次有所差异，并且随着生长发育，各时期体检项目侧重也不尽相同（表16-5）。正常足月新生儿通常在出院后7天内、1月龄时进行2次访视，对于高危新生儿应该根据具体情况酌情增加访视次数，首次访视应在得到出院报告后的3天内进行；儿童1岁内进行4次健康体检，分别在3、6、8和12月龄，具有家族史和遗传史的高危儿应该适当增加次数；1~3岁幼儿每年进行2次体检，分别在1岁半、2岁、2岁半、3岁，高危儿应该适当增加次数；3岁以上儿童建议每年进行1次体检，高危儿应该适当增加次数。

表16-4 儿童健康体检及健康风险筛查内容

A. 儿童健康体检基本项目		
一级目录	二级目录	主要检查内容
基本情况	问诊	病史、日常状况、特殊情况等
全身体格检查	一般检查	身高/长、体重、BMI、头围、前囟、血压、呼吸、脉搏
	物理检查	内科检查：心、肺、肝、脾 外科检查：头部、颈部、胸部、脊柱、四肢、皮肤、淋巴结、第二性征
实验室检查	常规检查	血常规、尿常规、粪常规
	其他检查	血生化检查：肝功能、肾功能、血清酶、血脂等
	儿童保健科	生长监测、神经运动发育筛查、发育迟缓筛查、语言发育筛查、智力筛查
	新生儿科检查	甲状腺激素、血苯丙氨酸
专科检查	眼耳鼻喉科检查	眼外观、远视力、屈光度、红光反射检查、单眼遮盖厌恶试验、眼位检查，听力、外耳道与鼓膜，外鼻、鼻内、嗅觉，扁桃体
	口腔科检查	牙齿、牙周
	呼吸科检查	肺功能检查
B. 儿童常见健康风险筛查体检备选项目		
风险/疾病名称	主要检查内容	
肥胖	身高/长、体重、BMI、血脂、肝功能、血糖、腹部B超	
屈光不正	视力检查、屈光检测	
发育迟缓	发育迟缓筛查问卷（9、18、30月龄分别进行）	
佝偻病	肝功能、血清维生素D	
性早熟	基础性激素测定、肾上腺及性腺超声、骨龄	
矮小症	血常规、肝功能、血清电解质、甲状腺激素水平、胰岛素样生长因子-1、骨龄、生长激素水平	
营养不良	身高、BMI	
贫血	血常规、血清蛋白检查	
孤独症谱系障碍	《儿童心理行为发育问题预警征象筛查表》、《修订的幼儿孤独症量表》A部分、《改良版幼儿孤独症筛查量表》	

表 16-5 不同时期儿童健康体检项目建议

检查内容			年龄					
			新生儿期	婴儿期	幼儿期	学龄前期	学龄期	青春期
基本情况	问诊	病史、日常状况、特殊情况等	●	●	●	●	●	●
全身体格检查	一般检查	身高/长	●	●	●	●	●	●
		体重	●	●	●	●	●	●
		BMI	●	●	●	●	●	●
		头围	●	●	●			
		前囟	●	●	●			
		血压				●	●	●
		呼吸	●	●	●	●	●	●
		脉搏	●	●	●	●	●	●
	物理检查	内科检查：心、肺、肝、脾	●	●	●	●	●	●
		外科检查：头部、颈部、胸部、脊柱、四肢、皮肤、淋巴结、第二性征	●	●	●	●	●	●
实验室检查	常规检查	血常规	●	●	●	●	●	●
		尿常规	●	●	●	●	●	●
		粪常规				●	●	●
	其他检查	肝功能	●	★	●	★	★	★
		肾功能	●	★	●	★	★	★
		血清酶	●	★	●	★	★	★
		血糖	★	★	★	★	★	★
		血脂			★	★	●	●
		血清铁蛋白	●	●	●	●	●	●
		血清苯丙氨酸	●					
		甲状腺激素测定	●	←-------------- ● --------------→				
		生长激素水平测定		←-------------- ● --------------→				

	检查内容	年龄					
		新生儿期	婴儿期	幼儿期	学龄前期	学龄期	青春期
实验室检查 / 其他检查	胰岛素样生长因子–1		←--------------●--------------→				
	性激素测定		←--------------●--------------→				
	胰岛功能测定		←--------------●--------------→				
	血清电解质测定		←--------------●--------------→				
	重金属筛查		★	★	★	★	★
辅助检查 / 影像学检查	心脏超声	●	●				
	肾上腺及性腺超声		←--------------●--------------→				
	胸部X片		←--------------●--------------→				
	腹部超声		←--------------●--------------→				
	脑MRI		←--------------●--------------→				
	骨龄		←--------------●--------------→				
心脏电生理检查	心电图		←--------------●--------------→				
量表筛查	孤独症谱系障碍筛查				●		
专科检查 / 儿童保健科	智力筛查			●	●		
	神经运动发育筛查	●	●	●	●		
	发育迟缓筛查	●	●	●	●		
	语言发育筛查	●	●	●	●		
呼吸科	肺功能筛查				●	●	●
眼科检查	眼病及视力筛查	●	●	●	●	●	○
耳鼻喉科检查	听力筛查	●	●	●	●		
口腔科检查	口腔保健检查		●	●	●	●	●

注："●"代表基本体检项目，是形成健康体检报告及个人健康管理档案的必须项；"★"为专项体检项目，是个体化深度体检项目，主要针对不同风险个体进行的专业化筛查项目；"–-●–-"代表虚线范围内至少进行一次检查。

三、表型的标准化描述

表型是可以观测到的所有的生物性状，包括形态特征、细胞水平的生理功能、器官的功能、身体的组成及行为的组合。这些特征或行为可以由遗传因素和环境因素共同决定。通常在临床上，表型称为临床特征，是指非正常形态特征和生理行为，主要包括病史、体格检查、影像学诊断、血液学检测，还有心理测试等。所以在医学的语境下描述的这些非正常的表型形态，可以作为临床诊断的依据。广义的表型组是我们解码生命密码的重要部分。

临床表型是我们认识疾病的起点，20世纪中后期，临床医生通过描述患者的临床表型及家族史界定人类遗传病，取得了很大的成就，20世纪60年代早期，McKusick开始系统收集整理人类孟德尔遗传病，建立了人类孟德尔遗传数据库（The database of Mendelian Inheritance in Man，MIM），在线版本于1985年由美国国家医学图书馆和约翰霍普金斯大学的威廉·H. 韦尔奇医学图书馆合作创建，于1987年开始在互联网上普遍可用，成为我们熟悉的人类疾病集大成的在线人类孟德尔遗传数据库（Online Mendelian Inheritance In Man，OMIM）。20世纪70年代被认为是人类综合征及遗传病发现的黄金年代，为80年代的基因定位克隆奠定了临床基础。利用临床诊断及家系连锁分析，定位克隆基因，Sanger测序发现致病变异成为一条成功有效的发现新致病基因的策略。这一策略不依赖于对疾病机理或基因产物的了解，揭示了不可预测的致病机制。正是这种对单基因病的研究促进了我们在细胞和分子水平上对生命过程的本质机理的认识。

随着基因检测技术的飞速发展，遗传变异的检测能力快速提高，相应临床表型信息的采集规范化标准化的要求也不断提高。临床医生对于患者的表型描述的差异性和非结构化用语，可能导致模糊的表型信息与基因检测结果的连接存在障碍，给变异解读和精准诊断带来困难。

人类表型术语集（human phenotype ontology，HPO），旨在提供人类疾病中用于描述表型异常的标准词汇，每个术语描述一种表型异常。HPO建立者利用从医学文献、Orphanet、DECIPHER和OMIM数据库获得的信息进行开发，目前包含约11 000项名词和超过115 000项关于遗传性疾病的注释。HPO数据库还提供了一套针对约4 000种疾病的注释，HPO开发组还在持续地进行词条的维护和完善工作。中文HPO标准用语（http://www.chinahpo.org/）将有助于标准用语在中国应用，从而推动临床、遗传学、生物信息学、医学数据等在内的多个专业领域的广泛合作和临床应用。表型标准化范例请参阅中文HPO标准用语。附录提供了HPO标准化用语描述产前胎儿表型，比如超声软指标，以及通过产前外显子测序筛选与超声指标相关的高频HPO表型等。

实际上在临床疾病分类的标准化领域，国际疾病分类法（International Classification of Disease，ICD）也在进行一些标准化工作，ICD是世界卫生组织（World Health Orgnization，

WHO）为记录、报告对影响健康的条件和因素进行分组而建立的工具，ICD-11收录术语量约为3.2万，编码数约为5万，主要章节共28章，新版本在类目颗粒度方面进行了优化。ICD-11编码方式主要特征是"扩展"和"组合"，目前ICD-11涵盖了54 000个实体（entities）概念，实体可以是疾病、障碍、外伤原因、体征和症状等；每个实体拥有13个维度的属性描述，分别表示系统结构、临床表现、因果属性等（www.who.int）。

美国国立卫生研究院（National Institutes of Health，NIH）的形态学要素联盟（Elements of Morphology Consortium，EMC）对形态学要素（elements of morphology）描述的标准术语进行规范化，有非常详细的列表。人类畸形术语（human malformation terminology）是一套标准化的术语和定义，用于描述人类畸形，即出生时存在的身体结构或功能的异常。这些术语用于人类遗传学、发育生物学和人体解剖学领域，用于描述和分类不同类型的畸形。该术语基于人类形态发生学的原则，即研究人体如何从一个单细胞发展和成长为一个复杂的有机体。形态学要素联盟是一个由专家组成的国际小组，负责开发和维护该术语（https://elementsofmorphology.nih.gov/）。

四、疾病的全方位特征标准化描述

我们使用标准的临床特征描述，是为了更好地进行表型吻合度评估，精确快速地进行基因诊断，然而仅仅表型词语标准化还不够，还需要对疾病进行全方位的描述。这个疾病的全方位的特征描述包括以下几个方面（表16-6）。例如，Dravet综合征的临床特征描述包括了癫痫发病时间、发作频率、每次持续时间和间隔时间、发作类型等。对于多个系统受累的疾病，不同年龄阶段表现的临床症状构成了疾病的自然史，了解疾病在不同年龄阶段的发病情况，对于评估遗传变异导致的表型吻合度及相关的遗传咨询都非常有意义。比如对于Alstrom综合征，进行性视觉缺失在1~5岁就开始出现，到20岁前都有可能症状严重，最后失明，而耳聋则从5岁以后开始直到20岁出现（图16-7）。Alstrom综合征表型发生时间次序，以及每个表型的外显率是考虑疾病全方位特征的重要内容。为了能更好地甄别不同的疾病，需要考虑表型的特征性，即将对该疾病贡献最大的一个或一组表型，称为特征表型，例如，Wilson疾病的K-F环等。

拓展阅读16.2
表型描述相关的工具

表 16-6　疾病全方位特征描述

中文	英文
完整的表型清单	full list of symptoms/presentations
主要受累系统（表型的权重）	major affected system(s)/medical issue(s)
特异或疾病特征性表型	specific or pathognomonic features

中文	英文
临床亚型	types of presentation(subtypes)
表型的始发时间（范围）	age of onset(of disease *vs.* symptom)(age range of onset of features)
疾病的初发症状	initial symptom of the disease
表型的进展方向与间隔、速度	progression/interval/duration
外显率/表型发生的时间次序	penetrance/order of phenotypic expression
表型的严重性	severity

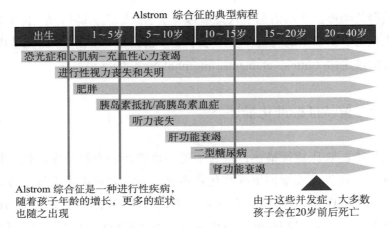

图16-7　Alstrom 综合征的疾病全方位特征

🧠 **思考题**

1. 思考遗传咨询内容清单上每个内容的意义，以及如何准备。
2. 儿童健康发育评估与儿童疾病的临床评估的关联性有哪些？

📖 **推荐阅读**

1. 陈锦云，向碧霞，孙骅，等. 美国临床基因检测后遗传咨询的原则与实践［J］. 中华医学遗传学杂志，2019，36（1）：92-98.
2. 安宇，陈锦云，沈珺，等. 美国临床基因检测前遗传咨询之要点［J］. 中华医学遗传学杂志，2019，36（1）：54-58.
3. 中国医师协会儿科医师分会，中国儿童体检专家共识小组，《中国实用儿科杂志》编辑委员会. 中国儿童健康体检专家共识［J］. 中国实用儿科杂志，2022，37（8）：561-566.

📖 **参考文献**

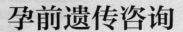

第十七章

孕前遗传咨询

第一节　孕前优生遗传咨询

　　孕前优生指导以提高出生人口素质及减少出生缺陷为宗旨，为准备怀孕的夫妇提供孕前健康教育与咨询、健康状况评估、孕前高危因素风险评估，以及医学指导为主要内容的保健服务，以便减轻或消除备孕夫妇生殖健康的不良影响因素，引导夫妇接受知识、转变态度、改变行为，共同做好妊娠准备，使其在妊娠及妊娠期间处于最佳健康状态。它是婚前保健的延续，也是孕期保健的前移，应在计划受孕前3～6个月进行。

一、母胎环境致畸因素的遗传咨询

1. 胚胎发育各阶段致畸风险

　　胚胎发育分为受精、着床前期、器官形成期和胎儿期四个阶段。因各个阶段胚胎发育的特点不同，所以胚胎处于不同的发育阶段时，致畸风险也有所差别（图17-1）。

　　（1）着床前期　又称分化前期，即从受精时算起，到完全着床之前，通常为受精后的第11～12天，这个时期胚胎细胞分化程度低。若致畸物作用较弱，少数受损细胞可通过代偿性细胞增生加以修补，不会发生特异的致畸效应；若致畸物作用较强，受损的细胞较多，可导致胚泡死亡，称为着床前丢失，产生临床上俗称的"全"或"无"的效应。

　　（2）器官形成期　胚胎着床后即进入器官形成期，直到硬腭闭合。这个时期通常在受精后第3～8周，这个阶段胚胎细胞增殖、移动和组合形成器官原基，随后逐渐分化形成不同的组织和器官。这个时期细胞增殖分裂速度很快，组织器官生长旺盛，胚胎对致畸物特别敏感，细胞受损可导致器官畸形，器官生长、发育及功能异常，甚至胚胎死亡，这一发育阶段被称为致畸敏感期或致畸作用危险期（critical period）。大多数器官对致畸作用有特殊的敏感期，即所谓的时间"靶窗"（target window）。不同器官敏感期不同，但时间上存在交叉重叠。不同时间给予同一致畸物会诱发不同器官畸形，同一时间暴露同一致畸物也可引起多个器官受损。

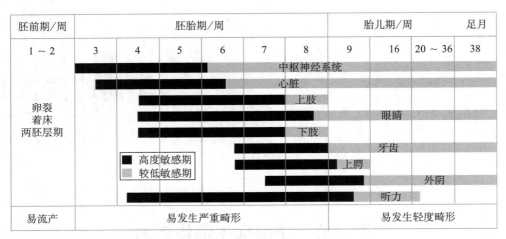

胚前期/周		胚胎期/周						胎儿期/周			足月
1~2	3	4	5	6	7	8	9	16	20~36	38

图17-1　胚胎不同发育阶段的致畸风险

（3）胎儿期　胚胎器官形成结束后（以硬腭闭合为标志）即进入胎儿期，人类通常从妊娠第56～58天算起，直至分娩。这个阶段主要以胎儿组织分化、生长和生理学的成熟为主。此时胚胎的器官基本结构已经形成，致畸物难以使之发生结构缺陷，通常导致器官变异而非畸形。胎儿期接触外源性致畸物，很可能对胎儿生长和功能成熟产生效应，导致免疫、中枢神经及生殖系统等功能异常，表现为生长迟缓、特异的功能障碍及经胎盘致癌甚至偶见死胎。围生期接触外源化学物，会严重影响胎儿T细胞、B细胞和吞噬细胞的发育、迁移、归巢及功能，可能暂时甚至永久性地损伤机体的免疫系统。某些具有发育神经毒性的化学物质暴露后，会对胎儿感觉、运动、认知、学习及记忆等方面造成不良影响。围生期细胞增殖快、药物代谢酶发育不全及免疫监视功能低下，该阶段是胎儿全生命周期中对致癌物最敏感的时期。

2. 常见环境致畸因素致畸风险

环境致畸因素是指可引起胚胎或胎儿发育出现形态或功能异常的外界因素，哺乳动物还包括母体子宫环境。致畸因素通过引起细胞死亡、生长异常或干扰细胞分化等过程而发挥作用，其结果可能导致胎儿丢失、胎儿生长受限、胎儿结构缺陷（如肢体短缩）或神经系统异常等。单纯的环境致畸因素可导致约10%的出生缺陷，其中常见环境致畸因素包括生物因素（如TORCH感染）、物理因素（如辐射或热暴露）、化学因素（如汞、农药或抗癫痫药物等），以及母体妊娠期疾病。个体对致畸因素的敏感性有所差异，其受到多种因素影响，包括个体基因型（遗传易感性）、致畸物暴露剂量、暴露途径、暴露时间点，以及母体妊娠期所患疾病等，如四氢叶酸还原酶*MTHFR*基因的基因型与母体叶酸代谢能力相关，不同基因型对应胎儿发生流产或神经管畸形的遗传易感性有所不同。胚胎或胎儿畸形的发生存在阈值效应。

拓展阅读17.1
常见环境致畸因素

二、再次生育的全面指导

女性在35岁后卵子数量和质量降低，生育能力下降。特别是曾有过人工流产等宫腔操作史的妇女，可能导致子宫内膜受损留下瘢痕或内膜变薄，受孕能力明显降低，再次生育，易发生早产、低体重儿及胎盘早剥等妊娠并发症。当妊娠合并糖尿病、高血压、甲状腺疾病时，自然流产、早产、巨大胎儿、围产儿死亡、胎儿畸形、低出生体重儿、先兆子痫、甲状腺危象等并发症增加，难产、手术产概率增加，新生儿并发症的风险也会增加。再次妊娠高龄孕妇将会面临病理性妊娠风险增加、胎死宫内发生概率增高、生育能力下降、出生缺陷风险增加、围生儿并发症增加、子宫宫颈手术及剖宫产后再次妊娠等一系列问题。因此，做好全面再次生育的优生优育指导，对降低出生缺陷儿的发生及提高我国出生人口素质至关重要。

1．最佳妊娠时机选择

根据夫妇双方的健康状况和生育需求进行计划妊娠指导，排除遗传和环境等不利因素，在心理、生理、精神和物质等方面准备充分的前提下，选择最佳时机受孕，将非意愿妊娠的发生率降至最低，降低人工流产的发生率，同时显著减少出生缺陷和不良妊娠结局的发生。过早生育，不仅影响母体健康，还可导致胎儿发育不良，增加难产风险。夫妻双方应尽量选择最佳的生育年龄受孕，女性最佳生育年龄为23～29岁，男方最佳生育年龄为25～35岁。双方年龄过大均会导致生殖细胞质量下降。女性预产期年龄超过35岁即为高龄妊娠，高龄孕妇需要进行产前筛查或诊断。父亲生育年龄超过40岁，后代基因发生新发变异导致出生缺陷的风险高达0.5%。

2．孕前健康教育与咨询

对有再次妊娠计划的夫妇实行孕前健康教育与咨询至关重要，包括传授妊娠相关的心理与生理知识，说明计划妊娠的重要性及备孕的主要内容；阐述某些疾病、不良生活习惯、营养不均衡、肥胖、药物及环境有害因素等对妊娠的不良影响；告知预防出生缺陷等不良妊娠结局的主要措施，以及孕前优生健康检查的主要内容和目的等。由于孕前及孕早期夫妇双方健康状况、有害物质暴露、吸烟饮酒等不良生活方式均可对胚胎产生不良影响，特别要注意提醒夫妇双方重视孕前和孕早期保健，如通过孕前增补叶酸而达到有效预防神经管畸形发生的目的。还需关注女方月经史、婚育及避孕史等情况。此外，为了降低出生缺陷风险而进行的遗传病携带者筛查及遗传病家族史中先证者基因确诊检测最好选择孕前进行，这样可以为确诊之后的产前诊断或植入前诊断提供充足的检测时间。不良生活方式，如吸烟或酗酒均可增加出生缺陷的发生率。建议备孕夫妇戒烟、戒酒，不饮浓茶、咖啡，以及避免被动吸烟。

孕前保持营养均衡及适宜体重十分重要。营养缺乏会导致不良妊娠发生率增加。孕前应合理膳食、均衡营养及科学管理体重。每日保证摄入足够的优质蛋白、维生素、矿物质、微量元素和适量脂肪。孕前应调整体重，将体重指数（body mass index，BMI）BMI维持在正常水平（正常范围是18.5～24 kg/m²）。孕妇体重过低（BMI<18.5 kg/m²），可能导致胎儿发育不良；孕妇超重（24.0≤BMI<27.9 kg/m²）和肥胖（BMI≥28.0 kg/m²），则容易罹患妊娠期高血压，从而可能发展为子痫或子痫前期。超重孕妇的后代在儿童期和成人期发生肥胖及慢性疾病的风险增加。

妊娠前期药物可以通过影响母体的内分泌及代谢等，从而间接影响胚胎，也可以透过胎盘屏障直接影响胎儿，可导致胎儿畸形与功能障碍，故孕前合理用药至关重要。计划妊娠的女性如患有心血管疾病、糖尿病、甲状腺疾病、精神病及自身免疫性疾病等，应积极治疗并做好孕前评估。针对备孕女性，专科医生会根据实际情况进行药物的调整或更换，选择对胎儿没有影响或影响较小的药物。因此，切忌因备孕而自行停药。备孕妇女一定加强月经监测，避免药物滥用。此外，母亲焦虑或抑郁状态同样会影响胎儿及母体健康，故孕前保持心情健康十分必要。

建议备孕女性或孕妇接种流感疫苗，孕妇可在妊娠任何阶段接种流感灭活疫苗，但禁止接种流感减毒疫苗。有生育计划的女性应提前接种HPV疫苗，不推荐孕期接种。若HPV疫苗接种后才发现妊娠，余下针剂疫苗应推迟至妊娠结束后进行。

3．孕前高危因素风险评估及医学指导

（1）复发性流产史　复发性流产是指夫妇双方连续发生3次以上的自然流产，发生率为1%～5%，严重影响人类生殖健康，对育龄夫妇身心创伤巨大。其病因极其复杂，包括遗传因素（约占50%）、解剖因素、免疫因素、内分泌因素、感染因素及血栓前状态等。本部分重点讨论复发性流产的遗传学因素及其遗传学咨询要点。遗传学因素中包括胚胎染色体异常及女方携带易感基因（如*MTHFR*基因C667T突变），其中胚胎染色体异常是目前已知自然流产的最常见病因。对复发性流产夫妇，可行夫妻双方染色体及流产胎儿组织染色体核型或基因芯片分析，以明确流产病因，并根据胚胎染色体异常的来源评估再发风险。常见亲代染色体结构异常有相互易位、罗氏易位及倒位，会导致生殖细胞减数分裂过程中形成染色体不平衡配子，应选择合适的生育方式。

（2）出生缺陷儿生育史　夫妇双方及家系内有近亲婚配、家族成员中有遗传病患者、既往有出生缺陷患儿分娩史的应当到医疗机构接受针对性的诊断、治疗、遗传咨询及生育指导。在孕前针对具体疾病进行遗传咨询，可将产前诊断的关口前移，化被动为主动，为迎接孕期的到来做好准备，亦可部分减少孕期介入性产前诊断的必要性。对生育过出生缺陷患儿，但可以再生育的情形，应建议在孕期进行相关的产前诊断或采用辅助生殖技术生育。

一般对于完全由遗传因素所致的先天性畸形，即遗传率为100%的性状或疾病，我们可以根据畸形发生的遗传变异类型及遗传模式，对其再发风险进行精确评估，予以生

育指导。对于复杂性状或复杂疾病，如先天性心脏病、唇裂及神经管缺陷等由遗传与环境因素共同作用所致的不明原因畸形，这类性状的发生不仅是多个微效基因累加的结果，还受环境因素的影响，其在人群中通常趋近于正态分布，且不同人群的患病率及遗传率有所不同，因此我们无法对此类疾病的再发风险做出精确评估，仅可根据经验做出推断。这些不明原因的畸形再发风险和传递往往符合多因素阈值遗传模型，可按照多因素阈值遗传模型特征进行遗传咨询。多因素阈值遗传模型的遗传规律包括：患者亲属的再发风险与遗传率和群体患病率密切相关；患者亲属的再发风险与亲属级别有关；患者亲属的再发风险与亲属中患病人数有关；患者亲属的再发风险与患者疾病严重程度有关；若疾病群体患病率存在性别差异，其亲属的再发风险与性别有关。

①先天性心脏病　先天性心脏病（congenital heart disease，CHD）是人类最常见的发育畸形之一，在我国围产儿出生缺陷中，其发生率最高，约为40.95人/万，而在新生儿中占比约1%。心脏发育是一个迅速且复杂的过程，该过程需要多个基因参与调控，如转录因子 *Nkx2.5*、*GATA4* 及 *BX5*，正常心脏发育依赖于胚胎发育早期基因的正常表达，重要基因的功能或表达缺陷均会导致先天性心脏病的发生。先天性心脏病表型复杂，临床可分为多畸形的综合征性CHD、多畸形的非综合征性CHD、孤立的家族性CHD和孤立的非综合征性CHD。其病因也极其复杂，根据病因可分为染色体异常、微缺失综合征、单基因病、多基因病、环境/母体因素暴露及未知病因六大类，其中90%的先天性心脏病属于多基因遗传。多畸形的综合征性CHD致病原因明确，可由染色体异常、微缺失综合征及单基因病所致；孤立的家族性CHD也是由某些单基因病所致。这两类CHD再发风险可以根据致病病因做精确评估。而孤立的非综合征性CHD一般为多基因遗传，再发风险可根据多基因阈值遗传模型结合其群体发病率进行经验估计。CHD的群体患病率约为1%，CHD患儿的同胞患此病的可能性为1%～3%，有两个同胞患病则危险度增加至5%～10%。单亲患病的儿童发病危险性亦增加，并与父母的性别有关，父亲发病时后代再发风险为1%～5%，而母亲发病时后代再发风险为2.5%～18%。若有两个以上一级亲属发病，则再发风险率提高至50%；二级或三级亲属孤立性发病，则后代再发风险同群体发病率。此外，不同类型CHD的发病率和再发风险亦不相同，所以要根据不同CHD类型及其发病率，对后代再发风险做出较精确的评估，指导家庭生育。

②唇裂　唇裂是围产期最常见的先天性颌面畸形，包含单纯腭裂、单纯唇裂伴或不伴腭裂两大类，世界范围内总发病率约1/700活产儿。不同地理、种族、民族或环境来源的人群发病率差异较大。唇裂的发生频率存在性别及侧性差异，唇裂好发于男性个体中，而腭裂好发于女性个体中，单边唇裂患者中左侧裂较右侧裂发生频率高。唇裂发生病因复杂，可由遗传因素、环境因素或者两者相互作用导致。对于那些致病原因明确的唇裂，我们可以根据其遗传变异类型及致病基因的遗传模式对其家系成员进行准确的再发风险评估。而绝大多数非综合征型唇裂致病原因不明，遗传和环境因素交互作用，这类唇裂通常符合多基因阈值遗传模型，其遗传咨询要点包括：大多数受累患儿父母正常；再发风险随

家庭患儿数量增加而增加；再发风险随缺陷严重程度增加而增加；血缘关系会略微增加儿童患病风险；亲属患病风险随亲缘程度的下降而迅速降低；当受累概率存在性别差异时，难受累的性别受累时，容易受累的性别后代受累的可能性越大。

③神经管缺陷 胚胎发育第3~4周时，叶酸缺乏会严重影响神经管闭合，从而产生以脊柱裂和无脑畸形为主的神经管缺陷（neural tube defect，NTD）畸形。叶酸可使同型半胱氨酸转化为蛋氨酸，降低母亲血液及羊水中同型半胱氨酸的水平，从而减少神经管缺陷的发生。目前我国临床常规推荐备孕妇女从孕前3个月开始至孕早期3个月，每日补充0.4 mg叶酸来预防神经管缺陷，条件允许每日可以增补富含0.4~0.8 mg叶酸的多种维生素，比单纯补充叶酸效果更佳。冬春季节怀孕的妇女或叶酸水平严重缺乏的地区，叶酸剂量可考虑提高至0.8 mg/d。对于叶酸代谢障碍风险人群，目前建议增补叶酸0.8 mg/d，建议从孕前3个月开始直至整个孕期；对于曾经分娩过NTD患儿或正在服用抗癫痫药物的高风险妇女，需要增加叶酸的增补剂量至每日4 mg；而肥胖女性，建议每日增补叶酸0.8 mg或是富含0.8 mg叶酸的多种维生素片；此外，对于那些快速备孕的妇女，为了使红细胞内叶酸水平更快达标，推荐每日增补叶酸0.8 mg。

（3）慢性病

①糖尿病 妊娠期糖尿病对母亲和胎儿均会造成不良影响，从而导致严重后果。研究表明，糖尿病孕妇罹患妊娠期高血压的风险是非糖尿病孕妇的2~4倍，糖尿病使得孕妇感染、难产、羊水过多、巨大儿、胎儿生长受限、流产、早产、胎儿畸形的风险增高。糖尿病孕母所生新生儿还可能出现呼吸窘迫综合征及新生儿低血糖等情况。糖尿病患者的孕前保健，目标就是通过多学科管理实现最佳的血糖控制和适当的胎儿监视，从而改善胎儿、妊娠前糖尿病和妊娠糖尿病母亲的结局。女性糖尿病患者孕前应将血糖控制在正常水平，并全面筛查糖尿病可能并发症，包括血压、心电图、眼底及肾功能等，最后由多学科会诊评估是否适合妊娠。

②心脏病 心脏病患者是否可以妊娠要视情况而定。对心功能Ⅰ~Ⅱ级、既往从无心力衰竭及其他并发症者，主张及早妊娠，妊娠后在早期再次行心功能评估，如不宜妊娠，应于12周内终止妊娠。而对于心功能Ⅲ~Ⅳ级、既往有心力衰竭史、发绀型心脏病、肺动脉高压、双瓣膜病变、心房纤颤、高度房室传导阻滞、心界明显扩大或有脑梗史、马方综合征合并主动脉累及未矫正者、Eisenmenger综合征、近期感染心内膜炎或活动性风湿热，合并有其他内科疾病，如慢性肾炎、高血压、肺结核、糖尿病等患者，不宜妊娠。

③高血压 妊娠期高血压在孕产妇死亡的原因中位于第2~3位。高龄或低龄初产妇、有妊高征家族史、慢性高血压病、肾炎、糖尿病、严重贫血、系统红斑狼疮、子宫张力过大、体型矮胖、精神紧张及气候变化等，均是其发病的高危因素，对母体和胎儿均会产生不良影响。妊娠期高血压可能导致母体发生胎盘早剥、脑出血、脑梗死或蛛网膜下腔出血、先兆子痫及子痫；还会导致胎儿出现发育迟缓、胎儿宫内窘迫、胎儿生长

受限、低出生体重及死胎等结局。对无继发因素、靶器官未受损且无须药物治疗的高血压女性患者，建议备孕阶段实施减重及限盐干预，当血压＜140/90 mmHg时方可受孕。对于需要降压药物治疗的女性高血压患者，孕前应选择相对安全的降压药物，待血压平稳4～8周后再受孕。高血压≥160/100 mmHg且合并靶器官损害的严重高血压女性患者，建议进行规范的专科治疗后再进行孕前评估。

④贫血　对于备孕女性贫血者，孕前应积极明确贫血原因并针对性治疗。极重度贫血（Hb＜30 g/L，RBC＜1.0×10^{12}/L）和重度贫血（Hb 30～59 g/L，RBC 1.0～2.0×10^{12}/L）者，不宜妊娠；中度贫血（Hb 60～89 g/L，RBC 2.0～3.0×10^{12}/L）者，可治疗后再妊娠，但孕期需密切监测；轻度贫血（Hb 90～109 g/L，RBC 3.0～3.5×10^{12}/L）治疗后即可妊娠。此外，对于不明原因或经铁剂补充治疗后仍不能纠正贫血者，应转诊至血液专科进行规范化诊治。

⑤甲状腺疾病　女性甲亢患者甲状腺功能控制正常后可考虑妊娠，而碘治疗甲亢患者需在治疗结束至少6个月后妊娠。而对于甲状腺功能减退者来说，甲状腺功能异常时不建议怀孕。一般需要将血清TSH控制到＜2.5 mU/L水平后再怀孕，且怀孕后要立即调整左甲状腺素片的剂量。

⑥系统性红斑狼疮　系统性红斑狼疮（systemic lupus erythematosus，SLE）患者能否妊娠主要取决于其病情活动情况。在疾病活动期妊娠，可能会导致患者病情加重、遗留永久性肾损害或死亡。SLE病情稳定后，在专业医师指导下，多数病情缓解的患者可实现安全妊娠。一般来说，SLE患者病情长期稳定（1～2年），小剂量泼尼松维持（＜15 mg/d）且无严重糖皮质激素不良反应，妊娠前停用细胞毒药物6个月以上，临床无泌尿系统、心血管系统、呼吸系统、中枢神经系统等重要器官的损害，伴狼疮性肾炎者肾功能稳定（肌酐＜140 μmol/L、尿蛋白＜3 g/d、肾小球滤过率＞50 mL/min），抗dsDNA抗体阴性且补体C3/C4正常，抗磷脂抗体阳性且其抗体转阴3个月以上，可以选择妊娠。

（4）传染病

①病毒性肝炎　乙肝病毒可垂直传播给胎儿，孕前应先进行乙肝两对半筛查。若筛查结果均为阴性者，建议注射乙肝疫苗，完成最后1针接种后3个月，待乙肝表面抗体阳性后再选择妊娠。急性病毒性肝炎患者，传染期应暂缓妊娠，待肝功能恢复3～6个月后再行孕前评估。慢性病毒性肝炎和病毒携带者，孕前应由专科医师评估，肝功正常后方可妊娠；肝功能异常者，需经治疗且停药6个月以上，复查正常后才可考虑妊娠。

②风疹病毒　孕前或孕早期感染风疹病毒，高达90%以上概率胎儿被感染。胎儿感染风疹病毒后会导致流产、死胎及先天性风疹病毒综合征。先天性风疹病毒综合征会导致胎儿出现中枢神经系统损伤、耳聋及心脏畸形等多系统畸形，故建议孕前先进行风疹病毒抗体检测。若IgG抗体阳性，说明已有自身免疫力；若IgG抗体阴性，IgM抗体阳性，提示近期有过风疹感染，应暂缓怀孕并复查IgM，转阴后再考虑怀孕；若上述两个抗体均为阴性，且确认未怀孕，可接种风疹疫苗，并在接种3个月后再怀孕。建议备孕

妇女不要密切接触猫等会增加弓形虫感染的宠物及其粪便。

③梅毒 梅毒螺旋体可经胎盘导致胎儿感染，产生先天梅毒的症状。对于一期、二期、三期梅毒临床未治愈者，应当暂缓妊娠。梅毒临床治愈后，且梅毒血清学检测结果转阴后，方可妊娠。为避免先天梅毒发生，接受足量抗梅毒治疗且同时终止妊娠者，一般建议随访2年，待梅毒血清学检测结果转阴后，再计划妊娠。

④艾滋病 艾滋病可通过垂直传播由HIV女性患者通过胎盘直接感染宫内胎儿。夫妇均为HIV感染者，应充分避孕避免妊娠。若夫妇一方为HIV感染者，可采用排卵期无保护性性交方式，实现妊娠目的的同时降低对方HIV感染危险。男方为HIV感染者时，可考虑采用正常人精子进行人工授精，或将男方精子进行清洗处理，去除精子表面游离的HIV，再行人工授精。

第二节 携带者筛查遗传咨询

一、携带者筛查概述

携带者筛查（carrier screening，CS）是出生缺陷一级预防的重要措施，通常在孕前或孕早期开展。其主要内容是检测育龄夫妇的基因组序列，分析夫妻双方是否携带特定遗传病的致病变异，从而评估其生育遗传病患儿的风险，并为其提供遗传咨询，协助选择干预措施，以规避或降低生育风险。

携带者筛查，最早在20世纪70年代被提出并实施。由于受技术及成本限制，最初仅在特定单基因病高危夫妻中进行筛查。如1970年在美国和加拿大社区开展的育龄德系犹太人Tay-Sachs Disease（TSD）携带者筛查项目，显著降低了该病的发生率。又如在我国南方地区，针对高发遗传病地中海贫血进行的人群筛查，并实施针对性产前诊断，显著降低了患儿出生率，同样取得了显著的防控效果。因此，针对特定人群制定的携带者筛查策略，是十分有效的出生缺陷防控措施。

随着研究的深入以及技术的进步，越来越多的单基因遗传病被发现，在各类出生缺陷中，单基因病约占22%。在特定疾病筛查取得成功的基础上，美国医学遗传学与基因组学会（ACMG）和美国妇产科学会（ACOG）于2008年推荐对德系犹太人进行囊性纤维化（CF）、脊髓性肌萎缩症（SMA）、范可尼贫血等9种遗传病的筛查。随着高通量测序技术的出现，大幅度降低了检测成本，提高了检测效能，一次可检测数百种至数千种疾病，为携带者筛查应用于普通人群奠定了技术基础，通过一次筛查数百种疾病，让更广泛的人群可以从检测中获益。

遗传咨询作为遗传学检查的重要环节，其目的是提供风险评估、支持、教育和资源，以促进咨询者做出最符合个人需求和价值观的决策。遗传咨询应遵循知情同意、非指令性、隐私保护、平等、信息公开、教育与持续支持的基本原则。在进行携带者筛查的过程中，遗传咨询可让受检者了解检测的目的、意义和局限性，并从咨询中获得帮助，是不可或缺的一环。

二、遗传咨询服务的任务

检测前遗传咨询需要提供正确的基本信息。携带者筛查是一种自愿行为，可以根据个人的价值观和需求接受或拒绝。遗传咨询师应提供检测项目的基本信息，并介绍其他可替代的检测及每个选项的风险、益处和局限性；了解咨询者希望获得的帮助，了解其家族史、生育史，并告知检测项目的相关信息，协助其知晓并理解，权衡利弊，以结合其自身情况，自主选择是否接受检测及检测方案。这些信息应包括检测目的、意义、方法、周期、费用、局限性等，同时还应告知可能的检测结果，以及可获得的医疗干预措施，如产前诊断、胚胎植入前遗传学检测，或可选择的方案，如供精、领养、不生孩子、接受孩子的疾病等，使其在充分知晓的情况下做出决策，并签署书面知情同意书。

检测后遗传咨询应以非指导性和客观的方式提供，对阳性或阴性结果进行解释，讨论低风险和高风险筛查结果的意义，解释检测结果的指导意义。对于常染色体隐性遗传病，如果夫妻双方均为携带者，应进行充分的讨论和咨询，指导其做出决策。如果一方为常染色体隐性疾病携带者，另一方筛查结果为阴性，则受累妊娠的可能性会显著降低，但应尽可能确定残余风险。对于常染色体显性遗传和X连锁疾病，应充分讨论生育风险，包括提供后续管理和生殖选择的信息，如产前诊断、妊娠管理、分娩计划、终止妊娠等。对于孕前筛查阳性者，则讨论胚胎植入前遗传学检测、使用非携带者供体配子、收养计划等。还应注意讨论对其他家庭成员的潜在影响。

三、携带者筛查遗传咨询的特点

携带者筛查的目的是通过检测分析个体携带致病变异的情况，为优生优育提供支持，但其检测范围有限，技术方法也具有一定的局限性，因此阴性报告的解读及遗传咨询需要注意计算残余风险。残余风险是指携带者筛查结果阴性的个体，其仍为携带者的概率，以及其生育患者后代的风险。残余风险的计算，应具备两个条件，一个是人群中的携带者频率，另一个是检测技术能检出的致病变异比例。但大多单基因病的人群携带率并不清楚，致病变异谱也尚未清晰，因此残余风险不能准确计算。如果因为证据和数据不足无法准确计算残余风险，也不能过度解读阴性结果，可以参照经验风险评估值。

例如，β地中海贫血在中国南方人群中的携带率约为6/100，常规筛查技术能检出

95/100的致病变异，那么β地中海贫血携带者筛查阴性的个体残余风险为6/100×（1－95/100）＝3/1 000。夫妻双方β地中海贫血携带者均为阴性的情况下，生育β地中海贫血患儿的风险为3/1 000×3/1 000×1/4＝9/4 000 000（表17-1）。

表17-1 β地中海贫血携带者筛查的残余风险

	计算公式	风险
人群携带率	—	6/100
未筛查的生育风险	6/100×6/100×1/4	9/10 000
筛查检出率（detection rate，DR）	—	95/100
残余风险	1－DR	5/100
筛查阴性的个体残余风险	6/100×（1－DR）	3/1 000
夫妻筛查阴性的生育风险	3/1 000×3/1 000×1/4	9/4 000 000

四、携带者筛查咨询者常见的误区与不切实际的期待

在临床工作中，并非所有就诊者都具有医学知识，因此，常常因认识不足而抱有不切实际的期待。常见误区有以下几点。

1. 误区一：携带者筛查能筛查所有遗传病，只要筛查结果阴性，就可以完全避免生育遗传病患儿

有此想法的就诊者并非少数，这需要在遗传咨询过程中详细说明，使其了解即使检测结果阴性，也不能完全排除生育风险，因为还存在未知疾病、生殖腺嵌合、新发突变、平衡易位等可能。如果夫妻双方为平衡易位携带者，那么后代就有可能为微缺失/微重复患者。

2. 误区二：携带者筛查可以代替产检、新生儿疾病筛查等

携带者筛查仅筛查已知的特定疾病，并不能排除未知疾病及环境因素、新发突变导致的疾病，因此，即便携带者筛查阴性，仍需定期产检。如唐氏综合征发生率约为1/600，其遗传学病因为21三体，是一种染色体病，携带者筛查并不能准确分析生育唐氏儿的风险。此外，即便携带者筛查阴性，仍有可能在孕期因不良环境接触史、用药史等情况出现胎儿畸形。而新生儿疾病筛查主要通过检测新生儿代谢物的异常，分析是否患有遗传代谢性疾病，是出生缺陷三级预防的有效方法，也是对一级预防和二级预防的补充，尤其是对功能性出生缺陷的防控具有重要意义。对于尚未明确致病基因的遗传代谢病，通过新生儿疾病筛查可以在早期被发现和治疗。

五、携带者筛查常见的咨询问题

1. 携带者筛查是做什么的，能筛什么？

携带者筛查是指通过对育龄夫妇基因组进行检测，主要分析隐性遗传疾病的致病变异携带情况，以评估其生育遗传病患儿的风险，为优生优育提供参考。

2. 为什么要做携带者筛查？

根据研究报道，平均每人携带2.8个致病变异，而携带者通常无疾病表现，缺乏重视。大部分单基因病危害大（致死、致残或致畸），且缺乏有效的治疗手段或者治疗费用昂贵，如脊髓性肌肉萎缩症1型，通常于出生后6个月内出现肌无力和肌萎缩，进展迅速，大多数在2岁前死于呼吸衰竭，治疗费用昂贵。大多数单基因病在胎儿期常常不表现出结构畸形，影像学检查及常规产检难以发现。携带者筛查是基于基因组信息分析生育风险，不依赖于影像学检查，能大幅度降低生育风险，是优生优育的有效方法之一。

3. 携带者筛查什么时候可以做，哪些人应该做？

所有育龄夫妇都应该做携带者筛查，可在婚检、孕前或早孕期进行携带者筛查。尤其是具有家族史、近亲婚配、不良孕产史及高风险地区的人群。此外，拟进行辅助生殖及供精的夫妻更应该进行携带者筛查。

4. 没有家族史是不是做携带者筛查的意义不大？

隐性遗传病携带者通常无疾病表现，没有家族史并不代表无生育风险。研究表明，平均每人携带2.8个致病变异，因此每对夫妻均有概率生育遗传病患儿，携带者筛查能最大程度降低生育风险，具有重要意义。

5. 筛查阳性是不是一定会生育患儿，阳性了怎么办？

若夫妻检测结果均为阳性，但携带的致病变异为不同基因，或女方未携带X连锁隐性遗传病致病性变异，则无须特殊干预。若双方携带同一个常染色体隐性遗传基因的致病变异，则每次妊娠生育患儿的概率均为1/4；若女方携带X连锁隐性遗传病致病性变异，则每次妊娠生育男性患儿的概率为1/2。此时，可以通过自然妊娠后进行产前诊断，或者通过胚胎植入前遗传学检测技术，有效预防生育遗传病患儿。也可以选择供精、领养、接受后代患病或不生育孩子。

6. 阴性是不是一定不会生育患儿，阴性了怎么办？

携带者筛查是根据疾病严重程度、人群携带率等方面选择筛查的目标疾病，通常检测的范围是数百种疾病、数百个基因，并不覆盖所有基因；另外，并非所有疾病都已经明确了致病基因，因此无法判断未知疾病的发生风险；此外，携带者筛查通常检测的是夫妻双方外周血，即胚系突变，无法排除生殖腺嵌合的可能；同时，也不能排除胎儿新发突变的可能。因此，携带者筛查结果阴性，并不能完全排除生育患儿的可能，只是在可检测范围内降低了生育风险，但仍存在残余风险。

六、国际国内指南共识

拓展阅读17.2
携带者筛查的国际国内指南共识

自开展携带者筛查以来，美国医学遗传学与基因组学学会、美国妇产科医师协会等专业协会相继发布和更新了多个指导开展携带者筛查的指南和共识，内容包括筛查的病种、筛查方式、筛查策略等方面，为携带者筛查提供了重要的参考和依据。

思考题

1. 当一个既往有唇腭裂生育史的孕妇前来进行产前遗传咨询，想知道现所怀宝宝的唇裂再发风险，你将如何进行遗传咨询呢？
2. 末次月经25天时，一妇女因感染肺炎做了一次胸部CT，后发现怀孕，因担心腹中胎儿畸形，前来遗传咨询，你将如何进行遗传咨询呢？
3. 携带者筛查在检测前、检测后咨询中应该讨论哪些内容？
4. 显性遗传病或线粒体病是否应该纳入携带者筛查范围，为什么？

推荐阅读

1. Gregg A R, Aarabi M, Kilgman S, et al. ACMG Professional Practice and Guidelines Committee. Screening for autosomal recessive and X-linked conditions during pregnancy and preconception: a practice resource of the American College of Medical Genetics and Genomics (ACMG) [J]. Genet Med, 2021, 23 (10): 1793-1806.
2. Antonarakis S E. Carrier screening for recessive disorders[J]. Nat Rev Genet, 2019, 20 (9): 549-561.

参考文献

第十八章

生殖遗传的遗传咨询

全球估计有4 800万对夫妇不孕，大约有15%的育龄夫妇患有不孕症。在美国，大约每8名15～49岁女性中有1名女性接受不孕不育服务。辅助生殖技术（assisted reproductive technology，ART）的出现使得人类逐渐能够对生育过程进行人为干预和操控。自1978年第一个体外受精婴儿Louise Brown出生以来，ART技术经历了40多年的飞速发展历程，先后诞生了人工授精、体外受精-胚胎移植、卵胞浆内单精子显微注射、胚胎植入前遗传学诊断/筛查（现统称为胚胎植入前遗传学检测），以及冻融胚胎移植技术等IVF-ET衍生技术，在解决不孕不育和实现生殖健康等方面极大地增进了人类的福祉。目前全世界已经有800余万ART子代出生，每年进行超过170万次ART周期，ART出生子代已成为新出生人口的重要组成部分。ART的实施不仅与生育有关，而且与遗传关系密切，因此在ART的实施前后有必要提供遗传咨询。本节将对不孕不育的病因、ART及衍生技术的发展历程和应用指征，涉及与遗传学相关的问题及遗传咨询要点进行概述。

第一节　不孕不育的病因

我国面临巨大的系统性人口风险，2021年国民经济和社会发展统计公报显示全国多省市出现了人口负增长。世界卫生组织将不孕症（infertility）定义为有规律性生活、未采取任何避孕措施至少1年仍未受孕。不孕症的发生受许多因素影响，大部分能找到明确的病因，最常见的是排卵障碍、男性因素和输卵管疾病。生殖生理学涉及旁分泌、自分泌等内分泌过程，它们受大量基因调控，这些过程中的任何改变都可能导致不孕不育。

一、女性不孕的遗传原因

至少35%的不孕症由女性因素导致，包括影响卵巢发育、卵母细胞成熟和受精能力，以及影响受精卵着床前发育、着床和胎儿生长潜能的病因。5%～10%的女性不孕症由遗传疾病（染色体改变和单基因疾病）造成。对女性不孕症的遗传原因的鉴定始于20世纪50年代后期，当时是通过核型分析发现了特纳综合征的病因。通过越来越先进的基因检测技术临床识别女性不孕的遗传原因是21世纪生殖医学的主要挑战，并在新分子技术的发展和技术进步的帮助下一直持续到今天。导致女性不孕的遗传异常包括染色体异常、染色体微缺失和微重复，以及基因DNA序列变异，包括控制卵子发生、维持卵巢储备、激素信号传导，以及女性生殖器官的解剖和功能发育相关的基因（图18-1）。

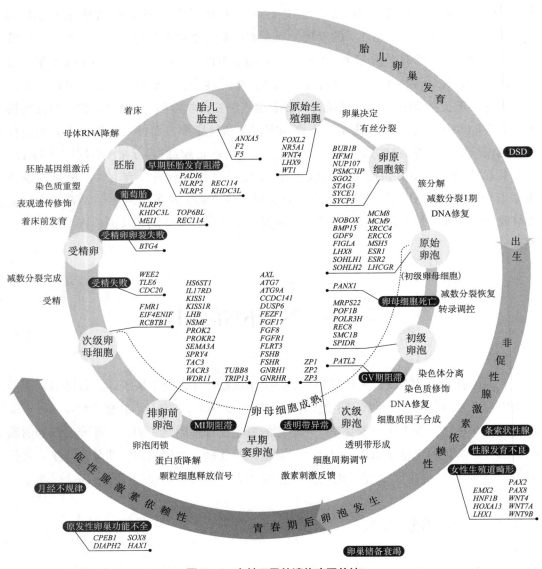

图18-1 女性不孕的遗传病因总结

1．性腺发育不全

性发育包括两个过程：①性别决定，其中未分化的性腺根据XY或XX染色体发育成睾丸或卵巢。②性别分化，这会导致产生特定性别的激素，从而控制男性和女性之间的解剖和心理差异。

（1）XY性腺发育不全 46, XY单纯性腺发育不全为临床较少见的一种性腺发育异常，最早于1995年由Swyer提出，故又被称为Swyer综合征。该类患者染色体核型为46, XY，具有女性的外生殖器和Müllerian结构（子宫和输卵管），但其性腺发育不全且无功能，因此缺乏自发性青春期发育、缺乏乳房发育、原发性闭经和不孕。10%～15%的XY性腺发育不全个体存在影响Y染色体上*SRY*基因的缺失或致病突变。其他原因包括Y染色体结构改变，具有X单体的细胞系的嵌合，杂合缺失和*NR5A1*基因突变，涉及*NR0B1*、*WNT4*基因重复的Xp21区域中的重复，以及缺失和*AR*、*MAP3K1*、*GATA4*、*DMRT1*、*DMRT2*、*ZNRF3*和*DHH*基因中功能丧失的致病突变。

（2）XX性腺发育不全 在XX个体中，缺乏SRY并不是卵巢分化的默认机制，而是需要激活与女性发育相关通路的基因和抑制男性发育因子。基于动物模型和卵巢发育不全家系的研究揭示了卵巢发育由多种转录因子包括*SOHLH1*、*SOHLH2*、*NOBOX*、*LHX8*、*FIGLA*、*GATA4*、*WNT4*、*WT1*、*LHX9*、*FOXL2*和*NR5A1*协调XX原始生殖细胞的有丝分裂增殖，使其进入减数分裂并形成原始卵泡。小鼠研究表明，Sohlh1和Sohlh2影响雄性和雌性配子的分化，而*Nobox*、*Lhx8*和*Figla*是已知可调节卵子发生但不影响雄性生殖细胞分化的配子特异性基因。事实上，上述小鼠基因的直系同源物存在于人类基因组中，*SOHLH1*、*SOHLH2*、*NOBOX*、*FIGLA*、*WNT4*、*WT1*、*FOXL2*和*NR5A1*基因的杂合子和双等位基因致病突变已在具有广泛生殖异常的女性中被发现，包括完全性腺发育不全和早发性卵巢功能不全的轻型表型。性腺发生和卵子发生受损的表型和严重程度可能取决于基因突变的类型（功能丧失与功能获得）和对特定蛋白质结构域的影响。

2．早发性卵巢功能不全

早发性卵巢功能不全（premature ovarian insufficiency，POI）是一种因卵泡发育异常导致的女性40岁以前出现卵巢功能减退，发生率为1%～2%。而在30岁以下的女性中，1/1 000会出现POI，在20岁以下的女性中，出现POI的概率为1/10 000。POI临床表现为月经异常（闭经、月经稀发或频发）、促性腺激素水平升高（FSH>25 U/L）、雌激素水平波动性下降。POI的病因复杂，可由遗传、感染、免疫或者医源性因素所致，具有高度的临床表现差异和遗传异质性。其中遗传因素占20%～25%，包括染色体异常和基因变异等。

拓展阅读18.1
早发性卵巢功能
不全

3．卵母细胞成熟障碍

人卵母细胞经过生殖泡期（germinal vesicle，GV）、第一次减数分裂中期（metaphase

Ⅰ，MⅠ），最后到达第二次减数分裂中期（metaphase Ⅱ，MⅡ），这是卵母细胞可以受精的阶段。人卵母细胞的成熟包括核成熟和细胞质成熟。核成熟是指卵母细胞正常发育到MⅡ阶段，通过排出第一极体产生单倍体细胞。细胞质成熟是指受精、活化和胚胎发育所需的卵母细胞细胞质的一系列变化。卵母细胞成熟经历恢复减数分裂、排出极体等一系列复杂的生理变化与分子调节过程，方能获得受精并发育，因各种原因导致上述成熟过程发生异常时，卵母细胞无法成熟，无法完成受精过程，造成不孕，发生率约为0.1%。本节重点关注近期发现的导致卵母细胞成熟障碍的遗传因素。

（1）GV期阻滞　女性青春期前的卵母细胞均停滞GV期，暴露于激增的促黄体激素后，GV期卵母细胞恢复减数分裂，随后发生染色质浓缩和核膜破裂。已经发现一些不孕女性的卵母细胞总是在GV期停滞而不能经历随后的成熟。早在2017年，国内学者就已经发现GV期阻滞患者显示出隐性遗传模式，进一步在一些具有GV期阻滞表型的近亲家族中发现了*PATL2*的突变，随后还观察到其他表型，例如卵母细胞在MⅠ期阻滞或PB1卵母细胞具有异常大的第一极体。这些PB1卵母细胞中的大多数不能受精，或可以受精但随后经历了胚胎停滞。这是因为表型变异性取决于突变对PATL2蛋白的影响程度，PATL2蛋白的更大损伤将导致卵母细胞在早期阶段停滞。

（2）MⅠ期阻滞　当卵母细胞排出第一极体时标志第一次减数分裂的完成。在临床上发现一些患者的卵母细胞缺乏第一极体，国内学者在2016年确定了*TUBB8*突变是导致具有显性遗传模式MⅠ期阻滞的原因。进一步的研究表明，*TUBB8*突变约占全部卵母细胞MⅠ期阻滞病例的30%，这表明*TUBB8*基因在该疾病中起主要作用。*TUBB8*是唯一在人卵母细胞和早期胚胎中特异性表达的β-微管蛋白家族成员。*TUBB8*的隐性遗传模式同样也是致病的。TUBB8的突变已被证明会导致以下5种表型：①卵母细胞MⅠ阻滞。②无法受精的PB1卵母细胞。③PB1卵母细胞可受精，但胚胎不能分裂。④可以受精的PB1卵母细胞和可以进行分裂的胚胎，但随后的胚胎发育阻滞。⑤可以获得一些具有植入潜力的可用胚胎，但植入后未能怀孕。此外，近期*TRIP13*中的双等位基因错义突变被证实是一种导致卵母细胞MⅠ阻滞的新致病因素。所有突变都会降低*TRIP13*的蛋白质丰度并导致HORMAD2的积累。

（3）透明带缺陷　成熟的卵母细胞被细胞外透明带包围，透明带介导精子结合和穿透，对受精至关重要。人类透明带由4种糖蛋白（*ZP1*、*ZP2*、*ZP3*和*ZP4*）组成。2013年，一个不孕症家系表现为常染色体隐性遗传模式，其特征是缺乏透明带的异常卵子，在这些患者中发现了*ZP1*中的纯合移码突变。在两个遗传病例和两个散发病例中发现了*ZP3*中反复出现的杂合错义突变，这些患者无法获得卵母细胞，体外功能研究表明，该突变会损害ZP蛋白的组装，因此可能导致卵母细胞退化。在最近的另一项研究中，在来自两个独立近亲家庭的患者的卵母细胞中发现了*ZP2*的纯合突变，所有这些卵母细胞都被一层薄薄的透明带包围，该透明带在精子结合方面存在缺陷，这些卵母细胞无法通过体外受精（*in vitro* fertilization，IVF）受精，但它们可以通过卵胞浆内单精子注射

（intracytoplasmic sperm injection，ICSI）受精并，可能获得活产。

（4）卵子死亡 2019年，发现了一种名为"卵母细胞死亡"的新的表型：所有获得的卵母细胞在受精前后均出现细胞质收缩和变黑。PANX1中的杂合突变被认为是造成该表型的原因。PANX1是Pannexin1蛋白家族的三个成员之一，在细胞通讯中发挥重要作用。HeLa细胞和非洲爪蟾卵母细胞的功能研究表明，突变改变了PANX1糖基化模式，从而影响PANX1在培养细胞中的亚细胞定位，导致PANX1通道活性异常。

4．受精失败

受精涉及从减数分裂到有丝分裂的转变，以及从卵子到胚胎的转变，涉及几个生物学事件，包括精卵结合、皮质颗粒的释放、第二极体的排出和原核的形成。人类受精失败背后的遗传因素在很大程度上仍然未知。2015年报道了两个近亲家庭中的3名不孕患者具有受精失败的表型。在这些患者中发现了*TLE6*的纯合突变，功能研究表明，该突变损害了PKA介导的*TLE6*磷酸化并阻止了*TLE6*与其他皮质下母体复合物（SCMC）蛋白之间的相互作用。其他研究也已发现*TLE6*的其他突变导致受精失败、早期胚胎停滞和胚胎植入失败的表型。

2018年，中国学者在来自4个受精失败家庭的患者中发现了*WEE2*的纯合突变，这些患者的卵母细胞形态正常，注入精子后，这些卵母细胞可以排出第二极体，但不能形成受精卵。体外和体内证据表明，*WEE2*的突变显著降低了WEE2蛋白的数量，导致*WEE2*的丝氨酸磷酸化异常和Cdc2的酪氨酸15位点磷酸化降低，从而导致受精失败。随后的若干研究确定了*WEE2*的其他突变，这些研究共同表明WEE2突变是人类受精失败的主要原因。

近期5例携带*CDC20*纯合突变或复合杂合突变的散发病例中，有2例患者也表现出典型的受精失败表型，其他3名患者表现为卵母细胞MⅠ期阻滞或早期胚胎停滞的表型。这种表型变异可能是由不同*CDC20*突变导致的不同程度损伤的结果。*IZUMO1R*的变异也可能在受精失败中发挥作用，在来自受精失败的患者中鉴定出*IZUMO1R*错义单核苷酸多态性（SNP）（外显子4中的*rs76779571*）和非同义SNP（外显子1中的*rs61742524*）。

除了完全受精失败，临床上还存在其他受精问题，如多原核形成。一些研究报告称携带*TUBB8*或*REC114*突变的患者存在多原核形成表型。但是到目前为止，多原核形成的遗传因素在很大程度上是未知的。

5．卵裂失败

卵母细胞和精子在受精后形成受精卵，卵裂后开始胚胎发育。对于某些个体，形态正常的卵母细胞可以成功受精，但它们无法进行卵裂，被称为合子卵裂失败（zygotic cleavage failure，ZCF）。在4个具有ZCF表型的独立家系中通过WES鉴定出*BTG4*中的4

个纯合突变，它们遵循孟德尔隐性遗传模式。*BTG4*是CCR4-NOT去腺苷酶复合物的关键接头，它将CNOT7连接到EIF4E并促进母体mRNA在早期胚胎发育中的衰变。HeLa细胞的功能研究表明*BTG4*突变改变了*BTG4*的蛋白质水平或*BTG4*和*CNOT7*之间的相互作用。体内研究进一步表明，母体mRNA衰变过程在受影响个体的受精卵中被破坏，*BTG4*是目前唯一确定的与人类ZCF表型有关的基因。

6. 早期胚胎发育阻滞

受精卵卵裂后胚胎开始有丝分裂，随着母体RNA和蛋白质的降解及胚胎基因组的激活，胚胎会经历进一步的分裂、分化和发育。研究表明*SCMC*对于胚胎激活和随后的2细胞阶段进展至关重要。*SCMC*由*FLOPED*、*PADI6*、*TLE6*、*FILIA*、*NLRP2*和*NLRP5*组成，在雌性小鼠中敲除相应基因会导致胚胎4细胞阶段停滞并导致不孕。在临床上，在IVF/ICSI过程中通常会观察到早期胚胎停滞，然而，这种表型的遗传原因在很大程度上是未知的。国内学者在2016年确定*PADI6*突变为第一个导致早期胚胎停滞的基因。尽管来自患者的卵母细胞形态正常，但患者的卵母细胞中缺乏PADI6蛋白，在受影响个体的胚胎中，磷酸化RNA聚合酶II的数量和参与合子基因组激活的一些基因的表达水平降低，这表明早期胚胎停滞的表型是由卵母细胞细胞质成熟缺陷引起的。除了早期胚胎停滞的表型，*PADI6*突变也被证明是导致卵裂失败和复发性葡萄胎的原因。

研究还进一步确认了*NLRP2*和*NLRP5*中的纯合和复合杂合突变也是导致人类胚胎停滞或受精失败的原因。然而*NLRP2*突变的患者表型表现出变异性：携带*NLRP2*纯合截短突变、复合杂合截短或错义突变的患者在IVF/ICSI后产生的存活胚胎非常少，而一些具有复合杂合错义突变的患者存活胚胎数量有限，最终能够在多次移植后获得足月产。这种变异性可以通过以下事实来解释：不同的突变在不同程度上损害了NLRP2蛋白的功能。

此外，*TLE6*、*PADI6*和*KHDC3L*中的突变已被确定为导致卵裂期或桑椹胚期胚胎停滞的原因。2019年，国内学者从两个近亲家族中发现了另一种新的早期胚胎停滞的致病基因*REC114*。*REC114*与MEI4和IHO1在双链断裂位点形成复合物，是减数分裂的重要因子。

7. 空卵泡综合征

空卵泡综合征（empty follicle syndrome，EFS）指即使在IVF中对卵巢刺激有足够反应的情况下，反复抽吸和洗涤后仍无法从成熟的卵巢卵泡中取出卵母细胞。EFS最早于1986年报道，根据取卵当天的β-人绒毛膜促性腺激素（β-HCG）水平，又可将其分为真性空卵泡综合征（genuine EPS，GEPS）和假性空卵泡综合征（false EPS，FEPS）。其中FEPS占大部分，由于医源性注射不当，以致血清β-hCG浓度不足而不能发挥其药理作用，通过改变助孕方案可成功助孕；而GEPS的发生率为0.016%，主要由遗传因素导致。

黄体激素/绒毛膜促性腺激素受体（luteinizing hormone/choriogonadotropin receptor，

LHCGR）定位在2p16.3，全长69 kb，含11个外显子，编码LH/hCG受体蛋白，其是G蛋白偶联受体（G protein-coupled receptor，GPCR）家族成员，由富含亮氨酸的重复序列和7个跨膜螺旋结构域组成。国内学者于2017年报道了*LHCGR*纯合突变可导致GEPS。次年，两个新的纯合*LHCGR*突变被证实与两名女性患者的EFS表型相关，该*LHCGR*纯合突变不仅使两名女性先证者出现EFS，还使其男性兄弟出现睾丸间质细胞发育不全，从而导致性发育障碍（46, XY性发育障碍）。功能研究显示，鉴定出的*LHCGR*突变降低了LHCGR蛋白水平并改变了糖基化模式，也减少了HeLa细胞ATP的消耗。

如前所述，透明带缺失可能导致卵母细胞无法成熟而发生退化，甚至消失引起EFS。ZP相关女性不孕的表型多种多样，可能是由不同疾病基因的不同突变引起的。*ZP1*基因的复合杂合突变和纯合移码突变也被证实与EFS相关，携带者产生了无透明带的卵母细胞。*ZP2*中的两个纯合突变则引起透明带变薄和体外受精失败的表型。2017年国内学者在一个呈显性遗传特征的特殊EFS不孕家系（有极少的成熟卵泡中可以收集到卵母细胞，但是形态上显示卵母细胞退化且透明带缺失）发现透明带糖蛋白3（*ZP3*）中的父系传递杂合错义突变与该EPS表型相关。体外实验表明突变*ZP3*以显性负效应方式干扰正常*ZP3*与*ZP2*的相互作用，影响了透明带蛋白的正常转运，导致卵母细胞透明带无法形成。

8. 多囊卵巢综合征

多囊卵巢综合征（polycystic ovary syndrome，PCOS）影响约10%的育龄妇女，是女性不孕症的最常见原因，并与高流产率（30%～50%）有关。已经提出*FSHR*、*BMP15*和*LHCGR*基因及非编码RNA的变化会扰乱LH和FSH激素水平，导致卵泡中雄烯二酮浓度升高和雌二醇浓度降低。LHCGR是LH和绒毛膜促性腺激素的受体，已在PCOS女性中观察到LHCGR c.935G>A多态性、启动子低甲基化和LHCGR表达降低；且对患有PCOS的汉族女性的GWAS研究确定了8个高度显著的位点，其中3个新基因座包含*LHCGR*、甲状腺腺瘤相关基因（*THADA*）和*DENND1A*。

9. 葡萄胎

完全性葡萄胎是由两个精子融合或父系单倍体基因组在没有母系对应物的情况下复制形成的妊娠，可能是由*MEI1*、*REC114*或*TOP6BL*基因中的双等位基因致病突变引起的。这些基因参与了双链DNA断裂的形成，其缺陷会导致染色体从卵母细胞中挤出到第一极体中，从而形成一个"空"卵。具有二倍体（正常）染色体组的高度复发性葡萄胎的另一个原因是*NLRP7*和*KHDC3L*基因致病突变的常染色体隐性遗传。已在受影响的女性中观察到*NLRP7*双等位基因序列变异、基因组缺失和复杂重排。尽管在这些基因中携带双等位基因变异的女性是健康的，但他们有生殖失败的风险，并且可能对胎儿的印记谱和生存能力产生影响。

10．子宫内膜异位症

拓展阅读18.2
子宫内膜异位症

子宫内膜异位症（endometriosis）的定义为子宫外存在子宫内膜样组织。据估计，约10%的育龄妇女（即全球约1.9亿妇女）受子宫内膜异位症影响，其在不孕症女性中的患病率为5%~50%。目前针对子宫内膜异位症的遗传学研究集中在可遗传的（种系）遗传变异和基于组织的体细胞（细胞获得性）遗传变异两方面。

二、男性不育的遗传原因

男性不育症是一种常见且复杂的多因素病理状况，影响全球至少7%的男性。男性不育症具有高度异质的表型表现：从睾丸中完全没有精子到精子质量的明显改变，其4个主要病因类别为生精数量缺陷；导管阻塞或功能障碍；下丘脑–垂体轴紊乱和生精质量缺陷。大多数人类（84%）和小鼠（90%）的蛋白质编码基因在睾丸中表达。精子的产生是一个复杂的过程，在精子发育和成熟过程中有许多点可能会受到遗传变异的影响。遗传因素至少占男性不育症的15%，患有无精子症的男性成为遗传异常携带者的风险最高（25%），并且这种风险随着精子输出量的增加而逐渐降低。常见的遗传因素包括：①染色体异常，如Klinefelter综合征、XXY嵌合体、性染色体非整倍体、Y染色体易位、相互易位和罗伯逊易位。②Y染色体缺失。③基因突变，包括参与精子基因组包装的基因、参与叶酸代谢的基因、参与氧化应激和炎症的基因中的遗传变异等。

1．染色体异常

大约15%的非梗阻性无精子症男性和4%的中度少精子症（<1 000万精子/mL）男性存在染色体异常。非梗阻性无精子症中最常见的染色体异常是克氏综合征及其嵌合体（47, XXY和46, XY/47, XXY）。而常染色体结构异常（易位和倒位）在少精子症男性中更为常见。在大多数情况下，染色体结构和数量的改变通过在减数分裂期间干扰染色体联会而导致生精缺陷。小鼠研究结果表明，染色体的非联会区域可以触发减数分裂检查点机制以消除精母细胞。其他潜在的致病机制包括染色体重排时基因的断裂、重复和缺失直接影响基因表达，这些重排也可能会去除启动子或中断参与精子发生的基因序列。

（1）克氏综合征　克氏综合征（Klinefelter syndrome, KS）是男性最常见的染色体异常，在一般人群中的发生率为1/600，而在非梗阻性无精子症患者中发生率高达1/7。通过核型分析显示一个额外的X染色体可做出诊断。80%~90%的KS核型为47, XXY，属于非嵌合型；其余核型则表现为嵌合型46, XY或47, XXY、48, XXXY或48, XXYY。95%~99%的KS男性由于与生殖细胞丢失和曲细精管透明变相关的精子产生不良而不育，超过90%表现为无精子症，其余表现为隐精子症或严重的少精子症。作为一种综合征性疾病，除了生殖和/或性问题外，KS还与一系列健康问题有关，其中包括代谢综合征、自身免疫性疾病、静脉血栓栓塞及认知或精神障碍。而这些复杂表现的病因仅部分由雄激素缺乏引起，研究表明额外剂量的X连锁基因和表观遗传改变可能也与此有关。

（2）46, XX男性综合征　　46, XX男性综合征也称为de la Chapelle综合征，20 000名儿童中有1名发生。其表型与克氏综合征显著不同，身材较小，睾丸小和出现女性型乳房的发生率较高，并且无一例外均为无精子症。80%～90%病例是因为X染色体上*SRY*（编码胚胎性腺分化为睾丸所必需的转录因子）的易位。*SRY*基因位于Y染色体短臂的假常染色体区域（pseudoautosomal region，PAR）下方，当两条性染色体在其PAR区域之间重组时，可能会在减数分裂期间发生错误易位。其余10%～20%非*SRY*易位导致的病例可能是由参与睾丸决定级联的*SRY*下游基因的激活引起的。此类患者由于缺乏与Y染色体相关的无精子症因子（AZF）区域，这意味着睾丸中不可能产生精子，因此不建议对这些患者进行睾丸取精。

（3）染色体结构异常　　不育男性中通过核型分析可检测到的染色体结构异常与Y染色体或常染色体有关。Y染色体在显微镜下可见的变化包括等双着丝粒、截短或环状Y染色体。表型的严重程度取决于异常Y染色体的细胞比例（核型通常是嵌合体），以及AZF区域是否受到影响。Y染色体结构异常与低雄激素风险或一般健康问题无关，可以根据不同AZF区域的存在与否来尝试TESE。关于常染色体的结构异常，最常见的包括罗伯逊易位、倒位和相互易位。这些类型的畸变在少精子症男性中的发生率（4%～8%）是正常男性的10倍。

（4）亚显微染色体异常（Y染色体微缺失）　　早在40年前，科学家Tiepolo和Zuffardi就预测Y染色体长臂上存在正常精子发生所必需的基因。Y染色体长臂（Yq）上的微缺失是仅次于KS的男性不育的第二个常见的遗传原因。Vogt等（1996年）和Skaletsky等（2003年）的两篇里程碑式论文在分子水平上定义了AZF区域并确定了这些区域的基因含量。AZF缺失是无精子症和严重少精子症最常见的分子遗传原因，AZF完全缺失在一般人群中发生率很低（每4 000人中有1人），但它们发生在10%的特发性非阻塞性无精子症患者和5%的严重少精子症（大多数是＜200万精子/mL的患者）男性中。

AZF区域边界的一个特殊特征是存在重复的同源序列，这些序列易于通过称为非等位基因同源重组（nonallelic homologous recombination，NAHR）的机制缺失或重复。在存在的5个Yq脆弱位点上，断裂会导致0.8 Mb～7.7 Mb大DNA片段的反复移除。从临床角度来看，这些缺失被称为经典AZFa、AZFb、AZFbc（具有两个不同的断点）和AZFc。极少数情况下，不是由NAHR引起，而由未知机制产生的缺失可能会部分去除AZFa或AZFb区域。所有这些区域都包含几个在睾丸中具有高或独特表达的基因，并且可能在精子发生中起作用。AZF各个区域的相关知识详见拓展阅读18.3。

拓展阅读18.3
Y染色体微缺失

2．单基因致病变异

（1）无精症/生精障碍

①梗阻性无精症/导管阻塞或功能障碍　导管阻塞或功能障碍是指对精子运输系统的任何干扰，并且可能发生在泌尿生殖道的不同水平（近端和远端）。这些改变可能导致少精子症或无精子症，并以正常的睾丸组织学为特征。先天性输精管缺如（CAVD）是梗阻性无精子症的重要病因之一，占不育男性的1%~2%。CAVD分为先天性单侧输精管缺如（CUAVD）和先天性双侧输精管缺如（CBAVD）。绝大多数（80%）无单侧肾发育不全的CAVD是由隐性囊性纤维化跨膜电导调节因子（cystic fibrosis transmemebrane conductance regulator，CFTR）突变引起的。

CFTR编码的蛋白质参与跨上皮细胞膜的氯离子传导。迄今为止，已鉴定出超过2 000个CFTR变异，根据其功能效应可分为严重或轻度突变［囊性纤维化突变数据库（CFMD），2017年］。突变的性质决定了疾病的严重程度，例如，两个严重突变的存在导致囊性纤维化，而两个轻度突变或一个严重加一个轻度突变导致CAVD。囊性纤维化和CAVD中最常见的严重突变是ΔF508（p.Phe508del），在欧洲国家的发生频率为50%~80%，而其他已知突变的发生频率较低（<6%），并且具有不同的地理和种族分布。CTFR内含子8变异（IVS8-5T、IVS8-7T和IVS8-9T）影响外显子9的剪接，因此影响转录的全长RNA量。IVS8-5T变异经常在CAVD患者中发现，它被归类为与CBAVD相关的突变，但外显率不全。鉴于欧洲人后裔中CFTR突变的携带频率很高（每25人中有1人），因此必须对伴侣进行筛查，以评估生育受囊性纤维化影响的孩子的风险。如果父母双方都是携带者，则应进行产前或胚胎植入前遗传学筛查（preimplantation genetic test，PGT）。

约20% CBAVD和60%CUAVD患者中未发现CTFR突变。2016年和2017年的两篇研究在CFTR突变阴性的CBAVD患者中报告了ADGRG2基因三个不同的移码突变和两个错义突变。ADGRG2是编码黏附类G蛋白偶联受体的X连锁基因，在输精管中高度表达。Adgrg2突变小鼠在睾丸导管中出现积液，导致阻塞性不育表型，这类似于在ADGRG2突变男性中描述的表型。鉴于上述研究队列中ADGRG2突变的频率相对较高（分别为15%和11%），因此推荐在CFTR突变阴性的CBAVD患者中可以考虑筛查该基因的突变。

②非梗阻性无精症　非梗阻性无精子症（non-obstructive azoospermia，NOA），指原发性睾丸功能衰竭或下丘脑/垂体功能异常等引起的生精功能障碍，从而导致射出精液中无精子存在的一类疾病。大多数NOA患者的原发性睾丸衰竭是由于精子发生开始或正常进展的内在缺陷，一小部分NOA病例存在由内分泌紊乱或其他睾丸前因素（如发育缺陷）引起的继发性睾丸衰竭。NOA主要由导致生精失败的先天性因素解释，例如前述的染色体异常。目前关于NOA的单基因致病因素的知识非常有限，已报道的38个致病基因主要参与减数分裂、转录和生殖内分泌调控，具体包括：影响减数分裂和DNA修复的遗传缺陷的基因、睾丸功能转录调节因子的突变、作用于下丘脑–垂体–性腺（hypothalamic-pituitary-gonadal，HPG）轴的基因等。

（2）少-弱-畸形精子症

①少精子症　少精子症（oligozoospermia）指射出体外的精液中虽然有精子，但精子总数（或精子浓度）低于正常生育力男性精液检查参考值下限。根据《世界卫生组织人类精液检查与处理实验手册（第5版）》，禁欲2~7天，至少2次精液常规分析提示精液中虽然有精子，但1次射精的精子总数$<39 \times 10^6$（或精子浓度$<15 \times 10^6/mL$），而精液体积、精子活力、精子正常形态率等正常，即可诊断为少精子症。当精子浓度$<5 \times 10^6/mL$，诊断为严重少精子症。

5%的严重少精子症患者存在染色体异常。人类Y染色体包含5个定义明确的片段，即假常染色体、异染色质、X退化区（X-degenerate）、X置换区（X-transposed）和扩增区（campliconic）。最后3个片段构成Y染色体的男性特异性区域（male-specific region of the Y chromosome，MSY）。人类MSY的扩增序列是高度重复的，由长重复的DNA序列组成，通常组织为回文或反向重复序列，带有专门用于精子发生的多拷贝基因家族。这些扩增重复序列显示出高同一性（>99.9%）。扩增序列的重复性质使这些重复成为染色单体内和染色单体间相互重组的目标。由此产生的缺失、重复和倒位可能导致严重的少精子症表型。

第二常见的是Yq微缺失，其频率范围在严重少精子症男性中为6%和8%，在一般人群中为0.025%。AZFc区缺失的男性通常具有严重少精症的表型。然而，还有几个基因可能是男性少精子症的潜在候选基因。例如，X染色体上的*TEX11*基因（Xq13.2）在人类减数分裂中起关键作用，其编码的104 kDa的蛋白质参与DSB修复。有研究发现严重少精子症患者中存在*TEX11*突变。人类生殖同源框（*RHOX*）基因在生殖细胞中表达，已在严重少精子症患者中发现*RHOXF1*和*RHOXF2/2B*突变。*MAGEB4*和*HAUS7*也被报道为少精子症的候选基因。

②弱精子症　弱精子症（asthenozoospermia，AZS）是男性不育常见的类型之一，占20%~40%。其定义为前向运动（progressive motility，PR）百分率低于32%，其他精液参数参考值在正常范围。这种情况可能是由精子鞭毛的结构缺陷引起的，它由核心轴丝和独特的轴丝周围结构组成，如精子鞭毛中段的线粒体鞘（MS）和主段的纤维鞘（FS）。精子鞭毛的轴丝和其他细胞类型的纤毛具有相似的超微结构。因此，AZS可分为没有其他并发症的孤立型AZS和以多种并发临床症状和不同表型为特征的综合征型AZS。前者是由多种精子鞭毛形态异常（morphological abnormalities of the sperm flagella，MMAF）和其他AZS合并少精子症或畸精子症组成。MMAF是一种特殊的弱畸形精子症，其特征在于异常鞭毛表型（缺失、短、成角和不规则鞭毛）的组合，并被认为是一种遗传起源的疾病。后者主要包括纤毛功能障碍引起的综合征性纤毛病。综合征性纤毛病的标志性疾病是原发性纤毛运动障碍（primary ciliary dyskinesia，PCD），这是一种常染色体隐性遗传病，主要特征是由于纤毛运动功能障碍导致的慢性气道感染支气管炎和鼻窦炎。精子鞭毛结构及运动相关的基因调控基因见章后推荐阅读。

③畸形精子症　畸形精子症是指正常形态精子百分率低于参考值下限。按照《世界卫生组织人类精液检查与处理实验室手册（第5版）》有关精子形态学的评估标准，精子正常形态百分率的参考值下限是4%。临床上，畸形精子症是男性不育症常见的类型之一，但是由于人精子形态学评估存在一定的困难，缺乏完全统一的评估标准，目前仍缺乏我国男性人群畸形精子症的流行病学数据。在特定的表型——大头精子症（macrozoospermia）、圆头精子症（globozoospermia）、无头精子症（acephalic spermatozoa syndrome，ASS）和前述的MMAF中，已经确定了许多基因突变，目前可用于基因检测。具体见章后推荐阅读。

（3）下丘脑-垂体轴改变　促性腺激素释放激素（GnRH）由下丘脑的神经分泌细胞以脉冲方式分泌到下丘脑-垂体门脉循环中。该门脉系统是下丘脑和垂体前叶之间的直接血管连接。GnRH刺激垂体前叶促性腺激素细胞合成并释放促黄体生成素（LH）和促卵泡激素（FSH）。LH刺激睾丸间质细胞中睾酮的合成，FSH与睾酮一起刺激生殖细胞成熟，诱导精子发生。中枢激素调节缺陷与低FSH和LH水平有关，这可能有先天性或后天性起源（如肿瘤、浸润性疾病、空蝶鞍，以及医源性和自身免疫性垂体炎）。HPG轴的先天性缺陷，称为先天性低促性腺激素性性腺功能减退症（congenital hypogonadotropic hypogonadism，CHH），是一种罕见的复杂遗传疾病（每8 000名男性中有1人发病），具有丰富的遗传模式和外显率不全的特点。

在正常发育中，GnRH神经元起源于嗅板。一些基因可能与破坏这种迁移和随后的黏附有关。因此，先天性低促性腺激素性腺功能减退可与嗅觉缺失（缺乏嗅觉）关联。在这种情况下，它被定义为卡尔曼综合征（Kallmann综合征），相关特征包括唇裂/腭裂、感音神经性耳聋和小脑共济失调。其他先天性综合征也可能影响HPG轴，导致低促性腺激素性性腺机能减退。Prader-Willi综合征是一种影响下丘脑功能、肌肉张力和认知发育的复杂遗传病。Bardet-Biedl综合征是另一种与HPG轴功能障碍及视网膜、肾、肢体和认知异常相关的多方面遗传病。

在过去的20年中，已鉴定出约30个候选基因参与GnRH神经元的胚胎分化、迁移、功能的上游和代谢调节，GnRH合成和激活。从遗传的角度来看，CHH呈现出许多独有的特征：①与这种疾病有关的一些基因（如*FGFR1*和*PROKR2*）可能会导致卡尔曼综合征和正常的CHH。②CHH并不总是遵循孟德尔遗传的规则，因为它可能是由双基因或寡基因引起的，总共占约15%的病例。双基因遗传的一个典型例子是两个基因突变来自父母双方，他们是无症状的杂合子携带者（或仅表现出促性腺功能减退症的轻微症状）。③使用睾酮治疗可以持续逆转由*GNRHR*、*FGFR*、*KAL1*、*KISS1*、*TAC3*或*PROK2R*基因突变引起的CHH，包括卡尔曼综合征或正常CHH患者。

识别导致CHH的潜在遗传缺陷很重要，因为大约80%的患者在使用促性腺激素治疗9～18个月后会重建精子发生，并且突变可以通过自然妊娠遗传给子代。大约40%的患者可以通过使用下一代测序（NGS）筛选最常见的突变基因来进行基因诊断，我们可以为这类夫妇提供PGT或产前诊断。

（4）受精失败

①ICSI受精失败　虽然ICSI治疗后的受精率为70%~80%，但完全受精失败（fertilization failure，FF）仍然发生在1%~3%的ICSI周期中。ICSI治疗后的FF主要归因于卵母细胞激活缺陷（oocyte activation deficiencies，OADs），这可能是由精子或卵母细胞相关因素引起的。女性不孕相关FF归因于受精过程中涉及的蛋白质缺陷、细胞质不成熟和纺锤体异常，以及可用于ICSI的成熟卵母细胞数量少。女性不孕相关FF基因包括*WEE2*、*IZUMO1R*、*NRLP5*和*TUBB8*，部分已在前文中有所提及。

另一方面，男性不育相关的FF被归因于精子头部去浓缩失败、染色质过早凝结、精子星状体缺陷及精子参数差（如精子不动和精子数量低）。然而，目前认为最常见的原因是磷脂酶C zeta（PLC ζ）缺乏。PLC ζ是引发哺乳动物成功受精的必要钙（Ca^{2+}）振荡所需的精子携带的卵母细胞激活因子（sperm oocyte activating factor，SOAF）。无论其精子质量如何，基因突变或蛋白质表达降低会破坏PLC ζ，引起患者ICSI后FF。

近期在ICSI后TFF家族中鉴定了ACTL7A中的新型复合杂合突变（c.[463C＞T]；[1084G＞A]，p.[(Arg155Ter)]；[(Gly362Arg)]）。电子透射电镜（transmission electron microscopy，TEM）显示ACTL7A突变导致精子顶体和核周膜的超微结构缺陷。此外，在肌动蛋白样（ACTL9）中鉴定出的3种纯合致病变异也被证实与人和小鼠受精失败及雄性不育相关。ACTL9变异导致核周膜（PT）的超微结构异常，这导致卵母细胞中正常钙振荡和随后的TFF。通过钙离子载体辅助卵母细胞激活成功地克服了TFF并在一对带有ACTL9变体的夫妇中实现了活产。

②IVF受精失败　在常规IVF中，不明原因的男性不育症受精失败的主要原因是精子-卵母细胞的渗透和相互作用异常。尽管大多数穿透缺陷和精子-卵母细胞结合缺陷是由于明显的精子异常，例如畸形精子症和弱精子症。但许多IVF受精失败患者的精子参数正常，受精失败的另一个原因是精子顶体反应（sperm acrosome reaction，AR）异常。AR是指获能的精子到达卵母细胞附近，通过胞吐作用并释放其顶体内容物时发生的一系列事件。离子通道在精子获能中发挥重要作用，它控制精子膜电位、细胞质钙离子和细胞内pH（pHi），进而影响AR。AR时伴随着精子膜电位的超极化，这种超极化主要由弱向外整流的钾离子电流（KSper）介导。钾/钙激活通道亚家族U成员1（KCNU1）是精子特异性钾通道，人和小鼠精子中主要的Ksper由KCNU1通道携带。据报道，Kcnu1-null变体导致雄性小鼠不育，原因是精子进行性运动和AR受损。近期，国内学者在两名不育男性的KCNU1中鉴定了一个纯合错义变体（c.2144A＞G，p.His715Arg）和一个纯合供体剪接位点变体（c.1295+3A＞C，p.Val405Glyfs*8）。该错义致病变异和剪接位点变异影响KCNU1功能，导致AR受损和IVF受精失败，该受精失败可被ICSI挽救。

（5）特发性不育症的遗传学原因　在大约40%的精子发生受损男性中，经过完整的诊断检查后，病因仍然未知。遗传因素可能与大部分精子发生受损的情况有关，因为至少有2 000个基因参与精子发生。已应用不同的遗传方法来阐明特发性不孕症的未知病因，主要集中在对参与激素调节、细胞代谢或增殖，以及减数分裂的候选基因进行重新测序。然而除了极少数例外，验证研究未能复制基因突变和多态性。

总之，基因检测技术的进步为致病基因的发现提供了更加有利的条件，显著提高了我们对不孕症的生物学认识。然而，由于其发病机制的复杂性和罕见性，目前仅鉴定出少数致病基因，仍有许多不孕症的发病机制尚不完全清楚。因此，未知的致病因素和机制研究仍是未来关注的重点。随着对不孕症遗传学更深入和全面的研究，对此类患者的遗传咨询、诊断和生育风险评估将应用于未来的临床实践，对辅助生殖的应用起到理论支持和实践指导作用。

第二节　辅助生殖技术

辅助生殖技术（assisted reproductive technology，ART）指采用医疗辅助手段对配子、合子、胚胎进行人工操作，使不孕不育夫妇获得妊娠的技术。广义的ART技术主要包括人工授精（artificial insemination，AI）、体外受精–胚胎移植（*in vitro* fertilization and embryo transfer，IVF-ET）及其衍生技术两大类。IVF-ET衍生技术包括卵胞浆内单

拓展阅读18.4
辅助生殖技术及
发展概述

精子显微注射（intracytoplasmic sperm injection，ICSI）、胚胎冻存和胚胎植入前遗传学检测（preimplantation genetic testing，PGT），这些技术详细请见拓展阅读18.4。

辅助生殖的广泛应用为众多不育症患者及遗传疾病家庭带来了福音，然而辅助生殖技术是一类关乎生育后代的特殊医疗技术，除了有一定的治疗并发症发生风险，还涉及社会、伦理和法律问题，因此辅助生殖技术的各项技术有一定的适用范围，需要设立适应证和禁忌证。

一、辅助生殖技术的适应证

根据《卫生部关于修订人类辅助生殖技术与人类精子库相关技术规范、基本标准和伦理原则的通知（卫科教发〔2003〕176号）》及实践发展，各类辅助生殖技术的适应证分别为：

1. 人工授精（AI）技术的适应证

AI技术按照精液来源不同，分为夫精人工授精（AIH）和供精人工授精（AID）技术。接受AI助孕需要满足的基本条件包括：①女方至少一条输卵管通畅。②女方子宫

状况不影响人工授精的操作和胎儿的孕育。③女方自然周期或诱导排卵周期有优势卵泡排卵。④男方能收集到精液，且精子的数量和质量符合要求，但目前关于AI所需的精液阈值尚无统一标准。

夫精人工授精（AIH）主要适应证包括：①男性因少精、弱精、液化异常等精液异常引起的不育。②男性因性功能障碍，先天性生殖器畸形或心理因素导致性交不能而不育，如勃起功能障碍、早泄、射精困难、不射精和逆行性射精等。③宫颈因素，女性宫颈黏液分泌异常，宫颈糜烂等。④子宫内膜异位症或特殊的排卵障碍。⑤生殖道畸形及心理因素导致性交不能。⑥免疫性不孕等。

供精人工授精（AID）技术的实施相对简单，但因为打破了传统意义的亲子关系，涉及更多的心理、法律及伦理问题，因此需要在更为严格的管理和监督下进行。2003卫生部公布的《人类辅助生殖技术规范》中的AID的适应证包括：①不可逆的无精子症、严重的少精症、弱精症和畸精症。②梗阻性无精子症无法复通或者复通失败。③射精功能障碍（不射精），经治疗无效。④男方和/或其家族患有不适生育的遗传性疾病。⑤母儿血型不合，不能得到存活新生儿。以上第①、②、③条，应告知患者可通过ICSI方法获得自己的生物学子女，如果患者本人仍坚持放弃通过ICSI技术助孕的权益，则必须与其签署知情同意书后，方可采用AID技术助孕。

2．体外受精-胚胎移植（IVF-ET）技术的适应证

IVF-ET的适应证为：①女方各种因素导致的配子运输障碍。如炎症引起的输卵管阻塞或通而不畅，由于宫外孕而切除双侧输卵管患者。②排卵障碍。多囊卵巢综合征是最常见的排卵障碍患者，如经过多次成功诱导排卵仍未孕或诱导排卵困难的，可以进行IVF-ET。③子宫内膜异位。轻、中度的子宫内膜异位患者经过多次AI治疗失败，或重度子宫内膜异位患者。④男方轻度少、弱精子症。男方精液分析呈现一些参数不正常或指标轻度下降，精子经处理后，其总数和活力可以进行IVF，该种情况下IVF可以作为一种治疗选择。⑤不明原因的不育，多次人工授精失败的患者。⑥其他因素引起的不孕，包括免疫性不孕、年龄因素引起的生育力下降，以及肿瘤患者的生育力保存等。

3．卵胞浆内单精子显微注射（ICSI）的适应证

ICSI是严重男性因素不育患者最有效的治疗方法，是通过显微操作，将一条精子注射到一个成熟的卵母细胞内，只要保证每个成熟卵子有一个质量较好的精子即可辅助完成受精过程。因此ICSI技术在生殖领域内的应用愈来愈广泛，而且其适应证也不仅仅局限于少弱精子症。

目前ICSI的适应证包括：①严重的少、弱、畸精子症。②不可逆的梗阻性无精子症。③生精功能障碍（排除遗传缺陷疾病所致）。④免疫性不育。⑤体外受精失败。⑥精子顶体异常。⑦需行植入前胚胎遗传学检查的。

4．胚胎冻存和胚胎植入前遗传学检测（PGT）的适应证

（1）PGT-A　进行胚胎染色体非整倍体的检测，相当于旧名称中的"PGS"。由于高龄母亲有高比例的胚胎的染色体非整倍体发生率，且非整倍体是反复自然流产（recurrent miscarriage，RM）和反复种植失败（recurrent implantation failure，RIF）的主要原因。因此，为了改善IVF治疗，提高妊娠率和活产率，降低流产和非整倍体胎儿的风险，可进行PGT-A，其适应证包括：女方高龄（通常定义为≥38岁）、不明原因反复移植失败（通常在3次或以上高质量胚胎移植后植入失败）、夫妇双方核型正常但有多次流产史的患者（通常至少3次连续流产）。

（2）PGR-SR　针对染色体平衡结构重排携带者进行植入前胚胎检测。染色体平衡结构重排携带者通常没有症状，但因在减数分裂的过程中会产生染色体拷贝数异常的配子，不仅面临不孕或反复流产的问题，其生育患有躯体、精神疾患等出生缺陷后代的可能性也大大增加。PGT-SR的目的在于通过检测胚胎的染色体结构重排，降低夫妇反复流产和子代发生染色体不平衡结构异常的风险。适应证包括夫妻双方或之一存在染色体结构异常，如相互易位、罗氏易位、倒位等。

（3）PGT-M　针对单基因疾病的植入前胚胎检测，通常是致病基因突变诊断明确或致病基因连锁标记明确的具有生育单基因遗传病子代高风险的夫妇。随着对疾病遗传因素的认知加深和PGT技术的成熟，PGT还应用于胚胎的HLA配型检测，遗传易感性的迟发性疾病（如肿瘤）的检测。目前PGT-M主要应用于：①单基因病。夫妻一方为单基因病患者或夫妻双方是同一单基因病的携带者，曾孕育或具有生育致畸、致残、致死的单基因病患儿高风险的夫妻。②线粒体病。由细胞核基因突变导致的线粒体病，PGT检测策略同常规单基因病。③由线粒体DNA突变导致的线粒体病，因大多数突变具有异质性，需要个性化咨询。④HLA分型。已生育严重血液/肿瘤疾病、原发性免疫缺陷病、遗传性代谢病等疾病患儿的夫妻，在缺乏其他有效治疗方法的情况下，需要选择生育与患儿HLA配型相同的同胞，对患儿进行脐血干细胞移植治疗。⑤具有较高致病概率的遗传易感性严重疾病。夫妻双方或一方携带能导致严重疾病的具有高外显率、家族遗传倾向、较高致病概率的易感基因突变，如遗传性乳腺癌的 *BRCA1*、*BRCA2* 致病突变等。

二、辅助生殖及衍生技术的禁忌证

人工授精和IVF-ET的禁忌证包括：①患有《母婴保健法》规定的不宜生育的疾病，如目前无法进行胚胎植入前遗传检测的遗传病、严重躯体疾病、精神心理障碍等。②不适合实施辅助生殖的情况，如男女任何一方患有严重的生殖、泌尿系统急性感染和性传播疾病，或具有酗酒、吸毒等不良嗜好，任何一方接触致畸量的射线、毒物、药品并处于作用期，女方子宫畸形无法进行人工授精手术操作或不具备妊娠功能，以及因严重躯体疾病不能承受妊娠的。

PGT除以上常规IVF禁忌证外，还包括：①基因突变的致病性不明确或基因定位不明确的遗传性疾病。②非疾病表型的胚胎选择，如外貌、身高、体质量、性别等。③其他情况，如中国法律不允许和/或经生殖医学伦理委员会讨论后不适宜PGT-M。

第三节　辅助生殖中的遗传咨询

一、遗传咨询在生殖医学中的发展

遗传学在生殖领域中的应用可以追溯到20世纪60年代对患者进行染色体检查来排除不孕症的遗传病因。随着PGT技术诞生和遗传检测在生殖领域中的应用，辅助生殖治疗过程中遗传咨询的需求和遗传咨询师对辅助生殖的专业兴趣得到了较大的发展。1996年美国国家遗传咨询师协会（NSGC）成立辅助生殖技术和不孕症特别兴趣小组（ART/Infertility SIG），以促进遗传咨询在ART/不孕症医疗保健服务团队的参与度，共享有关遗传学在ART/不孕症领域参与的常见信息和资源。2003年美国生殖医学协会（ASRM）成立的遗传咨询专业小组（GCPG）是为ASRM提供遗传咨询资源，服务不孕症患者。专业小组的遗传咨询师主要来自辅助生殖诊所、生殖遗传检测实验室和精子/卵子库机构。此后，越来越多的遗传咨询师参与到辅助生殖的专科工作，包括孕前家族史评估、配子捐赠的筛查、PGT咨询、制定遗传检测方案、解读基因检测结果。

我国的遗传咨询行业发展和队伍建设近年来得到了长足的发展，随着辅助生殖服务体系在中国的迅猛发展和基因检测技术快速普及，在辅助生殖治疗中设立遗传咨询环节获得普遍的共识。2018年，中国妇幼保健协会生育保健专业委员会等五个学会专家讨论达成《胚胎植入前遗传学诊断/筛查技术专家共识（2018版）》，该文件代表国内生殖领域主流专家普遍认可的专业意见，该文件建议，患者夫妇在选择实施PGT前，需要接受至少一次遗传咨询，帮助患者充分了解自身的生育和遗传风险，知晓现阶段可能的医学干预措施及其利弊，自愿选择治疗方式，并保存相关咨询记录资料。部分地区已将遗传咨询作为重要工作内容纳入辅助生殖质量考核体系。

二、辅助生殖的遗传咨询

1. 辅助生殖遗传咨询的主要内容

快速发展的辅助生殖技术给不孕症的治疗带来革命性的变革，但由于寻求辅助生殖治疗的部分人群有不良妊娠史、遗传病因导致的不孕不育，以及疾病遗传风险增加，需要特别考虑ICSI等辅助生殖技术，但由于该技术规避了正常生殖活动中优胜劣汰的自然选择过程，可能导致后代不育或发生潜在的遗传缺陷。此外，ART涉及卵巢刺激、胚胎体外培养、冻融保存、ICSI显微操作等非生理性干预，有可能会干扰配子发生、早期胚胎发育，引起子代的近期与远期并发症。出于这个原因，辅助生殖在治疗前都需详细告知相关干预的优缺点，对未来后代的可能健康影响。

在辅助生殖启动前，临床遗传学家或遗传咨询师首先应根据接受治疗夫妇的疾病史、家族史和生育史，提供充分的生殖咨询；对原发不育的夫妇，应排查遗传因素导致的不育，合理建议遗传检测项目；充分解读已有的遗传检测结果（染色体分析、携带者筛查、基因检测结果等），并对结果进行相应的分析告知（详见前一节的不孕不育基因检测及遗传咨询）。由于几乎每一种遗传疾病都可能直接或间接干扰生育能力，如求诊者有疑似遗传性疾病，需进行额外的基因检测，或转诊给遗传学家，防止子代的遗传风险增加。此外，咨询者应以标准化的方式告知夫妇有关助孕的程序、适应证（见前文）、并发症、临床妊娠率、植入率和出生率等信息；应重点告知辅助生殖技术的健康风险，告知夫妻双方有一定出生先天缺陷和染色体异常患儿的风险，使患者在ART前能够平等和准确地接收有关ART程序信息，理解生育干预治疗的获益和各类潜在风险，以便患者能根据自己的家庭情况和价值观做出知情选择。

2．辅助生殖健康风险咨询的常见内容

随着ART的普及和妊娠率的逐步提高，其带来的并发症及安全性也越来越受到重视。与任何医疗干预一样，ART也有可能带来潜在的健康风险，包括ART治疗本身的风险、妊娠相关并发症的风险、子代发生出生缺陷的风险。此外，由于ART操作作用

于配子发生和早期胚胎发育阶段表观遗传重编程的窗口期，其诱发表观遗传修饰变化致子代健康风险也不容忽视。及时发现和处理并发症，可以最大限度地使不孕症患者获得安全优质的妊娠结局。ART健康风险咨询的常见内容请见拓展阅读18.5。

拓展阅读18.5 辅助生殖健康风险咨询的常见内容

三、PGT遗传咨询

PGT和产前诊断均可作为以遗传性疾病防控为目的的生殖选择，但两者的治疗程序、费用负担、检测技术、效率和风险都有所区别。PGT启动前应进行详细的遗传咨询，讨论待检遗传性疾病的性质、严重程度、复发风险，以及生殖干预的可选择方案（包括植入前遗传学检测、产前诊断、配子捐赠、领养等）。若夫妇选择PGT，则让夫妇大致了解ART和PGT的流程（卵巢刺激、IVF/ICSI、胚胎活检和遗传学检测），理解PGT的目的、类型、预期结果和技术局限性。PGT检测后，需要就胚胎的检测结果和可

选胚胎的移植方案进行临床政策的告知和讨论。最终目标是确保夫妇了解必要的信息，以便做出与他们的生育计划和价值观相一致的知情决定。

（一）PGT检测前的遗传咨询

1. 疾病的复发风险和评估

最初的遗传咨询应包括讨论单基因缺陷和染色体疾病的自然史，以及生育受累儿童的风险。需要根据咨询者的现病史、家族史等绘制相应的家系图，建议合理的遗传检测项目，或对已有的遗传检测结果进行相应的分析告知。根据基因检测结果和遗传模式，对再发风险进行评估：

（1）携带显性突变的个体有50%的机会将突变传递给他们的后代，由于显性突变具有外显率和表现度，因此个体表型有一定的异质性。

（2）隐性突变携带者表型是正常的，有50%概率将突变传递给他们的后代，但并不导致疾病发生；若配偶也携带相同基因的突变，夫妇有25%的机会生下患有隐性疾病的孩子。

（3）具有X连锁隐性突变女性的男性子代可能会有一半的概率罹患疾病，女性子代通常不患病，但有一半的概率是突变的携带者；携带X连锁显性突变的女性有50%的机会将这种突变传递给子代，包括男性和女性；X连锁显性突变男性有将疾病传染给女性子代的风险，但不会遗传给男性子代。

（4）常染色体和性染色体数目异常的男性精子减数分裂的停滞，通常不育。但以下情况除外：47, XYY男性可育，且无遗传两条Y染色体的风险；部分47, XXY核型患者由于在性腺上具有正常细胞系的嵌合，有一定的生育能力，目前由于病例数据积累有限，47, XXY核型的嵌合患者产生24, XX或24, XY精子的风险有待继续研究；47, XXX大多数情况下能够生育染色体正常的婴儿，一般不建议PGT；患有唐氏综合征的男性是不育的，但患有经典型21三体的女性有生育能力，并且有50%的机会生下患有唐氏综合征的孩子。

（5）45, X或X染色体结构异常的女性通常表现为身材矮小、性腺发育不全和原发闭经。

（6）Y染色体长臂部分缺乏的男性临床表现为无精症或少精症。

（7）携带相互易位（非同源染色体之间的染色体片段交换）。减数分裂过程中由于四价体的异常分离，患者理论上有60%～70%的风险产生染色体不平衡的配子，但要注意的是，相互易位携带者获得正常/平衡易位配子的概率与易位染色体的类型、平衡易位片段大小等有关。多数情况下，每个家族的平衡易位类型都是独特的，因此，获得正常/平衡易位配子的概率也有所不同，如果平衡易位携带者为男性，PGT前进行精子FISH有一定的预测价值。

（8）携带罗伯逊易位通过三价体的异常分离产生配子染色体失衡的理论风险为75%，但经验风险通常远低于理论风险，并且因性别而异，通常男性比女性携带者风险低。

（9）携带染色体倒位的患者，在减数分裂中染色体片段可形成"倒位环"，当环内发生奇数的交叉互换时将产生染色体不平衡的配子。臂间倒位携带者理论上有66%的风险产生染色体不平衡的配子。通常经验风险低于理论风险，取决于倒位片段的大小和相关染色体的大小。

（10）具有正常核型的女性和男性可能有产生非整倍体配子的风险，高龄女性卵母细胞发生非整倍体风险增高。非整倍体精子的比率不会像卵母细胞那样随着年龄的增长而增加，但高龄男性的新发显性突变风险会增加。

（11）大多数人携带隐性突变，近亲夫妇共享同一基因隐性突变的概率增加，可导致子代患隐性疾病的风险增加，建议接受孕前携带者筛查。

2．PGT的检测目的和预期结果

解释PGT过程中的不确定环节、可出现意外或错误结果的可能性及原因是PGT检测前遗传咨询的重要环节之一。PGT启动前，应该审查患者的染色体或基因检测报告，判断是否符合PGT的纳入标准，告知患者PGT方法的益处和局限性，确保患者了解其PGT检测类型的目的和预期结果，理解PGT的临床流程和结局可因其适应证、检测类型、年龄、待检疾病遗传模式的不同而有所不同。各个类型的PGT的目的、获益、预期结果、检测策略及需要的附加检测等情况可做如下解答：

（1）PGT-A　选择整倍体胚胎以最大限度地提高持续妊娠的机会，提高每个移植周期的植入率，降低高龄、复发性流产等患者因非整倍体胚胎植入导致自然流产的风险；若夫妇有多个囊胚，PGT-A还可以最大限度地减少获得妊娠所需要的胚胎移植周期数，缩短抱婴所需的时间。此外，选择性单个整倍体胚胎移植可获得与双胚胎移植相似的妊娠率，在保障妊娠率的前提下能显著降低多胎妊娠率和相关的产科并发症。

（2）PGT-SR　用于识别因夫妇双方携带染色体结构重排（如平衡易位或倒位）而发生的胚胎染色体异常，避免由于染色体结构重排导致的不孕症、流产、死胎或畸形儿。目前，大多数PGT-SR测试使用与PGT-A相同的技术（即NGS或SNP芯片），但由于NGS和SNP芯片尚难以进行5 Mb以下的染色体拷贝数变异的诊断，因此在PGT启动前，遗传咨询师需要对核型进行审查，确认实验室采用的PGT-SR技术是否对胚胎可能出现的不平衡重排片段的具有检出能力。对于NGS或SNP芯片无法检测到的微小片段缺失或重复，需要借助连锁分析的方法进行辅助诊断。此外，目前常规PGT-SR技术无法区分完全正常核型和染色体平衡重排，应讨论可能与特定重排相关的任何其他风险因素，如X染色体与常染色体的易位者有发生卵巢早衰、男性不育等额外风险。告知患者若需要进一步对完全正常核型和染色体平衡重排进行区分，也需要借助家系连锁分析的方法，如PGH技术。若夫妇一方中的染色体结构重排遗传自父/母，可利用父/母样本完成连锁分析，若结构重排为*de novo*变异或无法获得可供连锁分析的亲属样本，则需借助胚胎进行结构重排染色体的单倍型构建，但此种情况受重排类型、胚胎的获取数量情况影响，相互易位更容易获得不平衡重排胚胎。

（3）PGT-M　主要针对受常染色体显性遗传疾病影响或有家族史的个体，以及有后代患有常染色体隐性遗传或X连锁遗传疾病风险的个体，前提是在家族中已发现明确的单基因遗传病的致病性/可疑致病性变异。由于在胚胎活检中获得的DNA量很少，PGT-M容易出现等位基因脱扣（ADO）和扩增失败。为减少ADO对PGT-M准确率的影响，现临床上常规采用附加检验多个同突变连锁的遗传多态位点（SNP/STR）位点，通过单倍型分析来提高结果的准确性。因此，需要告知患者PGT-M通常需要先证者或夫妇的亲属的样本完成连锁分析，需要数周或数月才能完成单倍型的构建，相比PGT-A/SR流程复杂、时间和花费更多。若家系不完整（如先证者、父母等关键家系成员死亡无法获得样本）、无家族病史的新发病例，PGT-M的完成存在困难。对于这些特殊病例，目前可采用的策略包括利用单精子测序对男性新发突变者进行单倍型的分型，或通过检测胚胎来完成单倍型的定相，但当可检测的胚胎数量有限或未检测到明确受累的胚胎时，仍无法通过单倍型的方法完成PGT-M。

3．PGT的技术风险和局限性

目前主流的PGT方法是对囊胚阶段的滋养外胚层活检后进行囊胚的玻璃化冻存，完成胚胎检测后再选择检测结果符合预期的胚胎移植。因此需要告知患者与囊胚培养、囊胚活检、囊胚冻存复苏操作等相关的不确定性及临床风险，如胚胎可能无法达到进行活检的囊胚阶段，胚胎可能不适合活检，活检可能无法存活或活检后可能无法诊断，或可能没有任何适合移植的正常胚胎，需要多个周期才能获得足够的PGT正常胚胎。当患者拥有PGT"合适的胚胎"，准备冻融胚胎移植时，胚胎可能无法在复苏操作后存活。此外，应告知患者，PGT后移植的胚胎并不能保证怀孕或健康的活产。

由于PGT是对从胚胎活检中获得的有限数量细胞进行后续的遗传分析，因此技术上有其固有的局限性。所有类型的PGT都有可能检测失败和出现不准确的结果（包括假阴性和假阳性），原因包括活检细胞转移过程中的丢失、DNA扩增失败、样本污染、人为或软件错误、胚胎本身染色体的嵌合。

与ART治疗程序相关的风险也是PGT启动前咨询的一个重要内容，除了告知ART治疗相关并发症风险（参见本书"辅助生殖健康风险咨询的常见内容"），临床生殖专家还应重点评估和告知PGT人群中的常染色体显性遗传受累女性因PGT过程中的卵巢刺激、取卵手术及后续妊娠所带来的风险，如血友病携带者分娩期间的出血风险，凝血障碍妇女（如F5的Leiden突变携带）血栓形成、X连锁显性Alport综合征女性发生妊娠高血压和早产等母胎并发症等。

此外，在遗传咨询过程中夫妇会被告知多项数据，包括遗传风险、治疗并发症、误诊、成功妊娠等风险和机会的数据，咨询者应当注意数据告知的方式。对采用数字或者描述来陈述风险的多项回顾研究表明，用数字概率描述风险更容易使患者理解，也更容易回忆。举个例子，用"1/400的概率"来描述风险要比描述为"低风险"好。但也有调查研究表明，确切的数字并不意味着PGT夫妇完全理解疾病的遗传机制及其再发风险，在遗传咨询中有43%的患者没有很清楚地理解风险，只有9%的案例中咨询专家能够确认对方已经理解风险，所以有必要采取患者能够理解的方式进行风险说明，并进一步解释一些可能造成混淆的因素。

（二）PGT检测后的遗传咨询

适当咨询还包括PGT诊断后的咨询程序，目的是解释PGT的检测结果，评估和讨论胚胎移植的方案，对特殊的PGT结果及胚胎移植进行更为详细的讨论，必要时进行额外的专家咨询或讨论，确保患者理解和知情同意。

1．PGT结果的遗传咨询

告知PGT-A检测的结果为非整倍体（异常）胚胎和整倍体（正常）胚胎，可移植的胚胎是整倍体（正常）胚胎。PGT-SR的胚胎可诊断为染色体平衡胚胎和染色体不平衡胚胎，若未进行完全正常核型和染色体平衡重排的区分，需要告知患者通过PGT-SR受孕的孩子仍然可能携带父母特定的染色体平衡结构重排，可能会在成年后遇到同样的生育问题。PGT-M检测的胚胎可能被诊断为受累、未受累或携带者，可移植的胚胎包括未受累或携带者，但应让患者了解与携带者相关的任何已知风险：X连锁疾病的女性携带者可因X失活偏倚出现症状，常染色体隐性遗传病的携带者通常是无症状的，但也存在例外情况。此外，咨询者应讲解PGT胚胎移植及后续随访的临床政策（如实行单胚胎移植，定期随访的时间节点），强调通过绒毛膜绒毛取样（CVS）或羊膜穿刺术进行产前遗传学确认的必要性，并且告知产前诊断有可能获得额外的遗传/非遗传信息。

值得注意的是，在PGT检测结果的咨询过程中，须告知患者PGT所移植的"合适的胚胎"是指针对特定遗传性状进行诊断后所得到的目前认为适宜妊娠的胚胎，仅限于检测和诊断特定的遗传性状，并不代表是完全正常的胚胎，并且应明确PGT与其他类型的基因检测（如携带者筛查）之间的区别。应明确告知患者PGT不能检测包括智力障碍、自闭症和先天性异常在内的多因素疾病，影响胚胎发育还存在许多已知和未知因素，因此在PGT后获得的妊娠，也有流产、宫外孕、胎儿畸形等异常的可能，目前资料提示其发生率与自然妊娠近似。

2．PGT中特殊情形的遗传咨询

PGT在临床应用初期检测结果提供的信息相对简单（如PGT-A结果仅被区分为整倍体或非整倍体异常），随着aCGH、SNP微阵列和下一代测序技术（NGS）等高通量、高灵敏度基因组学技术的引入，PGT可获得的信息范围及结果的复杂性大幅度增加，导致了PGT结果中不确定性和争议相关的结果激增，给生殖遗传咨询师和患者带来实践和伦理的巨大挑战。例如，目前PGT-A的结果中除了整倍体和非整倍体，还可检测到嵌合型及节段性非整倍体，甚至是微小片段拷贝数变异等情况；此外，在临床实践中，患者要求对临床意义不明（致病性尚不清楚）的变异或低外显率非严重性遗传病进行PGT-M的情况也屡见不鲜。因此生殖遗传咨询除了需要增加对这些变异进行分类和解释的咨询内容，还面临一个关键问题：如何确保PGT的正确纳入？应针对哪些遗传性状和变异进行检测？需要强调的是，在缺乏相关数据和临床共识的情况下，若不能对临床意义不明的结果建立有意义的临床相关性，临床和实验室对这些变异进行PGT检测及报告需要持谨慎的态度，遗传咨询对于确保患者理解、确定其在特定情况下的价值并符合伦理是必要的。

3. PGT-A中嵌合结果的遗传咨询

由于目前采用的PGT-A/SR检测技术可对囊胚活检样本中的嵌合进行准确定量，并发现嵌合普遍存在于少部分胚胎植入前的各个发育阶段，嵌合胚胎移植已经成为PGT遗传咨询中较为常见的情形。

嵌合胚胎通常定义为在单个样品中存在两个或多个具有不同染色体组的细胞系，通常异常细胞占比20%～80%的胚胎称为嵌合胚胎。根据现有文献报道，卵裂期嵌合体发生率在15%～90%，囊胚活检嵌合体发生率为3%～24%，《欧洲人类生殖与胚胎学会指南》（ESHRE）给出的嵌合体发生率为40%～60%。通常认为嵌合胚胎是合子后部分细胞有丝分裂错误造成的，嵌合类型有3种：整条染色体嵌合、节段性嵌合和复杂嵌合。

虽然有关嵌合胚胎移植后结局的数据仍然有限，风险尚未完全阐明，但由于其临床关注度高，可根据已有的研究报道数据给予咨询：相对于整倍体胚胎，嵌合胚胎的不良妊娠结局风险增加，同时流产风险增加，种植潜能显著下降，但仍有相当一部分染色体为嵌合体的胚胎移植后能临床妊娠，且产前诊断中显示胎儿染色体拷贝数均正常，并最终获得健康活产胎儿。2015年在《新英格兰医学杂志》报道了PGT-A中无整倍体胚胎的18个患者移植了嵌合胚胎，获得6例健康活产。目前已有超过2 500例病例的随访汇编信息，且并未发现异常活产的增加。因此国际胚胎植入前遗传学诊断学会（PGDIS）在2019年发布的专家共识中建议当PGT检测结果同时有整倍体和嵌合体时，优先选择整倍体胚胎进行移植，如果检测结果仅有嵌合胚胎，根据患者的需求，进行遗传咨询，在充分了解风险和知情同意的情况下，可以考虑移植嵌合胚胎。

关于胚胎嵌合的类型（如嵌合程度、嵌合涉及的特定染色体、单体嵌合或三体嵌合、整条染色体嵌合或片段性染色体嵌合，以及发生嵌合染色体的数目）是否可以预测嵌合体胚胎移植后的妊娠结局，是目前临床研究中一直关注和探讨的问题。尽管目前对嵌合类型有各种不同的排序方法可供参考，但任何基于一个或少量细胞活检样本的遗传检测都不可能100%准确，嵌合相关因素对临床结局影响的数据在各项研究中的结论还不一致。因此在考虑嵌合胚胎移植前应告知患者由于技术和生物学因素，PGT检测显示的嵌合的比例和类型等均有一定程度的不确定性，应该和患者讨论开始下一个PGT-A周期的替代选择，以增加获得整倍体囊胚移植的机会。

对于选择进行嵌合胚胎移植的患者，要确保患者知晓临床结局（移植成功率、流产率和持续妊娠率）和整倍体胚胎移植存在显著差异；移植后的潜在结果包括正常妊娠结果、流产或晚期妊娠丢失、宫内生长受限、胎盘功能不全、先天性异常及迟发异常，如智力残疾和健康问题。出现这些潜在健康风险的可能原因包括：①局限的胎盘嵌合体，可与胎儿生长受限、妊娠并发症和胎儿死亡的风险增加有关。②真性胎儿嵌合体，胎儿有异常表型的高风险，但表型的严重程度取决于胎儿中异常细胞的嵌合比例及分布的特定组织，由于目前对其无法准确评估，因此表型难以预测。③单亲二体（UPD），如果嵌合体是由于对部分三体或单体细胞"自救"而发生的，"自救"的二倍体细胞可能为UPD，即包含来自同一亲本来源（即均为母本或均为父本）染色体的两个拷贝，如果UPD涉及印迹染色体或隐性遗传变异，则可能导致异常表型。

此外，移植具有嵌合结果的胚胎之前，应提供关于妊娠后产前筛查和诊断的必要性及相关技术风险和局限性的咨询。目前产前筛查/诊断的方式包括无创产前检测和基于绒毛活检或羊膜穿刺术的介入性产前诊断，考虑到羊水具有胎儿外胚层、中胚层及内胚层的混合脱落细胞，能更客观真实地反映胎儿基因组情况，嵌合胚胎移植妊娠通过羊膜穿刺术的遗传检测优先于其他选择。需要强调的是，胎儿影像学检查也是必不可少的，即使产前或产后检测正常，仍无法完全排除非整倍体细胞的存在，与嵌合结果相关的不确定性可能仍然存在。

第四节　生殖遗传咨询的核心技能

一、遗传咨询的基本核心技能

生殖遗传咨询需要具备遗传咨询基本的核心技能，根据家族史、病史症状和体征及实验室检查结果，识别可能的临床诊断，并推荐正确的遗传检测方法和项目；需要了解不同检测方法的特点和局限性，推荐最合适的基因检测项目或方法，确保不遗漏可能影响患者基因检测结果分析的关键信息；当咨询者获得遗传检测报告后，遗传咨询师能对遗传检测的实验室报告进行判读，对个体发病风险与再发风险做出评估，并对特殊案例落实及时转诊。此外，咨询师应该掌握一定的沟通技巧，善于利用简便易懂的语言，与咨询者或家属就复杂信息（如遗传检测方法或结果）进行交流，促进咨询者的知情选择。

1. 熟悉ART和PGT流程

生殖遗传咨询的目的是充分告知患者生殖障碍、生育遗传病患儿或不良妊娠的风险，帮助其全面分析、判断，提供有价值的意见和切实可行的措施（如辅助生殖和胚胎植入前遗传学检测、产前诊断、供精及领养等），以应对这些风险。因此，生殖遗传咨询师还应该具备生殖专业的基本知识，掌握男女方不孕症相关的遗传因素，熟悉IVF-ET的流程及PGT各类检测方法的适用范围。此外，咨询师还需要更多地关注患者真正了解的内容，熟悉患者对PGT准确性、检测范围的常见误解，针对性地提供准确、完备、无偏倚的信息，避免患者不必要的恐惧和错误的乐观，如担心生育风险而放弃生育的机会，或由于对PGT技术的局限性认知不足，忽视产前诊断进行遗传学确认的重要性。

2．熟悉辅助生殖相关的法律法规和伦理框架

辅助生殖领域属于国家政策强力监管的领域，从事辅助生殖遗传咨询的医生应熟悉本领域的法律法规和伦理约束，确保在伦理框架下进行遗传咨询。围绕辅助生殖技术，国务院卫生行政主管部门颁布了一系列的行政规章和规范性文件。除了2001年原卫生部出台该领域的基本规定《人类辅助生殖技术管理办法》，还包括原卫生部、原卫计委、卫健委等多部门陆续出台的多项部门规章、规范性文件，如《人类精子库管理办法》（中华人民共和国卫生部令第15号，2001年）、《人类辅助生殖技术规范》《人类精子库基本标准和技术规范》《实施人类辅助生殖技术的伦理原则》等，以防范可能出现的医学、法律、伦理和社会风险。2003年原卫生部对人类辅助生殖技术与人类精子库相关技术规范、基本标准和伦理原则进行了修订，新发布了《人类辅助生殖技术和人类精子库伦理原则》，要求人类辅助生殖技术与人类精子库机构需遵循"有利于患者、知情同意、保护后代、社会公益、保密、严防商业化、伦理监督"的基本伦理原则。2014年出版的《辅助生殖的伦理与管理》一书中把伦理学原则进一步细化为17项，包含尊重原则、知情同意原则、保密原则、自主原则、不伤害原则、有利于供受者原则、辅助检查伦理原则、用药伦理原则、双重效应原则、最优化原则、保护后代原则、严禁商业化、严禁技术滥用、严防医源性疾病传播、社会公益、公正原则、伦理监督原则。生殖遗传咨询应遵循伦理和法律规范先行的原则，在严格的指征下进行PGT的建议和咨询。涉及特殊案例，如要求性别选择，定制婴儿〔对胚胎进行人类白细胞抗原（HLA）筛选以救助同胞〕，对肿瘤等迟发性、外显不全的疾病进行PGT等情形，应递交本单位的生殖伦理委员会进行讨论商定，在伦理道德允许的框架下，最大程度做到保护患者生殖自主权，达到优生优育、阻断遗传病传递的目的。

二、遗传咨询常见问题与误区分享

1．误区一："第三代"试管婴儿一定比前两代技术好

目前临床上选择第几代试管婴儿进行辅助生殖治疗，主要是依据患者夫妇的不孕不育原因及临床适应证。"第一代"试管婴儿称为体外受精-胚胎移植（IVF-ET），是指分别将卵子与精子取出后，置于培养皿内使其自然受精，再将形成的胚胎移植回母体子宫内。IVF-ET主要适用于女性因素导致的不孕症，如输卵管因素、排卵障碍等。"第二代"试管婴儿称为卵胞浆内单精子显微注射（ICSI），是指借助显微操作系统，将单个精子注射到卵子胞浆内使其受精，再将形成的胚胎移植回母体子宫内。ICSI主要适用于男方少、弱精子症导致的不育。"第三代"试管婴儿称为植入前遗传学检测技术（PGT），指在胚胎移植回母体子宫前活检少量细胞进行遗传学检测，选择未受累的胚胎进行移植。PGT主要适用于染色体病、单基因病、HLA配型、非整倍体发生高风险的夫妇等。因此，并不是"第三代"试管婴儿就比前面两代技术好，只是适应人群不同而已。

2．误区二：PGT可以进行性别选择

目前我国法律明确规定，除有医学适应证的患者（比如性连锁遗传病）可以选择胚胎性别外，其余均不可以进行胚胎性别的选择。随着PGT技术的快速发展，现在已经能够对性连锁遗传病夫妇的携带者胚胎、患病胚胎及非患病胚胎进行精确诊断区分，也不一定需要进行胚胎性别的选择，避免造成胚胎的浪费，并可以优先移植完全不携带致病变异的胚胎，使患者的利益最大化。

3．误区三：胚胎移植越多越好

目前对于胚胎移植数目的选择，有着明确的规定。并非患者想移植多少枚胚胎就能够移植多少枚，也不是移植得越多越好。比如经PGT诊断后的非受累囊胚，现在国内外的专家共识和指南都建议每个移植周期只能移植1枚。另外，从优生学的角度，人类孕育单胎对胎儿和孕妇都是最佳的，双胎及多胎妊娠中胎儿发生畸形、早产、低出生体重儿等的风险显著增加，且孕妇发生围产期并发症的风险也明显增加。

4．误区四：只有不孕症才需做PGT

PGT是针对高风险生育染色体或单基因疾病患儿夫妇的一种生殖选择技术，需要经历辅助生殖的治疗流程。因此，可以为合并不孕症的高风险夫妇提供医疗帮助。但符合PGT技术治疗适应证的夫妇并不仅仅是不孕症患者。目前国内外指南和专家共识都明确规定，以下适应证可进行PGT：①染色体病，夫妇任一方或双方携带染色体结构异常，包括相互易位、罗氏易位、倒位、复杂易位、致病性微缺失或微重复等。②单基因遗传病，具有生育常染色体显性遗传、常染色体隐性遗传、X连锁隐性遗传、X连锁显性遗传、Y连锁遗传等遗传病子代高风险的夫妇，且家族中的致病基因突变诊断明确或致病基因连锁标记明确。③具有遗传易感性的严重疾病，夫妇任一方或双方携带有严重疾病的遗传易感基因的致病突变，如遗传性乳腺癌的*BRCA1*、*BRCA2*致病突变。④人类白细胞抗原（human leukocyte antigen，HLA）配型，曾生育过需要进行骨髓移植治疗的严重血液系统疾病患儿的夫妇，可以通过PGT选择生育一个和先前患儿HLA配型相同的同胞，通过从新生儿脐带

血中采集造血干细胞进行移植，救治患病同胞。⑤女方高龄（一般是指女方年龄38岁及以上），不明原因反复自然流产，不明原因反复种植失败，严重畸形精子症等。

5. 误区五：采用了PGT技术就可以生育健康后代

目前PGT技术一般是针对家系中特定明确致病的基因变异、染色体结构变异或者非整倍体进行筛查，经PGT治疗后生育的子代并不能保证其完全健康，仍然存在发生遗传病的风险。首先PGT技术存在技术局限性，由于检测时可用的细胞数量很少（5～10个），待检测的遗传物质量十分有限，准确性可能会受到影响，目前并不能达到100%的有效性，会存在漏诊的风险；其次，PGT只针对检测目标基因的目标位点，对于新发的其他位点或其他基因遗传变异不能检测；最后，影响胚胎发育还存在许多已知和未知因素。因此，不能认为采用了PGT技术就高枕无忧。

三、国内外指南共识

自1990年世界上首例PGT试管婴儿出生以来，随着遗传检测技术和活检方法的更新发展，国内外一些专业的学会组织陆续发布了PGT相关的专家共识/指南（参见附录3）。目前国际上比较权威的生殖医学学会包括欧洲人类生殖与胚胎学会（European Society of Human Reproduction and Embryology，ESHRE）、美国生殖医学学会（American Society of Reproduction Medicine，ASRM）、国际胚胎植入前遗传学诊断学会（Preimplantation Genetic Diagnosis International Society，PGDIS）等，国内比较权威的生殖医学学会包括中华医学会生殖医学分会、中国医师协会生殖医学分会和中国妇幼保健协会生育保健专业委员会等。国际上第一个关于PGT的指南是PGDIS于2005年发布的，拓展阅读18.6罗列了部分较重要的国内外指南/共识。

> 拓展阅读18.6
> PGT国内外重要
> 指南/共识

近年，临床上对PGT技术的需求越来越大，应用也越来越普遍，通过一次检测能够同时完成多种遗传变异的整合分析，并适用于不同类型的病患。不同的遗传变异无须再分别检测，简化临床流程，缩短诊断时间，提高诊断效能，适合各生殖中心本地化开展，是PGT技术临床应用的重要发展方向。辅助生殖技术应用前景广阔，未来技术和展望请见拓展阅读18.7。

> 拓展阅读18.7
> 未来PGT的发展
> 方向

第五节　典　型　案　例

简要病史：夫妇2016年自然妊娠足月顺产一子，出生时一切正常，Apgar评分10分。孩子2岁时偶然外伤出血不止，医院临床诊断为血友病A，并对患儿进行了基因诊断，明确为*F8*基因内含子22倒位。且患儿有一舅舅临床也确诊为血友病，经基因验证发现患儿舅舅有同样的*F8*基因变异，患儿母亲和外婆检测后发现均为携带者，自述无明显的血友病临床症状。

1. PGT前遗传咨询

（1）告知疾病性质及自然史　血友病（hemophilia）是凝血因子缺陷导致的出血性疾病，主要表现为活化的凝血活酶障碍、凝血时间延长、创伤后易出血或出血不止，临床上表现为关节、肌肉、内脏和深部组织自发性或轻微外伤后出血难止的特征。根据凝血因子缺乏的严重程度，可以分为轻度、中度和重度；根据患者缺乏凝血因子的种类，可以分为血友病A（因子Ⅷ缺乏）、血友病B（因子Ⅸ缺乏）和血友病C（因子Ⅺ缺乏）。我国血友病的患病率约为2/10 000～3/10 000，其中血友病A最常见。血友病的致病基因位于X染色体上，属X连锁隐性遗传病，发病者一般为男性，女性偶有轻微症状；多达约1/3的血友病患者为新发；血友病A致病基因*F8*的致病变异很多，最常见的是*F8*基因内含子22倒位，导致严重的血友病，此外还包括错义突变、无义突变、移码突变、Indel、小的缺失/重复、插入变异等；血友病B致病基因*F9*的变异中以错义突变为主，包括小的缺失/重复、插入变异等。

（2）告知疾病的再发风险，和患者和家庭成员进行生育选择方式讨论　和夫妇双方进行商谈，告知其生育方式可以选择自然妊娠并在孕中期进行羊水穿刺遗传诊断，但会有终止妊娠的可能。或者选择PGT技术，通过对体外受精的胚胎进行遗传检测，选择非患病胚胎进行移植，可以最大可能避免在孕中期进行不必要的终止妊娠。并充分告知夫妇辅助生殖和PGT的大致流程、费用，目前所采用的胚胎活检方式，PGT技术的检测目的、检测范围、检测技术的优势和局限性，需要附加家庭成员的检测以构建单体型等。目前对血友病PGT的检测，不再局限于胚胎性别的筛查，而是可以准确地检测出患病胚胎、杂合携带胚胎及正常胚胎，避免造成胚胎的浪费，并可以优先移植完全不携带致病变异的胚胎，将患者的利益最大化。解答患者提出的一些相关问题。如夫妇双方决定通过PGT助孕，需在PGT前同时签署遗传咨询知情同意书。

2. PGT检测结果

患者经过本次促排卵共获得16枚卵子，其中MⅡ卵子15枚，正常受精15枚，获得D3胚胎10枚，继续体外培养到D5/6，共获得5枚囊胚，并对这5枚囊胚滋养层细胞进行了常规活检。随后对活检细胞进行全基因组扩增后，进行*F8*因子的检测，同时进行23对染色体的非整倍体筛查。最终检测结果提示：5枚囊胚中有3枚异常，包括1枚半合子致病（1号胚胎）、1枚非整倍体合并杂合携带（3号胚胎）和1枚非整倍体（4号胚胎）；1枚杂合携带（2号胚胎）；1枚完全正常（5号胚胎）。

3．PGT后遗传咨询

主要是帮助患者理解检测结果的临床意义，以便对其后续的诊疗详细知情。对于此次检测的5枚胚胎，3枚异常胚胎不建议移植，其中对于3号和4号非整倍体胚胎，移植后如果成功妊娠，会发生早期胚胎停止发育；对于1号半合子致病胚胎，移植后如果成功妊娠，出生后仍然为患儿；对于2号杂合携带胚胎，可以移植，但移植后如果成功妊娠，出生后会同女方一样为杂合携带者，自身不会患病或者有轻微症状，但其婚配时有生育患儿的风险，待其有生育计划时应提醒进行孕前优生门诊咨询；对于5号完全正常，建议优先考虑移植，该胚胎移植后若成功妊娠，出生后为完全正常的孩子，且其生育后代时再发生血友病的风险极低，同正常人群的风险。若此次移植未妊娠，后续可考虑移植2号胚胎，1号、3号和4号胚胎不建议移植。

4．胚胎移植及随访

女方经过移植周期前的准备，首先移植了5号胚胎，可惜的是在移植后的14天抽血检测，人绒毛膜促性腺激素提示未怀孕，5号胚胎没有成功着床。随后女方经过3个月的调养休息，再次进入移植周期内膜的准备，移植了2号胚胎，本次移植后2号胚胎成功着床，并在7周B超检查监测到胎心及胎芽，在孕8周左右阴道有少量出血，但并未影响胎儿正常发育，B超随访一切正常。在孕11周转至产科，进行常规产检。在孕19周孕妇选择了羊水穿刺进行产前诊断，进行羊水细胞染色体、拷贝数变异及*F8*基因22倒位的检测，经检测分析发现产前诊断结果与PGT结果完全一致，提示PGT结果准确可靠。

思考题

1. 陈某，男，30岁，因"无精子症"于生殖男科门诊就诊，予以行"男性不育症"Panel基因检测检查发现男方携带*CFTR*基因c.1117-1G＞A杂合致病突变，请问该患者的遗传咨询要如何展开，有哪些要点？需要做什么其他检查？

2. 为什么应该给PGT怀孕的妇女提供产前诊断和遗传咨询？

3. 为什么说PGT仍然是一个伦理问题和争议较多的技术？主要的伦理冲突在哪些方面？

推荐阅读

1. 男性不育诊断和治疗：美国泌尿外科学会（AUA）/美国生殖医学会（ASRM）指南．

2. Simón C，Rubio C．生殖医学遗传诊断新技术指南：改善生殖结局［M］．李友筑，沙艳伟，严杰，等，译．北京：世界图书出版公司，2019.

3. 黄荷凤．实用人类辅助生殖技术［M］．北京：人民卫生出版社，2018.

4. 黄荷凤．植入前遗传学诊断临床实践［M］．上海：上海交通大学出版社，2018.

5. Kuliev A, Rechitsky S, Simpson J L. Practical Preimplantation Genetic Testing[M]. 3rd ed. Berlin: Springer, 2020.

6. Katagiri Y, Tamaki Y. Genetic counseling prior to assisted reproductive technology[J]. Reprod Med Biol, 2020, 20 (2): 133-143.

✿ 参考文献 ·· ⊖

第十九章

产前筛查和产前诊断的遗传咨询

产前筛查和诊断是出生缺陷二级防控的重要内容。随着超声仪器分辨力的提高及对胎儿早期疾病认识的提升，目前至少50%的严重胎儿结构畸形可以在早孕期诊断；加上早孕期超声结合生化指标可以预测妊娠中晚期并发症（子痫前期、胎儿生长受限等）并给予早期干预，实现了孕期保健的"倒转金字塔"模式。另外，基于孕妇外周血胎儿游离DNA的无创产前筛查技术，胎儿常见染色体非整倍体的检出率大幅提升，假阳性率大幅降低。可以预见，产前筛查将进入全基因组阶段，更多的严重遗传缺陷得以在孕期甚至孕早期检测出来。此外，部分严重胎儿疾病可以通过宫内治疗来提高存活率及降低残障。当然，应用产前筛查、诊断及胎儿治疗的技术并非毫无顾忌，任何一种新的技术都有其固有的缺陷或副作用。病人在接受筛查、诊断和治疗之前，需要全面详细地了解该项技术的好处与不足，权衡利弊后自主选择，可以说遗传咨询伴随着孕妇整个孕期的产前筛查、产前诊断与胎儿治疗。本章主要介绍母胎医学中常见的产前筛查与产前诊断技术及其结果的遗传咨询。

第一节　产前筛查的遗传咨询

一、传统染色体非整倍体筛查的遗传咨询

产前常见的染色体非整倍体有21三体（唐氏综合征）、18三体和13三体，在早孕期的发生率分别约为1/340、1/1 100和1/3 500，发生率随着母亲年龄的增大而增加。在孕期未行筛查的情况下，活产儿中常染色体三体的患病率相对较高（唐氏综合征约为1/500，18三体约为1/4 000）。18三体和13三体胎儿的超声异常可表现为多发畸形，活产率较低，不容易漏诊。21三体患儿在未经产前筛查的情况下有较高的活产率，因此是产前非整倍体筛查的主要疾病。目前，传统非整倍体筛查有多种方案可选用，方法为血清学筛查及超声软指标的不同组合模式，包括早期妊娠联合筛查、早期妊娠或中期妊娠血清学筛查及整合筛查等。

1. 早期妊娠联合筛查

综合孕妇年龄、超声指标和孕妇血清学指标的早期妊娠联合筛查。超声指标为：妊娠11~13^{+6}周胎儿颈项透明层（nuchal translucency，NT）厚度、胎儿鼻骨（nasal bone，NB）、静脉导管（ductus venosus，DV）、三尖瓣血流（tricuspid regurgitation，TR）及胎心率（fetal heart rate，FHR）等，与9~13^{+6}周血清学指标结合用于评估胎儿常见非整倍体风险。早期妊娠血清学测定指标为孕妇血清妊娠相关蛋白A（pregnancy-associated plasma protein A，PAPP-A）和游离β-绒毛膜促性腺激素（β-human chorionic gonadotropin，β-hCG）。联合孕妇年龄、NT、PAPP-A及β-hCG是目前应用最多的筛查方法，适用于单胎与双胎妊娠。三胎及以上的多胎妊娠可以使用孕妇年龄结合超声指标。表19-1显示了早期妊娠联合不同指标筛查21三体的效能。

表 19-1　早期妊娠联合筛查 21 三体综合征的检出率与假阳性率

筛查指标	检出率/%	假阳性率/%
孕妇年龄≥35岁	30/50	5/15
孕妇年龄+NT	70~80	5
孕妇年龄+NT+NB	90	5
孕妇年龄+PAPP-A+β-hCG+NT	80~90	5
孕妇年龄+PAPP-A+β-hCG+NT+NB+胎心率	93	2.5
孕妇年龄+PAPP-A+β-hCG+NT+NB+DV+TR+胎心率	98	2.5

引自杨秀雄，严英榴. 产前超声诊断学. 北京：人民卫生出版社，2012.

由于早期妊娠筛查标志物不包括针对开放性神经管缺陷的甲胎蛋白（alpha-fetoprotein，AFP），应在中期妊娠提供母体血清AFP检测或胎儿开放性神经管缺陷超声筛查。由于超声筛查开放性神经管缺陷的敏感性和特异性更高，可以仅提供中期妊娠系统性超声检查。若早期妊娠联合筛查高风险，孕妇可选择绒毛穿刺取样（chorionic villus sampling，CVS）行产前诊断。如果一个地区不具备早孕期绒毛穿刺取样及实验室诊断技术，则早期妊娠的染色体非整倍体筛查会增加部分高风险孕妇等待中孕期产前诊断的焦虑。

2. 早期妊娠或中期妊娠血清学筛查

早期妊娠血清学筛查主要指标为PAPP-A和游离β-hCG，通常在妊娠9~13^{+6}周实施；中期妊娠血清学指标包括AFP、β-hCG和游离雌三醇（unconjugated estriol，uE3），通常在妊娠15~20^{+6}周实施。两种筛查都需要结合孕妇年龄来评估风险。在假阳性率为5%时，两种方法的检出率均为50%~70%。中期妊娠血清学三联筛查由于包括AFP，可同时用于筛查开放性神经管缺陷。单纯的早期妊娠或中期妊娠血清学筛查检出率低，一般不作为首选筛查方案，也不推荐在双胎妊娠中应用。

3．贯穿早期妊娠和中期妊娠的整合筛查

整合筛查有3种类型：①全面整合筛查。妊娠11～13^{+6}周测量胎儿NT及检测血清PAPP-A，并与中期妊娠（最佳时间为妊娠15～18^{+6}周）的三联标志物检测结果相结合，筛查常见非整倍体风险。在假阳性率（FPR）为1%时，检出率为85%；在FPR为2%时，检出率达到90%。尽管提高了检出率，假阳性率也较低，但缺点是直至中期妊娠才能获得筛查结果，相对延误了诊断时间。②血清整合筛查。与全面整合试验的区别在于不包括NT测量，适用于没有NT测量专业技术和资源的单位。在FPR为4%时，检出率能达到85%。由于缺少NT指标，检出率降低而FPR升高。③分步序贯筛查。先做早期联合筛查，对评估为风险值极高（如≥1/50）的孕妇发放筛查报告，并提供CVS诊断检查。若筛查结果未提示极高风险，则继续完成中期血清学筛查，结合早期妊娠及中期妊娠血清标记物计算风险，再出具筛查报告。分步序贯筛查的优点是极高风险的女性获益于早期检出受累胎儿，而其他的女性获益于整合筛查所带来的高检出率和低假阳性率。总体而言，整合筛查由于跨越早期妊娠和中期妊娠，孕妇需要多次就诊，极为不便，医院管理成本相应增加。

4．染色体非整倍体筛查的遗传咨询

染色体非整倍体筛查的遗传咨询需要遵循自愿原则，筛查前后可酌情讨论的问题包括：解释筛查与诊断性检测的区别；说明可提供的筛查和诊断性检测的效能及局限性；产前筛查和诊断的潜在结果；侵入性产前诊断的相关风险；获得筛查和诊断性试验结果所需的时间；诊断后选择终止妊娠或继续妊娠的相关信息，如妊娠和分娩管理、儿科处理，以及患儿家庭可用的资源和服务。

唐氏筛查不同方法检测效能的数据较为清晰，但是筛查对患者个人及其家庭的不良心理影响尚缺乏高质量的信息。这些因素确实存在且对部分个人及家庭影响较大，包括：害怕发现胎儿受累；担心诊断和治疗干预可能造成并发症，尤其是担心侵入性产前诊断导致正常胎儿丢失；即使告知筛查结果阳性的大多数胎儿未患病，大多数夫妇仍然会感到焦虑；筛查假阳性的患者在将来的妊娠中会降低筛查和侵入性诊断的意愿；患者也会担忧出现假阴性的结果。

因此，医师在提供咨询时需要关切病人的需求，提供易懂及完整的信息。应使用非指向性方式，让夫妇能够权衡产前筛查和诊断的风险、局限性、获益，以及养育染色体异常患儿或终止妊娠所涉及的问题。这些交流内容包括患者选择或拒绝筛查的决定应在病历中有详细记录。

（1）筛查阴性结果遗传咨询　与患者沟通风险问题往往是困难的。筛查低风险的结果避免解释为"正常"或"阴性"，以免孕妇理解为染色体正常。需要解释患者所接受的筛查方法的效能：不能完全排除胎儿患21三体的可能，也不能排除胎儿具有该筛查试验无法检出（但可通过诊断性试验检出）的染色体异常的可能性。例如，联合NT的血清学筛查，在FPR 5%的情况下检出率为90%，结果低风险的情况下，约10%的漏诊率。按照500个胎儿中有一个21三体出生，通过这个筛查，低风险的胎儿存在漏诊的风险为4 750个胎儿中有1个21三体，1/4 750是相对较低的风险，但风险不是0。

（2）筛查阳性结果遗传咨询　筛查高风险的胎儿患21三体的风险较高，需要解释这由特定的实验室截断值而定（例如≥1/270）。实验室报告会给出唐氏综合征的检测前和检测后风险，例如，检测前风险为1/390，检测后风险为1/75，应将这些数据告知患者并进行解释。同时需要根据本地使用筛查方法的数据给出阳性预测值，即最终诊断结果是真阳性的可能性有多大，并说明在目前的产前诊断（包括染色体微阵列检测）后生育风险降低带来的收益，对比穿刺带来的风险，让病人理解及权衡利弊。例如，联合NT的血清学筛查高风险（不合并结构畸形），在FPR5%的情况下，胎儿患21三体的阳性预测值为3%～4%，因此大部分接受侵入性产前诊断的病例结果是正常的。

（3）血清学筛查结果阳性的临床处理　基于生化标志物的筛查试验结果，阳性的女性可能接受二次筛查试验或诊断性操作。二次筛查试验最好安排无创DNA筛查。由于无创DNA检测具有高敏感性且假阳性率极低，大部分血清学筛查为假阳性的患者会被重新归类为筛查结果阴性。选择接受无创DNA二次筛查且结果阳性的女性应接受侵入性检测以确定诊断，但仍有可能为假阳性结果（<0.1%）。无创DNA也可能漏诊小部分染色体结构异常或微缺失/微重复综合征，需要告知患者，并加强孕期超声检查，超声异常时仍然需要进行诊断性检测。血清学筛查阳性的女性可能希望尽快确定诊断，确诊方法为侵入性产前诊断（绒毛穿刺取样或羊膜腔穿刺术），进行染色体核型分析和/或染色体微阵列分析，检测前应进行充分咨询。

二、无创DNA筛查的遗传咨询

结合NT的染色体非整倍体血清学筛查是一种效率很高的筛查方案，但临床应用上也有其局限性：需要在规定的孕周实施，要有高分辨的超声设备与获得资质的超声检查医生，因此通量低，不适合大规模普筛。无创DNA筛查又称非侵入性产前检测（noninvasive prenatal testing，NIPT），相对于传统的血清学筛查技术，NIPT对目标染色体病具有更高的检出率与更低的假阳性率。例如，对常见三种染色体非整倍体的检出率>95%，假阳性率<0.5%。NIPT也适合双胎妊娠的筛查。NIPT大大减少了需要做侵入性产前诊断的人数，孕妇接受度高。其筛查基本不受孕周限制，一般在妊娠9周以

上就可以筛查。操作过程简便，只需确定孕周后，采集孕妇5 mL左右外周血，极大方便了临床应用。

1．无创DNA筛查的局限性

NIPT的检测结果是基于孕妇血浆中的胎儿游离DNA，目前已知胎儿游离DNA来自胎盘滋养细胞，而非胎儿血细胞。因此，孕妇血浆中的胎儿游离DNA实际上是胎盘滋养细胞DNA。尽管胎盘与胎儿都从单个受精卵细胞分化而来，但在不同细胞亚群分裂分化过程中会各自发生有丝分裂错误，造成胎盘与胎儿染色体核型不一致的情况，产生NIPT的假阳性与假阴性。因此，NIPT仍被定义为一种筛查技术。理论上，NIPT也可以筛查染色体细微的拷贝数变异（CNVs），如微缺失/微重复，但不像常见染色体非整倍体检测，NIPT对CNVs的筛查效果仍有待在更大人群中实践验证。

另外，NIPT对胎儿染色体嵌合体不敏感，可能会漏诊。由于母亲本身为染色体非整倍体嵌合体、肿瘤或早期双胎之一胎停育等情况，NIPT会产生假阳性。另外，部分孕妇，特别是肥胖孕妇，由于血浆中胎儿游离DNA浓度过低而导致检测失败。

2．无创DNA筛查的指征

NIPT适用于所有希望排除胎儿常见染色体疾病的孕妇，但目前NIPT在产前筛查的具体流程在不同地区可有差异。NIPT可以直接作为一线筛查，或作为序贯筛查对血清学筛查高风险或临界风险的孕妇实施。NIPT也适合有侵入性产前诊断指征但有穿刺禁忌证的孕妇，如Rh阴性血型、凝血功能异常、先兆流产等。由于NIPT的局限性，一般建议孕妇在NIPT检测之前先做详细的胎儿超声检查，如果发现胎儿NT增厚或结构异常，提示胎儿合并罕见染色体异常、微缺失/微重复或单基因病的风险增加，应当尽量避免NIPT筛查，而应选择侵入性产前诊断。如果孕妇半年内接受过异体输血、移植手术或异体细胞治疗等，或者孕妇本身有染色体异常，可能会影响检测结果的准确性，需要额外注意。

3．无创DNA筛查的咨询

（1）检测前咨询　若孕妇为普通风险人群，解释NIPT相对于传统染色体非整倍体筛查的优越性与局限性，包括高检出率与低假阳性率、检测目标疾病的范围及检测失败等；若孕妇为高风险人群，解释NIPT与侵入性产前诊断的区别，各自的优势与缺点，由孕妇权衡利弊后自主做出选择。

（2）检测后咨询　NIPT低风险，告知假阴性可能，建议定期进行常规产前检查，出现超声结构或生长异常，仍需要根据情况做相应的侵入性产前诊断；NIPT高风险，告知存在假阳性可能，需要侵入性产前诊断确诊。

> ### 📁 知识窗
>
>
>
> **无创DNA检测阳性的咨询场景**
>
>
>
> 　　20岁的孕妇和40岁的孕妇，孕20周，NIPT 21三体高风险，在没有其他附加信息的情况下，两个孕妇的胎儿患唐氏综合征的阳性预测值一样吗？（假设检出率为99.7%，假阳性率为0.1%）
>
> 　　由于无创DNA没有加入年龄风险计算，因此查询20岁与40岁孕妇在妊娠20周怀21三体胎儿的发病率分别为1/1 300及1/80，参照产前筛查的原则及风险评估的计算方法中阳性预测值的计算（见本书第八章），20岁的孕妇和40岁的孕妇，NIPT 21三体高风险，两个孕妇胎儿为21三体的阳性预测值分别为43%、93%（图19-1）。
>
>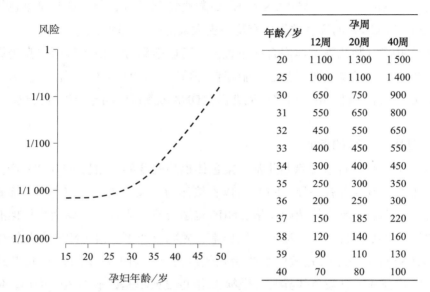
>
> | 年龄/岁 | 孕周 | | |
> |---|---|---|---|
> | | **12周** | **20周** | **40周** |
> | 20 | 1 100 | 1 300 | 1 500 |
> | 25 | 1 000 | 1 100 | 1 400 |
> | 30 | 650 | 750 | 900 |
> | 31 | 550 | 650 | 800 |
> | 32 | 450 | 550 | 650 |
> | 33 | 400 | 450 | 550 |
> | 34 | 300 | 400 | 450 |
> | 35 | 250 | 300 | 350 |
> | 36 | 200 | 250 | 300 |
> | 37 | 150 | 185 | 220 |
> | 38 | 120 | 140 | 160 |
> | 39 | 90 | 110 | 130 |
> | 40 | 70 | 80 | 100 |
>
>
>
> **图19-1　不同年龄的孕妇在不同孕周21三体的发病率（来源于FMF网站）**
>
>

三、常见染色体非整倍体的超声表现及应用场景

　　最常见的染色体缺陷有21、18或13三体综合征，性染色体缺陷（45,X、47,XXX、47,XXY、47,XYY）和三倍体。

1.常见染色体非整倍体超声表现

　　在早期妊娠，许多染色体缺陷的一个共同特征是NT增厚；在中、晚期妊娠，每种染色体缺陷都有其自身的超声结构异常或软标记物，表现如下：①21三体综合征的软标记物包括鼻发育不良、NT增厚、鼻前皮肤增厚、心内强回声灶、肠管回声增强、轻度肾积水、股骨短、迷走右锁骨下动脉、侧脑室轻度增宽、第五指弯曲或中节指骨发育不

全；结构异常包括心脏畸形（以房室间隔缺损最常见），十二指肠闭锁。②18三体综合征的软标记物包括NT增厚、草莓状头、单脐动脉、肠道回声增强、脉络丛囊肿、生长受限和四肢短等；结构畸形包括胼胝体缺失、小脑延髓池增大、面裂、小颌畸形、心脏畸形、膈疝、食道闭锁、脐膨出、肾异常、脊髓脊膜膨出、桡骨发育不全、重叠指和摇椅足。③13三体综合征的软标记物包括早孕期NT增厚，中孕期生长受限；结构畸形包括前脑无裂畸形、小头畸形、面部异常、心脏畸形、肾增大回声增强、脐膨出、轴后多指（趾）等。④三倍体当有双倍父源染色体（diandric）时，表现为葡萄胎，妊娠很少持续超过20周。当有双倍母源染色体（digynic）时，胎盘很薄，但回声很均匀，大部分在早孕及中孕早期停止发育，少数可能持续到孕晚期，胎儿表现出严重的不均称型生长受限（孕早期矢状面呈"头大身小"），轻度脑室增大，小颌畸形，心脏异常，脊髓脊膜膨出，并指（趾）和"搭便车状"脚趾畸形。⑤Turner综合征的超声表现为颈部淋巴水囊瘤，全身水肿，轻度胸水和腹水，心脏异常和马蹄肾。⑥47,XXX，47,XXY或47,XYY无特异性的超声表现。

2. 应用场景

如果发现有上述严重结构畸形，哪怕是孤立的，均应建议提供胎儿快速核型分析。首先，如果相关的异常是致命的或严重缺陷（如前脑无裂畸形），临床需要及时处理，并评估再发风险。其次，如果该畸形可在宫内治疗或产后手术（如膈疝），在快速排除了常见染色体非整倍体及三倍体后，可以继续做更深入的遗传筛查。

如果有一个轻微的异常/软标记物，可以通过将先验风险（根据先前筛查的结果）乘以特定异常或标记物的似然比来得出估计的风险。21三体的似然比分别约为1（在脉络丛囊肿、心内强回声灶、轻度肾积水和股骨短的情况下，先验风险不增加）、10（颈部透或鼻前水肿增厚、鼻骨发育不良的先验风险增加了10倍）。

如果存在两个或以上的软标记物，胎儿染色体异常的风险增加，应建议侵入性产前诊断，或酌情行无创DNA筛查并密切随访；如果有多种超声结构畸形，胎儿染色体缺陷的风险大大增加，应考虑胎儿染色体核型分析。

当染色体非整倍体筛查（血清学/超声筛查、NIPT）高风险，应彻底检查与该标记物相关联的染色体缺陷的超声特征并进行侵入性产前诊断。在条件允许的情况下，建议把超声检查纳入风险评估，全面检查相关的染色体异常标记物及结构畸形的超声特征，进行个体化风险再评估，并进行侵入性产前诊断。例如，NIPT提示13三体高风险，超声评估未见结构畸形，可告知筛查假阳性的可能性较大，让病人安心等待侵入性产前诊断结果。如果NIPT提示18三体高风险，超声评估发现与18三体相符的严重结构畸形，可以在引产的同时取材送检染色体核型，结果出来后再进行遗传咨询。

第二节　产前诊断技术及咨询

常见的产前诊断技术包括绒毛穿刺取样（CVS）、羊膜腔穿刺术，以及少数情况下的胎儿血液取样。大多数病人不会预期到筛查阳性或异常结果，因此，筛查阳性报告会使夫妇双方产生精神压力。此时，咨询技巧非常重要，对于风险和数字的解释需要正确合理，用词选择要谨慎。例如，在某些情况下尽量使用"与正常不同"而非"畸形"，并帮助孕妇及家属做出个人的知情选择。有些夫妇担心介入操作的风险，例如，不能理解1/500的风险值，需要用恰当的方式为其解释，同时对比患病风险，让夫妇有合理的认识。有些孕妇可能更害怕结果的异常，但表现为担心穿刺的风险，需要咨询师/医生洞察并帮助其认识。如果夫妇拒绝介入性诊断，也应该尊重其选择，同时开放再次咨询的通道。咨询还应该讨论不同结果的后续处理，继续妊娠或终止妊娠的相关问题，以及

拓展阅读19.1
常见的产前诊断
技术

需要提供的支持及多学科会诊等。进行咨询的目的是帮助患者了解检测的益处及局限性，讨论可能的检测结果，以及帮助患者做出符合其自身目的和价值观的知情决定。

侵入性检测前应该告知后续结果的可能性：①异常结果，检测结果对产前和产后胎儿健康的意义，包括产前表型的局限性；根据患者及家庭的目标和价值观来决定是否继续妊娠；推荐分娩后随访；讨论再发风险及再次生育降低风险的措施。②正常结果，应说明虽然正常结果令人放心，但并不能100%排除胎儿有潜在遗传病的可能；讨论产后的其他评估方法，包括再酌情咨询医学遗传学专家等。

第三节　胎儿超声软指标异常的遗传咨询

自20世纪90年代中期以来，早孕期胎儿颈项透明层（nuchal translucency，NT）测量一直是筛查21三体的主要手段，而产前筛查和诊断的实践拓展了NT与胎儿结构异常及遗传缺陷的相关性。中孕期超声软指标通常是胎儿解剖结构正常变异的超声表现，在约10%的中期妊娠胎儿中，可发现至少1项超声软指标，可能为一过性，往往没有临床意义，但一些情况下使染色体非整倍体风险轻至中度增加。本小节将介绍超声软指标的意义及咨询，主要包括早孕期NT增厚及中孕期超声软指标。

一、颈项透明层增厚的咨询

颈项透明层（nuchal translucency，NT）应用于产前筛查已经接近30年，在产前染

色体非整倍体筛查方案中，联合NT及血清学标记物的妊娠早期联合筛查至今仍是应用最广的筛查方法。在NIPT出现之前，联合筛查一直被视为检出率最高的单次筛查技术。即使NIPT成为非整倍体筛查的一线筛查方法，由于妊娠早期超声检查可发现胎儿结构异常，可能提示遗传综合征风险，因此NT筛查仍是早期妊娠的常规检查。

正常情况下，妊娠11～13^{+6}周胎儿NT值随胎儿顶臀长增长而略微上升，孕11周时NT的第95百分位数约为2.0 mm，孕13周时第95百分位数约为2.7 mm。透明层增厚表现为颈背部均匀的无回声区增厚，在重度增厚的病例中也可以表现为颈部水囊瘤。NT增厚（≥3.0 mm）的发生率为5%，其中半数妊娠结局是胎儿染色体异常或宫内死亡。75%～80%的21三体胎儿表现为NT增厚，其他染色体异常如18三体、13三体胎儿NT也可增厚。NT越厚，染色体异常发生风险越高。对于NT增厚但核型正常的胎儿，约12%的病例会出现结构畸形或遗传综合征，NT越厚患病风险越高。因此，需要关注NT增厚的程度与胎儿结构异常与遗传学病因的相关性，以及与胎儿预后的相关性。不同NT值与总体预后的咨询参考数据见表19-2，但进一步处理的方案需要个体化讨论。

表 19-2　不同 NT 值与胎儿预后的咨询

NT	染色体异常	染色体正常		正常活胎
		宫内停止发育	严重结构畸形	
<95th百分位	0.2%	1.3%	1.6%	97%
95th～99th百分位	3.7%	1.3%	2.5%	93%
3.5～4.4 mm	21.1%	2.7%	10.0%	70%
4.5～5.4 mm	33.3%	3.4%	18.5%	50%
5.5～6.4 mm	50.5%	10.1%	24.2%	30%
≥6.5 mm	64.5%	19.0%	46.2%	15%

引自Bilardo CM，et al. 2007.

1．NT与胎儿结构异常

NT增厚是胎儿结构异常的筛查标志物。大样本研究数据发现，整个围产期检出的胎儿结构异常中，30%在早孕期诊断，50%在中孕期诊断，20%在晚孕期及出生时诊断。在妊娠早期诊断的结构异常中，约50%病例合并NT增厚；在出生后3个月内诊断的新生儿中，其早孕期NT增厚的比例也很高，这意味着NT增厚是整个妊娠期间胎儿结构异常的风险因素。

2．NT与染色体非整倍体

胎儿NT≥3 mm时，约90%的早孕期联合筛查呈高风险，需要建议侵入性产前诊断，即大部分NT≥3 mm与染色体非整倍体高风险重叠。因此有学者提出可以单纯根据NT≥3 mm及时提供侵入性产前诊断，从而缩短阳性病例的诊断时间。

3．NT与致病性染色体微缺失/微重复

NT增厚是染色体微缺失/微重复的筛查标志物。很多研究探讨了NT增厚但核型正常胎儿的染色体微阵列分析结果。尽管这些研究之间存在异质性，但共同观点是荧光定量聚合酶链反应（quantitative fluorescent polymerase chain reaction，qf-PCR）正常（近似NIPT低风险）后的残余风险取决于NT增厚的程度及胎儿是否合并结构异常。普遍的共识是，对于早孕期NT增厚的胎儿，CMA/CNV-seq的价值较单纯染色体核型分析更高，但采用什么样的NT值作为建议CMA/CNV-seq检测的阈值，有3种不同的做法。

（1）NT≥3.5 mm　通常，当NT≥3.5 mm，也就是第99百分位数时，建议提供CMA/CNV-seq检测。有文献报道，NT≥3.5 mm胎儿中有2.4%存在致病性非平衡性染色体异常，如果采用针对常见非整倍体的NIPT，与直接CMA产前诊断比较，前者漏诊率为2%～10%。

（2）NT≥3.0 mm　临床实践中，国内大部分中心采用NT厚度≥3.0 mm作为直接进行侵入性产前诊断的阈值。一项研究发现619例单纯性NT值3.0～3.4 mm的胎儿，其中29例（4.7%）染色体微阵列分析结果异常，包括12例21三体（1例嵌合体）、3例18三体（1例嵌合体）、2例性染色体非整倍体（47, XXX和47, XXY）、3例其他异常及9例致病性CNV，产前诊断阳性率是超声正常且NT<3.0 mm的胎儿的3倍。有研究提示NT为3.0～3.4 mm的胎儿，如果采用NIPT而不是CMA，漏检致病性拷贝数变异的残余风险为1/21。因此如果目标是最大限度地诊断胎儿染色体畸变，那么提供CMA/CNV-seq检测的NT阈值可以设为3 mm。

（3）NT≥第95百分位数　有研究观察了1 300例NT≥第95百分位数的胎儿，对其中47%的病例进行了染色体微阵列分析，结论是如果仅进行NIPT检测，那么34%的先天性异常会漏诊，包括性染色体异常、三倍体、致病性CNV及单基因病，其中22%发生在NT介于第95百分位～3.4 mm之间的胎儿。但NT位于第95百分位～3.0 mm之间的胎儿染色体畸变情况仍需要更多数据支持。

拓展阅读19.2
NT增厚到什么程度需要进行单基因病的检测

4．NT增厚到什么程度需要进行单基因疾病的检测

参见拓展阅读19.2。

5．NT增厚的遗传咨询

（1）遗传检测的咨询　NT增厚是胎儿发育异常的最强标记物，应从早孕期开始提供规范的超声检查，来评估胎儿结构畸形及染色体异常的风险，并判断是否需要单基因疾病检测。当染色体检测正常，但NT>3.5 mm且合并其他超声结构异常时，应提供产

前全外显子组测序检测；孤立性NT增厚≥5 mm时，可进行RASopathies谱系基因包或产前全外显子组测序检测。

（2）胎儿结构检查的咨询　首次胎儿结构检查可在测量NT时进行，发现NT增厚可由经验丰富的超声医师使用高分辨率经阴道超声检查，常可发现胎儿的严重结构畸形。但在妊娠18~22周，诊断胎儿结构异常的敏感性更高，尤其是心脏异常，故应在此时复查，详细扫查胎儿各个结构并进行正确的解读。

有经验的中心最早可在妊娠13~14周进行胎儿超声心动图检查，约90%的病例可以进行完整的心脏评估。对高危孕妇，早孕期胎儿超声心动图检查的敏感性＞50%，但早期妊娠的评估结果正常不能替代中期妊娠的评估。如果怀疑心脏异常，可以尽早进行侵入性产前诊断，并酌情在2~3周后复查超声，以期尽早明确诊断。对于NT增厚的胎儿，均应在妊娠18~22周行胎儿超声心动图检查。关于胎儿超声心动图检查的NT阈值，美国医学超声研究所（AIUM）的《胎儿超声心动图的实践准则》建议，若NT厚度≥3.5 mm或≥相应胎龄的第99百分位数，则进行胎儿超声心动图检查；而美国妇产科学会（ACOG）推荐NT增厚至≥3.0 mm或≥头臀径相应的第99百分位数时，进行胎儿超声心动图检查。

（3）晚期妊娠胎儿评估　即使排除了相关的染色体和结构异常，NT增厚（尤其是持续增厚）的胎儿死亡风险仍是增加的。目前没有专门针对初始评估后这些妊娠最佳处理的研究。考虑到这些风险，可从妊娠36周开始安排胎儿生物物理评分或胎心监护无应激试验。如果诊断胎儿生长受限，则按照高危产科管理的要求进行监测。

二、中期妊娠超声软指标的咨询

1．中期妊娠超声软标记物

中期妊娠超声软标记物相对常见，包括胎儿心内强回声灶、肠管强回声、脉络丛囊肿、迷走右锁骨下动脉、肾盂增宽、肱骨或股骨偏短、颈部皮肤增厚、鼻骨缺失或发育不全等。软指标并非结构畸形，但可能提示染色体非整倍体风险增加。

（1）心室强光点（EIF）是点状强回声区，通常见于左心室，也可见于右心室或左右两个心室。EIF与心肌功能障碍和心脏结构异常无关。染色体非整倍体筛查低风险同时详细超声检查，未见胎儿其他异常的孤立性EIF应视为正常变异。

（2）脉络丛囊肿（CPC）是侧脑室脉络丛内边界清晰的无回声结构，通常比较小（直径＜10 mm）。其外观差异很大，有的是单侧单发性囊肿，有的是带分隔的双侧或多发性囊肿。孤立性CPC是一种正常变异，不产生远期不良发育结果，中期妊娠后仍存在的CPC通常无症状。非孤立性CPC的非整倍体风险增加，18三体胎儿中30%~50%合并CPC。

（3）肾盂轻度增宽，通常定义为妊娠16~27周时胎儿肾盂前后径＞4 mm但＜7 mm的肾盂扩张。肾盂轻度增宽在胎儿中的总体发生率为1%~2%，但在21三体胎儿中达

11%~17%。但如果是孤立性，尤其是无创DNA筛查低风险的情况下则不必担忧。

（4）肠管强回声是指超声检查发现胎儿肠管回声（亮度）增强，强于或等于骨骼回声的认为是强回声。肠管强回声胎儿中，21三体是最常见的非整倍体异常；21三体胎儿中13%~21%可见肠管强回声。如果出现羊膜腔内出血、宫内生长受限或消化道病变等各种胎儿异常和孕期异常情况，需要临床评估及讨论。

（5）颈部皮肤增厚是中期妊娠16~22周在胎头轴面上测量胎儿颈后皮肤厚度，此平面上可以看到透明隔腔、丘脑、大脑脚和小脑半球，若枕骨外缘至枕部皮肤外缘的厚度≥6 mm，则认为是颈后皮肤增厚。颈后皮肤增厚是中期妊娠筛查21三体的敏感指标之一，在21三体胎儿中的检出率至少为20%~50%，在整倍体胎儿中为0.5%~2%；单独检出时，21三体的似然比为3~11。可酌情建议侵入性产前诊断。

（6）中期妊娠鼻骨发育不良或缺失定义为鼻骨长度≤2.5 mm，或<胎龄对应值的第5百分位数，或鼻骨不显示。中孕期可在30%~40%的21三体胎儿和0.3%~0.7%的整倍体胎儿中发现鼻骨缺失，在50%~60%的21三体胎儿和0.5%~1.2%的整倍体胎儿中发现鼻骨发育不良；孤立性鼻骨缺失或鼻骨发育不良，21三体的似然比为6.6。可酌情建议侵入性产前诊断。

2．超声软指标的遗传咨询

（1）母血清学妊娠早期或妊娠中期染色体非整倍体筛查结果为低风险　早孕和中孕的染色体非整倍体筛查低风险，存在超声软指标异常：①单一软指标，应该告知超声软指标不是结构畸形，可以是人群的正常变异，如心室强光点、脉络丛囊肿、迷走右锁骨下动脉、草鞋足和先天性指（趾）侧弯等。有些单一软指标与胎儿染色体非整倍体有较强的相关性，如颈部皮肤增厚、鼻骨缺失，若存在这些软指标则需要额外的遗传咨询，可根据具体情况建议孕妇考虑侵入性产前诊断。有些超声软指标与特定疾病相关，如肠道强回声与生长受限、感染、消化道梗阻及囊性纤维化相关，虽然囊性纤维化在中国人中非常罕见，但随着人口迁徙，人群携带率可能有所增高，在咨询过程中，应对这些疾病进行评估，并讨论相应的产前诊断方法。②两项或更多软指标，应提供遗传咨询。存在多个软指标会增加某些非整倍体异常的风险，可根据具体情况，讨论无创DNA筛查或侵入性产前诊断。

（2）无创DNA筛查结果为低风险　NIPT筛查结果低风险，存在超声软指标异常：①单一软指标。美国母胎医学会（SMFM）推荐无创DNA筛查结果为低风险时，若仅发现单一软指标，不进行有创诊断性检查。因为在无创DNA筛查结果为低风险时，该检测出现假阴性的可能性非常低，除颈部皮肤增厚、鼻骨缺失这两项软指标外，无须过分关注其他单一软指标；同时不限制孕妇选择诊断性检测为其带来的额外收益。如果出现颈部皮肤增厚或鼻骨缺如，仍需考虑无创DNA筛查假阴性的可能性，可以酌情进行侵入性产前诊断。②两项或更多项软指标，应提供遗传咨询，并讨论侵入性产前诊断的选择。

第四节 胎儿超声异常的遗传咨询

胎儿超声异常包括颅内、脊柱、面部、颈部、胸部、心脏、腹部、消化道、泌尿系统、外生殖器、四肢、骨骼异常，以及产科其他常见异常。以下是临床常见的一些超声异常，本节将对每个超声异常的发生率，超声诊断表现、预后、再发风险及预防的咨询进行详细描述，篇幅限制，更完整内容见拓展阅读19.3。

拓展阅读19.3
胎儿常见超声异常的咨询

1．颅内异常的咨询

（1）无颅畸形 无颅畸形（acrania）在妊娠12周胎儿的发生率为1/1 000，超声诊断表现为颅骨穹窿和大脑半球缺失。妊娠12周时若颅骨没有正常骨化且大脑形态失常（露脑畸形，exencephaly）时应怀疑无颅畸形，>16周时大脑组织被破坏而表现为无脑畸形（anencephaly）。孤立性无颅畸形的胎儿染色体异常罕见，50%的病例中合并中枢神经系统或其他缺陷，包括25%的脊柱裂。预后：出生一周内死亡。再发风险及预防的咨询：有1个兄弟姐妹患病者，再发风险为5%；有2个兄弟姐妹患病者，再发风险为10%。妊娠前3个月和妊娠后2个月补充叶酸（每天5 mg）可降低约75%的复发风险。

（2）胼胝体发育不全 胼胝体发育不全（corpus callosum agenesis）新生儿中的发病率为1/300。超声诊断：≥妊娠18周时，在标准经侧脑室横切面上，透明隔腔未显示，侧脑室后部扩张呈"泪滴"状，大脑正中矢状面胼胝体完全或部分（通常为后部）缺失，胼周动脉走行异常。妊娠20周时正常胼胝体长度为18~20 mm。相关异常：20%的病例发现染色体异常（8、13或18三体，致病性拷贝数变异），50%的病例可能是遗传综合征（涉及200多种）的体征之一；或是复杂畸形的一部分，如中枢神经系统缺陷（主要是脑回异常、脑中线蛛网膜囊肿、Dandy-Walker畸形和脑膨出）或其他系统缺陷（主要是心脏、骨骼和泌尿生殖系统）。检查：详细的超声检查，包括神经系统超声。侵入性产前诊断进行染色体核型分析、基因组拷贝数变异（CNVs）检测、TORCH检测，必要时进行基因水平的遗传检测。可在≥妊娠28周进行胎儿头颅MRI检查，以评估超声无法检测到的异常，如灰质异位（grey matter heterotopias）、脑沟形成延迟（late sulcation）和神经元迁移异常（migration anomalies）。预后：孤立性者，约30%出现神经发育延迟，再发风险为3%~5%；合并其他异常者，预后与合并异常的类型有关，可能更差。

（3）Dandy-Walker畸形 Dandy-Walker畸形（Dandy-Walker malformation）在新生儿中的发病率为1/30 000。超声诊断：第四脑室囊性扩张，充满后颅窝，并延伸至枕后池。小脑蚓部部分或完全发育不良。相关异常：约30%的病例为染色体异常，主要是13或18三体；>50%的病例为遗传综合征（Walker-Warburg综合征、Meckel-Gruber综合征、Aicardi综合征、Neu-Laxova综合征等）或存在复杂畸形（脑、心脏、胃肠或泌尿生殖系统）。常合并严重的侧脑室增宽和脑积水，＞80%的病例出生后脑积水继续进展。检查：详细的超声检查，包括神经系统超声。侵入性产前诊断进行染色体核型分析、CNVs检测，建议对原因不明的病例进行基因水平的遗传检测。可在≥孕28周行胎儿头颅MRI检查，评估有无神经元迁移障碍。随访：每4周复查一次超声，以监测侧脑室增宽的进展情况。预后：孤立性者＞50%可出现神经发育延迟；严重侧脑室增宽者死亡率超过50%，大多数存活儿伴有神经发育迟缓。再发风险：孤立性为3%～5%，合并染色体三体约1%。

（4）侧脑室增宽　侧脑室增宽（ventriculomegaly）在妊娠20周的胎儿发病率为1/100，新生儿中的发病率为1/1 000。超声诊断：在大脑标准横切面上观察到侧脑室单侧或双侧增宽。根据侧脑室的经线分为轻度（10～12 mm）、中度（13～15 mm）、重度（＞15 mm）。相关异常：在10%的病例中发现染色体异常，主要是21、18或13三体。在孤立的脑室扩张中，21三体的风险增加4倍，风险与侧脑室增宽的严重程度成反比。在50%的病例中发现大脑和非大脑缺陷及遗传综合征。检查：详细的超声检查，包括神经系统超声。侵入性产前诊断进行染色体核型和CNVs分析。TORCH检测胎儿感染。如胎儿合并脑出血则需检测孕妇血抗血小板抗体。妊娠≥28周后完善头颅MRI，以排查神经迁移异常，如无脑回畸形。随访：每4周复查一次超声，以监测脑室增宽的程度。预后：①孤立的轻/中度，10%的病例出现神经发育迟缓，这可能不会高于一般人群。②孤立的重度，10年生存率60%，严重智力障碍50%。再发风险：孤立性者再发风险小于1%，如果还有其他同胞患病史，则上升至5%；如果是感染导致，不增加再发风险；合并染色体三体的再发风险为1%；X染色体连锁脑积水的再发风险为50%的男性；与同种免疫性血小板减少相关且未治疗的再发风险为100%。

（5）后颅窝池增宽　后颅窝池增宽（megacisterna magna）在新生儿中的发病率为1/5 000。超声诊断：经小脑横切面测量后颅窝池＞10 mm，小脑蚓部结构正常。鉴别诊断：①Blake's囊肿。第四脑室扩张到后颅窝池，导致后颅窝出现单房且无血管的囊肿；小脑蚓部大小正常，向上旋转。②蛛网膜囊肿。后颅窝池囊肿，对周围结构有占位压迫影响；蚓部正常。相关异常：通常为孤立存在，约10%的病例伴有脑室扩张。检查：详细的超声检查，包括神经系统针对性超声。胎儿头颅MRI有助于排除其他颅脑异常。随访：每4周复查一次超声，监测后颅窝池大小和侧脑室扩张变化。预后：多数神经发育正常，不增加再发风险。

（6）小头畸形　小头畸形（microcephaly）在新生儿中的发病率为1/1 000，90%的患儿在中孕期头围正常，80%的患儿在出生时头围正常。超声诊断：通常在中孕晚期和晚孕期发现，胎儿头围与腹围比小于第3百分位数（或低于正常胎龄平均值的2个标准差）；由于额叶和面部发育不成比例，导致前额倾斜。出现在妊娠中期的病例大多数伴有全前脑或脑膨出，妊娠晚期出现的病例则会伴有脑沟回异常或神经元迁移障碍。相关异常：染色体异常罕见，主要是13、18和21三体。遗传综合征多见，大多是常染色体隐性或X连锁的单基因病，如Meckel-Gruber综合征、Walker-Walburg综合征、Miller-Diecker综合征、SmithLemli-Opitz综合征或Seckel综合征。检查：详细的超声检查，包括神经系统超声。侵入性产前诊断进行染色体核型分析、CNVs检测，对原因不明的病例进行基因水平的遗传检测。可在≥妊娠28周行胎儿头颅MRI检查，评估有无神经元迁移异常，如无脑回畸形或多小脑回畸形。随访：每4周复查一次超声，监测头围的变化。预后：孤立性的神经发育迟缓的风险随着头围的减小而增加。若头围比正常胎龄平均值小2～3个标准差（SD），神经发育迟缓的风险为10%；若头围小于4个标准差，则风险极大地增加。预后取决于多发畸形的具体情况。再发风险：没有合并其他结构缺陷者，再发风险为5%～10%；家族性孤立性小头畸形者，再发风险为25%。

2．脊柱异常的咨询

开放性脊柱裂（open spina bifida）在妊娠12周胎儿的发病率为1/1 000。开放性脊柱裂与Arnold-Chiari Ⅱ型畸形有关，表现为脑干尾端移位，小脑延髓池受压闭塞。超声诊断：需从横切面和纵切面，对颈部到骶部的每个神经弓进行系统的检查。开放性脊柱裂好发部位依次为：腰骶部（65%）、骶骨（24%）、胸腰部（10%）、颈椎（1%）。妊娠11～13周，开放性脊柱裂的病例大多数有脑干直径增大、脑干与枕骨（brain stem to occipital bone，BSOB）的距离减小，脑干与BSOB比值＞1.0，有助于早期诊断。在妊娠中期，95%以上的胎儿有额骨呈扇贝样（柠檬征），小脑延髓池闭塞，或小脑半球前屈异常（香蕉征）。几乎所有的开放性脊柱裂在出生时都有不同程度的侧脑室增宽，但在妊娠中期出现的大约只有70%。相关异常：包括染色体异常（主要是18三体）、母体糖尿病或服用抗癫痫药物，约占10%。非染色体综合征的风险较低。检查：进行详细的超声检查，存在相关异常时需行胎儿染色体核型分析。预后：约25%发生死胎，20%在出生后12个月内死亡，5年死亡率约为35%。存活的婴儿通常下肢瘫痪和大小便失禁，除了伴有脑积水需要手术的病例，智力往往是正常的。再发风险：父母患病或一个兄弟姐妹患病时，再发风险为5%；两个兄弟姐妹患病时，再发风险为10%。孕前3个月和孕后2个月补充叶酸（每天5 mg），可减少约75%的再发风险。

3．面部异常的咨询

（1）面部裂　面部裂（facial cleft）在新生儿中的发病率为1/700。男性比女性多见，白人比黑人多见。其中唇腭裂占50%，单纯唇裂或腭裂分别占25%；单侧（多见于左侧）占75%，双侧占25%。超声诊断：典型的唇裂表现为唇线缺损，从嘴唇延伸到鼻孔；与唇裂相关的腭裂可通过牙槽嵴和硬腭延伸至鼻腔底，甚至眼眶底。产前诊断单纯腭裂是困难的，可通过针对性超声检查来提高检出率。妊娠11～13周时观察鼻后三角有助于早期诊断较严重的唇腭裂。相关异常：1%～2%的病例为染色体异常，主要是13和18

三体；单侧唇裂与染色体异常无关。在400多种遗传综合征中，30%伴面裂畸形，最常见的有：①Goldenhar综合征（散发，无眼症，耳缺陷，面裂，面部增大）。②Treacher-Collins综合征（常染色体隐性或常染色体显性遗传，60%为新发突变，颌骨和颧骨发育不全，小颌畸形，腭裂，耳畸形或缺失）。③Pierre-Robin序列征（小颌畸形或下颌后缩，腭裂和舌下垂，在一半病例中为孤立性病变，在另一半病例中与其他异常或已知的遗传/非遗传综合征有关）。检查：详细的超声检查，侵入性产前诊断进行染色体核型分析及CNVs检测，结果阴性可送检基因水平的遗传检测。预后：预后主要取决于是否合并其他异常及面裂的类型，孤立性者预后良好且正常生存。建议在多学科诊疗小组或联合门诊进行预后评估。手术修复年龄为3~6个月。唇腭裂儿童的长期问题包括牙齿异常、听力和嗅觉问题、面中部发育不良和心理问题。约25%因言语发音异常，需要二次腭部手术和语言康复治疗；牙齿异常包括牙缺失、多牙或牙齿错位，需要固定在恒牙上带牙套；多数儿童有听力异常，可能需要行双侧鼓膜置管术以改善听力。建议定期进行心理量表筛查，以评估儿童的认知发展、行为和自我形象认知。再发风险：孤立性者，如果一个兄弟姐妹或父母患病为5%，如果两个兄弟姐妹患病则为10%。综合征性的遗传形式多样，包括常染色体显性、常染色体隐性、X连锁显性和X连锁隐性，再发风险取决于其孟德尔遗传方式。

（2）小下颌畸形　小下颌畸形（micrognathia）在新生儿中的发病率为1/1 500。超声诊断：在胎儿正中矢状切面观察到突出的上唇和向后缩的下颌，后者可能是由于小颌畸形（短下颌骨）或缩颌（下颌骨向后移位），严重者由于舌下垂（正常舌头阻塞狭小的口腔），导致吞咽异常，可引起羊水过多（＞妊娠25周）。相关异常：染色体异常约占30%，主要是18三体和三倍体。大于50%与遗传综合征相关，包括：①Pierre-Robin序列征。小颌畸形或下颌后缩，腭裂和舌下垂；在一半病例中是一种散发的孤立性表现，而在另一半病例中，与其他异常或已知遗传/非遗传综合征有关。②Treacher Collins综合征。常染色体隐性或常染色体显性遗传，60%为新发突变；上颌骨和颧骨发育不全，小颌畸形，腭裂，耳畸形或无耳。③无下颌并耳畸形（otocephaly）。散发，严重的小颌畸形或无颌畸形以及中线缺陷，包括全前脑、前脑膨出、独眼畸形、无舌和低位耳。检查：详细的超声检查。侵入性产前诊断进行染色体核型分析和CNVs检测，如果怀疑单基因疾病，可进行基因水平的遗传检测，如家系全外显子组测序。随访：每4周复查一次超声，监测胎儿生长情况和羊水量；在有新生儿重症监护设施的医院分娩，儿科医生应在场，做好新生儿气管插管准备。预后：新生儿死亡中，80%以上是由于合并其他异常；Pierre-Robin序列征生存是良好的。再发风险：孤立性者，不增加再发风险；合并染色体三体者，再发风险约1%；合并遗传综合征者，再发风险为25%~50%。

4. 颈部异常的咨询

颈部囊状水囊瘤（cystic hygroma）的胚胎/胎儿期发病率为1/800，新生儿中的发病率为1/8 000。超声诊断：囊状水囊瘤是位于胎儿颈部枕颈区的双侧对称囊性结构，与颈部水肿的区别在于颈部韧带（中线隔膜）的存在。囊性水囊瘤是由颈部淋巴管形成缺陷所引起的，是淋巴管瘤最常见的形式（75%位于颈部，20%位于腋区，5%位于胸壁、腹壁和四肢）。相关异常：染色体异常约占50%，主要是Turner综合征。单基因病约占40%，最常见的是：①Noonan综合征。常染色体显性遗传，但大于90%为新发突变；囊性水囊瘤，眼距过宽，肺动脉狭窄，胎儿生长受限。②多发性翼状胬肉综合征。常染色体隐性遗传，囊性水囊瘤，所有关节挛缩，小头畸形和小颌畸形。③Fryns综合征。常染色体隐性遗传，无眼畸形，面裂，小颌畸形，侧脑室增宽，膈疝。④Neu-Laxova综合征。常染色体隐性遗传，眼距过宽，小头畸形，胼胝体发育不全，上肢和下肢挛缩，胎儿生长受限。除囊性水囊瘤外，全身水肿、腹水、心包或胸腔积液可发生在60%~80%的病例中。检查：详细的超声检查，包括超声心动图。侵入性产前诊断进行染色体核型分析和CNVs检测，结果阴性可送检基因水平的遗传检测。预后：胎儿死亡率约90%；10%的存活胎儿中，染色体核型正常，未合并其他明显缺陷，囊性水囊瘤可在妊娠期间吸收，预后良好。再发风险：孤立性者或合并Turner综合征者，不增加再发风险；合并常染色体隐性遗传者，再发风险则为25%。

5. 胸部异常的咨询

膈疝（diaphragmatic hernia）在新生儿中的发病率为1/4 000。超声诊断：胎儿横膈膜缺损导致腹部脏器疝入胸腔，使心脏偏离正常位置，在胸腔中出现肠、胃或肝；疝入部位依次为左侧（80%）、右侧（15%）和后外侧或前胸骨后方（5%）。孕26周后常合并羊水过多。相关异常：在20%的病例中发现染色体异常，主要是18或13三体，偶见12p四体或Pallister-Killian综合征。单基因病占10%，如Fryns综合征（常染色体隐性遗传，无眼，面裂，小颌畸形，侧脑室增大，膈疝）。20%同时存在其他系统畸形，主要是颅面和心脏。检查：详细的超声检查，包括胎儿超声心动图。建议进行胎儿染色体核型分析和CNVs检测，如果怀疑单基因疾病，可行基因水平的遗传检测。评估膈疝严重程度可通过胸部横切面测量肺部大小与头围的比值（lung-to-head ratio，LHR），将测量的LHR与正常预期LHR进行比较，≤25%则为重度，26~45%为中度，＞45%为轻度。胎儿MRI检查有助于评估胸腔中肝的比例。胎儿宫内治疗：可行胎儿镜下气管腔内阻塞（fetoscopic endoluminal tracheal occlusion，FETO），内镜下将充气气球插入气管，从而保留肺部产生的液体以刺激肺的发育；球囊可在妊娠26周时置入，在34周时内镜下取出。国际随机对照研究正在评估FETO的治疗效果。随访：每4周复查一次超声，监测胎儿肺的生长和羊水量。如果出现羊水过多及宫颈缩短，可考虑羊水减量术。应在有新生儿重症监护和小儿外科的医院分娩。预后：孤立性膈疝，轻度者生存率＞90%，中度者生存率为50%，重度者生存率则＜15%。存活儿中，30%的病例伴有发育迟缓，50%有胃食管反流，10%存在脊柱侧弯。再发风险：孤立性者，不增加再发风险；合并染色体三体者，再发风险约1%；合并常染色体隐性遗传病者，再发风险为25%。

6. 心脏异常的咨询

（1）房室间隔缺损 房室间隔缺损（atrio ventricular septal defect，AVSD）在活产婴儿中发病率约为1/5 000。超声表现：在四腔心切面上房室瓣附着点间差异的缺失提示存在完全性房室隔缺损，存在开放向两个心室的共用瓣膜。完全性AVSD有两组心房和心室组成，典型AVSD中病例中两个心室大小通常相等。其他异常：无论心房或心室组成部分大小如何，AVSD通常与心外缺陷和染色体异常有关，主要是21和18三体，在80%以上的病例中发现。伴有心房异构的AVSD胎儿核型通常正常。预后：主要取决于是否合并其他异常。孤立性完全性AVSD，应在婴儿出生后2~3个月手术，手术死亡率为1.5%~5%，术后生存率超过95%，长期预后良好。

（2）室间隔缺损 室间隔缺损（ventricular septal defect，VSD）发生率约为1/1 000。超声表现：室间隔缺损可位于室间隔的任何位置，大小不同，可以是单个或多个。胎儿期发现的通常是中度或较大的缺损，尤其是早孕期发现的缺损。室间隔缺损根据缺损位置可分为膜周部、动脉下和肌部：膜周部缺损位于室间隔的膜性部分，与三尖瓣相邻，可延伸至心室流入道或流出道；肌部缺损可细分为流出道肌部、流入道肌部和小梁部肌部。双重缺陷罕见，其解剖结构通常是在出生后明确。合并其他异常：室间隔缺损通常与心外畸形和染色体异常有关，主要是18和21三体。单纯性VSD胎儿，排除其他超声异常，非整倍体筛查低风险的情况下，染色体异常的发生率很低。预后：产前诊断的VSD病例中约70%无症状，小缺损可在出生后逐渐自然闭合，不需要任何治疗。外科手术后可长期正常生存，体力耐受亦正常，术后死亡率<5%。

（3）法洛四联症 法洛四联症（tetralogy of fallot，TOF）发病率在活产婴儿中约为1/3 000。超声表现：胎儿期的法洛四联症只有三个特征，包括膜周室间隔缺损、主动脉骑跨和肺动脉狭窄；TOF的第四个特征右心室肥厚，仅见于出生后。建议胎儿超声心动图检查，从四腔心、左右室流出道及三血管平面详细观察胎儿心血管结构。因为室间隔缺损位于膜部，除非合并较大的室缺，否则四腔心平面通常正常。心轴常向左移位。主动脉起源于心脏中心，骑跨于室间隔顶部，肺动脉比增大的主动脉小。其他异常：约30%的TOF患者存在心外缺陷、染色体异常，包括22q11.2微缺失。预后：伴有肺动脉狭窄的经典型TOF，通常需要在出生后一年内进行一次手术，死亡率<5%，远期预后良好。肺动脉瓣缺如或闭锁的复杂TOF病例，通常需要多次手术，远期预后较差。

（4）永存左上腔静脉 永存左上腔静脉（persistent left superior vena cava，PLSVC）在活产婴儿中发病率为1/300。超声表现：左上腔静脉持续存在是一种轻微的心血管变异，PLSVC流入左心房后的冠状窦，因此在四腔心切面上可出现冠状静脉窦扩张。在三血管切面中，PLSVC是肺动脉左侧多出来的第四支血管。其他异常：合并染色体异常主要是18三体，这种情况通常还存在其他超声异常或超声软指标。预后：PLSVC常是心脏畸形的一部分，如主动脉缩窄、左心发育不良综合征或右心室双出口，其临床预后主要取决于心内伴发畸形的类型和严重程度。单纯PLSVC通常没有临床意义，出生后也无须随访。

（5）迷走右锁骨下动脉　迷走右锁骨下动脉（aberrant right subclavian artery，ARSA）在活产婴儿中发病率为1/100。超声表现：正常情况下，主动脉弓发出左颈总动脉、左锁骨下动脉和头臂干动脉；当ARSA时，主动脉弓发出左右颈总动脉、左右锁骨下动脉，是主动脉弓在动脉导管水平的第四个分支，起于降主动脉的第一部分，经过气管后方。右锁骨下动脉迷走可归为解剖变异而不是真正的异常，它可以是孤立的，也可以是心内异常的表现之一。其他异常：高达30%的21三体胎儿会出现ARSA。在没有其他缺陷或非整倍体标记的情况下，伴有ARSA的21三体的似然比约为4。ARSA与22q11.2缺失之间也可能存在关联。预后：如果不合并染色体异常，通常无不良后果，由气管和食管受压引起吞咽困难的情况极少发生。

7．腹部异常的咨询

脐膨出（exomphalos）是腹壁先天性缺损最常见的类型。发生率：囊内仅含肠道的在妊娠11周约1/100，妊娠12周约1/800，妊娠13周约1/2 000；含有肝的占妊娠11～13周胎儿中的1/3 500。需要注意，妊娠12周前，脐膨出仅含肠管的大部分病例为生理性中肠疝。超声诊断：主要特征是在脐带插入水平附近，前腹壁中线处缺损，可见一个向外膨出的囊性包块，由胎儿腹膜覆盖，囊内包含肠和/或肝，脐带插入在囊顶端。高位脐膨出可能包含心脏（Cantrell五联征）。低位脐膨出可能与OEIS综合征（脐膨出、泄殖腔异常、脊柱裂、肛门闭锁四联征）有关。妊娠11～13周的脐膨出，有90%在妊娠20周后会自行痊愈。相关异常：在30%～50%的病例中合并染色体异常，主要是18或13三体；10%的病例伴发遗传综合征，主要是Beckwith-Wiedemann综合征。在30%～50%的病例中存在其他系统畸形，主要是心脏。检查：详细的超声检查，包括胎儿超声心动图。侵入性产前诊断行染色体检测，及Beckwith-Wiedemann综合征的分子检测。随访：每4周复查一次超声，监测胎儿生长和羊水情况。在有新生儿重症监护和小儿外科的三级医疗机构分娩，分娩后治疗方案由胎龄、脐膨出的大小及合并畸形决定。预后：小/中型的孤立性脐膨出存活率>90%，巨大脐膨出的存活率80%，合并其他出生缺陷时，其预后取决于具体情况。再发风险：孤立性脐膨出者不增加再发风险；合并染色体三体者，再发风险为1%；合并Beckwith-Wiedemann综合征者，再发风险最高达50%。

8．消化道异常的咨询

肛门直肠闭锁（anorectal atresia）在新生儿中的发病率为1/5 000。超声诊断：妊娠晚期直肠和乙状结肠过度扩张，羊水量正常，偶尔可以看到腔内钙化（胎粪）。相关异常：在3%～4%的病例中发现染色体异常，主要是21和18三体。在超过70%的病例中发现其他缺陷，主要是泌尿生殖系统畸形、脊柱和中枢神经系统异常。非遗传综合征可见：①VACTERL联合征，散发性，脊柱和室间隔缺损，肛门闭锁，气管食管瘘，肾异常，桡骨发育不良和单脐动脉。②尾端退化综合征，散发性，骶骨发育不全或发育不良，椎体发育不全，肛门闭锁。③OEIS综合征，散发性，脐膨出，泄殖腔外翻，肛门闭锁和脊柱缺损。该疾病难以依靠产前超声诊断，可考虑染色体核型分析及CNVs检测。在孤立性病例中预后良好，合并其他异常的病例预后差。再发风险：不增加再发风险，偶见聚集性。合并染色体三体者，再发风险为1%。

9. 泌尿系统异常的咨询

多囊性发育不良肾（multicystic dyplastic kidney，MCDK）在新生儿中发生率为1/1 000。超声诊断：肾被多个大小不一的不规则囊肿所取代，囊肿间实质高回声。肾盂无法显示。该病可为单侧（80%的病例）、双侧或节段性，如果是双侧，则伴有羊水过少，膀胱不显示。对侧肾异常（25%）：重复肾、肾盂-输尿管梗阻、发育不全、异位或受膀胱-输尿管反流影响。相关异常：单侧病变中有3%、双侧病变中有15%可发现染色体异常，主要是18三体。在10%的病例中存在相关综合征/联合征，最常见的有：①腮-耳-肾综合征（brachio-otorenal syndrome），常染色体显性遗传，前外侧颈部腮腺囊肿，多囊肾。②VACTERL联合征，散发性，椎体异常，室间隔缺损，肛门闭锁，气管食管瘘，肾异常，桡骨发育不良，单脐动脉。③短肋多指（趾）综合征（shortrib polydactyly syndrome），常染色体隐性遗传，四肢短，胸发育不良，多指（趾）畸形，心脏和大脑缺陷，多囊肾。④Meckel-Gruber综合征，常染色体隐性遗传，多指（趾），多囊肾，枕部脑膨出。检查：详细的胎儿超声检查。在双肾异常或合并其他畸形的情况下，建议侵入性产前诊断排除胎儿染色体异常，同时有助于评估复发风险。随访：单侧者每4周进行一次超声检查，关注对侧肾有无迟发性肾盂积水。双侧者如果继续妊娠应密切随访。预后：双侧MCDK由于肺发育不全，导致在宫内或新生儿期致死。单侧预后正常，由于出生后患侧肾逐渐缩小，可能消失，因此大多数不需要手术切除。父母和家人也应排查常染色体显性遗传的腮-耳-肾综合征。孤立性者再发风险为1%~2%。

10. 外生殖器异常的咨询

外生殖器性别不明（ambiguous genitalia）在新生儿中的发生率为1/5 000。超声诊断：女性胎儿可表现为阴蒂肿大、阴唇正常。男性胎儿可表现为小阴茎、尿道下裂、隐睾、阴囊分裂征。根据原因情况分为：①真两性畸形，卵巢和睾丸组织均位于同一性腺内，核型为女性46, XX，但有来自Y染色体的基因片段。②女性假两性畸形，外生殖器男性化或不典型的女性，具有正常的女性核型和卵巢性腺组织，其原因包括先天性肾上腺增生症（1/15 000），或母亲摄入雄激素，以及母亲体内的男性化肿瘤。③男性假两性畸形，男性化不足，男性核型和睾丸组织正常的男性，其原因包括睾酮合成不足或雄激素受体缺陷。相关异常：在少数病例中合并染色体异常，主要是13三体、三倍体和13q综合征。

疾病通常与以下遗传综合征有关：①Smith-Lemli-Opitz综合征，常染色体隐性遗传，生殖器性别不明，小头畸形，心脏、肾和胃肠道缺陷，并指（趾），多指（趾）。②WAGR综合征，散发，肾母细胞瘤，无虹膜，泌尿生殖系统畸形，神经发育延迟。合并其他缺陷多为面裂或心脏异常。检查：详细的超声检查，同时检查孕妇雄激素过多体征（痤疮、声音低沉、孕期多毛倾向），询问孕妇早孕期有无摄入雄激素，有无生殖器性别不明家族史。建议通过侵入性产前诊断或母体血液中的cfDNA来确定胎儿遗传学性别；先天性肾上腺皮质增生家族史者应行侵入性产前诊断进行致病基因的变异位点DNA分析；疑似Smith-Lemli-Opitz综合征的病例，可抽取羊水测定7-脱氢胆固醇，高水平可提示诊断。随访：在有先天性肾上腺皮质增生症先证者的家庭中，对怀孕6周的孕妇使用地塞米松可将雄激素对生殖器和大脑发育的影响最小化。如果胎儿遗传学性别为男性，应停止使用类固醇。每4周进行一次超声检查，以监测胎儿生殖器的发育和变化。应在三级医疗机构分娩。预后：新生儿外生殖器不明确应由多学科团队进行诊疗，应包括遗传科、小儿内分泌科和小儿泌尿科。再发风险：先天性肾上腺皮质增生的再发风险为25%。

11．四肢异常的咨询

马蹄内翻足（club foot）在新生儿中的发生率为1/1 000，50%为双侧足内翻。超声诊断：脚底不垂直于小腿骨。相关异常：＞50%是孤立性的。染色体异常多见于18三体、21三体。通常与羊水过少、脑异常、脊柱裂、骨骼与神经肌肉疾病有关。超过250种遗传综合征中，马蹄内翻足是表型之一。检查：详细的超声检查，如发现其他相关畸形，建议侵入性产前诊断，行胎儿染色体检查，必要时进行基因水平的遗传检测。预后：孤立性者预后良好，约90%的病例通过手法复位、康复训练、管型模具固定，即可获得良好的长期功能；另10%需要手术，其中1/3的病例需要多次手术。再发风险：一个同胞患病者，再发风险为3%~5%；父母之一和一个孩子患病者，再发风险约25%。

12．骨骼异常的咨询

（1）骨骼发育不良　骨骼发育不良（skeletal dysplasia）在新生儿中的发生率为1/4 000，25%死产，30%死于新生儿期。骨骼发育不良是一系列广泛的骨骼发育不良疾病，每一种都有特定的复发风险和畸形表现，以及对新生儿生存和生活质量的影响。在产前超声筛查中需要对胎儿四肢、头部、胸部和脊柱进行系统检查，以得出正确的诊断。

①长骨评估　四肢短可累及整个肢体（整体短肢畸形，micromelia），肱骨或股骨（肢根短肢畸形，rhizomelia），尺桡骨、胫腓骨（肢中部短肢畸形，mesomelia）或手脚

（肢端短肢畸形，acromelia）。中-重度骨骼发育不良的股骨异常短，甚至在肢中短肢畸形的侏儒中也可存在，因此，在常规胎儿超声筛查中仅测量股骨，其他长骨仅以股骨长度为参照进行观察。严重的肢体缩短，如致死性侏儒症（thanatophoric dwarfism）和软骨生成不全（achondrogenesis），可在妊娠16周前后发现，而软骨发育不全的肢体缩短在妊娠22周以后才明显。

②异常形态　明显的弯曲（如躯干发育异常、致死性侏儒），骨折和骨痂形成（如成骨不全、软骨发育不全和低磷酸酯酶症）。在某些疾病（如低磷酸酯酶症、成骨不全和软骨发育不全）中可见低矿化引起的骨回声减低。在软骨发育过程中，脊椎没有矿化，可能会误诊为脊椎发育不全；低磷酸酯酶症中颅骨矿化不良，易误诊为脑积水。

③四肢缺失　如无肢畸形（amelia，四肢完全缺失），无手畸形（acheiria，手部缺失），海豹肢畸形（桡骨或尺骨不发育或发育不良）。通常是某些遗传综合征（如Holt-Oram综合征、血小板减少-桡骨缺失综合征）的表现之一。羊膜带综合征可能是局部肢体缺失的外在原因。

④手、脚的评估　如多指（趾）（polydactyly）：超过5个手指（足趾）。如果多出的指（趾）位于尺侧或腓骨侧，则归类为轴后多指（趾）；如果多出的指（趾）位于桡侧或胫骨侧，则归类为轴前多指（趾）。并指（趾）（syndactyly）：相邻手指（足趾）的软组织或骨融合。斜指（趾）（clinodactyly）：手指弯曲。手脚和肢体其他部位的比例失调（disproportion）也可能是骨骼发育不良的一个表型。

⑤胎儿活动的评估　关节挛缩和多发性翼状胬肉综合征的特点是肢体屈伸受限。

⑥胎儿胸部评估　一些骨骼发育不良与胸廓小有关，这会导致肺发育不良和新生儿死亡，可以通过测量胸围/腹围比、胸围/头围比来做出评估。胸围应在四腔心切面水平测量。

⑦胎头评估　一些骨骼发育不良与颅骨骨化减少有关。注意检查面部，有无眼距过宽、小下颌、上唇短和耳郭异常等。

⑧其他辅助检查　产前或产后进行基因水平的遗传学检测。一些研究通过孕妇血浆游离DNA检测来筛查胎儿骨骼发育不良。需要特别重视出生后骨骼X线片检查，因为在没有条件进行遗传学检测或诊断不明的情况下，骨骼发育不良的分类主要是基于X线检查结果。

（2）颅缝早闭　颅缝早闭（craniosynostosis）在新生儿中发生率为1/2 000，与父亲高龄相关。由于颅缝过早融合导致了颅骨形状异常。相关异常：90%的颅缝早闭是孤立性，10%与约150种综合征有关联，包括Crouzon综合征、Muenke综合征、Saethre-Chotzen综合征、Apert综合征、Pfeifer综合征。检查：产前超声检查应特别注意胎儿的手、面中部，心脏和中枢神经系统，胎儿头颅MRI可提供有用的信息。详细了解家族史，如果家族史没有出现过孤立性的颅缝早闭，建议进行从染色体到基因水平的遗传检测。颅缝早闭可由FGFR-2、FGFR-3、TWIST和EFNB-1基因突变引起，排除染色体异常后可用针对性的基因包检测。预后：胎儿出生后在呼吸、喂养和视力方面可能有困难，1/3患儿可能因颅内压升高而影响智力和神经发育。需多学科团队共同制定诊疗方案，选择手术最佳时机。再发风险：新发突变不增加再发的风险。有家族性综合征病史者有25%和50%的再发风险，取决于相关综合征。

（3）成骨不全　成骨不全（osteogenesis imperfecta，OI）在新生儿中发生率为1/15 000。成骨不全的命名至少有8种以上，出生后最常见的类型是Ⅰ型和Ⅳ型，产前出现的大多数病例为Ⅱ型和Ⅲ型。Ⅰ型是严重程度最轻的形式，Ⅱ型是最严重的，其他类型介于两者之间。超声诊断：一系列以骨骼脆弱为表现的胎儿超声征象。Ⅰ型：轻微的骨质脆弱，妊娠中晚期可出现长骨骨折的表现。Ⅱ型：又称致死型OI，表现为严重短肢畸形，颅骨矿化低，肋骨多处骨折。Ⅲ型：四肢长骨明显短，部分弯曲成角，通常出生时多发骨折，脊柱侧弯。检查：详细超声检查及动态监测，详细询问家族史。成骨不全是由COL1A1，COL1A2、CRTAP和P3H1基因突变引起的。可通过侵入性产前诊断进行基因水平的遗传检测。预后：Ⅰ型者可正常预期寿命；Ⅱ型为致死性；Ⅲ型主要表现为运动障碍（脊柱后凸，骨折），成年后听力丧失。再发风险：大多数成骨不全病例为常染色体显性遗传模式，较严重的成骨不全类型多为新发突变。

（4）致死性侏儒　致死性侏儒（thanatophoric dysplasia）在新生儿中的发生率为1/10 000，分为两种亚型：Ⅰ型较常见，多散发，弯曲的股骨呈"电话听筒样"；Ⅱ型较罕见，股骨直但呈三叶草型头颅。产前超声检查表现为严重的肢根短，胸廓狭窄，躯干长度正常，头部大，前额突出。FGFR3基因突变可导致致死性侏儒，可通过侵入性产前诊断或孕妇血浆的胎儿游离DNA来诊断。由于严重的肺发育不全，这种疾病是致死性的，几乎均为新发突变，故不增加再发风险。

13. 产科其他常见异常的咨询

（1）单脐动脉　单脐动脉（single umbilical artery）在胎儿期的发生率为1/100。产前超声检查表现为胎儿膀胱周围仅可见一条动脉。5%的病例合并染色体异常，主要是18、13三体和三倍体；10%的病例中存在胎儿生长受限（<第5百分位数），与生长受限有关的死胎是一般人群的两倍；20%的病例合并心血管、骨骼、胃肠道、泌尿生殖系统和中枢神经系统等其他异常。非孤立性单脐动脉应建议行胎儿染色体检查，需在妊娠28周、32周和36周进行超声检查，评估胎儿的生长发育状况。孤立性的单脐动脉预后正常，不增加再发风险。

（2）羊水过多　羊水过多发生率为1/100，羊水过多发生在怀孕的中孕期或晚孕期。16～22周的急性羊水过多主要见于双胎输血综合征。产前超声根据羊水最大垂直深度（AFV）分为轻度（8～11 cm）、中度（12～15 cm）和重度（≥16 cm）。大多数轻度（约占80%）羊水过多的病例是特发性的，中度（15%）或重度（5%）羊水过多常与母体或胎儿的疾病有关。羊水过多主要有两个原因：①胎儿吞咽减少，如大脑畸形（如无脑畸形、DandyWalker畸形），面部肿瘤，胃肠道梗阻（如食管或十二指肠闭锁、小肠阻塞），压缩性肺疾病（如胸膜腔积液、膈疝、CPAM、CHAOS），骨骼发育不良导致的胸廓狭窄和胎儿运动不能序列征（胎儿吞咽神经肌肉障碍所致）。②胎儿排尿增多，如母体糖尿病和尿毒症（葡萄糖和尿素增加导致渗透性利尿），胎儿贫血（如红细胞同种免疫或先天性感染）导致胎儿循环动力增强，胎儿骶尾畸胎瘤和胎盘绒毛膜血管瘤或双胎输血综合征。检查：如果有胎儿结构异常或生长受限，建议进行胎儿染色体检查。如果四肢姿势异常，可考虑肌强直性营养不良基因突变，可进行基因水平的遗传检测。孕妇进行葡萄糖耐量试验。TORCH检查胎儿是否存在相关的感染。随访：每1~3周超声检查一次，监测胎儿生长发育情况、羊水量和宫颈长度。针对病因的产前治疗：如孕妇糖尿病的血糖控制，胎儿贫血的宫内输血，双胎输血综合征的激光凝固胎盘吻合血管，胎儿或胎盘肿瘤的血管阻断术，宫颈进行性缩短的多次羊水减量术等。然而，宫内治疗本身可能会导致早产。分娩：合并胎儿畸形者应在有新生儿重症监护和小儿外科的医院分娩，胎儿肿瘤病例可考虑剖宫产和EXIT流程。对于重度羊水过多，在分娩时需防范脐带脱垂的发生。预后：取决于羊水过多的病因和分娩时的胎龄。再发风险：特发性不增加风险，相关的母亲和胎儿的疾病取决于病因。

第五节　胎儿生长异常的咨询

一、胎儿生长受限的咨询

1. 胎儿生长受限定义

胎儿生长受限（fetal growth restriction，FGR）被认为是产科最大的"综合征"，常用的定义为胎儿未达其遗传决定的生长潜力，但这种定义用处不大，因为生长潜力是假设的，FGR通常不易直接识别，胎儿生长也不能通过单一的生物测量来评估。FGR的诊断标准在不同地区存在差异，我国专家共识及美国妇产科协会（ACOG）的指南定义为胎儿估计体重（estimated fetal weight，EFW）或胎儿腹围（abdominal circumference，AC）低于相应胎龄第10百分位数。国际妇产科超声协会（ISUOG）及国际妇产联合协会（FIGO）指南定义为EFW或AC低于相应胎龄第3百分位数，或胎儿EFW及AC小于第10百分位数且合并胎儿多普勒血流异常，或胎儿体重下降跨越50百分位（不一定小于第10百分位）。

估计体重低于第10百分位的胎儿发生死胎和围产期死亡的风险增加，但其中有一部分是小于胎龄儿（small for gestational age，SGA），即健康小样儿。估计体重低于第3百分位的胎儿上述风险最高，3%的体重占了大约30%的不良妊娠结局，因此用AC或EFW

<第3百分位作为一个孤立的标准来定义任何孕期的FGR。但对于预测不良妊娠结局，使用第10百分位的检出率更高，但以增加假阳性为代价。

2．不伴先天畸形的FGR分为两种类型

（1）早发型FGR　早发型FGR定义为妊娠32周前发现的FGR。它被视为严重的FGR，因为通常与胎盘功能异常和胎儿情况早期恶化有关，从而导致早产。早发型FGR妊娠发生子痫前期和围生期并发症及死亡的风险更高。

（2）晚发型FGR　晚发型FGR定义为妊娠32周后发现的FGR。晚发型FGR较早发型常见，其发生围生期并发症和死亡的风险较低，但神经系统发育可能受损。

3．FGR的病因

母体、胎儿和胎盘因素可能影响胎儿生长潜能，且可能互相作用。例如，母体血管疾病可引起胎盘变化，从而导致胎盘功能不全；母体感染导致胎盘感染，进而胎儿发育异常及生长受限。

（1）胎盘因素　胎盘功能不全是FGR的最常见危险因素，占胎儿生长受限原因的60%～70%，但在产前无法直接诊断，属于排除性诊断。当EFW低于第10百分位数且排除了FGR的其他原因（胎儿遗传异常、结构异常、感染、孕妇使用某些药物），FGR通常归因于胎盘功能不全，特别是脐动脉或孕妇子宫动脉多普勒异常时。

（2）母体因素　母体血管疾病（如慢性高血压）、肾疾病、糖尿病、血管性疾病和抗磷脂综合征等是FGR的常见危险因素。烟草和毒品的使用，包括可卡因、酒精和阿片类药物，这是可以通过停止摄入而改变的危险因素。药物暴露，如某些抗癫痫发作药物和化疗药物，以及华法林，也会对胎儿生长产生不良影响。

（3）胎儿因素　遗传综合征、先天畸形及感染因素占10%～20%，具体如下。

①胎儿遗传异常　占FGR的5%～20%。遗传异常包括：非整倍体或三倍体、单亲二体（印记疾病）、单基因病、染色体缺失或重复。至少50%的13或18三体胎儿出现FGR。妊娠20周前发现对称FGR（即腹部和头部都小）可为非整倍体，最常见的是18三体。不对称FGR综合征（腹部小，头部不小）包括Russell-Silver，Smith-Lemli-Opitz和Prader-Willi等遗传综合征。

②胎儿感染　占FGR的5%～10%。在高收入国家，巨细胞病毒和弓形虫病是FGR最常见的感染性病因。疟疾在一些地区是FGR的常见感染原因。

③胎儿结构畸形　有先天性畸形的胎儿可能有生长障碍，其中部分与遗传疾病重叠，部分是孤立的结构畸形，如膈疝、腹裂畸形、主动脉狭窄等。

④多胎妊娠　多胎的生长与胎数直接相关。多胎胎儿体重较轻被认为是由于子宫胎盘环境无法满足多胎的营养需求和妊娠并发症（如子痫前期、双胎输血综合征、选择性FGR）所致。可能与灌注不足相关的胎盘和脐带异常在多胎妊娠中也更常见。

⑤胎盘局限性嵌合体（CPM），不涉及胎儿　CPM通常包括三体，与FGR密切相关。大约10%的特发性FGR和1/3与胎盘梗死和蜕膜血管病变相关的FGR在出生后被鉴定为CPM。与CPM相关FGR的严重程度取决于所涉及的染色体，嵌合的异常细胞的比例，以及胎儿是否存在单亲二体或低比例嵌合。

⑥胎盘缺血性疾病　胎盘缺血性疾病临床表现为FGR、先兆子痫、胎盘早剥、死胎或这些疾病的组合，且经常复发。巨大的周围纤维蛋白沉积/母体面底板梗死是一种特发性罕见的胎盘病变，与FGR、流产、早产和死产的高风险相关，复发率也很高。

⑦胎盘脐带结构异常　如单脐动脉、帆状脐带插入、边缘脐带插入、叶状胎盘、轮廓状胎盘和胎盘血管瘤。但一般认为这些表现和FGR的关联较弱。胎盘间充质发育不良是一种罕见的胎盘异常，其特征为胎盘肿大和葡萄样囊泡，存活胎儿即使为二倍体，发生FGR、围产期死亡和Beckwith-Wiedemann综合征的风险仍增加。

⑧母亲遗传因素　出生时生长受限的母亲，其后代患FGR的风险增加两倍。前次分娩FGR新生儿的母亲有较高的复发风险。

⑨孕妇疾病及产科并发症　子宫–胎盘–胎儿血流和/或氧气输送减少相关的母体疾病可能与FGR相关。这些条件包括但不限于子痫前期、胎盘早剥、慢性高血压、慢性肾病、妊娠前糖尿病、系统性红斑狼疮和抗磷脂综合征、紫绀型心脏病、慢性肺部疾病、严重慢性贫血、镰状细胞病、子宫畸形、滥用酒精、香烟或毒品（如海洛因、可卡因）、孕前骨盆放射治疗、妊娠早期严重的产前出血、前次妊娠为小于胎龄儿、既往死产（胎盘功能不全除外）。

⑩致畸物和其他环境因素　药物如华法林，抗癫痫药物如丙戊酸，抗肿瘤药物和叶酸拮抗剂。暴露在酒精、烟草、大麻和空气污染中也会损害胎儿的生长。暴露于治疗性而非诊断性剂量的辐射可导致生长的永久性限制。

⑪辅助生殖技术　与自然怀孕相比，通过辅助生殖技术怀孕的单胎婴儿的小胎龄率更高。

⑫孕前体重低，妊娠增重差，吸收不良，营养状况差　母亲出生时体重、孕前体重和妊娠体重增加会影响FGR的风险，因为这些因素约占胎儿体重差异的10%。母亲饮食中的宏观和微量营养素似乎也起作用。

⑬母体生化标记物　低妊娠相关血浆蛋白（PAPP-A）、低胎盘生长因子（PLGF）等。

4．FGR的诊断

（1）基于正确的孕周计算　早孕或NT时头臀长能提供相对准确的孕周。当妊娠日期未知时，单次超声检查可能无法区分FGR胎儿和较小胎龄胎儿。在这些情况下，需要至少间隔2周进行连续超声检查，并且应包括胎儿生物学测量、羊水评估和脐动脉多普勒评估。

（2）基于符合人群的生长曲线　中国专家共识推荐的NICHD或定制生长曲线，诊断胎儿偏小的依据是超声EFW或胎儿AC低于第10百分位数。应避免使用西方人群的生长曲线，在晚孕期尤其容易过度诊断FGR。但鉴别体质性偏小和病理性偏小FGR胎儿仍是临床难题。正确诊断FGR与体质性偏小很重要，因为前者与不良结局相关，而后者可能是生理性的。EFW或AC低于第3百分位数可识别围生期并发症和死产风险较高的胎儿，此尤其需要关注。

胎儿结构畸形　FGR合并结构畸形、羊水过多的情况下会增加非整倍体（尤其是18三体）或遗传综合征的风险，对于这些病例，建议行遗传咨询和侵入性产前诊断进行染色体检测，必要时行基因水平的遗传检测。

（3）羊水量异常　羊水量异常可缩小FGR潜在病因的鉴别诊断范围。羊水过少可能是由于在胎儿低氧血症的情况下，血流从肾重新分布到更重要的器官，导致胎儿排尿减少。EFW低于相应胎龄第3百分位数时，羊水过少与不良结局相关。

（4）多普勒监测　测量子宫动脉和胎儿血管（脐动脉、大脑中动脉、静脉导管），能够评估母体和胎儿的胎盘绒毛血管系统。在源于胎盘功能不全的FGR中，可观察到胎儿多普勒检查结果恶化，但不一定遵循可预测的模式。适当的监测和干预可降低围生期死亡率。FGR合并多普勒异常与胎盘功能不足的相关性较大，也可以缩小FGR潜在病因的鉴别诊断范围。FGR的诊断思路见表19-3。

表 19-3　FGR 的诊断思路

诊断结果	诊断依据
孕周错误	结构正常，均称小，羊水量正常，胎动正常，多普勒正常； 间隔2周超声测量生长速率正常
体质性小样儿	结构正常，均称小，羊水量正常，胎动正常，多普勒正常； 间隔2周生长速率减慢
饥饿小样儿 （胎盘功能不足）	结构正常，不均称小（HC＞AC、FL）较常见； 羊水量减少，胎动减少； 脐动脉及子宫动脉PI增高，大脑中动脉PI值降低，静脉导管PI值异常，CTG异常； 间隔2周生长速率显著减慢
异常胎儿	结构异常，均称/非均称小（头或肢体小多见）； 羊水量正常、减少或增多；胎动正常或减少； 多普勒/CTG正常或异常； 间隔2周以上生长速率减慢

5. FGR的咨询

首先，应对孕妇进行详细母体因素的内科及产科病史调查，包括前次妊娠的情况、母体营养状况、药物摄入、感染等，由于胎盘功能不足导致的FGR母亲子痫前期的风险增加，需要加强产检。

其次，对胎儿进行详细的胎儿结构影像学检查，描绘胎儿生长曲线，对胎儿生长速率进行动态观察（建议超声测量生长间隔＞2周以降低误差），了解羊水量、子宫动脉及胎儿血流动力学多普勒情况。对合并结构畸形的胎儿进行针对性的遗传检测（染色体或单基因疾病）及宫内感染指标的检测。尽量鉴别母体因素及胎盘因素导致FGR/SGA的可能。孕周允许的情况下，建议进行侵入性产前诊断，排除染色体异常；孕周不允许或孕妇不接受侵入性产前诊断的情况下，需要具体分析FGR的可能病因，对风险进行合理评估及告知。不建议对所有可疑生长受限的胎儿进行扩大范围的遗传检测。检测前进行充分的遗传咨询。

最后，对FGR胎儿进行规范的母胎医学管理。

综上，胎儿生长受限较常见且病因复杂，需要综合分析、详细的遗传咨询及多学科共同管理。

二、胎儿过度生长的咨询

大于胎龄儿可以认为是过度生长，使用统计学方法，体重大于相应胎龄的第90百分位数的胎儿/新生儿均考虑为大于胎龄儿（large for gestational age，LGA）。

与生长受限类似，需要核准孕周，使用符合人群的生长曲线作参照。超声详细扫查是否存在胎儿结构异常。排查母亲糖尿病和母亲肥胖或孕期增重过多，或此前生育过健康巨大儿（体质性因素）。如果胎儿生长过度，排除了母体糖尿病等因素，则应该考虑与胎儿加速生长相关的某种罕见综合征，尤其是合并一种或多种胎儿结构异常时；此时，需要对患者进行遗传咨询，探讨侵入性产前诊断的必要性。

以下列出部分与胎儿过度生长有关的重要综合征。

1. Beckwith-Wiedemann综合征（BWS）

BWS是一种儿科过度生长疾病，患儿容易发生肿瘤。人群患病率估计为1/10 300～1/13 700。这一数据可能被低估，因为表型轻微者易被漏诊。BWS常为散发（85%），但约15%为家族性疾病。生育力低下和使用辅助生殖技术（assisted reproductive technology，ART）可能会增加印记疾病的风险，包括BWS。多种机制都可通过染色体11p15.5印记域的表观遗传或遗传改变引起BWS，包括亲源特异性重复、易位/倒位、微缺失/微重复、IC1或IC2的DNA甲基化改变，以及单亲二倍体（uniparental disomy，UPD），这些机制改变了父母等位基因的相对作用。

产前表型　最常见的产前BWS特征为巨大儿（90%）和羊水过多（50%）。在产前检出的脐膨出中，单纯性和非单纯性胎儿分别有35%以上和5%为BWS；在中期和晚期妊娠最常发现的超声BWS特征为巨舌、肾异常、内脏肥大和大于胎龄儿。50%的BWS婴儿为早产，胎盘平均重量接近同胎龄正常者的2倍。胎盘间质发育不良是一种独特的囊性胎盘表型，在伴有该异常的妊娠中，17%～25%的胎儿/活产儿存在BWS的表现。其他的母亲产前并发症可能包括糖尿病、妊娠期高血压和蛋白尿，可能与子痫前期有关。

产后表型　巨舌和巨大儿一般在产时即可发现，但有可能在产后才表现出来。新生儿低血糖为常见并发症，若未及时诊断及治疗，则会产生显著的发育后遗症风险。因此，对于因阳性家族史或超声显示胎儿脐膨出而被视为BWS高风险妊娠，应注意评估新生儿是否存在低血糖。也有极少数患者会出现迟发性低血糖症（即出生2周后），需要给予重视。尽管患者在儿童早期生长迅速，但生长速度通常在7~8岁时变缓，成年身高通常仍处于正常范围上限。BWS患儿肿瘤发生风险增高，最常见的肿瘤为Wilms瘤和肝母细胞瘤，但也有神经母细胞瘤、肾上腺皮质癌和横纹肌肉瘤，以及多种其他良性和恶性肿瘤。BWS患儿的肿瘤风险估计为7.5%（4%~21%），风险较高的时期集中在8岁前，8岁以后肿瘤发生明显减少。

预后　总体而言，BWS预后较好，智力正常，如存在脐膨出需要手术治疗，需关注新生儿期低血糖，定期检查并治疗儿童期肿瘤。

再发风险　罕见，如果为家族遗传则为50%。

2．Simpson-Golabi-Behmel综合征

发病率不详。由位于X染色体的*GP3*基因变异引起。临床表型类似于BWS，其他产前表型包括：唇腭裂，轴后多指，肾囊肿，发育不良，脐膨出，先天性心脏缺陷，轻度至中度智力残疾及10%的患者会发生肿瘤，主要为肝母细胞瘤。Simpson-Golabi-Behmel综合征为X连锁遗传，如果母亲携带突变基因，男性再发风险为50%。女性携带者可能有不同的特征，如巨大儿、大头畸形、身材高大、面部畸形等，发育迟缓也有报道。

3．Sotos综合征

又称脑性巨人症，发病率为1/10 000~1/14 000，由位于5q35的核受体结合SET结构域蛋白1基因（*NSD1*）单倍剂量不足引起。产前Sotos综合征的特征为过度生长，表现为头围增加（>2SD）。出生后的典型表型为肌张力减退，大运动和精细运动发育指标延迟，面容、肢体和轻度智力障碍，儿童发生肾母细胞瘤的风险为2%~3%。Sotos综合征的遗传方式为常染色体显性遗传，大于95%为新发突变，如果产前怀疑该诊断，CNVs检测是一线检查，若结果呈阴性，则进行基因水平的遗传检测，90%的受影响个体被鉴定出基因突变。

4．Perlman综合征

是一种常染色体隐性遗传性过度生长综合征，由*DIS3L2*基因胚系突变引起。该病的特点为胎儿巨大，内脏肥大，异常面容，双侧肾错构瘤伴肾母细胞瘤病，以及肾母细胞瘤。再发风险为25%。

5．其他

Costello综合征、Weaver综合征、先天性大头畸形伴毛细血管扩张性大理石样皮肤（macrocephaly-cutis marmorata telangiectasia congenita，M-CMTC）综合征等。

第六节　母胎疾病

常见的母胎疾病的咨询包括先天性感染和胎儿水肿。先天性感染包括宫内感染、产程中获得的感染及出生后一周内的围产期感染，是胎儿和新生儿死亡的重要原因，也是儿童早期或晚期发病的重要因素。产前/新生儿领域中"TORCH"这一缩略词包括：弓形虫病（T）、其他感染（O，梅毒、水痘、寨卡病毒等）、风疹（R）、巨细胞病毒（C）和单纯疱疹病毒（H）感染的缩写。其他已明确的宫内感染病因还包括肠道病毒、细小病毒B19及淋巴细胞脉络丛脑膜炎病毒等。因此，有人提出将"其他感染"扩大至包括其他病原体。我国推荐TORCH的筛查应在孕前或孕早期进行，其目的主要是确定孕妇基础免疫状态，以便对后续孕期出现感染或超声表现后再进行的TORCH筛查和风险判断提供依据。超声检查是提示宫内感染的关键手段。常见宫内感染的临床表现、产期传播模式和风险及其对母体、胎儿和婴儿的影响的部分见拓展阅读19.4。

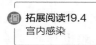
拓展阅读19.4
宫内感染

胎儿水肿大体上分为免疫性水肿（溶血性贫血）及非免疫性水肿（所有其他原因），前者较少见，占10%，后者占90%。胎儿水肿的咨询包括以下方面。

1．非免疫性胎儿水肿

非免疫性胎儿水肿（NIHF）是指并非由红细胞同种异体免疫（如RhD、Kell）导致的胎儿水肿。多种胎儿结构性异常和功能性异常可导致NIHF，严重可以致死。

（1）临床表现和诊断　胎儿水肿的诊断依据是超声检查至少发现以下2种表现：腹水、胸腔积液、心包积液、全身性皮肤水肿（皮肤厚度>5 mm）。

①腹水　在早期阶段，胎儿腹水表现为紧邻腹壁内侧，或围绕膀胱或肝的无回声液体边缘。有大量腹水的情况下，可能会显示腹腔中央的肠管受压。单纯性胎儿腹水可能由多种疾病引起，因仅有一个腔室受累，所以不是水肿。一篇系统回顾显示，病因包括泌尿生殖道异常（24%）、胃肠道异常（20%）、病毒或细菌感染（9%）、心脏异常（9%）、遗传病（8%）、乳糜性腹水（6%）、代谢性贮积病（3%）、其他结构性疾病（4%）、其他病因（4%）和特发性腹水（13%）。最初诊断为单纯性腹水的病例中，约6%会进展为胎儿水肿，30%自发消退。

②胸腔积液　可能为单侧或双侧，可能使肺组织受压。胎龄20周前出现的持续性积

液可能会阻碍肺的生长发育，引起肺发育不良，可能导致新生儿期死亡。

③心包积液　表现为包绕心脏的环形液性无回声区，中期妊娠行胎儿超声检查期间，若发现心包液厚度超过2 mm，且在连续检查过程中增加，则提示存在病理性原因。需要注意心包液厚度2 mm左右很常见，绝大部分是生理性的，即使液体厚度达7 mm也可能为良性。

④皮肤水肿　全身性皮肤水肿是胎儿水肿的晚期征象。病理性皮肤水肿定义为皮下组织厚度＞5 mm。

此外，NIHF可能与羊水过多和胎盘增厚同时出现。但诊断胎儿水肿所需的积液并不包含这些表现。

（2）诊断后评估　胎儿水肿与许多疾病有关，包括非整倍体、单基因疾病（南方地区尤其需要关注α地中海贫血）、代谢性疾病、胎儿结构异常（心脏畸形、心律失常、胎儿肿瘤、胎儿血管畸形、双胎输血等）、母亲患有结缔组织疾病和感染。在诊断胎儿水肿时，应尝试明确病因，产前超声检查可以确认或排除一些病因，60%～85%的病例可在产前或产后确定水肿病因，仍然有部分病例没有明确原因。

诊断和评估目标：①识别可在宫内治疗的疾病引起的水肿。②当胎儿死亡或对母亲带来的危害超过延长妊娠的益处时，需要娩出胎儿。无论产前还是产后，识别再次妊娠时有复发风险的疾病都十分重要。

（3）预后、干预及妊娠管理　胎儿水肿是围生期生存情况的不良预后指标，需根据病因、胎龄及疾病进展的程度来决定治疗和干预。胎儿贫血、胎儿心律失常及单绒毛膜双胎妊娠并发症可能适合宫内干预。由于母体镜像综合征的发生风险增加，表现为母体伴或不伴子痫前期的全身性水肿，因此密切监测母体状况十分重要。母胎医学专家和新生儿科专家应参与这些妊娠的管理。

（4）咨询　已知或怀疑特定病因时，宜接受相关亚专科的产前咨询，指导适当的胎儿监测和干预决策，以及明确治疗的潜在风险和益处。适合进行胎儿治疗的情况通常需要尽快治疗，这可能需要转诊至专业医疗中心。对有可能存活的新生儿，需要在具备产科、母胎医学、新生儿科及儿科亚专科团队协作能力的三级中心分娩并接受后续诊疗。在病因未知且预后不确定时，可选择胎儿监测，并在胎儿情况恶化时主动干预，或者不进行胎儿干预而给予父母支持。终止妊娠也是一种选择。对于预后为死亡的病例，可选择终止妊娠或产后安慰治疗（姑息治疗）。NIHF复发的风险取决于病因。

2．免疫性胎儿水肿

与NIHF相比，免疫性水肿胎相对少见。导致胎儿免疫性水肿最主要的原因是红细胞同种异体免疫性溶血，包括Rh血型系统的其他抗原和其他血型系统的抗原。其机制是胎儿的红细胞抗原源于父系遗传基因的表达，与母体的血型系统不合，母体接触同种异体红细胞抗原后产生的抗体经胎盘转移至胎儿循环，导致胎儿溶血性贫血，贫血加重后表现出胎儿水肿，甚至胎死宫内。母体暴露途径可能是既往输血、既往妊娠（胎母输血）或其他自然情况下的致敏。常见的RhD血型不合通常需要孕妇此前有妊娠史，足月分娩、流产或宫外孕史导致致敏（发生率约16%），再次妊娠时发生胎儿溶血。有些血型不合则在第一次妊娠即可发生胎儿溶血性贫血。近年来有报道母亲CD36缺乏症，由抗CD36抗体引起的胎儿和新生儿同种免疫性血小板减少及胎儿红细胞成熟障碍，导致妊娠出现胎儿水肿。

如果胎儿血红蛋白缺乏程度比胎龄相应均值低至少7 g/dL（相当于血细胞比容低于约15%或血红蛋白＜5 g/dL），则会发生HDFN伴胎儿水肿（≥2种表现：皮肤水肿、腹水、心包积液和胸腔积液）。贫血加重时也可能伴血小板减少和中性粒细胞减少，但很少发生重度血小板减少。

如果发现未妊娠的女性携带红细胞抗原同种抗体，应提供咨询，使其了解该抗体对未来妊娠的可能影响。有胎儿或新生儿溶血性贫血病史的个体需要进一步检测，以确定抗体的类型及父方的抗原类型。对携带同种抗体的母亲及携带相应抗原的父方，有少数几种预防胎儿溶血性贫血的干预措施，例如，植入前胚胎遗传学诊断（PGD）或供精人工授精。如果自然受孕，可通过孕期的胎儿大脑中动脉峰值流速的监测，出现贫血时在有成熟的宫内输血条件的母胎医学中心接受胎儿宫内输血（二级干预），往往能获得理想的妊娠结局。

🧠 思考题

孕妇，27岁，无不良生育史。孕12周做早期超声检查发现NT 6.5 mm。对孕妇如何咨询、进一步检查与随访？

📖 推荐阅读

1. Temming L A，Macones G A. What is prenatal screening and why to do it?[J] Semin Perinatol, 2016, 40 (1): 3-11.

2. Carlson L M, Vora N L. Prenatal diagnosis: Screening and diagnostic tools[J]. Obstet Gynecol Clin North Am, 2017, 44 (2): 245-256.

3. Dukhovny S, Norton M E. What are the goals of prenatal genetic testing?[J] Semin Perinatol, 2018, 42 (5): 270-274.

4. Levy B, Stosic M. Traditional prenatal diagnosis: Past to present[J]. Methods Mol Biol, 2019, 1885: 3-22.

★ 参考文献 🖱

第二十章

新生儿遗传咨询

新生儿是指出生脐带结扎到生后28天内的婴儿。新生儿是人类发育的基础阶段，又是胎儿的延续。该阶段牵涉的遗传性疾病种类繁多，几乎可见所有类型的遗传病。而遗传检测技术的进步与普及极大推动了新生儿遗传病的病因诊断。本章重点针对新生儿期遗传咨询可能遇到的3种不同场景的要点进行分类总结，并通过典型案例分享，以期对新生儿遗传咨询临床实践有进一步了解。

第一节　新生儿筛查简介

一、新生儿筛查概念

新生儿筛查（newborn screening，NBS）是指在新生儿期对严重危害新生儿健康的先天性、遗传性疾病施行专项检查，提供早期诊断和治疗的母婴保健技术，属于出生缺陷的第三级防控措施。NBS纳入病种需符合筛查病种选择标准。目前国际上公认的选择标准有以下6点：①疾病危害严重，可导致残疾或死亡。②疾病的发生率相对较高，且发病机制与异常产物已阐明。③疾病早期无特殊症状，但有实验室指标能显示阳性。④有准确可靠、适合在新生儿群体中大规模进行筛查的方法，假阳性率和假阴性率均较低，并易为家长所接受。⑤已建立有效治疗方法，特别是通过早期治疗，能逆转或减慢疾病发展，或者改善其预后。⑥筛查费用、医学治疗效果及社会经济效益的比例合理。

二、新生儿筛查发展历史

1. 传统新生儿筛查实验室检测技术及病种

NBS始于1961年，美国Robert Guthrie教授应用细菌抑制法（微生物学技术，详细内容

拓展阅读20.1
微生物学技术
（细菌抑制法）

见拓展阅读20.1）检测干血滤纸片中苯丙氨酸（phenylalanine，phe）的浓度，筛查苯丙酮尿症（phenylketonuria，PKU）；1973年Jean H. Dussault教授团队及1975年日本的Minoru Irie和Hiroshi Naruse教授分别应用免疫学技术测定干血滤纸片中四碘甲腺原氨酸（tetraiodothyronine，T4）和促甲状腺激素（thyroid stimulating hormone，TSH），筛查先天性甲状腺功能减低症（congenital hypothyroidism，CH）。自此开创了以PKU与CH为主要筛查病种的新生儿早期筛查的历史，并获得了良好的社会效益和经济效益。

2．扩展性新生儿筛查实验室检测技术及病种

1990年，美国陈垣崇教授团队首先提出了利用串联质谱技术（tandem mass spectrometry，MS/MS）进行NBS，1份血标本可同时筛查多种小分子遗传代谢病，实现了由早期NBS的"一种实验检测一个代谢物一种疾病"向"一种实验检测多个代谢物多种疾病"的转变。MS/MS检测具有快速、灵敏、高通量和选择性强等特点，在NBS应用中扩展了

拓展阅读20.2
串联质谱技术

筛查疾病谱，显著提高了筛查效率，开辟了扩展性新生儿筛查（expended newborn screening，ENBS）的新篇章。串联质谱技术（tandem mass spectrometry，MS/MS）（见拓展阅读20.2）。

3．针对耳聋的新生儿筛查

应用耳声发射（otoacoustic emission，OAE）和听觉脑干反应（acoustic brainstem response，ABR）对生后3天新生儿，以及42天、3个月小婴儿进行听力筛查。此外还可针对耳聋常见基因致病位点进行杂交芯片检测，这种方法不仅可以检出耳聋患儿，还可检出正常人群中常见遗传性耳聋基因突变的携带者，从而可以有效地实现遗传性耳聋的早期发现、早期干预。

4．基于高通量测序技术的新生儿基因筛查

随着高通量测序技术的发展，单位测序数据的成本逐年降低，靶向基因测序包、全外显子组检测甚至全基因组测序技术也逐步应用到新生儿筛查领域，随着人类基因组数据和临床遗传检测数据库的进一步完善，基因检测技术逐步改变着人们对

拓展阅读20.3
新生儿筛查的
现状

新生儿筛查、新生儿期遗传病诊断的认识。

新生儿筛查的现状包括国内外新生儿筛查的内容和进展见拓展阅读20.3。

第二节　新生儿筛查的遗传咨询

一、新生儿筛查（NBS）遗传咨询特点

NBS工作是依据《中华人民共和国母婴保健法》《中华人民共和国母婴保健法实施办法》和《新生儿疾病筛查管理办法》开展的，属于国家公共卫生项目，是集组织管理、实验室技术、咨询、临床诊治和公众教育等为一体的系统工程，需要各相关部门的密切配合及规范管理。遗传咨询（包括筛查前告知和筛查后召回新生儿的遗传咨询）是其中的一个重要环节。依托纵向贯通的NBS体系，筛查前告知由接产医院医护人员负责完成，告知内容包括：筛查病种（国家规定筛查病种免费，其他包括地区财政补贴及自费筛查病种，由监护人知情选择）、筛查方法局限性、筛查获益、结果报告时间和获取渠道，并由监护人签署书面知情同意书。筛查阳性新生儿由筛查中心负责通知其监护人，并告知随访单位、遗传咨询及诊治流程。

二、NBS遗传咨询的服务对象和任务

NBS遗传咨询服务对象是NBS可疑阳性召回的新生儿。服务内容包括：联合相关召回医务人员或专科医师共同评估召回新生儿异常指标及临床状态，决定后续诊断检测手段，以区分受影响的个体与假阳性或携带者个体；为父母提供健康教育材料、社会服务及资助渠道等信息；如牵涉到复杂、重症疾病，则转诊到大型医疗机构，由儿童专科医师为新生儿及其父母提供进一步的遗传咨询、检测和治疗管理。此外，省级机构筛查中心遗传咨询师还需参与合作开发上述资源，参与NBS基层工作人员培训。NBS遗传咨询任务是使受影响新生儿尽快联合生化、酶学、基因检测等手段实现筛查病种的早期病因诊断，从而达到早期精准治疗，改善患者预后，节约社会和家庭经济成本，为患者家庭提供生育指导等目的；使携带者或假阳性新生儿尽快明确阴性结果，避免过度治疗和家长的长期焦虑。

三、NBS遗传咨询的特殊性和挑战

NBS是集宣教、筛查、咨询、诊断、治疗、救助、随访于一体的完整闭环模式，需要众多环节的高效衔接及配合。遗传咨询师在其中发挥独特的作用，涉及与医生和家庭的沟通合作，筛查前后高质量的咨询是保障NBS效率的重要环节。由于NBS对象是新生儿群体，可疑阳性案例召回基数大，并不是所有案例都需要送遗传检测，首先需综合评估召回案例筛查结果及临床情况，进行鉴别，及时做出反馈与抉择；同时NBS阳性召

回新生儿多数为症状前诊断，缺少临床表型支撑，需联合特殊生化检测（如甲状腺功能、血尿代谢谱）、酶活性（如G6PD酶活性）、基因（纳入NBS的遗传代谢病绝大多数为AR，少数XL、AD）明确诊断。该过程要求遗传咨询师熟悉筛查网络及流程，实验室检测方法特点，筛查关键指标灵敏度、特异度和常见影响因素，筛查病种基础医学知识，转诊信息等。如采血时间对某些筛查指标有确定影响，对实验结果的判断至关重要：正常新生儿出生时TSH和17-OHP生理性增高，12~24 h可降至正常。因此筛查的血标本采集过早，很可能增加假阳性率和召回率，增加家庭不必要的精神负担。某些氨基酸代谢障碍需在蛋白质摄入后才表现出异常。如PKU，在未哺乳情况下，因没有蛋白质摄入，血中phe含量不会升高，收集此时的血标本进行PKU的筛查，就会出现假阴性导致漏诊。所以NBS筛查采血要求生后48 h至7天内，充分哺乳情况下采集。phe增高也可继发于非遗传因素（如早产儿因肝功能不健全可导致phe升高，发热、感染、肠道外营养或输血等也可导致phe升高）。低出生体重儿由于下丘脑-垂体-甲状腺轴反馈建立延迟，可出现TSH延迟升高，而我国目前CH筛查均以"TSH"作为筛查指标，可出现假阴性。孕母、出生后新生儿有糖皮质激素服用史者，可能抑制17-OHP升高而出现假阴性。这些特殊情况的新生儿可延缓采血时间，在条件满足后尽早采血，或者首次采血筛查2周后进行复检。为了尽可能让患儿在生后一月内开始治疗，故采血时间不宜超过20天。某些遗传代谢病虽通过MS/MS筛查能检出，但由于缺少灵敏度、特异度高的关键指标，按筛查纳入标准（有准确可靠、适合在新生儿群体中大规模进行筛查的方法，假阳性率和假阴性率均较低）尚不适合纳入ENBS，如鸟氨酸氨甲酰基转移酶缺乏症、高鸟氨酸-高血氨-高同型瓜氨酸综合征等。遗传咨询师需要了解上述特点，才能对咨询家庭做出合理的遗传咨询或转诊建议。

四、新生儿筛查典型案例遗传咨询

案例：女，18天，第一胎第一产，胎龄34周，出生体重1.9 kg。因ENBS筛查发现酪氨酸（tyrosine，tyr）521 μmol/L（正常范围35~280 μmol/L）伴tyr/phe增高召回，琥珀酰丙酮正常。召回时反应、吃奶好，无主诉不适。父母汉族，健康，非近亲结婚，否认家族遗传病史。查体：早产儿貌，其余查体未见异常。

Q1：宝宝有什么问题？

宝宝因tyr增高疑诊酪氨酸血症召回。tyr增高原因分遗传性酪氨酸血症（包括酪氨酸血症1型、酪氨酸血症2型、酪氨酸血症3型）和继发性酪氨酸血症（如早产、肝功能损伤等因素）。目前只是疑诊，尚未确诊。

Q2：接下来需要干什么？

首先需要联合专科医师进一步评估。基于宝宝早产，目前临床未见异常，tyr轻度增高，继发性可能大。建议先立即复查MS/MS，同时检查肝功能，根据结果决定下一步检测方案。

　　　　结果：MS/MS复查提示tyr及比值恢复正常，肝功能检测未见异常。建议间隔2~3个月复查MS/MS，仍未见异常。发育评估正常。终止随访。更多案例详细内容见拓展阅读20.4。

拓展阅读20.4 新生儿筛查典型案例遗传咨询

五、NBS遗传咨询要点

　　针对NBS可疑阳性召回案例，首先需联合相关召回医务人员或专科医师综合评估筛查异常指标、新生儿临床状态、家族史、影响因素等。重症患者立即转诊相关医院，及时启动治疗，并尽快送检合适的基因检测，明确病因。

第三节　新生儿临床案例的遗传咨询

一、遗传咨询的对象、流程及任务

　　新生儿临床遗传咨询案例通常是来自新生儿重症监护病房或普通新生儿病房临床疑诊遗传相关疾病者。流程及任务同常规遗传咨询，其目的为尽快明确遗传病因诊断，以便在对症治疗基础上及时采取更准确有效的病因治疗手段，从而改善患者预后；同时明确先证者基因型，为家庭遗传咨询提供依据（详见第十六、十七章）。新生儿期几乎可见所有类型的遗传病，根据检测前临床信息收集、家长需求沟通决定遗传检测手段，较常选用的检测技术包括染色体核型分析、基因芯片技术、单基因检测、各类疾病的靶向基因测序包、全外显子组检测。目前全基因组检测技术（或联合RNA测序技术）、三代测序技术也越来越多地应用于新生儿遗传病诊断。遗传咨询重点在于让家长了解检测目的、检测方法基本原理及针对性、特异性、准确性、局限性、出报告的时间等。值得强调的是即便在基因组时代，单基因检测在某些特殊情况下仍是必要的，如：①存在高度同源序列假基因的病种，如导致21-羟化酶缺陷症的*CYP21A2*基因等。②致病基因的变异用二代测序法不能检出者，如Prader Willi 综合征/Angelman 综合征的甲基化分析等。③涉及复杂结构重排基因，如血友病A基因*F8*中最常见的1号和22号内含子倒位变异等。另外，对检测可能是阴性结果要有一定的思想准备，通过遗传咨询使父母或其他家属对检测的预期结果有一定的客观认识，对可能产生的和检测目的不相关的发现有知情选择，并能充分了解检测结果对家庭其他成员的潜在影响。

二、特殊性及挑战

新生儿期几乎可见各种遗传模式的遗传性疾病，除少数染色体病或综合征具有特殊临床表型，多数临床表现非特异性，全身各器官均可累及，既可多系统受累起病，也可表现单系统受累；易与常见病混淆，如较常见表现为抽搐、意识改变、喂养困难、呕吐、黄疸、发育落后、肝脾肿大、皮疹、血细胞减少、心律失常、心功能不全、宫内发育迟缓等，均与常见病表型重叠；而特殊面容在新生儿期可不典型，需要医务工作者有丰富的临床经验；结构畸形既可见于遗传性疾病，也可见于非遗传性疾病；新生儿期起病者往往病情重，进展快，需要快速做出诊断。建议对病情危重、常规治疗无效、进展快的新生儿患者，或合并特殊面容、多发结构畸形新生儿，需高度重视遗传相关疾病可能，尽快与父母沟通，选择合适的遗传检测方案。同时，随着医学及遗传检测技术的进步，目前新生儿遗传咨询已经从传统的遗传病和出生缺陷咨询，扩展到个性化用药指导、感染病原检出等咨询。

三、新生儿临床典型案例遗传咨询

案例：男，第二胎第二产，胎龄40周，出生体重3.5 kg。出生时未见异常。生后20天因"发热、少吃、少哭、少动"，拟诊"新生儿败血症"收住入院。有一个姐姐，7岁，健康。父母汉族，健康，非近亲结婚，否认家族遗传病史。查体：反应差，哭声低，肌张力低，生理反射未引出，气促，呼吸音粗，双肺可闻及湿啰音，心率189次/min，心音低，未闻及心杂音，肢端凉，毛细血管充盈时间4 s，卡介苗接种处溃烂、化脓。入院诊断：新生儿败血症；原发性免疫功能缺陷症？结核病？入院后血常规提示：淋巴细胞减少（WBC 5.37×10^9/L，L 20%）；流式细胞仪检测T细胞、B细胞、NK细胞提示$T^-B^+NK^-$；胸部CT扫描提示肺炎合并胸腺缺如。因怀疑重症联合免疫缺陷症（severe combined immunodeficiency，SCID）进行遗传咨询。

Q1：宝宝是遗传病吗？

宝宝临床及血液学检查提示SCID，这是一组遗传性重症联合免疫缺陷疾病的总称，目前临床表型高度怀疑，但尚未确诊。

Q2：还需要做什么？

建议进一步做基因检测。由于涉及基因较多，建议可行免疫缺陷基因靶向测序包或家系全外显子检测。父母选择测序包检测，结果检出*IL2RG*基因c.664C＞T（p.Arg 222 Cys）母源（致病性）变异。确诊为*IL2RG*基因功能缺陷所致SCID。

Q3：是什么原因造成的？

*IL2RG*编码IL2R γ（γ C），参与IL2、IL4、IL7、IL9、IL15、IL21正常功能。突变导致机体免疫细胞T细胞、NK细胞数量明显减少，B细胞数目可正常或增多，但功能

异常。这意味着身体不能自我防卫。

Q4：会有哪些表现？严重吗？

该病以反复、重症感染为主要表现。卡介苗接种部位往往溃烂、不愈合。感染可发生在各个部位，易发生条件致病菌感染，不容易治疗。不治疗多数婴儿期死亡。

Q5：这个病可以治疗吗？有哪些手段？

目前可以通过药物和免疫球蛋白治疗和预防感染，但只能暂时维持宝宝健康状态。后续需要更多的永久治疗，包括骨髓或造血干细胞移植，通常生后3～5个月内移植可明显提高生存率。基因治疗尚处于研究阶段。

Q6：母亲再次怀孕生育病儿概率大吗？如何预防？

每次怀孕男性胎儿有50%概率是患儿；女性胎儿有50%概率是携带者，通常临床无异常，但由于存在X染色体失活偏倚，虽然风险低，但不完全排除女性发病风险。目前宝宝基因确诊，可根据家庭情况选择产前诊断或三代试管婴儿。

Q7：母亲有一妹妹已怀孕39周怎么办？

已超过产前诊断适合时机，建议妹妹分娩后，新生儿早期家系位点验证明确诊断，以便决定下一步治疗方案。

Q8：女儿发病风险大吗？是否需要基因检测？

女儿7周岁，无免疫缺陷表现，发病风险低。但建议做家系位点验证，因女儿若为致病位点携带者，其后代患病风险与母亲一样。

第四节　高危新生儿遗传咨询

一、遗传咨询对象、流程及任务

高危新生儿遗传咨询对象是指具有遗传相关疾病家族史、母亲孕期检查提示异常等遗传高风险因素的新生儿。对于临床无异常表现的新生儿，咨询重点在于症状前诊断或排除，主要针对单基因病，其最重要的前提条件是家系患者有明确的临床诊断，并且已证实家系的致病性变异。症状前诊断在可治性的延迟发病的严重遗传病中是必要且可行的，例如，目前能早预防早治疗的肝豆状核变性的婴幼儿，在明确先证者的前提下，对尚无症状的同胞进行分子诊断是有帮助的。但需要强调的是，某些晚发且无特殊治疗病种症状前诊断仍存在伦理学争议。例如，对亨庭顿病未成年人的诊断存在不同意见：一方面根据无害原则，未成年人如无明确社会或医学原因，不宜进行症状前诊断，以免影响未成年人的成长；另一方面，也有观点认为，该病虽然发病较晚，但逐渐加重以致生活难以自理，对家系高风险个体进行症状前诊断，有利于提前做好心理准备与生育安排，也有积极的意义。建议目前无法防治的出生后晚发的严重遗传病，需在做好遗传咨询的基础上，由咨询对象或其子女成年后自主决定。而针对母亲孕期检查异常新生儿咨询的重点在于明确异常是否与遗传相关（咨询流程详见下篇第十六、十七章）。

二、特殊性及挑战

高危新生儿遗传咨询效果很大比重取决于先证者或母亲孕期资料的完整性。缺少完整资料的咨询家庭，多数因失去重新获取资料的机会而无法完成遗传咨询。母亲孕期资料的缺失可导致重复检测，或因胎儿夭折未留存组织标本而失去明确遗传学病因的机会。科普健康宣教可提高父母对完整资料保存重要性的认识。

三、高危新生儿典型案例遗传咨询

案例：男，14天，第二胎第二产，胎龄41周，出生体重3.6 kg。出生时未见异常。有一哥哥4岁，因走路笨拙，易摔倒，经基因检测发现*DMD*基因del exon 45-54母源（致病性）变异，确诊为进行性假肥大性肌营养不良（Duchenne muscular dystrophy，DMD）。想要咨询二胎情况。

Q1：老二目前没有任何症状，是否可以排除？

DMD新生儿期通常没有症状，所以现在没有症状不能排除该病，建议通过生化（肌酸激酶）、*DMD*基因位点验证进一步明确。

结果：肌酸激酶15 000 U/L，位点验证老二携带该致病基因。

Q2：老二是否一定会发病？

目前认为携带致病性变异的男性个体均会发病。

Q3：老大已开始泼尼松治疗，老二现在需要治疗吗？平时需注意些什么？

推荐到遗传性肌病专科医师处进一步咨询、诊治（根据DMD治疗指南，3周岁开始应用泼尼松，也有研究更早使用药物有利于延缓肌肉损伤，但无新生儿期用药依据。平时需注意按时预防接种，常规补充维生素D，避免外伤，定期随访，做好用药前准备）。

Q4：母亲携带同样变异会发病吗？

该病为XLR，女性多数不发病，但文献报道10%～15%女性可出现扩张性心肌病表现，建议母亲若出现心慌、气促、易疲劳等表现，需前往专科医师处就诊。

Q5：母亲同胞需要接受遗传学检测吗？后代有患病风险吗？

母亲兄弟若已成年，无异常表现通常可排除DMD。姐妹建议行相关位点验证。其后代患病风险同本案例。

Q6：这个病可以根治吗？可以预防吗？

DMD属于重症神经肌肉病，已有多种基因治疗进入临床，效果优于药物治疗，目前只是减轻，还达不到根治效果。但只要基因确诊，是可以通过产前诊断或三代试管婴儿方式实现阻断，获得健康宝宝的。

第五节　新生儿遗传咨询要点

一、新生儿遗传咨询的核心技能

新生儿遗传咨询师需严格遵守伦理及法律规范，具备专业遗传知识背景，同时还需掌握以下核心技能：①熟悉筛查及遗传检测实验室方法学特点及流程。②熟悉筛查病种关键指标，筛查灵敏度、特异度、影响因素等。③了解新生儿遗传相关疾病基础知识，包括临床表型、实验室检测特点、治疗概况、预后等。④具备心理学知识背景（良好的沟通能力可有效缓解父母及亲属的焦虑情绪）。⑤熟悉转诊流程及相关信息。⑥良好的自主知识获取能力。

二、新生儿遗传咨询者常见误区及不切实际的期待

新生儿遗传咨询者常见误区有：①认为筛查结果阴性即可排除疾病。②认为筛查结果阳性即等同于确诊。③认为遗传性疾病不可治。④认为无家族史新生儿不可能患遗传病。⑤认为无症状不需治疗。⑥认为饮食治疗不是治疗。⑦认为指标改善即可停止治疗。⑧认为基因检测一定能确诊。⑨认为遗传咨询师能解决所有的问题。

三、新生儿常见的遗传咨询问题

新生儿筛查常见咨询问题如下：①为什么需要新生儿筛查？②能筛查哪些病种，如何选择？③新生儿筛查需要做哪些事情？④费用情况？⑤筛查中最常见的情况是什么？结果阴性是否代表没有病？⑥筛查召回是否确定有病？⑦有特殊情况的宝宝（早产、低体重、疾病状态）是否影响筛查结果？⑧从哪里可以获得筛查结果？⑨哪里可以查到更多相关信息？⑩在哪里能够给孩子做新生儿筛查？

新生儿遗传咨询常见问题：①我的宝宝有什么病？会出现什么异常？②宝宝的病是什么原因导致的？③宝宝的病可以治疗吗？治疗方法有哪些？能治愈吗？④治疗过程会发生什么？⑤是如何遗传的？⑥还需要做其他的检查么？⑦再次怀孕时再发风险有多大？怀孕期间能测试吗？如何才能得到一个健康的宝宝？⑧家庭的其他成员有风险吗？哪些成员需要做遗传学检测？⑨有多少人有这种病？在哪里可以找到更多的信息？

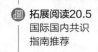

拓展阅读20.5
国际国内共识
指南推荐

建议遗传咨询师在咨询前针对常见或预计可能出现的咨询问题进行充分准备，以保证提供良好的遗传咨询服务。国际国内共识/指南推荐详细内容请见拓展阅读20.5。

😯 思考题

在基因组时代，NBS病种纳入标准是什么？

📖 推荐阅读

1. 赵正言，周文浩，梁德生. 新生儿基因筛查［M］. 北京：人民卫生出版社，2022.

2. 顾学范. 临床遗传代谢病［M］. 北京：人民卫生出版社，2015.

📑 参考文献 🖱

第二十一章

儿童发育障碍的遗传咨询

　　罕见病在儿童期的发病率非常高，且这些罕见病儿童的发病原因多数是由于遗传因素引起的。目前已知有1 500多个单基因罕见变异导致儿童发育疾病，如神经发育障碍疾病、儿童生长发育障碍疾病、性发育异常、先天性肾病、遗传代谢病、皮肤和骨骼发育异常疾病等。很多儿童期遗传病是累及多个系统的严重疾病，可能导致儿童期死亡或生存期不超过5年。基因组医学的发展和新一代测序技术的普及，促进了儿童发育障碍的诊疗，为未来能精准预防、干预、监测和管理提供可行的工具，同时遗传咨询也面临着新的挑战。本章介绍了几类常见儿童生长发育障碍疾病的病因和特点，基因检测相关遗传咨询的特殊性和挑战，为了解儿童期遗传性疾病提供借鉴。

第一节　儿童生长发育障碍的遗传咨询

　　儿童生长发育障碍（failure to thrive，FTT）目前无明确定义，一般是指儿童的生长落后于同年龄同性别的儿童，通常体重低于第3百分位，或身长/高低于第3百分位，或在生长曲线上体重下降超过2条主百分位线（如从第75百分位以上下降至第25百分位以下）。

　　儿童生长发育障碍是家长普遍关心，常常焦虑的现象，也是临床门诊常见的问题，与患儿及家长的咨询沟通非常重要。儿童生长发育障碍遗传咨询服务的任务包括了解个体的产前/产后生长发育史、家族史、疾病史，配合临床医生系统查体，评估生长曲线，开展病因分析，包括采用不同的检测手段以期达到临床与分子的确诊，做好检测前的遗传咨询，与患者及家长沟通检测的意义、预期的结果、做与不做的差别、不同检测技术/方法的利弊优劣，以达到知情同意的目标；进而协同临床医生开展基于病因的生长发育预测，讨论干预的必要性、干预的措施/可及性、分析预期效果、评估再发风险及消除（减少）再发风险的措施等，对于医学尚不能解决的问题或达不到的目标，应如实告知，鼓励患儿及家长积极开展临床与生活配合的治疗，以期达到生长的最大潜力；同时评估患儿及家长可能存在的心理问题，让患儿以及家长在合理的预期基础上对未来有足够的信心。

儿童生长发育障碍的常见病因及分类

FTT分为以下几类病因：营养摄入不足、吸收不良（如牛奶蛋白过敏），代谢增加异常（甲状腺功能亢进、慢性感染、低氧血症），或有先天性异常（先天性心脏缺陷、单基因/多基因遗传病、代谢性疾病、先天性感染），以及社交、社会心理、行为因素等。FTT的疾病分类主要包括多基因风险、染色体疾病、微缺失/微重复综合征、单亲二倍体或甲基化异常、DNA修复功能缺陷、代谢综合征和骨骼发育不良等（表21-1）。

表 21-1　儿童生长发育障碍的疾病分类

疾病分类	具体疾病举例	需要考虑的临床诊断和实验室检查
染色体疾病	21三体、13三体、18三体，具有明显的特征；Turner综合征（Turner syndrome，TS）或嵌合型Turner综合征	常规核型，如果怀疑特纳嵌合体时，至少30个中期分裂相细胞的染色体核型分析
微缺失/微重复综合征	任何微缺失/微重复综合征常有FTT表现，较为常见的有22q11.2微缺失综合征和威廉姆斯综合征。15q26.3（包括IGF1R）的缺失与宫内生长迟缓有关	全基因组SNP微阵列芯片分析、全外显子组测序
单亲二倍体或甲基化异常	Russell Silver综合征（Russell Silver syndrome，RSS），被认为是一种与甲基化异常相关的宫内及产后生长障碍综合征。患儿特点是身材矮小，头围正常，第五手指弯斜；典型的面部特征为三角形脸，宽前额和下巴狭窄；肢体长度不对称	诊断主要基于对临床特征的识别。实验室检查包括父源11p15.5染色体的印迹中心1区域（IC1）的低甲基化，目前35%～50%的RSS个体有此表观遗传变异。约10%的RSS患者有7号染色体母源性单亲二倍体（UPD7），可以用SNP技术检测到
	Prader-Willi综合征（Prader-Willi syndrome，PWS）是最为经典的甲基化异常综合征，其特征是在新生儿期出现杏仁眼、肌张力减退和FTT，随后在幼儿期出现暴饮暴食。患儿身材矮小，手脚都较小	主要基于对临床特征的识别及15号染色体的甲基化检测
DNA修复功能缺陷（通常是常染色体隐性单基因病）	范可尼贫血（Fanconi anemia syndrome，FA）、Nijmegen断裂综合征（Nijmegen breakage syndrome，NBS）和Bloom综合征等。除了有FTT外，还表现为小头畸形，皮肤对光敏感和肢体异常	全外显子组测序
单基因病（常染色体显性遗传病）	如努南综合征、心面皮肤综合（Cardiofacio-cutaneous Syndrome，CFC syndrome）和Costello综合征	RAS通路病相关基因变异检测，考虑到遗传异质性，常用全外显子组测序
代谢性疾病	包括氨基酸代谢紊乱（苯丙氨酸羟化酶缺乏症）、尿素循环紊乱、有机酸紊乱、脂肪酸氧化缺陷、生物素酶缺乏症和线粒体疾病	新生儿筛查，串联质谱分析，考虑是否需要进行氨基酸、尿液有机酸、酰基肉碱、氨、肌酸磷酸激酶、乳酸、丙酮酸及基因检测

疾病分类	具体疾病举例	需要考虑的临床诊断和实验室检查
骨骼发育不良	如软骨发育不良、软骨发育不全等	骨骼X射线检查及基因检测
多基因风险	大多非综合征性矮身材，有多基因的遗传基础	基于SNP位点的多基因风险指数（PRS）评估，将来会有常规的应用

1. 儿童生长发育障碍遗传咨询的特殊性及挑战

从上面的儿童生长发育障碍病因（不完全）分析就能知道，儿童生长发育障碍的咨询挑战在于病因的异质性（遗传、环境、生活方式、心理等），复杂性（遗传病因本身的复杂性，包括从单基因到多基因，从染色体到点突变，从结构变异到表观修饰等），以及病因的重叠，个体间的差异及预后的不确定性。目前多于一半的案例还不能达到临床与分子的确诊，这一领域正处于快速发展期，遗传咨询师需要及时跟踪掌握新的进展和动向。因为这些特殊性与挑战，需要遗传咨询师掌握的核心技能包括：临床单基因病、多基因病和非遗传病的识别，变异谱系的了解与遗传检测技术的选择，疾病的严重性评估及干预治疗的必要性；方案的评估选择，尤其是对矮身材患儿使用人重组生长激素的合适性，疗效的预期需要做出循证（根据前期的临床试验结果了解治疗的可行性、疗效、副作用等）/循机理（在致病机理的基础上推测生长激素禁忌证/适应证）的判断，并向患者及家长做全面通俗的讲解；当然对基因检测报告的解读、变异的致病性分析及基因型与表现型的相关性分析是所有遗传咨询师的基本功，在儿童生长障碍的病因分析过程中，特别是变异与治疗方式/疗效的相关性分析中，尤为必要。

遗传咨询师需要了解患儿及家长，尤其是家长的常见误区，以便更好地开展沟通及咨询。常见误区如下：夫妇双方身高均在正常范围内，孩子矮小不可能是遗传问题；孩子长不高一定是生长激素缺乏；生长激素对矮小的孩子一定会有帮助；儿童生长迟缓一定需要药物治疗；矮小症一定是内分泌问题引起的，只要看内分泌科医生就行；孩子长不高一定是营养不足，多吃/保障营养就可以了；孩子比同龄人矮一定是有矮小症；小时候矮，到了成年也一定矮；胎儿有矮小的基因变异一定要流产；综合征都是很可怕的，等等。

2. Turner综合征为例讨论遗传咨询相关要点

（1）遗传模式与再发风险　Turner综合征是一类常见的染色体非整倍体综合征，活产出生风险1/2 000～1/2 500（99%的这类性染色体数目异常在宫内停止了发育，是自发流产/死胎的主要原因之一，占自发流产/死胎的10%）。其发生原因是生殖细胞（卵子或精子）在发生过程中随机出现性染色体丢失或部分丢失，典型的Turner综合征核型为45, X，即丢失一条性染色体（X或Y），与父母的基因（遗传）没有关系，是自发性现象，因此再发风险也小（＜1%）。偶尔有家庭传递性的Turner综合征，是因为部分X染色体缺失（结构变异）。Turner综合征患者的姐妹，出生Turner综合征患者的风险不比一般人群更高。需要指出的是，Turner综合征不同于其他非整倍体，其发生率与母亲的孕育年龄无关，也与父亲的年龄没有相关性（尽管约2/3的45，X患者丢失的性染色体是父源的）。

（2）产前筛查与检测 目前随着产前无创筛查（NIPT）的普及，Turner综合征相关核型的无创筛查高风险率约3/1 000，由于目前往往缺乏NIPT前的遗传咨询，父母得到这个信息后常会有严重的焦虑，部分家长随即就会决定终止妊娠。NIPT前的遗传咨询是一个重要的环节，不可或缺，需要告知筛查可能的结果及验证的措施，特别强调筛查与诊断的不同，筛查高风险不一定是异常，有创的诊断性检测是确认胎儿染色体异常的必要环节，同时也要强调筛查阴性结果的真实含义。当我们面临一对没有思想准备但被告知NIPT筛查高风险的夫妇时，我们首先需要评估该夫妇对于NIPT的了解程度，以及该夫妇对结果的看法（避免给前来咨询的夫妇灌输一堆科学术语），尤其需要观察了解他们的焦虑及担忧，咨询从问题、遗憾和心理纠结着手。目前的筛查技术对45, X的阳性预测率只有30%左右，筛查高风险的胎儿确认无异常的可能性比有异常的可能性大，强调有创检测的必要性。在夫妇知情同意做有创检测时，需要系统介绍目前不同的检测技术及其检测对象，不同检测技术方法（核型分析、染色体芯片、基因组测序分析等）的优点与局限性，帮助夫妇做出自主的知情选择。无论是检测阳性还是阴性的夫妇，均需检测后咨询。检测阳性的夫妇需根据具体核型开展咨询，检测阴性的夫妇建议不应忽视常规产检，健康孕期管理，并提供新生儿筛查相关信息。

（3）Turner综合征的临床表型、不同核型/嵌合与表型的关系 Turner综合征患者临床特征包括身材矮小（95%～100%）、青春期延迟和性腺发育不良（90%～95%）、心脏（10%～50%）和肾（10%～15%）异常、听力异常（30%），以及内分泌（1型、2型糖尿病及葡萄糖不耐受15%～50%）和自身免疫性疾病（2%～8%）的患病率增高。Turner综合征最主要的表型矮小与性腺发育可以用生长激素与雌激素进行有效干预治疗。Turner综合征个体的智力与人群没有差别，只有在特殊情况下，如环型X染色体导致*XIST*基因缺失，或涉及X染色体的易位，或X染色体上的导致性连锁的隐性智力障碍基因变异，Turner综合征患者的死亡率增加3～4倍，平均死亡年龄为53岁。死亡的主要原因是心血管疾病、肝疾病和恶性肿瘤。45, X/46, XY嵌合的个体尤其需要关注性腺母细胞瘤的发生风险（25岁时的累积风险7.9%），因为性腺母细胞瘤早期发现有很好的预后，建议定期进行性腺超声检查，必要时进行性腺活检，或者儿童期剖腹探查和必要的手术切除。

除了典型的45, X核型，还有许多其他的核型，包括常见的46, X, i(X)(q10)、46, X, del(Xp)及45, X/46, XX、45, X/46, XY嵌合等，不同核型与临床表型之间仍缺乏明确的相关性，一般嵌合比例低，表型外显率低，嵌合比例≤70% 45, X的患者与嵌合比例＞70% 45, X的患者相比，心脏和肾异常的发生率显著降低。少部分能自然生育的

Turner综合征患者可能属于低比例嵌合。随着我们在人群中发现无明显临床问题的Turner核型个体，我们认为目前高估了Turner核型带来的临床后果，许多Turner核型个体，尤其是低比例嵌合个体可以有一个完整而富有成就的人生。

第二节　神经遗传病的遗传咨询

神经遗传性疾病是一组累及神经系统，包括中枢神经、周围神经、肌肉的遗传性疾病，这类疾病通常以某种非特异的症状表现出来，如脑瘫、智力落后、大头或小头畸形（特别是脑结构异常）、癫痫、运动障碍、共济失调、痴呆和周围神经痛等。它们可以分成以下几大类：神经发育障碍疾病、脑畸形、神经肌肉病、运动障碍、遗传性共济失调、阵发性障碍、脑白质和脱髓鞘疾病、痴呆、精神异常等。神经系统疾病遗传率高，其中单基因病的占比也较高，遗传检测已成为神经系统疾病诊断不可或缺的重要环节，最终的确诊强调临床表型与基因变异的吻合。疾病的治疗方案制定、预后与再发风险评估等很大程度上取决于遗传致病变异的确认。神经系统遗传病病因异质性很大，每一类病均可能包括单基因病、多基因病、染色体病、线粒体病和体细胞遗传病等。虽然目前临床诊断以单基因病种类为主，但是判断再发风险等遗传咨询关键信息还取决于了解其他遗传模式的可能性与占比，如果根据临床表现、家族史等信息能很大程度判断患者的多基因遗传基础，则再发风险可以依据经验数据。每一种单基因神经系统遗传病的咨询会有自己的特点和挑战，本节主要讨论神经遗传病遗传咨询相关共性问题，以发育与癫痫性脑病（developmental and epileptic encephalopathy，DEE）为例，讨论神经遗传病的遗传咨询任务、特殊性、咨询师所需要具备的核心技能和常见误区，以及常见咨询问题。

一、神经遗传病与遗传咨询相关的共性问题

1. 神经遗传病绝大多数不伴随结构异常

神经遗传病（尤其在宫内时）没有或很难发现与疾病相关的结构异常，因此神经系统疾病作为功能性出生缺陷的主要病种，在常规的产前诊断中不易被检出，在出生后一段时间也可能没有表型（如智力落后在1~2岁后才有迹象，5岁后才能确诊），故而神经遗传病的临床诊断往往滞后和漏诊。并且在基因组检测发现基因变异后，往往因为缺乏临床表型导致确诊与咨询的困难。患者家庭不容易理解这是先天性的疾病，往往误认为是后天养育过程不当造成的，因此大多家庭对这类疾病的遗传预防意识差，对接受遗传咨询必要性的认识也很低。我们需要强调神经系统疾病遗传率高的事实，以及它们也

是出生缺陷，而且是更需要预防和值得预防，普及功能性出生缺陷预防的意识与策略。严重的神经性遗传病中，一大部分由新发变异导致，这类疾病的预防策略不同于以隐性遗传病为主的先天性代谢障碍，需要强调产前新发变异的筛查。

2．神经遗传病表型的特异性比较差

神经遗传病的表型，如癫痫、智力落后和运动障碍等，均非特异，所以在变异致病性分析时，往往因为不能利用表型证据（PP4）而给数据分析增加难度。遗传咨询时需要强调挖掘其他较为特异性的伴随症状，比如脑白质病变的不对称分布、脑电图的特殊表现等，以增加表型谱系的完整性与特异性，从而帮助确认基因型与表型的相关性。

3．神经遗传病遗传异质性非常高

神经遗传病的临床疾病大类的亚型繁多，比如智力落后的单基因就达1 000种，PanelApp中遗传性癫痫综合征超过800种，这要求临床医生能用好基因检测为疾病治疗服务，同时也增加了遗传咨询的负担，因此遗传咨询师是神经科不可缺少的团队成员。一个基因对应多种疾病的现象在神经遗传病中较为普遍，比如SCN1A基因与5种不同的神经系统疾病相关，咨询师需要根据基因型（变异的种类和变异在基因中的位置）、致病机理和遗传模式等，判断变异携带者具体是（或会患）哪种病。

4．神经遗传病的临床异质性非常大

临床异质性给神经遗传病的临床诊治及遗传咨询带来极大的挑战。同一基因变异导致的神经遗传病，个体间的起病年龄和疾病严重度会有很大差别。比如X连锁的肾上腺脑白质发育不良（ABCD 1基因变异导致），不同个体的临床表型范围从无症状到3岁夭折，儿童期发病的较为严重，也有一些成年期发病，表型较为有限，至今我们仍然没有找到基因型与表型的相关性，给预后的咨询带来很大困难。

5．神经遗传病的外显率不全非常突出

虽然外显率不全是大多数遗传病咨询的难点，但这一问题在神经遗传病中更为突出。家庭成员间是否发病、发病年龄和表型差异等都非常不易确定，症状前检测的遗传咨询尤为挑战。遗传咨询师对于影响外显不全的原因得有较为明确的了解，需要提供较有把握的结论。比如SCNA4基因变异导致的低钾性周期性麻痹，男性患者的外显率是100%，每年发作次数为50～150次，女性的外显率只有28%，平均每年发作次数为30～50次，在怀孕期间不会发作。

6．大多数神经遗传病没有很好的治疗措施

大多数神经遗传病没有很好的治疗措施，这大大降低了基因检测的动机，特别是在

检测前咨询讨论检测的意义时，对大多数家庭/患者来说，是否有治疗方案是最大的检测动机，所以有时需要强调其他益处。遗传咨询师可以强调对于这类单基因病的生殖检测预防措施，比如对胎儿开展新发变异的无创/有创筛查、对晚发的显性神经遗传病开展携带者筛查及产前筛查的重要性及可及性。再一方面，基于基因变异的精准治疗在神经遗传病领域发展很快，要求遗传咨询及时把握并提供最新的医疗进展信息。

7．有独特的伦理考量

神经遗传病中退行性疾病大多没有治疗方案，甚至没有缓解疾病进程的措施，而且可能是遗传性的，所以在遗传检测和风险告知等方面有独特的伦理考量，这一部分在成人单基因病章节有讨论。

二、DEE疾病及遗传咨询的主要任务

发育与癫痫性脑病（DEE）是一类有发育倒退、早发性难治性癫痫发作的疾病，患者还往往表现智力障碍、孤独症及行为等问题，因此是讨论神经遗传性疾病的一个好的范例。原先以为这类疾病主要由环境外因导致，现在知道它们主要由单基因变异致病，也与环境因素相关。患儿的智力会因为癫痫的发作而进一步受影响，因此及时诊断并控制癫痫发作对预后很重要，但因为这类基因变异会同时导致癫痫与认知障碍，所以即便癫痫能得到控制，认知水平也会受影响。

随着高通量测序的发展，对这类神经遗传病致病基因的了解有了长足的进步。目前超过50%的DEE患者可以得到基因诊断，其中3%～8%的患者由CNV导致，这些CNV包括常见基因组病，如16p11.2、5q31.3等复发性微缺失综合征；其他30%～50%的患者由单基因变异导致，其中大多为新发变异，临床表现严重。新发变异的占比越高，提示使用核心家系的基因组检测越合适。另外，也有13%的DEE呈现常染色体隐性遗传模式，遵循经典的再发风险规律。但还有一类场景值得我们关注，通常以新发变异为主要致病机理的显性致病基因中会出现双等位致病变异，此时患者的临床表型一般比只携带单等位变异更严重（如CACNA1A、SCN1B及KCNMA1），这些基因以功能丧失为机理，双拷贝功能丧失的患者比单拷贝剂量不足的患者更严重，这可能是剂量效应引起的；对于以显性负效应致病的基因（如GRIN1、SLC1A2），双等位基因功能完全丧失的患者只比携带单个变异导致显性负效应致病的患者表型稍重，而有些纯合变异患者的表型可以较轻。这一场景对遗传咨询的影响主要有三方面：一是当在显性遗传致病的基因中找到一个致病变异时，数据分析不能自动结束，需要确认是否还存在第二个变异；二是再发风险的评估会与单纯新发变异不同；三是疾病严重性相关性分析也因此而异。另外，对于DEE的治疗仍然有相当挑战，但也有不少新的进展，如美国和欧洲刚批准Cannabidiol作为孤儿药治疗Dravet综合征及Lennox-Gastaut综合征。上述几方面是DEE疾病遗传咨询的主要任务。

三、DEE遗传咨询的特殊性及挑战

目前已知的与DEE相关的单基因已经超过110种（OMIM收录），包括近50个显性、50个隐性和10个性连锁遗传模式疾病，新基因还在不断被发现。此类疾病临床诊断的大类种类有限，遗传异质性非常高，常见的临床诊断包括新生儿期发病的早期肌阵挛性脑病（early myoclonic encephalopathy，EME）、大田原综合征（OHTAHARA综合征），婴儿早期发病的婴儿期癫痫伴游走性发作（epilepsy with migrating seizures in infancy，EIMFS）、WEST综合征、DRAVET综合征，儿童期发病的Lennox-Gastaut综合征、肌阵挛性癫痫（myoclonic-atonic epilepsy）及癫痫性失语（包括Landau-Kleffner综合征）等。这类疾病在临床上广泛存在，一种临床疾病（DEE）由多种基因变异导致（图21-1）。其中WEST综合征的遗传异质性最大，有20多个基因变异与其相关，基因型与表型的相关性也最弱；*SCN1A*与DRAVET综合征的基因与疾病的相关性最强，大多数DRAVET综合征患者由*SCN1A*基因变异导致，*SCN1A*基因变异也主要导致DRAVET综合征。但总体而言，基因与DEE的关系较为复杂。因为上述原因，DEE的确诊必须依赖基因检测，即便有较为明确的临床诊断，但因为临床表型的重叠不易区分，基因分型及确认基因致病十分必要，在遗传咨询时应该强调，确定患者的致病变异也是临床干预、预后控制和生殖指导的必要依据。

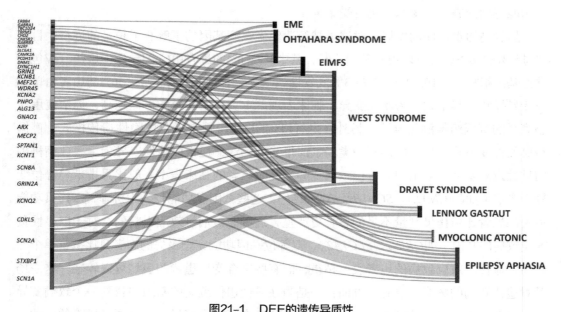

图21-1　DEE的遗传异质性
（来自：https://doi.org/10.1515/medgen-2022-2145）

四、咨询DEE时遗传咨询师的核心技能

1. 能了解和应用神经系统辅助检查结果

先进的辅助检查（如脑影像学和电生理检查）可以有助于鉴别诊断，遗传咨询师通过了解患者的患病史和家族史，根据起病时间、诱因分析、癫痫发作症状学、脑电图形态特征和脑影像等临床评估，鉴别DEE的患者。有些DEE具有特征性的脑电图，如抑制性爆发提示Ohtahara综合征，高度节律失常提示West综合征，<2.5 Hz频率的棘波放电提示Lennox-Gastaut综合征等。对临床怀疑DEE的患者，建议开展高通量基因检测并提供检测前咨询。神经系统辅助检查项目请见拓展阅读21.1。

> 拓展阅读21.1
> 神经系统遗传性疾病的临床材料收集

2. 能对检测报告进行遗传咨询分析

根据阳性基因检测发现，结合临床表型，协助临床医生做出确诊；或根据阴性检测结果，结合临床表型，分析非遗传病或多基因的可能，更重要的是分析漏检的可能。从基因检测数据质量、CNV是否检出、是否漏检内含子变异、增加父母的基因检测、数据重分析等角度完善基因检测数据分析。

3. 针对检测报告提出精准干预的建议

了解不同基因导致的DEE的疾病发展特点，比如分析基因型与表型（预后、疗效）的关系最为重要，需要查询文献，分析总结变异与临床的关系，帮助医生提供精准个体化的干预治疗方案。DEE的治疗方法包括一些小儿癫痫治疗的一般原则和方法，以及根据癫痫综合征的类型选择最合适的抗癫痫治疗。抗惊厥药物包括氯巴占、氨己烯酸、唑尼沙胺、苯巴比妥、苯二氮平类药物、氨己烯酸等，可用于治疗DEE。类固醇疗法、迷走神经刺激、生酮饮食和癫痫手术也用于DEE的管理。具体方案需要结合患者的临床严重程度、基因变异与循证的依据。但遗传咨询可以提供信息为主，对不能诊断与治疗。

五、咨询者常见的误区与咨询问题

家长往往想知道基因检测后是否就一定能找到治疗孩子疾病的药物，对基因检测的接受度不是很高，尤其是对有难产史的孩子，家长认定孩子的问题是后天的。家长对于孩子的癫痫关注度远大于智力发育，往往认为能控制癫痫就好，但是对于DEE，即便癫痫能控制得比较好，孩子的智力仍然是一个持续的问题，家长往往缺乏思想准备。家长对于孩子的疾病是遗传病难于理解和接受，因为父母都没有这样的病，在大多数家长的认知里，遗传病是上一代传递下来的病，然而新发变异导致的显性疾病和隐性遗传导致的DEE均不会有家族史。家长通常会问：患儿的寿命有多长，能独立生活吗？能不能生下一胎，能否保证下一个孩子不患病？

第三节　性发育异常的遗传咨询

性发育异常（disorders/differences of sex development，DSD）指性染色体、性腺和外生殖器的表现不一致，具有不同的病理生理机制的一类相对罕见疾病。其成因复杂，临床表型多样，不同病因可有相同或相似的临床表现，主要表现是外生殖器异常，过去被称为两性畸形，为尊重患儿的感受，目前由性发育异常替代。

同一病因发生时间不同或影响程度不同，所致的临床表型差异也很大。本节内容概述了性发育异常遗传咨询的模式，总结了性发育异常遗传咨询的流程，归纳了性发育异常遗传咨询师的核心素质要求，展望了性发育异常在应对不同检测需求中的机遇与挑战。

一、DSD的病理机制

人类胚胎发育过程中，性发育分3个阶段：未分化阶段、性别决定阶段及性别分化阶段。其中任一环节出现异常，都可能出现性发育异常表现。合理评估DSD的前提是了解性发育的过程，以便更好地进行DSD的临床诊断。

1．性别决定性腺分化

卵巢和睾丸分化自具备双性分化潜能的原始性腺。在典型XY个体中，Y染色体性别决定区（sex-determining region on the Y chromosome，SRY）基因的表达激活原始性腺分化成睾丸的通路。在典型XX个体中，SRY基因缺失和睾丸通路主动抑制使原始性腺分化为卵巢。DSD患者可能性腺完全不分化（完全性腺发育不全），性腺不完全分化（部分性腺发育不全），性腺和染色体性别不符（如XX睾丸型DSD），或性腺同时具有卵巢和睾丸特征（卵睾）。

2．性腺功能

在胚胎发育过程中睾丸间质细胞产生睾酮，睾酮通过睾丸外表达的2型5-α还原酶转化为双氢睾酮。双氢睾酮激活雄激素受体，且激活能力高于睾酮。睾丸间质细胞还会产生胰岛素样因子3（insulin-like 3，INSL3）。睾丸支持细胞分泌抗米勒管激素（anti-müllerian hormone，AMH），又称米勒管抑制物（müllerian-inhibiting substance，MIS）或米勒管退化因子。在胚胎发育期间，卵巢不会产生大量睾酮、INSL3或AMH。DSD患者可能表现为不同程度的睾酮、双氢睾酮、INSL3及AMH水平异常，具体取决于基础病症。

3．性腺位置

在典型XY个体中，INSL3和睾酮使性腺在胎儿期从腹腔内下降到阴囊。相比之下，典型XX个体没有INSL3和睾酮，其性腺仍留在腹内。DSD患者的性腺可能位于腹部、腹股沟区或阴唇阴囊褶内。

4．阴唇阴囊褶的发育

胚胎期生殖结节两侧间充质增生隆起产生了阴唇阴囊褶。在典型XY个体中，睾酮和双氢睾酮的作用使该褶皱融合形成阴囊，并起皱和颜色加深。在典型XX个体中，该褶皱不融合，并发育成大阴唇。DSD患者可能有不同程度的阴唇阴囊褶融合、起皱和颜色加深，具体取决于雄激素的作用程度。

5．阴蒂阴茎的大小与形状

在典型XY个体中，睾酮和双氢睾酮的作用使生殖结节增大并变直，形成阴茎。在典型XX个体中，生殖结节发育成阴蒂。DSD患者的阴蒂、阴茎可能大小和弯曲程度不一，具体取决于雄激素的作用程度。

6．尿道的位置

在典型XY个体中，雄激素的作用会使尿道板形成尿道海绵体部。龟头内的尿道通过复杂的组织重塑和管道化过程形成，最终形成位于龟头顶端的尿道口。典型XX个体没有雄激素的作用，尿道和生殖道分离形成了尿道口和阴道口。DSD患者的尿道口可能位于龟头顶端与会阴之间的任意位置。需注意，部分患者的阴蒂、阴茎顶端存在盲端凹陷，可能会被误认成尿道口。不完全的雄激素作用可能导致尿道和生殖道不完全分离，造成仅有单一开口的共用尿生殖窦。

7．内生殖结构

在典型XY个体中，局部睾酮分泌诱导同侧中肾管发育成附睾、输精管、精囊和射精管，而局部AMH分泌使同侧米勒管退化。在典型XX个体中，无雄激素作用会使中肾管退化，AMH缺乏使米勒管保留并发育成子宫、输卵管和阴道的上2/3。阴道下部由尿生殖窦上皮细胞构成，无米勒管和中肾管成分。DSD患者可能有不同程度的米勒管和中肾管发育，不对称的性腺功能可能会导致内生殖结构不对称。

二、DSD的分类

根据欧洲儿科内分泌学会（ESPE）和劳森-威尔金斯儿科内分泌学会（LWPES）于2006年达成的共识及我国2019年达成的共识，性发育异常疾病根据性染色体核型不同可分为性染色体异常型DSD、（46, XY）型DSD和（46, XX）型DSD三大类（表21-2）。

表 21-2　性发育异常分型

分型		表现
性染色体异常型DSD		47, XXY　Klinefelter综合征及变异型 45, X　Turner综合征及变异型 45, X/46, XY　混合型性腺发育不全，卵睾型DSD 46, XX/46, XY　嵌合型，卵睾型DSD
46, XY型DSD	睾丸发育异常：	完全型性腺发育不全（Swyer综合征） 部分型性腺发育不良 性腺退化 卵睾性DSD
	雄激素合成异常：	LH受体突变（LHCGR） 先天性类脂性肾上腺皮质增生症（StAR） 胆固醇侧链裂解酶缺乏症（CYP11A1） 3β-羟类固醇脱氢酶缺乏症（HSD3B2） 17-羟类固醇脱氢酶缺乏症（HSD17B3） 5α-还原酶2缺乏（SRD5A2） Smith-Lemli-Opitz综合征（DHCR7）
	雄激素作用异常：	雄激素受体不敏感综合征（AIS）
	其他：	综合征相关的男性生殖道发育异常（泄殖腔异常、Robinow综合征、Aarskog综合征、手-足-生殖器综合征） 持续性米勒管综合征（AMH、AMHR2） 睾丸退化综合征 孤立性尿道下裂 先天性低促性腺激素性腺功能减退 隐睾症（INSL3、GREAT） 环境及药物因素
46, XX型DSD	卵巢发育障碍：	卵睾性DSD、睾丸性DSD（SRY+、重复SOX9，RSPO1）、性腺发育不全 雄激素合成过多
	胎儿肾上腺来源：	21-羟化酶缺乏症（CYP21A2） 11β-羟化酶缺乏症（CYP11B1） 3β-羟基类固醇脱氢酶缺乏症（HSD3B2） 细胞色素P450氧化还原酶缺乏症（POR） 糖皮质激素受体突变
	胎儿胎盘来源：	芳香化酶缺乏（CYP19） 细胞色素P450氧化还原酶缺乏（POR）
	母体来源：	芳香化酶肿瘤（如黄体瘤） 外源性雄激素药物
	其他：	综合征相关（泄殖腔异常） 阴道闭锁（MRKH综合征） MURCS（米勒管、肾、颈胸部躯体异常），其他综合征 子宫异常（如MODY5） 阴唇黏连

三、DSD遗传咨询的特殊性及挑战

广义的DSD可以认为是性染色体、性腺、外生殖器表型或性心理的不一致。表型重叠、基因异质性、性别分配时的社会心理方面、外科手术管理等，使整个诊断和管理过程复杂化。特定诊断对于个体化管理、遗传咨询和生育能力的预后，以及肿瘤发生的风险评估均非常重要。理想情况下，患者应由多学科团队进行评估，包括泌尿外科、内分泌学、心理学、精神病学、放射学、护理和临床遗传学方面的专家。遗传信息有利于DSD诊断，也在改变此类疾病的诊断路径。本章节总结各种DSD患儿的遗传学检测手段及相关实验室检查，为DSD患儿提供相关的表型、临床预后、长期生存率及更佳的遗传咨询建议。许多DSD新生儿的生殖器外观不典型（模糊或性别不清）。如果不存在生殖器/性别不一致时，可提示为如Klinefelter综合征、Turner综合征、睾丸未降或孤立性非重度的尿道下裂。

DSD疾病仍有部分病例不能明确诊断，临床上能够明确遗传基因异常的仅占小部分。已知的疾病以单基因病的占比高，遗传检测已成为DSD诊断不可或缺的重要环节。最终的确诊强调临床表型与基因变异的吻合，疾病的治疗方案制定、预后与再发风险评估等很大程度上取决于遗传致病变异的确认。DSD病因异质性很大，每一种单基因遗传病的咨询会有自己的特点和挑战。人类性发育的遗传方面已取得较大的进展，但仅有20%的DSD病例中发现明确的分子诊断，大多数46, XX DSD婴儿为CAH（以21-OHD或11-OHD分泌过多雄激素为主），而46, XY DSD患儿只有少数能明确诊断。本节讨论DSD中最常见的临床表现，即出生时生殖器官发育异常，故本节以CAH（21-OHD）为例，讨论DSD的遗传咨询任务及特殊性，咨询师所需要具备的核心技能，常见误区及常见咨询问题。

发现DSD新生儿（图21-2），首先要确认生殖器异常是否真实存在，然后再将此特殊情况告知家长，并告知家属将有一个专业团队（或由小儿内分泌医生负责组织多学科会诊）进行评估和诊治。不能回避问题，回避会增加父母焦虑，反而使其感到不知所措。对暂不确定性别的婴儿统称"宝宝"，按中性抚养，由儿科内分泌医生进行遗传性别及激素水平评估。新生儿需在出生后24 h内，进行下列化验：睾酮、双氢睾酮、黄体生成素（LH）、卵泡刺激素（FSH）、染色体核型分析，此时激素检测有利于反映胎内激素水平。怀疑母亲有男性化表现者，建议留存脐带血和胎盘标本，并尽早明确诊断，并确定抚养性别。生后72 h内采血检测17-羟孕酮、孕酮、促肾上腺皮质激素及皮质醇，协助排除CAH。其他阶段的儿童在就诊后应立即完善上述激素水平检测。必要的影像学检查包括B超评估是否存在子宫或男性生殖结构，性腺及性腺位置。根据初步诊断，初诊医生应组织包括泌尿外科、遗传、影像、精神心理、医学伦理的MDT会诊。依据获得的医学证据，MDT小组内部讨论，就患儿抚养性别达成初步共识。医疗团队核心成员与家庭成员会面，讨论并建议合适的抚养性别及诊疗计划。46, XY DSD阴茎严重短小患儿的性别确定非常困难，这些患儿往往伴有尿道下裂、隐睾或睾丸发育不全。需要特别指出的是，DSD患儿也有可能存在于外阴正常或接近正常的婴儿中，比如完全雄激素不敏感综合征及17α-羟类固醇脱氢酶严重不足的46, XY男性患

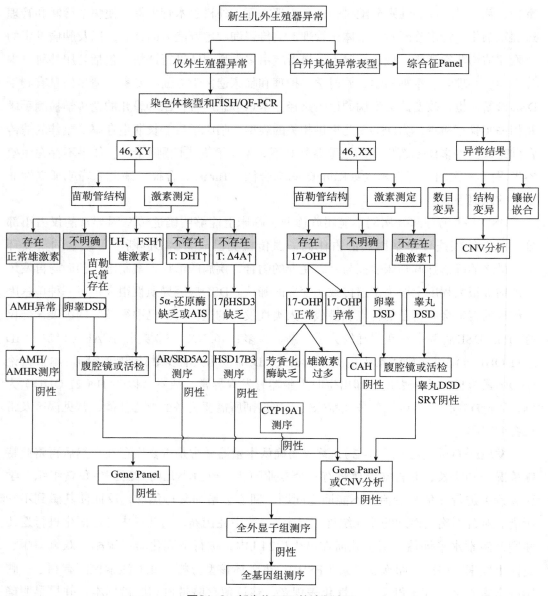

图21-2 新生儿DSD的诊断流程

者，在出生时可以拥有完全女性化的生殖器外观，这种情况会给早期诊断带来困难。在最初性别认定时要考虑的影响因素包括病因诊断、生殖器外观、生育能力、治疗和手术选择，以及与文化、宗教背景相关的家庭观念和生活环境习俗等，还需关注大脑性别（即心理性别）的影响，不同情况应区别对待。

四、DSD患者性别认定应当遵循的原则

在病理生理及解剖结构上，将生物功能及结构损害降到最低，如肿瘤风险、骨质疏

松、肾上腺危象，以及泌尿生殖道感染、梗阻等；将心理和社会的不利影响最小化，如性别混乱、父母亲情淡薄、教育不公平、社会歧视、孤立和心理压力等；尽量保留生育功能，如保护生殖器官解剖结构和功能、冻存生殖细胞、人工辅助生育等；尽量保护性功能，维持一定的性生活满意度，如避免损伤性兴奋相关的神经血管，尽量采用可能的先进手术方式保留现有生殖器官功能；如果有可能，在性器官选择手术上要留有余地，为后续抚养性别不能得到患者认同时保留修正的可能，如性腺切除、性器官组织切除时要慎重，最好能留有余地。

五、CAH遗传咨询的特殊性及挑战

目前已明确病因的先天性肾上腺皮质增生症（CAH）均为常染色体隐性遗传单基因病，其中21-羟化酶缺乏症占90%以上，故以21-羟化酶缺乏症为代表讨论其患病风险与预防，其他类型可参照其处理。CAH基因型和表型有很好的相关性，CAH患者的同胞一般（并非都）具有相似的症状和女性男性化程度。对于这种常染色体隐性遗传疾病，后续同胞都有25%的概率出现CAH，每个同胞都会有50%的概率成为无症状携带者。基于典型CAH发病率1：10 000 ～ 1：20 000，一般人群中1：50 ～ 1：71的患者是杂合子。按照1：60（约2%）的中位数计算，患有经典CAH的患者有1：120的概率生下患有经典CAH的孩子。对于非经典CAH患者，几乎70%的确诊患者是复合杂合子，携带一个导致经典CAH和一个导致非经典CAH的等位基因。较温和的突变决定了临床表型，这意味着患者患有NCCAH，但患者的后代有50%的机会遗传经典的CAH等位基因。理论上，如果没有基因分型，NCCAH父母约有1：250的风险生下一个典型CAH病的孩子〔（0.7×0.5）×（0.02×0.5）=0.35%〕。然而，在两项对患有非经典CAH女性所生子女的回顾性分析中，上述风险更高，为1.5% ～ 2.5%。类似的风险也存在于CAH和非经典CAH的混合人群中。为了降低风险，建议在计划怀孕前进行*CYP21A2*基因检测。总体而言，CAH的鉴别诊断仍需基因检测，不同分类的CAH临床表型的重叠不易区分，基因分型及确认基因致病十分必要，在遗传咨询时，确定患者的致病变异也是临床干预、预后控制、生殖指导的必要依据。

六、咨询CAH时遗传咨询师的核心技能

1. 能依据病史和辅助检查判别CAH患者

能根据妊娠史、家族史及体格检查、盆腔/腹部超声、实验室评估等临床资料，鉴别CAH的患者。如性染色体分析结果可以将婴儿分为3种诊断类别：46, XX型DSD、XY型DSD及性染色体异常DSD（部分细胞具有正常或异常的Y染色体）；17-羟孕酮测定可以评估21-OHD（所有生殖器外观不典型且不触及双侧性腺的婴儿）等。

目前许多国家及我国许多地区都会进行常规新生儿筛查CAH中最常见的21-OHD缺乏症（通过检测17-OHP）。但鉴于肾上腺危象的风险，所有生殖器不典型的婴儿都应按照上述内容进行广泛的CAH评估，无须等待新生儿筛查结果。对结果不明确婴儿应进一步进行ACTH激发实验及其他类固醇激素测定，可在生化结果不明确或需要遗传咨询时开展高通量基因检测并提供检测前咨询。基因分型不用作一线诊断性检查，因为一些等位基因存在多种突变，难以区分患者与携带者。在这种情况下，双亲CYP21A2基因分型可确定杂合性致病变异是顺式还是反式变异（位于相同或不同等位基因），从而确定基因型。如果激素评估后仍不确定诊断或者需要遗传咨询，则应行基因分型，尤其是对于希望生育者。目前三代测序技术通过特异性引物和序列对比，轻松区别真、假基因，具有广泛的临床研究和应用前景。

2．能针对基因检测报告进行遗传咨询分析

了解不同基因所致的CAH的疾病发展特点，比如分析基因型与表型（预后或疗效）的关系最为重要，需要查询文献，分析总结变异与临床的关系，帮助医生提供精准个体化的干预治疗方案。CAH的治疗方法包括及时补充糖皮质激素或盐皮质激素，维持正常的生理功能；抑制ACTH分泌，从而减少肾上腺雄激素过度分泌，抑制男性化，阻止骨骺加速成熟。对失盐型患儿应及时纠正水、电解质紊乱。具体方案需要结合患者的临床严重程度、基因变异与循证的依据。

3．能针对基因检测报告进行生育计划指导

已知为某种严重突变的杂合子（可预测女性出现不典型外生殖器的概率为1/8），则可考虑产前诊断。如果产前诊断发现21OHD，出生后2~3日应确认性类固醇激素检测。获取用于确诊的血样后应开始治疗。产前诊断目的是鉴定性别，对孕妇进行产前治疗，阻止胎儿外生殖器男性化，以避免出生后的手术治疗，终止男性胎儿与非CAH女性胎儿不必要的产前治疗。产前诊断可于中孕期进行。在受累家系中，可在妊娠第9周及以后完善绒毛膜活检采样（CNS），通过HLA分型确认胎儿是同型合子、异型合子，还是非受累个体，因为CYP21A与HLA位点有连锁遗传现象。

4．咨询者常见的误区与咨询问题

（1）家长对于生育出外生殖器异常的孩子往往难以接受，特别对性别选择存在焦虑和不安。

（2）家长对于孩子外生殖器的关注远远大于肾上腺危象，缺乏对于疾病的基本认识。

（3）孩子是否能存活？是否影响今后的生活？特别是生殖功能。

（4）能否生育下一个孩子？如何避免下一胎不患病？

七、典型案例

患儿，女，5岁，右大腿根疼痛数天就诊，来院后行体格检查：T36.8 ℃，P100 次/min，R20 次/min，BP90/56 mmHg，平卧位，无皮疹和发绀，浅表淋巴结未触及，巩膜不黄，颈静脉无怒张，心界不大，心率100次/min，双肺呼吸音清，无啰音，腹平软，肝脾未触及，双下肢无水肿；查体发现右腹股沟处有一直径1 cm的肿块，表面皮温略高，质软，活动度可，左侧腹股沟无异常。

腹股沟超声显示：右侧腹股沟睾丸样组织感染样表现。

病史小结：社会性别女，5岁，右腹股沟疼痛，外生殖器发育异常，超声显示睾丸样组织感染表现，符合性发育异常特点；抗感染治疗有效，疼痛缓解。

鉴别诊断：①5-α还原酶缺乏。睾酮向双氢睾酮转化过程障碍，外生殖器缺乏双氢睾酮的作用，故造成男性外生殖器发育不良，出生女性外生殖器，染色体为46, XY。②17-OHD缺乏。肾上腺合成雄激素途径中酶活性不足，导致肾上腺雄激素合成不足，外生殖器男性化不足，往往伴有高血压及糖皮质激素不足表现。

全院多学科会诊

医师1：家长先不要着急，虽然孩子出生后一直当女孩养，但通过现在的检查发现外生殖器还有些问题，大阴唇不对称，小阴唇发育不良，未见阴道开口。超声显示右侧腹股沟的肿块是睾丸样组织，结合染色体报告46, XY，所以小朋友的问题是染色体与社会性别不一致，属于46, XY性发育异常。接下来我们需要检查左侧睾丸组织在哪里，腹腔里面还是其他地方？出现这种情况可能的原因我们也要继续查，建议孩子住院做详细的内分泌检查。

医师2：该患儿女性外生殖器表型，染色体检查示46, XY，需排除17-OHD导致的糖皮质激素及性激素合成途径异常，ACTH分泌增多，盐皮质激素分泌增多，出现高血压低血钾的表现。ACTH激发试验可进行鉴别；HCG激发试验可以鉴别5-α还原酶缺乏症。如果睾酮转化为双氢睾酮障碍，HCG激发可出现睾酮水平增高明显，而双氢睾酮无明显改变。

内分泌医师：家长目前结果还是考虑孩子存在46, XY DSD中的雄激素受体不敏感综合征，我们做的这些检查就是判断孩子的性腺是否为睾丸，是否为一侧位于腹股沟，一侧位于腹腔内；生化检测判断雄激素合成是否正常，包括睾酮和双氢睾酮，HCG激发后明显升高；主要是雄激素不能正常发挥作用，我们也为孩子进行了相关的基因检测，证实孩子雄激素受体发生了失活性突变，不能发挥作用。

家长：我们父母都正常，孩子为什么会得这种疾病？

遗传医师：雄激素受体不敏感综合征是一种单基因X连锁的隐性遗传疾病，完全性又称为睾丸女性化综合征，出生时完全女性表型，具有女性的青春发育，乳房发育好，阴蒂不大，阴毛女性分布但稀少，盲端阴道，无子宫及附件。

家长：那我们到底做男孩还是女孩呢？

泌尿外科医师5：一般完全性雄激素受体不敏感综合征外生殖器为完全女性化，睾酮治疗后男性化不明显的患者，建议按女性抚养；腹腔及腹股沟处的睾丸易恶变，建议手术摘除。这个需要家长的充分理解，而且还需要经过伦理委员会的通过才能开展上述手术，希望家长慎重考虑一下。

家长：医生，我们非常感激你们，我们也充分信任你们，就按您的建议进行治疗吧！非常感谢！

第四节　儿童肾异常的遗传咨询

慢性肾病（chronic kidney disease，CKD）是指存在结构性或功能性肾损伤，持续至少3个月，是一种不可逆的肾损害或肾功能降低状态，伴肾功能进行性减退，当肾功能进展至终末期肾病阶段，则需要透析或者移植等肾替代治疗。儿童时期的慢性肾病多由于先天性或者遗传性的肾或泌尿道疾病所致，是泌尿系统遗传咨询最常见的问题。

肾和泌尿道先天异常（congenital anomalies of the kidney and urinary tract CAKUT）在儿童期可以通过泌尿系统超声发现，在儿童慢性肾病（chronic kidney disease CKD）中占42.1%～52.1%，是导致儿童及成人终末期肾病（end-stage kidney disease ESKD）的主要原因。部分儿童虽然没有肾或泌尿道结构异常，但存在肾功能异常，约占CKD 20%。除此以外，囊肿性肾病占CKD 6%～10%的病例。因此，上述情况是遗传咨询的重点。

一、先天性肾和尿路畸形

先天性肾和尿路畸形（congenital abnormalities of the kidney and urinary tract，CAKUT）简称CAKUT。CAKUT从短暂性肾积水到严重双侧肾发育不全的多种异常情况，由胚胎肾发育缺陷引起，基因异常和胎儿环境都会导致CAKUT，包含有泌尿系统解剖学异常的一系列疾病，包括：①肾异常和迁移异常，如肾不发育、多囊性肾发育不良、肾发育不全、重复肾，以及肾缺如、异位肾或者融合异常，如马蹄肾等。②输尿管肾盂异常，如膀胱输尿管反流、巨输尿管、输尿管肾盂连接处梗阻、输尿管膀胱连接处梗阻等。③下尿路畸形，如膀胱外翻、膀胱发育不全、后尿道瓣或尿路发育不全等。

CAKUT在活产和死产婴儿中的总体发生率为0.3/1 000～1.6/1 000。CAKUT家族史和母亲肾病或糖尿病史都会增加后代的CAKUT发生风险。CAKUT可作为孤立的缺陷发生时，称为单纯型CAKUT；与其他器官缺陷一起发生时，称为综合征型CAKUT，形成具有肾外表现的综合征疾病谱的一部分。大约30%的CAKUT同时合并肾外异常为综合征型CAKUT。200多种综合征会同时引起CAKUT和肾外表现。在单纯型CAKUT患者和综合征型CAKUT患者中，分别发现了40个和179个存在单基因缺陷的基因，由编码信号转导因子和转录因子的基因缺陷常导致肾发育畸形，大约能解释18%的患者致病原因。但目前有研究发现已经识别的基因对CAKUT的影响低于预期，肾畸形的形成过程可能涉及多个环节，成因复杂，因此在遗传咨询过程需要和专科医生进行沟通，充分了解基因突变和临床表型的相关性后进行判断。

CAKUT也可能由拷贝数变异（CNV）导致，尤其是合并神经发育延迟的患儿，10%~15%的CAKUT患儿存在CNV，多集中在1q21、16p13.11、17q12、22q11.2这几个CNV变异。

尚未确定发病机制的患儿可能存在罕见基因突变或包括环境因素在内的非遗传因素，环境因素包括致畸物暴露和营养缺乏。例如，孕期使用ACEI或ARB与肾小球旁增生、近曲小管分化减少或缺失，以及皮质和髓质纤维化增加有关。有研究者认为，这些药物的致畸机制主要是干扰了肾发育期间肾素–血管紧张素系统的正常上调。动物模型发现维生素A缺乏对输尿管芽分支信号传递和输尿管–膀胱连接部的发育有重要影响。因此，维生素A缺乏可能会导致CAKUT。遗传咨询师需要详细了解并判断各类相关的非遗传因素。

二、先天或者遗传性肾小球疾病

部分儿童没有肾或泌尿道发育异常，表现为肾小球疾病，尿液检测存在血尿或蛋白尿，并且进行性肾功能下降，甚至在儿童时期就进展到终末期肾病（ESRD），需要透析或移植。肾小球疾病占儿童CKD的10%~20%，占比虽然比较小，但在儿童终末期肾病的基础病因占比很大，这是由于与非肾小球疾病相比，有血尿和蛋白尿的患儿肾功能进展更快，进展到ESRD的时间更短。因此即使没有明显的肾和泌尿道畸形，对于儿童时期进展至ESRD，或者表现为激素耐药型肾病综合征，或者起病早并且表现为没有任何继发因素的肾小球肾炎时，需要高度怀疑遗传性肾小球疾病。需要结合临床表型、病理等情况进行细致病因诊断，对于没有明确病因的儿童，需要进行遗传学检测，明确遗传学病因。

遗传性肾小球疾病包括肾病综合征和肾炎综合征。根据是否合并肾外症状，划分为"孤立性"和"系统性"两大类。*NPHS1*和*NPHS2*基因突变是婴儿和儿童孤立性遗传性肾病综合征的主要病因，除此之外，*PLCE1*、*WT1*、*ADCK4*等基因突变也是遗传性肾病综合征较常见的病因。*WT1*突变可以导致合并性别倒转的Denys-Drash综合征、Frasier综合征，*LAMB2*突变可以导致合并眼部病变的Pierson综合征等系统性肾病综合征。

部分激素耐药型肾病综合征并未发现明确的基因突变，可能是由未明确的基因突变所致，或者由非遗传因素所致，会成为遗传咨询的难题。

三、儿童肾异常的特殊性与咨询挑战

儿童肾发育异常包括结构畸形和非结构畸形两大类，涉及遗传因素和非遗传因素。遗传因素根据遗传病分类，同样包括染色体病、单基因病、多基因病、线粒体病等。根据累及肾部位，分为肾小球病、肾小管病、肾间质病、肾血管病、肾和尿路畸形、肾囊肿性疾病和肾肿瘤性疾病。根据是否累积肾外脏器，分为孤立型（单纯型）和系统性（综合征型）。儿童肾发育异常有常染色体显性、常染色体隐性、X连锁显性等多种遗传模式，病种多样，临床表现多样，尤其对于早期仅有尿液异常的患儿，起病隐匿，非常容易被忽视，而导致家系出现多例患者，因此早期、准确诊断、及时准确的遗传咨询是对于该类疾病防控的重要环节。目前对于肾异常患儿的遗传咨询挑战包括：

1．精准的分子诊断

随着各种遗传学技术的临床应用，对于肾异常的分子学诊断进展迅速，已发现多种遗传性肾疾病。遗传咨询时需要仔细收集患者的肾表现和肾外表现，包括病史、体格检查、生化检查、肾病理检查、影像学检查、家族史等情况，根据肾病理检查的特殊性选择合适的分子检查，合理应用各类分子遗传学检查。而对于高度怀疑为遗传性肾疾病患儿，可以选择孟德尔遗传病目标序列靶向捕获测序、全外显子测序或全基因组测序等。

2．临床表型和突变基因的因果关系分析

目前临床多应用全外显子测序进行遗传性肾病精准诊断，但突变的基因和临床表型的相关性需要进行认真分析，尤其是外显不全的突变基因，要结合肾病变的特点和病理进行细致分析判断。

3．肾病进行性发展的特点

部分遗传性肾病早期病理表现和临床表现均不典型，在儿童早期阶段尚未表现出有诊断价值的症状或病理，需要和肾专科医生共同对患者进行遗传咨询。但是也有一部分，如成人型多囊肾PKD1和PKD2，在青年期甚至成年后才开始出现肾表型，直到生命晚期才可能进展为终末期肾病。这类疾病在儿童期不需要干预，因而是否需要在儿童期进行预测性检测，或者在进行其他检测时作为意外发现报告，是需要在检测前讨论的（详见第二十二章成人单基因病的遗传咨询）。

4．儿童肾异常的非遗传因素

部分儿童肾异常是非遗传因素所致，该类患者病因确定困难，遗传咨询困难。

5．儿童肾异常的遗传异质性

CAKUT存在很高的遗传异质性，可由环境与遗传相互作用，而不完全是孟德尔遗传模式，基因检测的诊断率仅在10%~15%。基因检测报告阴性给下胎生育风险带来了不确定性，遗传咨询中应在告知基本风险后，给予必要的心理支持，以帮助家庭获得信息，并提供必要的专业支持。

四、以Alport综合征为例讨论遗传咨询相关要点

1．临床特征、诊断与鉴别诊断

Alport综合征又称遗传性肾炎，是一种较罕见的遗传性肾病。常见的遗传方式包括X连锁遗传 COL4A5，常染色体显性、常染色体隐性遗传模式（ COL4A3、COL4A4 ）；罕见情况下存在双基因遗传模式。表现为儿童期起病的血尿，儿童期或青年期起病的感音神经性耳聋，少数情况下伴有眼部异常，包括圆锥形晶状体、后囊下白内障和视网膜斑点等。

Alport综合征的首发症状一般是镜下血尿，与其他肾病及感染相关肾炎等表现类似，遗传咨询的首要目标是鉴别诊断，以确定是否是Alport综合征。

诊断与鉴别诊断的流程主要包括：①收集家族史，询问详细的症状，重点关注高血压、肾功能不全、听力减退及进行性近视等。对于常染色体显性遗传模式，存在外显不全和表现度的差异，需进行细致的家族史收集。②临床检测，如尿常规、肾功能、听力、晶状体、皮肤IV型胶原免疫荧光分析、肾组织电镜检查（光镜、免疫荧光或电镜检查）。③根据需要进行检测前咨询与基因检测。④检测后遗传咨询。

2．Alport综合征遗传咨询常见问题

（1）Alport综合征能否治愈？是不是一直要吃药，是不是一定会到肾衰竭与终末期肾病？ 对于常染色体显性遗传模式，可存在外显率和表现度的差异，可能不会进展为终末期肾病。对于常染色体隐性和X连锁遗传模式中的男性，最终会发展为蛋白尿和终末期肾病。目前没有能够治愈Alport综合征的方法，建议使用药物延缓蛋白尿和终末期肾病的发生，但不能完全避免。对于听力异常者进行随访，当需要时佩戴助听器。

虽然终末期肾病无法避免，但是已经有透析和肾移植的方法，在达到终末期肾病时能够进行有效的支持，延长生命并获得较好的生存质量。

（2）如果进行肾移植，预后怎么样？ Alport综合征肾移植预后较好，仅有3%受移植者出现抗肾小球基底膜抗体病。

（3）这个疾病是否是遗传的？家庭其他成员是否有发病风险？ 这个取决于遗传方式。常染色体显性遗传的先证者，其父母之一也携带同样变异。如果父母为携带者，同胞兄弟姐妹会有50%的可能携带同样的变异。但由于存在外显度不全与表现度差异，表

型有差异。对于X连锁遗传模式，男性先证者的母亲是携带者，母亲家庭中的女性可能是携带者，存在生育患儿的可能。常染色体隐性遗传的先证者，其父母是携带者，大约有一半左右会表现为持续或者间歇性的血尿。先证者的同胞兄弟姐妹有1/4的风险为患者。同样的，父母再生育会有1/4左右的概率生育患儿。

（4）再生育策略 同其他的遗传性疾病，在明确遗传模式、致病基因与致病变异后，可通过PGT-M或者侵入性产前诊断，避免患儿的出生，也有不生育、领养、供精等生育选项。

思考题

1. 发育及典型性脑病（DEE）与发育障碍（developmental disorder）及癫痫（epilepsy）的差别是什么？
2. 影响DEE患者认知发育的关键因素有哪些？
3. 肾或泌尿道结构正常，但存在肾功能异常的肾发育遗传疾病有什么特点？

推荐阅读

1. 关于癫痫的遗传检测咨询指南请阅读PMID：36281494.
2. 关于DEE的综述，请阅读PMID：32166973.
3. 中华医学会儿科学分会内分泌遗传代谢学组. 性发育异常的儿科内分泌诊断与治疗共识［J］. 中华儿科杂志，2019，57（6）：410-418.
4. 中华医学会小儿外科学分会泌尿外科学组，陈方. 性别发育异常中国专家诊疗共识［J］. 中华小儿外科杂志，2019：40（4）：289-297.
5. 中华医学会内分泌学分会性腺学组. 特纳综合征诊治专家共识［J］. 中华内分泌代谢杂志，2018，34（3）：181-186.
6. 李朋，白刚，孟凯，等. 克氏综合征早期筛查诊断与不育症治疗策略［J］. 中华生殖与避孕杂志，2021，41（10）943-947.

参考文献

第二十二章

成人单基因病的遗传咨询

近些年来，成人单基因病成为一个迅速发展的领域，包括肿瘤、心血管系统疾病［如马凡综合征（Marfan syndrome）、Loeys Dietz综合征、血管Ehlers-Danlos综合征（EDS）］、神经系统疾病［如早发性阿尔茨海默病（Alzhiemer's disease，AD）、亨廷顿病（Huntington's disease，HD）、脊髓小脑性共济失调（spinocerebellar ataxia，SCA）等］、精神性疾病、内分泌失调（低促性腺激素性腺机能减退等）、肾系统疾病（如多囊肾、Alport综合征、肾脏畸形等）、眼疾（如视网膜营养不良、遗传性青光眼等）、耳鼻喉科（遗传性听力损失：非综合征性和综合征性）、胃肠道（慢性胰腺炎等）、免疫学［如遗传性地中海热、家族性自身炎症性疾病、普通变异型免疫缺陷（common variable immunodeficiency disease，CVID）等］及其他［患有已知儿童期遗传疾病的患者过渡到成年期（如癫痫、全面发育落后等）、遗传疾病或综合征的家族史、怀疑多系统遗传病］。因此，临床亚专业也分为了肿瘤遗传学、心脏遗传学、神经遗传学、精神遗传学、内分泌遗传学及肾遗传学等。本章我们重点讨论成人单基因病的遗传咨询现状、遗传咨询特点、面临的挑战，以及遗传咨询误区和常见问题。考虑到该领域的快速发展，请定期查阅最新文献（PubMed）和在线数据库（如OMIM和GeneReviews）等，以便提供最前沿的遗传咨询。

第一节　成人单基因病的遗传咨询现状

据统计，至少12%的成人患病住院是由于遗传因素导致，成年人群中约10%的慢性疾病（心脏病、神经退行性疾病、糖尿病等）具有显著遗传成分。根据个人情况，可能需要进行预测性、症状前或诊断性测试，以识别遗传风险因素，并就管理或治疗方案进行咨询。目前认为，成人单基因病遗传咨询和评估的潜在需求主要包括：①希望通过遗传检测评估患病的遗传风险。②有成人单基因遗传病家族史（如心脏病、痴呆），希望了解自己的患病风险。③儿童期起病的遗传性疾病过渡至成年期，如智力障碍、癫痫、先天性感觉神经性听力损失、囊性纤维化、地中海贫血等。④被收养者想通过遗传检测获得他们的遗传病风险和血统信息。但是不完整的家族疾病史，使数据分析存在一定影响，此外，他们可能也会面临伦理和社会的挑战。目前我国针对该类疾病的遗传咨询仍属空白，亟须解决，下文将以三类疾病为例进行讲述。

一、心脏遗传学

先天性心脏病（congenital heart disease，CHD）是最常见的出生缺陷类型，其中新生儿发病率为0.8%～1%。虽然外科手术的进步使得成年期CHD的总生存率提高至90%，然而，成年CHD患者的发病率和死亡率仍然很高。尤其近些年，越来越多既往健康的年轻人（＜45岁）出现不明原因心源性猝死（sudden death，SUD），引起了社会的广泛关注。相关遗传学研究提示，在先前无法解释的散发综合征型CHD患者中，存在致病性变异（主要是新发）的占比高达35%。同样，其在家族非综合征性CHD患者中占比高达40%。这些均具有相对高外显率的孟德尔遗传特征。此外，由于心力衰竭或危及生命的心律失常导致的心脏预后不良，可能因心脏以外特征而进一步复杂化。随着成人冠心病的流行，对心脏遗传学检测和遗传咨询的需求也不断增加。因此，应该允许针对特定人群进行相关基因检测及遗传咨询。

2020年，欧洲心脏病学会（European Society of Cardiology，ESC）发表共识，为这些疾病的医疗保健提供了关于遗传咨询重要性、适应证和时机的指导（图22-1），分别列举出综合征型CHD和遗传性胸主动脉疾病（hereditary thoracic aortic disease，HTAD）相关的基因列表及临床特征，提高了对患有CHD和HTAD的成人进行遗传咨询和基因检测的意识。该文提出，心脏疾病遗传咨询的复杂性和低诊断率不应成为我们对散发性非综合征型CHD和HTAD

> 📖 **拓展阅读22.1**
> 与综合征型CHD和遗传性胸主动脉疾病相关的基因列表及临床特征

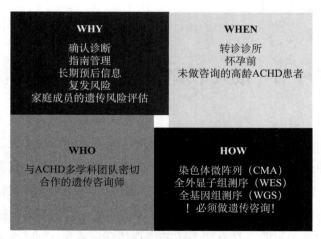

图22-1 先天性心脏病的成人遗传咨询和检测示意图
ACHD：成人先天性心脏病

进行遗传咨询的障碍，未来我们将识别出这类携带致病变异的患者和家庭，也将更好地掌握与特定基因或变异相关的外显率、长期心脏预后、（主动脉）手术时机，以及心外特征的发生率等信息，并通过遗传咨询为更多个人和家庭提供精准的健康服务。

二、神经遗传学

众所周知，累及神经系统的遗传病在所有遗传病中占比高达40%以上。其中，成人单基因病主要涉及癫痫、神经退行性疾病、运动障碍及神经肌肉病等。下文将以癫痫及AD为例。

（1）癫痫　癫痫是常见的严重脑部疾病之一，影响全世界7 000多万人。其发病率呈双峰分布，婴儿和年长年龄组的风险最高，也是成年人中常见的儿童期起病的神经系统疾病之一。癫痫的发生与多种因素有关，详细的临床病史和可靠的癫痫目击者描述是诊断的基础。辅助检查有助于确定病因和预后，如脑成像的进展有助于确定癫痫的结构、功能原因和后果。在治疗上，抗癫痫药物可抑制多达2/3患者的癫痫发作，但不会改变长期预后；癫痫手术最多用于某些药物难治性局灶性癫痫患者。针对儿童期起病延续到成年期的癫痫，遗传咨询可包含两个阶段：①儿童期。咨询目标往往是针对疾病诊疗、患者父母的愧疚心理、一级亲属告知及指导夫妻下一胎生育等问题。②成年期。当患者成长到18岁后，应再次启动遗传咨询。多数情况下此时的咨询目标及重点会发生转移，会更多关注患者本身的社会心理（抑郁、焦虑等）、遗传歧视（如配偶、工作、商业保险等）及生育指导等问题。

（2）阿尔茨海默病　AD是一种普遍、严重且目前无法治愈的神经退行性疾病，其特征是认知和机体功能进行性下降，导致残疾和死亡。越来越多的指南与共识提出预防AD的干预措施越早实施越有效。

遗传因素是AD重要的风险因素。研究发现我国13.2%的家族性AD（familial Alzheimer's disease，FAD）家系携带PSENs/APP错义突变，3.71%的家系携带PSENs/APP基因同义突变/非编码区变异。另外，我国APOE ε 4风险基因在FAD（未知基因突变）、FAD（携带PSENs/APP基因突变）、散发性AD和对照组中的出现频率分别为56.27%、26.19%、36.23%和19.54%。因此，针对AD的遗传咨询应体现在如下几个方面：①高危人群。主要体现在高危生活环境或饮食、行为习惯的改变、疾病特征的告知等。②患者本人。主要体现在诊疗的咨询、疾病预后。③患者的一级亲属。是否告知，告知哪些亲属，以及如何告知等问题，均是极大的社会及家庭伦理挑战。Lepore等提出的社会认知加工模型认为；向他人披露自我可以缓解疾病带来的压力和对后果的担忧，有助于纠正观念误区，促进家人准确理解自己的处境，经历更少的痛苦，采取明智的行动，改善身体状况。④照护亲属。由于我国照护系统的不完善及患者有效治疗的匮乏，照料负担一直未得到应有的重视。我国痴呆照料者的负担和压力是严重且多维的，尤其在负罪感和个人压力方面。照料者的压力可能直接来源于看护需求（如患者的身体机能、认知或行为功能等），也可能角色压力、家庭冲突和社会环境压力等。照料者的负担不仅影响看护人的身体和心理健康，也阻碍看护人对患者提供较好的护理质量。

三、精神遗传学

与哮喘、糖尿病和中风等其他复杂疾病相比，精神类疾病的遗传率较高（表22-1）。虽然遗传率估计值很高，但遗传风险被普遍认为是基因–基因和基因–环境相互作用的结果。目前，精神类疾病的遗传咨询通过在个人和家族史的背景下，提供社会心理支持和病原学信息，帮助个人及其家人适应疾病。精神疾病的遗传咨询随着遗传学领域的发展而发展，其有可能创造一种赋权和积极自我认同的治疗环境。然而，这是一门相对较新的学科，评估该过程和最佳实践的研究有限。目前已经为咨询师开发了一些教育资源提高相关能力，包括临床教育、家族史、伦理及本底风险等（表22-2，表22-3）（http://www.nchpeg.org/）。

表 22-1　常见精神类疾病的遗传率估算

精神疾病	遗传性评估
精神分裂症	82% ~ 85%
躁郁症/双相障碍	79% ~ 93%
重度抑郁症	33% ~ 48%
强迫症	26% ~ 47%
恐慌症	44%

表 22-2　精神分裂症患者亲属患精神分裂症的实证风险

与精神分裂症患者的关系	终生风险
一般人群	1%
一级亲属	
同卵双胞胎	40% ~ 48%
异卵双胞胎	10% ~ 17%
兄弟姐妹	9%
父母	6% ~ 13%
子女	13%

与精神分裂症患者的关系	终生风险
二级亲属	
姑姨/叔舅	2%
侄女甥女/侄子外甥	4%
孙子孙女	5%
三级亲属	
堂表兄弟姐妹	2%

表 22-3　常见成人精神障碍的估计终生风险

精神疾病	一般人群	一级亲属
精神分裂症	1%	5% ~ 16%
躁郁症	1% ~ 5%	4% ~ 18%（BPD） 9% ~ 25%（UPD）
重度抑郁症	5% ~ 35%（女性），5% ~ 15%（男性）	10% ~ 25%
强迫症	1% ~ 3%	10%
恐慌症	2% ~ 6%	8% ~ 31%

注：引自 Finn CT，Smoller JW，2003；BPD＝双相情感障碍；UPD＝单相抑郁症.

　　一项针对英国精神卫生专业人员的调查报告认为，针对精神类疾病的遗传咨询是有用且可取的，有助于解决：①如果患者或家庭成员患特定精神类疾病的风险增加，讨论早期体征和症状，并鼓励早期精神病学评估，可能对家庭成员有所帮助。还可以讨论环境风险因素和预防策略，例如，压力在引发精神疾病方面起着关键作用，提供个人避免高压力水平解决方法。另外可以通过更好地了解疾病的生物学基础的遗传咨询，提高治疗依从性。②有精神健康疾病史的家庭可能面临内疚、羞耻和耻辱等社会问题。通过遗传咨询了解这些疾病的遗传本底风险，可能有助于许多患者及其家人应对相关的耻辱感。③家庭成员很少有机会讨论他们对精神疾病的经历和担忧，遗传咨询可提供一个机会，使他们了解家庭支持对患者的重要性。④为生育决定提供支持。这可能涉及对儿童面临的风险及后果的讨论，也可能存在计划生育和怀孕特有的问题，例如，精神分裂症与产科并发症等环境风险有关。理想情况下，夫妻双方都应参与这些讨论，对话应围绕他们自己的家庭、患精神疾病的经历等方面进行讨论。⑤家庭内部可能难以讨论遗传信息的相关问题，其他家庭成员也可能会对这些信息做出消极或愤怒的反应——他们可能不想知道。遗传咨询师可定期分享特定疾病的遗传基础知识，并提供一些关于沟通和常见反应的建议。此外，如果患者受到影响，并且在治疗期间难以集中注意力或做出决定，提供书面文件可能特别有帮助。后续资料可以与患者的医生分享，并可用于为家庭成员提供信息。

第二节　成人单基因病遗传咨询的特点

成年人的社会属性更强、环境暴露更多、病理变化更复杂，使得该类疾病更加难以诊断及治愈。本节内容将针对成人单基因病遗传咨询的特殊性及共性特点进行总结。针对宗教/民族特征、法律伦理等方面的挑战，累及生命全周期，请见本书的其他章节。

一、功能性出生缺陷多见

相较于儿童，成人单基因病中的功能性出生缺陷远比结构性出生缺陷高发（10~100倍），对家庭及社会的影响巨大且深远。例如，肌萎缩侧索硬化症（amyotrophic lateral sclerosis，ALS），也称"渐冻症"，是一种严重致死性进行性神经退行性疾病，主要影响皮层运动区、脑干运动神经核团和脊髓前角的上、下运动神经元。临床上，主要表现为隐匿起病的上、下运动神经元损害症状和体征，逐渐出现肢体肌肉萎缩、无力、肢体瘫痪及吞咽、言语障碍、呼吸衰竭等症状。目前缺乏有效治疗手段，只能通过药物及营养、呼吸支持延长生存期，但这些方法不能阻止疾病的进展。此外，55岁为该类疾病的发病高峰，患者通常于诊断后3~5年内因呼吸衰竭和肺炎而死亡。虽然ALS的病因和发病机制仍未彻底阐明，但20%~25%的ALS患者可由遗传因素（如*SOD1*、*TARDBP*、*FUS*等基因的致病性变异）解释。克–雅病（Creutzfeldt-Jakob disease，CJD）又称朊蛋白病（prion disease），是一组致命的神经变性疾病。近5%~15%患者检测出为20pter-p12上的朊病毒蛋白基因（*PRNP*）致病变异所致。在报道的中国人群中，CJD可见于成人各年龄段（18~87岁），中位年龄60岁左右，好发于50~70岁，尚无儿童发病的报道；CJD无性别倾向，男女发病比例相近。疾病多呈亚急性起病，也可以急性起病，呈卒中样发作，疾病快速进展。一般无明显诱发因素，其典型临床症状为快速进展性痴呆，同时伴有共济失调、锥体系及锥体外系受累症状、肌阵挛、视觉障碍等一系列症状群。该疾病不可治，患者常在数月内死亡。诸如此类的疾病很多，为家庭及社会带来严重的负担。然而，目前医疗保健人员及社会对功能性出生缺陷普遍缺乏认识，主要表现为：

（1）民众缺乏相关医学知识普及　相比对结构性出生缺陷筛查的认识普及，民众及部分医疗保健人员对于功能性出生缺陷缺也需要早筛的认识远远不足，如普遍认为遗传病是以有家族史为线索的，没有家族史可以不讨论罕见病的预防。

（2）医疗保健人员缺乏对罕见病预防的深刻认识和动机　大多数成人科临床医生不会主动适时地提供关于基因病预防的信息，比如综合性携带者筛查、产前新发变异检测等。另一方面又认为，变异分析很难向咨询者解释，使得家庭错失预防的机会。

（3）缺乏技术普及　虽然无创产前检测（noninvasive prenatal testing，NIPT）技术已相当成熟，但仍缺乏对功能性出生缺陷早筛技术的研发与普及。

（4）缺乏社会保障　大众普遍认为，即使发现功能性出生缺陷，我们也无能为力，反而增加了家庭负担，增加了医生压力，缺乏有效的社会保障措施，而最终选择避免检测。

（5）缺乏专业遗传咨询师及相关的人才培养体系　众所周知，人才是任何保障得以实施的基石。遗传咨询师是在基因组医学与遗传咨询领域经特定教育及培训、富有人际沟通与心理辅导能力和经验的医疗健康卫生专业人员，其专业性强、要求高，不能也不应由临床医生代替。遗传咨询的转诊机制的建立才能真正解决该领域医疗中的困局。

（6）缺乏对数据的利用　中国为人口大国，与西方人群的民族及地域差异明显，但普遍缺乏高质量的中国数据库及临床案例库。在变异解读及临床大夫的认识等过程中，没有充分发挥我国数据/案例的作用及优势。

二、动态变异类型多见

动态变异指由于基因组中脱氧核苷酸串联重复拷贝数异常。拷贝数的异常随着世代的传递而不断扩增的现象，包括三核苷酸重复拷贝数异常：HD、SCA1、2、3、6、7、12、17型（[CAG]$_n$）、脆性X综合征（fragile X syndrome，FXS；FMR1，[CGG]$_n$）、肌强直性营养不良（myotonic dystrophy，DM）1型等。四核苷酸重复拷贝数异常：DM2（[CCTG]$_n$）等。五核苷酸重复拷贝数异常：家族性皮层肌阵挛性癫痫（familial cortical myoclonic tremor with epilepsy，FCMTE；[TTTCA]$_n$）、SCA10（[ATTCT]$_n$）、SCA31（[TGGAA]$_n$）、SCA37（[ATTTC]$_n$）等。六核苷酸重复拷贝数异常：SCA36（[GGCCTG]$_n$）、C9orf72-ALS/FTD（[GGGGCC]$_n$）等。十二核苷酸重复拷贝数变异：神经退行性疾病进行性肌阵挛癫痫（progressive myoclonus epilepsy，EPM1；[CGCGGGGCGGGG]$_n$）等。该类疾病往往会出现"遗传早现"现象，即遗传病传递给下一代时，病症发展随着世代累迭越发早，且极可能越发严重。也就是说，遗传自无症状或症状较轻的父母的下一代，可能在儿童期即表现出更为严重的临床表现。

三、不完整家族史现象多见

近亲结婚及家族史是遗传信息的重要因素之一，但仍有很大一部分遗传病患者无家族史，表现出散发特征，这类遗传咨询过程应重点关注如下几个方面：①成人单基因病发病年龄晚，发病前可完全表现正常，呈现出假性"散发"疾病特征，特别是隐性遗传模式（纯合致病变异或复合杂合变异）更难获得家族史信息，如隐性遗传性共济失调（recessive spinocerebellar ataxia，SCAR）（截至2022.11.24：SCAR1-31型，https://omim.org/phenotypicSeries/PS213200）。②家庭成员居住分散，联系较少，不能完整描绘家族史。③刻意隐瞒家族史，常见于精神类疾病或癫痫（俗称"羊角风"）等，该类疾病往往受到社会及婚配歧视，导致家族（尤其偏远封闭地区）选择隐瞒病史的情况。④忽略家族史，比如亨廷顿病家族中的自杀患者，或仅表现为病理改变，而无明显临床症状/轻微临床症状的情况下，往往容易被忽略。

四、表型变异度大

很多成人相关疾病受环境修饰因素的影响较大，多重病因混杂，因此经常会存在采集不完整，特殊表型采集缺失的情况。以成人最常见类型小脑性共济失调SCA为例，该病具有高的遗传和临床异质性。临床上往往表现为步态共济失调，病程进展缓慢，但儿童与成人患者的临床表现有一定差异。

（1）儿童SCA 在先天性共济失调中，共济失调的临床表现通常在1~2岁前并不明显。婴儿表现为肌张力减退伴吮吸困难及运动发育延迟。在儿童开始走路后，共济失调症状渐有明显表现。检测年龄较大儿童的共济失调需评估一字步（步态共济失调）、指鼻试验与跟胫试验（辨距困难）、快速交替运动（轮替运动障碍），并关注宽基步态及行走不稳（如扶椅行走或在支持下行走）。大部分先天性共济失调儿童伴发一定程度的学习障碍。目前，针对该类疾病的遗传咨询原则是，当父母出现症状且突变已明确，可通过绒毛膜采样或羊水细胞的分子分析进行产前诊断，但常规应限制对儿童进行遗传检测。

（2）成人SCA 在成人共济失调中，共济失调的临床表现及严重程度与SCA类型、变异拷贝数大小均有较大关系，尤其在缺乏家族史、长期酗酒、伴随其他小脑或脊髓病变的情况下，明确诊断更为困难。目前，针对该类疾病的遗传咨询原则为，疾病表现告知，可干预方法告知，推荐相关病友组织及药物实验，下一代疾病风险告知及产前咨询。

五、社会心理问题突出

成年人的社会属性使得筛查结果可能具有相关的心理、社会和财务压力。心理上，包括焦虑和抑郁、应对、决策、痛苦、家庭环境、健康状况、知识、情绪、风险感知、个人控制感知、心理影响、生活质量、满意度和期望、自尊、精神幸福和忧虑。携带者父母的心理风险可能还包括父母内疚。被诊断出患有遗传病的孩子可能会面临自尊心降低、保险和就业歧视的风险。遗传咨询可以增加知识，感知个人控制，带来积极的健康行为，提高风险感知的准确性并减少决策冲突、焦虑和担忧。

六、一级亲属的检测及遗传咨询问题

"不知情权"具有法律、哲学和伦理基础。确定一个人的遗传风险因素意味着他们的家庭成员可能会承担一定的疾病风险。然而，北美提出的保密概念侧重于尊重"个人隐私"的必要性。根据案件的司法管辖区和背景，未经受检者同意，疾病易感基因检测呈阳性的个体的亲属可能无权获知这一发现。另一方面，医务人员的保密义务也不是绝对的。在某些司法管辖区，如果信息披露可以降低对其他个人的重大健康威胁，则可以披露有关个人的信息。虽然医疗保健提供者必须保密，但北美最佳实践指南建议，鼓励患者披露或同意第三方医疗专业人士向处于危险中的家庭成员披露相关遗传信息，而不强制进行此类互动。然而，我们发现检测结果很难告知有风险的家庭成员。告知义务和保密义务这个灰色地带，一直是遗传学领域关于法律和伦理方面辩论的主题。

有专家提出在"家长式"的隐瞒信息与社会心理支持之间取得平衡，这非常有挑战。遗传信息对个人及其家庭具有重要意义，但不应妨碍个人了解其遗传风险的权利。2021年一项调查研究提示（如图22-2，图22-3），遗传咨询后6个月，156名受访者中只有34%与所有一级亲属分享了他们的结果，4%没有与任何人分享，超过1/3（39%）的一级亲属没有被告知结果。通过遗传咨询后，有一半（53%）咨询者与所有一级亲属分享了这些结果，而未经历遗传咨询并将检测结果分享的比例为11%。调查分享个人遗传结果的原因，发现对一级亲属分享基因结果的最常见原因是责任感（72%），以及信息

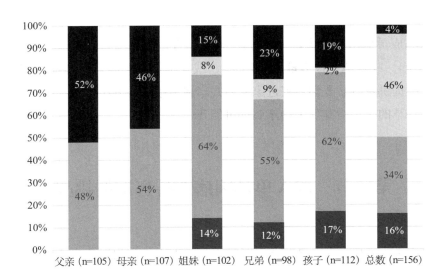

图22-2 针对156名儿童一级亲属的6个月调查结果

A

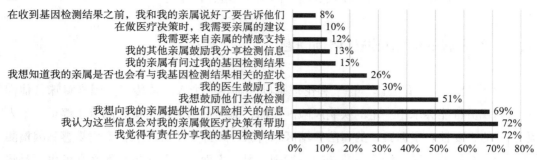

在收到基因检测结果之前，我和我的亲属说好了要告诉他们　8%
在做医疗决策时，我需要亲属的建议　10%
我需要来自亲属的情感支持　12%
我的其他亲属鼓励我分享检测信息　13%
我的亲属有问过我的基因检测结果　15%
我想知道我的亲属是否也会有与我基因检测结果相关的症状　26%
我的医生鼓励了我　30%
我想鼓励他们去做检测　51%
我想向我的亲属提供他们风险相关的信息　69%
我认为这些信息会对我的亲属做医疗决策有帮助　72%
我觉得有责任分享我的基因检测结果　72%

B

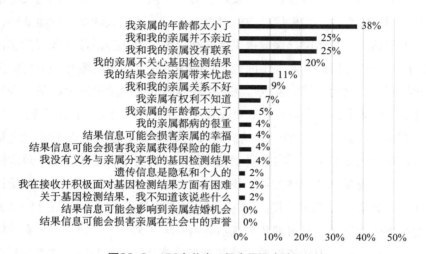

我亲属的年龄都太小了　38%
我和我的亲属并不亲近　25%
我和我的亲属没有联系　25%
我的亲属不关心基因检测结果　20%
我的结果会给亲属带来忧虑　11%
我和我的亲属关系不好　9%
我亲属有权利不知道　7%
我亲属的年龄都太大了　5%
我的亲属都病的很重　4%
结果信息可能会损害亲属的幸福　4%
结果信息可能会损害我亲属获得保险的能力　4%
我没有义务与亲属分享我的基因检测结果　4%
遗传信息是隐私和个人的　2%
我在接收并积极面对基因检测结果方面有困难　2%
关于基因检测结果，我不知道该说些什么　2%
结果信息可能会影响到亲属结婚机会　0%
结果信息可能会损害亲属在社会中的声誉　0%

图22-3　156名儿童一级亲属调查选项占比

A. 对以下问题提供了一个或多个回答的参与者："考虑到与你分享基因检测结果的家庭成员，以下哪项对你做出分享的决定重要？"（149人至少回答了一个问题）。B. 对以下问题提供了一个或多个回答的参与者："如果您没有向您的部分或全部家庭成员透露您的基因检测结果，以下哪一项是不透露的原因？"（56名参与者至少给出了一个回答）

可以帮助家庭成员做出医疗决定（72%）。相较而言，不分享的最常见原因是家庭成员太年轻（38%），或者他们没有联系（25%），或与他们并不亲近（25%）。这些数据表明，医疗保健提供者有必要学习促进家庭内共享遗传结果的方法。无论遗传结果的来源如何，增加共享的干预措施反馈给亲属都可能普遍有效。

第三节　成人单基因病遗传咨询的挑战

随着儿童进入青春期，会出现额外的社会心理因素，例如，基因检测结果对年轻人身份的意义，对同伴关系和亲密关系的影响。随着儿童和青少年进入成年期，他们可能需要进行代际思考，例如，在计划生育的背景下考虑对未来后代健康的影响，以及对父母和其他遗传亲属健康的影响。综上所述，成人单基因病的基因检测及遗传咨询是一个极为复杂兼具挑战的过程。其中，遗传咨询是不可或缺的一部分，包括决定如何最好地对其进行调整，简化流程，决定披露哪些信息，接受沟通可能影响有限，以及了解背景的影响。在国内，产前、新生儿及儿童期的遗传咨询已初步成型，但成人单基因病的遗传咨询仍属空白，有其特殊性及挑战。有人提出，成人单基因病遗传咨询的主要担忧包括知情同意，缺乏对最佳实践指南的遵守，非遗传健康专业人员缺乏关于提供遗传服务的教育，基因检测的心理影响，护理的连续性，基因检测结果的复杂性，保密，医疗管理不善的风险及相关的医疗责任等。

一、产前筛查/新生儿或儿童咨询者发现成人单基因病的遗传咨询

儿童基因组测序的遗传咨询，特别是在生命早期，带来了围绕父母自主权、孩子未来自主权、最大利益标准和家庭最大利益的复杂问题。最大利益标准一直是儿科医疗决策的指导原则。广义的儿童最大利益的定义导致了几种平衡儿童、父母和其他家庭成员利益的伦理模式：①广泛利益模式，认为利益之间通常没有明显的区别。②家庭利益模式，更进一步认为家庭单位本身的利益既不是个别家庭成员利益的总和，也不是简单的函数，并认为这些利益在代表儿童做出决定时需要考虑。

既往，美国儿科学会（2001）指出，许多遗传疾病仍然难以治疗或预防，这意味着从新生儿筛查中获得的信息在治疗方面的价值可能有限。鉴于这些担忧，尤其是在收益不确定的情况下，详细的咨询、知情同意和保密应该是基因检测过程的关键问题。但是，同时出现了新的伦理问题，即如何使用预测性基因筛查对儿童检测成人发病的疾病，如肿瘤、糖尿病、心脏病和中风等。研究表明，许多成年人选择不对成人发病疾病进行基因检测。这就提出了一个问题，即筛查成人发病障碍的儿童是否希望或受益于这种测试。目前，如果遗传信息未显示对儿童和青少年进行基因检测以预测成人发病的疾病可降低发病率和死亡率，就在儿童期开始干预，则认为是不合适的。此外，对成年期起病的疾病进行基因风险检测还会消除儿童知情选择的权利，并可能面临终身污名和歧视的风险。目前建议包括护士在内的医疗保健提供者，在孩子足够大并且已经发展出足够的决策能力以做出明智的选择之前，不要满足父母对其婴儿或孩子进行易感性测试的要求。

例如，HD是一种不可治疗的常染色体显性遗传疾病，成人发病，具有高度外显率。处理原则为当具有风险的家族孩子成年时，可以提示他们决定是否想知道自己的风险。这一政策制定主要包含如下几个方面的原因：①人们认为，儿童的最大利益是保护他们未来的自主权，以便在他们成年后自行决定是否想知道他们在仅成人发病情况下的受影响状态。因此，临床遗传学的标准一直是不对无症状儿童进行仅成人发病的基因检测。②考虑到仅成人发病的基因结果可能直接受益于其他家庭成员而不是孩子的情况下，可能会影响家庭关于是否检测的决策。③通过仅报告儿科发病情况，可以让家庭更好地关

注参与和对孩子的潜在好处。④限制一个家庭可能收到的信息量，减少过多的焦虑。

　　然而，在基因组学中，不仅要关注孩子的最大利益，还需要考虑家庭利益模型。通过基因组测序，可以在症状前识别出越来越多的可治疗疾病，并且许多可治疗/可预防的仅限成人发病的疾病的遗传咨询，有利于孩子的父亲或母亲出现症状前或早期发现和治疗该疾病。另外，有研究表明，当提出涉及疾病易感性基因检测的假设情景时，有冠状动脉疾病风险的儿童和年轻人虽然有担心等负面心理影响，但大多数最初对检测持积极态度。这对以往的标准提出挑战，尤其在考虑儿童存在仅成人发病的基因组结果的遗传咨询时。因此，美国医学遗传学和基因组学学院（American College of Medical Genetics and Genomics，ACMG）建议，不考虑年龄或偏好，在所有接受临床基因组测序的主要适应证的个体中询问是否同意获得"高度可操作"条件的基因列表（目前已更新至81种）的致病性变异情况，签署知情同意的情况下，可将这些"意外的"或"二级（即次要的）"发现报告给患者。

二、成年症状前患者咨询者的单基因病遗传咨询

　　症状出现前的预测性基因检测应是一个经过深思熟虑的选择，尤其在成年早期进行检测时。年轻人正处于人生的关键阶段，因为他们可能正在发展事业、建立伙伴关系并可能成为父母，因此症状前检测可能会影响他们未来生活的诸多方面。2015年，一项综述研究着重评估了影响年轻人或青少年选择症状前基因检测的因素，以及这些选择对情绪的影响。结果主要从5个主题入手：①检测前时期。许多参与者在成长过程中很少或根本没有关于其遗传风险的信息。②遗传咨询的经验。遗传咨询的经验要么被报告为讨论问题的机会，要么与丧失权力的感觉有关。告知后的情绪结局与检测结果无直接相关性，一些突变携带者在得知自己的状态后松了一口气，然而，他们可能将突变遗传给子女的消息是一个普遍担忧。③父母参与决策。在对检测和降低风险等方面做出决策的过程中，父母似乎对孩子施加了压力。④检测结果沟通的影响。卫生专业人员应考虑所有这些问题，以有效地帮助年轻人做出有关症状前基因检测的决定。⑤与遗传风险共存。

三、成年患者咨询者的单基因病遗传咨询

1. 可治和不可治

　　基因检测可以针对某些情况开展特定的治疗或干预，但对其他情况则不然。当发现苯丙酮尿症（PKU）时，饮食干预可以让患有该疾病的人过上健康和富有成效的生活。一种称为串联质谱法的新型新生儿筛查技术可以检测20多种不同的遗传状况。然而，并非所有状况都可以得到充分治疗。尽管对这些疾病进行检测可以帮助父母和临床医生避

免对生病的孩子进行"诊断冒险"，但目前还没有具体的治愈方法，一些患者的长期预后也不确定。因此，出现的一个难题是新生儿是否应该接受检测。测试我们无法治疗的疾病？使用串联质谱进行新生儿筛查的另一个问题是筛查测试可能不准确。使用串联质谱法的正常新生儿筛查结果并不能排除患有急性疾病、发育问题或其他临床提示疾病的婴儿先天性代谢错误的可能性。

基因检测的另一个日益增长的临床应用是确定遗传对常见疾病风险的贡献，以指导早期干预和预防保健。例如，对与遗传性乳腺癌/卵巢癌相关的基因检测，可以根据个体对乳腺癌和卵巢癌的遗传易感性来识别将从个体化筛查和预防方案中受益的个体。与*BRCA1*和*BRCA2*突变相关的乳腺癌的预估终生风险在26%~85%之间，卵巢癌的风险也增加。因此，基因检测预测风险增加，而不是疾病的确定性，对于有风险的人来说，做出关于预防性乳房切除术或卵巢切除术等干预措施的决定更加困难。因此，在这种情况下，测试可能会导致无法逆转的决定，并且是基于女性选择对她来说最好的行动方案。基于非诊断性的基因测试切除乳房或卵巢组织，可能被视为满足益处和避免伤害的目标。

2．累及认知障碍疾病的特殊遗传咨询模式

认知障碍是成人单基因病常出现的症状之一。针对医疗保险当前受益人调查的分析显示，近40%的社区居住老年人经常由同伴陪同就诊，通常是配偶或成年子女。家庭成员经常陪伴患有轻度认知功能障碍（mild cognitive impairment，MCI）的患者就诊，承担照顾者和决策者的角色，这些患者对医生提供信息和建立融洽关系的满意度更高。鉴于AD风险披露对家庭成员风险和未来照顾者责任的影响，并且可促进家庭同伴的认知和情感处理，所有AD风险信息需要传达给MCI患者及同伴。

越来越多的文献表明，可以教导医生和其他卫生专业人员理解和实施各种以患者为中心的技术，包括表现出同理心，要求患者理解和传达安慰。卫生专业人员和家庭护理人员在给MCI患者提供咨询时，沟通技巧尤为重要。MCI护理的系统评价表明，沟通技巧培训对专业和家庭护理人员的沟通技巧、能力和知识有显著的积极影响，可以为医生和家庭护理人员与MCI患者提供量身定制的健康沟通计划（表22-4）。

表 22-4　轻度认知缺陷患者健康咨询方式

领域		咨询问题（是/否）
RIAS		
认知促进	提出医学问题，并征求意见、保证和理解	-就被告知认知障碍而言，您记得什么？ -您觉得有意义吗？ -您是否想知道这个结果？

领域		咨询问题（是/否）
情绪促进	提出社会心理问题、安慰、合作、自我表露、表示赞同和赞美、表示关心或担心、同理心和合法化	–您是否觉得知道您携带杂合APOEε4会改变您对此的感受，您的内心想法是什么？ –很难失去你在乎的人。 –如果您想到任何问题，请随时提出。
LIWC		
认知表达	认知机制（思考、因为、知道、考虑）	–我想我根本不会担心。 –我知道我脑子里发生了什么。
情绪表达	情绪词包括积极情绪（快乐、爱）和消极情绪（悲伤、愤怒、担心）	–我喜欢到处走走。 –这让我不仅为自己感到高兴，可能更多的是为我的家人。 –这是一个非常令人沮丧的想法。 –她很为自己难过。

注：RIAS＝Roter interaction analysis system；LIWC＝Linguistic inquiry word count.

四、成年健康人群基因筛查遗传咨询

在成人期发病的疾病中，如遗传性乳腺癌和卵巢癌（hereditary breast and ovarian cacer syndrome，HBOC）、Lynch综合征和家族性高胆固醇血症，某些DNA变异会导致未来发生疾病的高风险。针对这些疾病的DNA筛查可以识别出医学上可干预的遗传风险因素，从而促进及时的风险管理和从成年早期做出明智的决策，以促进早期发现或预防。尽管如此，这些疾病的诊断率仍然很低，这主要是受到基因检测方法和缺乏认识的限制。此外，如果基因筛查达到人口规模，更多的挑战将是医务人员培训和下游卫生服务的可及性，这涉及遗传咨询、监测、干预和选择性手术等（如结肠镜检查、预防性手术）。

第四节　咨询者常见的误区与不切实际的期待

在临床工作中，并非所有咨询者都具有全面的医学知识。因此，常常因认识不足而抱有不切实际的认识和期待，如以下几点。

一、老年人不用再做携带者筛查

随着我国老龄化社会的逐步加剧，老年人群体的生活质量是我们应该关注的重大问题，换句话说，今后的老年人不仅要"活得老"，也要"活得好"。在中国国情下，老年人不用再做携带者筛查的观念往往是子女代替其本人做的决定，认为不告诉老人就是最好的保护。但有国外调查显示，很多老年人会选择知道个人的疾病风险。因此，我们要在兼顾道德及民族文化特征的基础上，牢记"自主性"原则。

二、回避型应对策略

回避策略，作为一种常见的心理应对机制，指的是试图把引发焦虑的情境、特定场合、对话、关系或信息排除在意识之外。比如你知道自己身患重病，你的反应是让自己相信问题并没有大家说的那么严重。采取回避策略的焦虑者会让自己不去想，假装问题不存在，喝酒睡觉或转移注意力到其他活动上。尤其是严重的成人起病单基因病（认知障碍等）患者或其亲属，由于害怕或家庭、道德等层面的舆论压力，很容易出现回避应对的现象。例如，某女士家庭存在显性遗传疾病家族史，基因检测为HTT异常扩增，提示为亨廷顿病。但是，因其正处于婚育年龄，对男方进行有意隐瞒，即采取了极端的回避应对方式，因此错失产前遗传咨询的机会，无生育干预的情况下，导致下一代同样出现致病基因携带的悲剧。因此，遗传咨询的过程中一定要谨慎识别该类问题的存在，并主动做出引导。

三、没有家族史是不是做携带者筛查的意义不大？

隐性遗传病携带者通常无疾病表现，或疾病临床表型变异度大，家庭成员表型较轻无法识别，导致假阴性家族史，因此，没有家族史并不代表无生育风险。研究表明，平均每人携带2.8个致病变异，因此每对夫妻均有概率生育遗传病患儿，携带者筛查具有重要意义。

第五节　典型场景与案例

亨廷顿病（HD）是一种常见的动态变异导致的遗传性疾病。该病早期往往表现为情绪或智力方面的轻微症状，逐渐进展出现不自主运动，精神异常，以及快速进展的痴呆，且具有明显的遗传和临床异质性。下文将以HD的遗传咨询要点为例进行阐释。

一、发病率、外显率及发病风险

英国HD的发病率为4/100 000~10/10 000，出生携带率是该发病率的2.5倍，换句话说就是每个患者的家族中都会同时有另外一些携带基因突变的成员，但无疾病症状（表22-5）。

表 22-5　不同年龄无症状个体携带致病性 HD 基因突变的风险

年龄/岁	风险/%	年龄/岁	风险/%	年龄/岁	风险/%
20	49.6	40	42.5	60	18.7
25	49	45	37.8	65	12.8
30	47.6	50	31.5	70	6.2
25	45.5	55	24.8	72.5	4.6

引自Harper和Newcombe，1992，该表不能用于对患者的遗传指导，因为发病风险受下列因素的控制：①家族中发病年龄。②突变是父系遗传还是母系遗传。③拷贝数大小。这些数据仅用于使临床医师记住表面健康者即使在年龄很大时也仍然有较高的发病风险。

二、起病年龄

患者症状通常在30~50岁之间出现，大约8%的病例在20岁以前发病（青少年型HD），8%的患者发病年龄超过60岁（老年人HD）。但因为遗传早现现象的存在，尤其具有阳性家族史的患者或症状前患者都应进行密切的随访及监测。以下为重复拷贝数增加与发病年龄的关系（表22-6），但利用拷贝数预测发病年龄需十分谨慎。

表 22-6　重复拷贝数目对发病年龄的影响

$(CAG)_n$重复拷贝数大小	平均发病年龄/岁[§]	平均发病年龄的95%CI/岁[>]
39	66	72~59
40	59	61~56
41	54	56~52
42	49	50~48
43	44	45~42
44	42	43~40
45	37	39~36
46	36	37~35
47	33	35~31

（CAG）$_n$重复拷贝数大小	平均发病年龄/岁[§]	平均发病年龄的95%CI/岁[>]
48	32	34 ~ 30
49	28	32 ~ 25
50	27	30 ~ 24

引自Brinkman和Mezel，1997，该表不能用于对患者的遗传指导，这些数据反映的是已知拷贝数患者的平均发病年龄，不能用该表中的数字反推患者的发病年龄，该表的目的在于给临床医师一个重要的理念，就是拷贝数大小会影响发病年龄。

§：50%的患者在此年龄前会发病。

> CI：可信区间。

三、家族史

需要注意表面上未患病的家族成员的精神疾病病史、自杀或痴呆病史（实际上有可能是HD患者）。此外，因精神症状的存在，由于外界或家庭压力，存在一定比例的隐瞒家族史的情况，要注意鉴别。

四、心理疏导

从治疗上，药物虽可以缓解部分症状，但无法治愈。据统计，HD患者在首个症状出现后的15 ~ 20年死亡率最高。大多数咨询HD的患者，尤其是年轻人，会出现焦虑、抑郁及不婚心理。

五、家庭照护

在病程进展中，患者往往有痴呆。疾病末期，常常出现肺炎、心脏病等并发症，也会因为跌倒而降低患者的预期寿命。因此，HD患者需要固定人员的全程照护，照护人员的心理疏导也极其重要。

六、家庭成员的告知与筛查

HD是由位于染色体4p16上的huntingtin基因（*HTT*）三联核苷酸重复序列拷贝数增加引起的。考虑到伦理问题及遗传歧视（家庭内部及工作、社会保险歧视等），检测结果的告知需要充分的讨论。例如，我们应该针对如何在家族（已婚女性患者包括原生家庭及婚姻家庭）中讨论HD，以及是否告知、何时告知及如何告知儿童等问题进行帮助和指导。

成人单基因病被列入携带者筛查、产前诊断、新生儿筛查的话，分别应该考虑哪些因素？

推荐阅读

1. Goldman J S. Predictive Genetic Counseling for Neurodegenerative Diseases: Past, Present, and Future[J]. Cold Spring Harbor Perspectives in Medicine, 2019.

2. Goldman J S. Genetic Counseling for Adult Neurogenetic Disease: A Casebook for Clinicians[M]. Berlin: Springer, 2015.

参考文献

第二十三章

肿瘤遗传咨询

过去几十年中，肿瘤遗传咨询在一些国家和地区迅速发展，形成相对成熟的模式和行业规范。近年来，随着基因检测在肿瘤诊断和治疗中的应用逐渐增加，包括从手术决策到化疗药物的选择，肿瘤相关基因检测被越来越多的医生和病人所知晓。然而针对肿瘤易感基因的遗传咨询，目前尚存在薄弱环节。传统的肿瘤基因检测主要用于肿瘤遗传风险评估、预防和管理，近些年来，随着需求的增加和适用范围扩大，肿瘤基因检测和遗传咨询需要采用新的方式，以满足越来越多的肿瘤患者和高风险人群的需求。本章内容概述了肿瘤遗传咨询的传统模式，也描述了为了适应不断发展变化的临床应用需求而衍生的新模式，分析肿瘤遗传咨询的基本要素和流程，归纳出肿瘤遗传咨询师的核心素质要求，最后展望了肿瘤遗传咨询在应对不同人群需求中的机遇和挑战。

第一节　肿瘤的发生机理

根据SEER估计，从2014年到2016年约39.3%的男性和女性将在其一生中患上肿瘤，其中大多数于55岁后发病。有5%~10%肿瘤属于遗传性肿瘤，其中高外显肿瘤易感基因中的胚系致病变异在肿瘤发生过程中起到主要作用，目前已知有50多种遗传性肿瘤综合征和肿瘤风险相关。

肿瘤是一种遗传疾病，导致肿瘤的突变基因主要包括癌基因和抑癌基因。原癌基因激活为癌基因、抑癌基因的缺失导致肿瘤的发生，肿瘤的发生涉及不同类型的基因突变，包括：①激活或功能获得性突变（gain of function，GOF）。②染色体易位（chromosome translocation）。③抑癌基因的双等位基因功能缺失，或者一个显性等位基因突变，导致抑癌基因的灭活（deactivating）或功能缺失（loss of function，LOF）。④原癌基因的易位表达或异时性突变。

关于肿瘤起源，常见的有二次打击学说（two-hit hypothesis）。对遗传性肿瘤来说，第一次打击是指肿瘤易感基因的胚系突变，发生在受孕时或出生前，因此从生殖细胞传递到个体的每一个细胞中；而第二次打击是指出生后发生的非遗传性突变，即由后天获得，在体细胞分裂或暴露于致癌物质（如烟草中的某些化学物质）和辐射（如紫外线）过程中产生，存在于个体部分体细胞中，称为体细胞突变。对非遗传性肿瘤来说，两次打击导致的体细胞突变都发生在出生后。二次打击学说揭示了为什么同样的肿瘤既可以是遗传性的，也可以是散发的。

已知肿瘤相关基因中，*P53*基因目前是研究最多且最重要的抑癌基因之一，几乎所有类型的肿瘤患者都伴*P53*基因突变。*P53*基因突变与肿瘤患者的不良预后密切相关。*P53*基因突变后，不仅失去野生型*P53*基因原有的抑癌功能，而且获得全新的致癌功能，称为功能获得性突变。*P53*基因GOF突变能够促进肿瘤细胞增殖、存活、迁移和侵入，增强其对化疗药物的耐药性，破坏正常的组织结构并促进肿瘤细胞代谢。*P53*基因GOF突变后编码稳定的P53致癌蛋白，这种蛋白的累积被认为是肿瘤细胞的标志。

杂合性丢失（loss of heterozygosity，LOH）是指一对同源染色体上特定位点的等位基因，一侧带有突变（有害），一侧正常。由于某种原因，正常的一侧对应序列发生缺失或突变，致使该基因座位变为半合或纯合。LOH一般都与肿瘤的抑制基因（如*P53*）有关，在两个等位基因都存在时，会抑制恶性肿瘤的发生。而当一个等位基因明显异常或缺失时（另一个等位基因已经处于没有活性的状态），不再抑制癌变，细胞就转化为癌细胞。LOH常见于视网膜母细胞瘤、乳腺癌和其他由于肿瘤抑制基因突变而引起的肿瘤。

常见严重遗传性肿瘤的种类

在遗传性肿瘤领域，携带肿瘤易感基因变异会导致肿瘤发生，常见遗传性肿瘤有：遗传性乳腺癌卵巢癌综合征（乳腺癌、卵巢癌等，突变基因*BRCA1/BRCA2*）、遗传性非息肉病结直肠癌/Lynch综合征（结肠癌、子宫内膜癌等，突变基因*MLH1/MSH2/MSH6/PMS2/EPCAM*）、遗传性视网膜母细胞瘤（视网膜母细胞瘤，突变基因*RB1*）、李法美尼综合征/Li-Fraumeni综合征（乳腺癌、卵巢癌等，突变基因*TP53*）和多发性错构瘤综合征/Cowden综合征（多发错构瘤、子宫内膜癌变等，突变基因*PTEN*）等。详见ACMG二次发现（即次要发现）（ACMG SFv3.0）的肿瘤相关基因（表23-1）。

表 23-1　ACMG 次要发现（ACMGSFv3.0）的肿瘤相关基因

表型	ACMG列表	MIM疾病编号	基因型	遗传模式	报道的突变体
家族性腺瘤性息肉病	1.0	175100	*APC*	AD	所有的致病与可疑突变
家族性甲状腺髓样癌	1.0	155240	*RET*	AD	所有的致病与可疑突变

表型	ACMG列表	MIM疾病编号	基因型	遗传模式	报道的突变体
遗传性乳腺癌卵巢癌综合征	1.0	604370	*BRCA1*	AD	所有的致病与可疑突变
	1.0	612555	*BRCA2*		
	3.0	114480	*PALB2*		
遗传性副神经节瘤–嗜铬细胞瘤综合征	1.0	168000	*SDHD*	AD	所有的致病与可疑突变
	1.0	601650	*SDHAF2*		
	1.0	605373	*SDHC*		
	1.0	115310	*SDHB*		
	3.0	171300	*MAX*		
	3.0	171300	*TMEM127*		
青少年息肉病综合征	2.0	174900	*BMPR1A*	AD	所有的致病与可疑突变
	2.0	175050	*SMAD4*		
李–弗氏综合征	1.0	151623	*TP53*	AD	所有的致病与可疑突变
林奇综合征	1.0	609310	*MLH1*	AD	所有的致病与可疑突变
	1.0	120435	*MSH2*		
	1.0	614350	*MSH6*		
	1.0	614337	*PMS2*		
多发性内分泌肿瘤 I 型	1.0	131100	*MEN1*	AD	所有的致病与可疑突变
MUTYH相关息肉病	1.0	608456	*MUTYH*	AR	所有的致病与可疑突变
神经纤维瘤病 II 型	1.0	101000	*NF2*	AD	所有的致病与可疑突变
黑斑息肉综合征	1.0	175200	*STK11*	AD	所有的致病与可疑突变
PTEN错构瘤综合征	1.0	158350	*PTEN*	AD	所有的致病与可疑突变
视网膜母细胞瘤	1.0	180200	*RB1*	AD	所有的致病与可疑突变
结节性硬化综合征	1.0	191100	*TSC1*	AD	所有的致病与可疑突变
	1.0	613254	*TSC2*		
von Hippel-Lindau综合征	1.0	193300	*VHL*	AD	所有的致病与可疑突变
WT1相关的Wilms肿瘤	1.0	194070	*WT1*	AD	所有的致病与可疑突变

以胰腺癌为例，胰腺癌是全球肿瘤死亡的主要原因之一，过去25年中全球发病率增加了一倍以上。以美国为例，胰腺癌的人群基础发病率在近年内由不足1%增加为1.3%。遗传因素虽然不能直接致癌，却是患癌风险的重要组成部分，包括遗传性肿瘤易感基因的致病变异，与遗传性胰腺炎相关的基因变异，以及在GWAS（全基因组关联）研究中发现的常见变异。与一般人群相比，有一个家庭成员患胰腺癌的个体，患癌的风险增加2倍；如有多个家庭成员患有胰腺癌，则个体患癌风险增加7倍。而在这些有多个患癌个体的家庭中，存在遗传性易感基因突变的概率很高，遗传咨询和基因检测就是一个重要的手段，不仅可以确定患者及其家庭成员患胰腺癌的遗传学病因，还可以为其他家庭成员进行早期检测和筛查提供机会和指导。

第二节　遗传性肿瘤遗传咨询的转诊原则

任何临床工作者（包括不限于肿瘤科医生）都应该清楚遗传性肿瘤的转诊指征，建议存在高风险的个人及其家庭成员及时进行遗传咨询和基因检测。采集详细可靠的家族病史极为重要，可以初步筛查出基因检测的受益者，量身定制筛查计划和降低患病风险的干预措施。传统的遗传咨询是在咨询之前用问卷采集家族史和风险因素，让患者有机会向其亲属采集信息，以优化家族史的准确性。以下总结了一些常见的提示个人病史或家族史"危险信号"的特定特征，这些特征会提高受检者携带遗传性肿瘤易感基因致病突变的检出率。

1．发病年龄
肿瘤发病时间早于该肿瘤类型的典型年龄是遗传性肿瘤的一个风险指标。比如乳腺癌、子宫内膜癌、结直肠癌等发病年龄早于50岁，甚至儿童或青少年被诊断患有成人肿瘤（如结肠癌）尤为如此。

2．肿瘤的罕见程度
胰腺癌、卵巢癌和男性乳腺癌等人群发病率低，患者无论有无家族史和发病年龄高低，都需要进行遗传风险评估和基因检测。其他罕见肿瘤，如副神经节瘤，携带致病性突变检出率约40%；视网膜母细胞瘤，尤其是双侧发病者约40%携带遗传性*RB1*致病突变。本章第一节中表23-1重点介绍了无论有无家族史都需要进行遗传学评估的肿瘤类型。

3．双侧罹患肿瘤或存在多个肿瘤病灶
成对器官中双侧罹患肿瘤或存在多个肿瘤病灶，或多发性原发性肿瘤（比如双侧乳

腺癌，或者结直肠癌和子宫内膜等双癌）。

4．近亲中有同种肿瘤的聚集性发病

例如，患者的母亲、女儿和姐妹均患乳腺癌，或者家庭的多代人均罹患肿瘤，比如家庭中多人患乳腺癌、卵巢癌或前列腺癌。

在家庭病史的分析中，还需要通过有针对性的询问来获取更多病史，了解患者及其家人肿瘤诊断以外的其他重要健康信息，比如环境暴露或其他遗传疾病的患病信息等。如果患者已知环境暴露（如辐射或某些化学治疗剂，以治疗先前的肿瘤），则其携带遗传性致病变异的可能性会降低。例如，青少年时期霍奇金淋巴瘤的胸壁辐射治疗会增加后期乳腺癌的患病风险，这是肿瘤与环境暴露之间现有明确关联的案例。

在遵循以上整体原则的基础上，临床医生也可以参照相关临床指南来决定是否做出转诊，或者提供遗传咨询和基因检测的建议。相关指南定期都会更新，应当参照最新版本的信息。同时需要注意的是，不同专业指南之间也存在差异，例如，美国乳腺外科医师协会指南建议向所有乳腺癌患者提供基因检测，而NCCN发布的指南明确描述了符合检测标准的个人和家族史。虽然目前NCCN指南是在"筛选出肿瘤基因检测适宜人群"中检测，被临床医生和遗传咨询师广泛认可，大多数的保险公司也参照NCCN指南来决定是否报销检测费用，但近几年来，有大量数据质疑仅仅凭借个人家族史来预测受检测人群携带高风险基因致病突变的准确率，研究发现无高风险家庭史者阳性检出率并不低，因此一般人群很有可能"漏掉"早发现其携带致病变异的机会。*BRCA1*基因发现者Mary-Claire King博士等临床遗传学专家呼吁，*BRCA1*和*BRCA2*应该被包含在普通人群携带者筛查范围内。总体来说，尽管包括NCCN在内的专业指南列出的特定肿瘤和综合征的转诊原则仍然有效，但在许多情况下，转诊的适应证已经扩大，临床工作者需要根据患者及其家庭的需要灵活判断基因检测的必要性。

第三节　遗传性肿瘤变异评估方法

遗传性肿瘤的变异评估包括胚系变异评估和体系变异评估。

1．胚系变异评估

按照美国医学遗传学与基因组学学会解读规则（ACMG）、分子病理协会（AMP）序列变异解读标准和指南，遗传性肿瘤相关基因变异的致病性评估请参考中篇第十五章第三节。其中致病变异或疑似致病变异可以作为临床决策的依据，对于AD遗传模式的遗传性肿瘤，可以理解为阳性结果。

2．体系变异评估

目前针对体细胞变异的分类主要参考美国医学遗传学与基因组学学会（ACMG）、美国分子病理协会（AMP）、美国临床肿瘤学会（ASCO）和美国病理学协会共同编制和发布的癌症变异注释及报告标准指南。在该指南中，体细胞变异被分为4类：Tier Ⅰ为具有强的临床意义的变异，Tier Ⅱ为具有潜在临床意义的变异，Tier Ⅲ为临床意义不明的变异，Tier Ⅳ为良性或疑似良性的变异。对于受检者检出的体系变异，通过数据库的检索、功能研究的检索分析、靶向药物的匹配和分析（有时需要考虑基因变异所在的信号通路）等，将针对有临床意义或有潜在临床意义的变异给予靶向药物相关提示。

第四节　遗传性肿瘤遗传咨询的内容和流程

传统的肿瘤风险评估咨询需要多次咨询，包括检测前和检测后的现场咨询。为了克服就医困难，近年来遗传咨询采用更多更灵活的方式，比如电话遗传咨询和视频线上遗传咨询，这通常被称为远程遗传学，还有通过录制教育视频来替代部分检测前咨询。无论是传统的还是新兴的肿瘤遗传咨询模式，主要包含以下内容：

1．信息收集

收集和评估家族史、现病史和既往病史，需要注意不仅询问受检者及其家人所有肿瘤病史，还要收集既往相关肿瘤筛查结果和相关手术史（比如肠镜检查和乳腺癌筛查结果，子宫卵巢切除术等病史）。

2．风险评估

根据个人家族史评估受检者携带遗传性肿瘤基因致病性变异的风险大小，评估出家族中最合适的受检者。检测后根据基因检测结果，对受检者未来患癌风险做出评估。

3．患者教育

关于疾病的遗传模式、检测项目的选择、风险管理策略、资源、预防和治疗（研究）机会的教育。

4．助力决策

通过咨询促进受检者充分知情后做出检测决定，以及在检测后对于未来治疗和风险管理方案的选择等。对于有生育需求的患者，还需要对生育及后代再发风险的防控做出指导。

5. 患者支持

对受检者的社会心理需求做出判断并提供相应的支持，必要时转诊至心理咨询门诊，尽可能提供社会（社工）支持服务。在患者检测后，需要通知其他亲属高风险结果时，帮助受检者和家庭成员进行沟通与交流。

第五节　肿瘤遗传咨询的特殊性、机遇和挑战

一、遗传性肿瘤研究进展和挑战

随着全外显子测序及全基因组检测的快速发展，新的基因和临床表型不断被发现，配对肿瘤和胚系测序开始在肿瘤治疗中的应用，分子检测在肿瘤治疗方案中的应用越来越广泛。上述肿瘤遗传学领域的迅速发展改变着遗传咨询的临床实践。以乳腺癌和卵巢肿瘤为例，在肿瘤易感基因检测的发展初期，检测基因数目有限，在很长的一段时间，遗传风险检测主要是*BRCA1/2*基因。随着我们对肿瘤遗传的了解不断加深，每年都会发现新的肿瘤易感基因，这些发现不断增加我们对遗传性肿瘤风险的认识，也扩大了易感基因的检测范围。传统的遗传咨询要求遗传咨询师就受检范围内的主要基因和相关疾病做详尽的解释，但随着基因检测的数目从十几个增加到几十个，甚至上百个，传统遗传咨询的模式也面临着相应挑战。除了多基因Panel，外显子组和基因组测序的临床应用也越来越广泛，虽然并不适用于所有患者，但如果肿瘤患者有先天性异常或发育迟缓，或者既往多基因肿瘤检测结果为阴性，则可以考虑推荐外显子组和基因组测序。此外，RNAseq配合DNA测序可以检测到深层内含子致病变异，也可以帮助提高对VUS的分析能力。

另外，多基因风险评分（polygenic risk score，PRS）越来越多地出现在一些商业检测项目中。PRS是基于从大规模全基因组关联研究（GWAS）中发现的单核苷酸多态性（SNP）的累积效应，综合估计个体患癌的风险。在乳腺癌的风险评估中，临床上使用PRS与其他风险评估模型相结合（比如tyrer-cuzick score）来提供更加个体化的风险筛查指导方案是可行的，也可以在基因检测结果的基础上，对每个个体的风险进一步分层调整风险类别（比如结合*CHEK2*的致病变异和PRS，进一步定义个体的患癌风险）。需要注意的是，PRS的临床实用性目前尚未得到包括NCCN在内的专业学会的证实。另外，对于欧洲血统以外的人群因为GWAS可用数据较少，需要丰富亚洲人群GWAS数据，才能更可靠地在中国人群中使用PRS检测辅助风险评估和风险管理推荐。

二、基因检测在肿瘤诊疗应用的普及性

近年来，越来越多的肿瘤患者会在临床治疗中采用肿瘤体细胞和胚系基因检测，数据表明晚期肿瘤患者胚系致病突变携带率为10%。肿瘤患者的部分基因检测结果可以用来指导肿瘤药物的选择。以乳腺癌为例，遗传性肿瘤易感性的基因检测是乳腺癌治疗及二级预防的组成部分，结果可以指导手术选择、临床试验资格、靶向治疗和放射治疗。基于发现的基因突变（比如*BRCA1/2*），患者在乳腺治疗结束后可能需要加强肿瘤监测，或进行预防性手术来降低乳腺癌的二次发生风险及卵巢癌风险，也有可能影响生育相关的决策（比如提前冻卵）。当基因检测的结果会影响临床决策时，医生和患者需要尽快获得基因检测结果。因此，传统的比较费时的遗传咨询模式会和肿瘤患者治疗的时间紧迫性产生冲突，如何平衡规范的检测前咨询（包括充分知情权）和保障所有潜在会受益于基因检测的受众的检测机会（公平性），是肿瘤遗传咨询所面临的特殊挑战。在临床中，当基因检测结果可能影响肿瘤治疗方案的选择时，大多数患者会接受检测。因此，越来越多的肿瘤患者在诊断时就需要进行基因检测和遗传咨询。

三、肿瘤遗传咨询的服务对象扩展

遗传咨询要跟得上肿瘤基因检测的受众扩展，尤其是具有遗传风险的亲属也应接受相关基因检测，因此肿瘤遗传咨询服务的对象不仅包括眼前的就诊者，还包括其整个家族成员。在包括美国在内的一些国家的医疗体系中，没有患肿瘤但有家族病史的个体，会在不同的情境下得到遗传性肿瘤检测和遗传咨询的机会，包括家庭医生，妇科医生做常规筛查，或者消化道医生做肠镜筛查时都会问询家族病史，然后根据NCCN指南做出基因检测的推荐。很多人因此改变了肿瘤的风险评估和筛查方案，比如因为阳性检测结果而更早开始筛查（例如，30岁开始乳腺癌筛查，40岁开始进行结直肠癌筛查）。也有人因为阴性结果而降低了以往单独根据家庭病史而做的筛查推荐，比如一个人有结直肠癌家族史而在30岁开始做肠镜，因为基因检测找到了家系致病变异，受检者不携带此变异，从此不用做频繁的肠镜检查。还有在一些患者已经检测出阳性结果后，要考虑推荐级联基因检测（指对已确诊基因突变患者的血缘亲属进行遗传咨询和检测），这样可以有效地在肿瘤出现之前识别出致病突变基因的携带者，这为高危人群的预防筛查、早期发现、降低发病率及最终改善预后提供了机会。在中国开展肿瘤遗传风险的全面筛查，会面临很大的人群基数，这对临床遗传咨询的从业者来说既是一个挑战，也是提高全民肿瘤风险筛查的意识和降低我国在肿瘤治疗上的医疗成本的重大机遇。

四、变异相关的临床干预性

1. 针对特殊变异的靶向药物干预

手术、放疗、化疗是治疗恶性肿瘤的三大主要手段。2001年5月格列卫（Gleevec）的上市，使得肿瘤治疗取得了突破性的进展，迎来了靶向治疗的新时代。随着恶性肿瘤分子分型和遗传性肿瘤研究的深入，生物靶向治疗及肿瘤免疫治疗的快速发展，恶性肿瘤的治疗已逐渐进入精准治疗时代。在此对常见恶性肿瘤的靶向治疗靶点及药物进行简要介绍。

以二磷酸腺苷核糖多聚酶抑制剂（PARPi）为例，其应用在卵巢癌的精准靶向治疗中取得了巨大突破。类同BRCA1/BRCA2蛋白，PARP蛋白也参与了DNA损伤的修复过程。PARP抑制剂阻断PARP蛋白，影响DNA的损伤修复，而携带*BRCA1/BRCA2*突变的个体本身修复DNA损伤的功能缺失，即同源重组缺陷（homologous recombination deficiency，HRD），这两者形成合成致死（synthetic lethality）而发挥抗癌作用。这也是携带*BRCA*基因突变和其他HRR相关基因突变的患者，使用PARP抑制剂治疗获益的重要机制。目前获得美国食品药品监督管理局（Food and Drug Administration，FDA）批准的PARP抑制剂主要有3个：奥拉帕利（Olaparib）、尼拉帕尼（Niraparib）和卢卡帕利（Rucaparib）。

根据NCCN指南，奥拉帕利可用于铂敏感复发的卵巢癌，用于携带*BRCA*突变（gBRCAm为 I 类证据，sBRCAm为2A类证据）的初治患者的一线维持治疗。另外上文提到的3个PARP抑制剂均被推荐用于携带*BRCA*突变的铂敏感复发卵巢癌的单药维持治疗。无论是否携带*BRCA*突变，使用PARP抑制剂治疗均有生存获益。携带*BRCA*突变（包括胚系和体细胞）使用PARP抑制剂治疗，获益大于HRD阳性患者，大于无BRCA突变或HRD阴性患者。

2. 预防性输卵管卵巢切除

对于携带有遗传性乳腺癌和卵巢癌综合征（hereditary breast and ovarian cancer syndrome，HBOCS）遗传易感基因突变的高危女性人群，特别是同源重组修复通路相关基因突变携带者，预防卵巢癌的首选最佳方案是预防性输卵管-卵巢切除手术（risk-reducing salpingo-oophorectomy，RRSO）。尽管手术预防十分有效，但会带来提早绝经，以及因雌激素剥夺导致的包括骨质疏松、心脑血管疾病风险增高在内的其他健康问题。越来越多的证据表明，既往无乳腺癌病史并接受RRSO的女性，在术后接受短期激素补充治疗至自然绝经年龄，可以明显改善绝经症状带来的生活质量降低，同时不会影响其乳腺癌的发生风险。此外，随着近些年来对卵巢癌发病机制认识的深入，*BRCA*突变相关的高级别浆液性卵巢癌被认为起源于输卵管上皮细胞。理论上，双侧输卵管切除手术能够预防绝大多数的卵巢癌发生，还可以避免卵巢过早切除带来的医源性绝经相关的负面影响，从而成为近年来高危女性降低卵巢癌发病风险的一个主要研究方向。

（1）预防性输卵管–卵巢切除手术　　预防性输卵管–卵巢切除手术能够显著降低*BRCA*突变携带者女性卵巢癌、输卵管癌及原发性腹膜癌的发病风险。*BRCA*突变女性在接受RRSO后，卵巢癌及输卵管癌的发病风险已降低至一般人群发病水平，但其仍具有相对较高的原发性腹膜癌发病风险。有文献报道RRSO后原发性腹膜癌的发生风险为0.8%～10.7%。同时有研究显示*BRCA*突变女性在绝经前接受RRSO，能够降低约50%的乳腺癌发病风险。鉴于现有研究证据，RRSO明确降低乳腺癌发病风险，尤其是在乳腺癌发病风险升高前所开展的RRSO及*BRCA2*突变的女性中，但乳腺癌风险的降低不应当成为考虑RRSO时所关注的重点。

（2）激素补充治疗　　45岁前接受双侧输卵管–卵巢切除手术但没有接受激素补充治疗（hormonal replacement therapy，HRT）的一般女性人群，总的死亡风险显著升高。研究显示，子宫切除的同时切除卵巢与保留卵巢相比，总死亡风险、冠心病发病风险及脑卒中的风险均显著增高。

HRT会影响上述事件的发生率，50岁以下接受卵巢切除且从未接受过HRT女性的全因死亡风险显著增高（HR：1.41，95% *CI* 1.04～1.92），而在术后接受过HRT女性的全因死亡风险并未显著升高（HR：1.05，95% *CI* 0.94～1.17），HRT对于全因死亡风险的影响是显著的（$P=0.03$）。除了增加死亡风险，手术绝经会给女性的生活质量带来显著的不良影响。提早绝经的女性可能会经历包括潮热、睡眠障碍、情绪改变及阴道干涩在内的一系列更年期症状，而这些症状可以通过HRT得到改善。此外，手术绝经对于认知、情绪、心血管、骨代谢方面的不良影响亦可通过激素补充治疗得到改善。因此，许多专业协会建议因手术过早绝经的女性接受HRT直至自然绝经年龄。

目前，*BRCA*突变女性在RRSO术后是否应当接受HRT仍然存在争议，主要顾虑源于HRT可能会进一步提高这一高危人群的乳腺癌发病风险。针对一般人群的前瞻性研究显示，绝经后妇女长期接受HRT会显著提高乳腺癌的发病风险，特别是使用雌孕激素联合补充治疗的女性，这给乳腺癌本已高发的*BRCA*突变女性使用HRT带来了顾虑。2002年，女性健康倡议研究在随访5.2年之后，因为乳腺癌发病风险的增高超过了终止阈值，从而终止了雌孕激素联合HRT对比安慰剂的临床试验。值得注意的是，不同HRT方案对*BRCA*突变女性乳腺癌发病风险的影响不同，单纯雌激素HRT能够显著降低*BRCA1*突变女性乳腺癌发病风险。因此，对HRT药物类型选择时，应考虑子宫是否已经切除。已切除子宫的女性可以考虑选择单纯雌激素HRT，而子宫保留的女性应当选择雌孕激素联合HRT，以降低子宫内膜增生及子宫内膜癌的发病风险。

最后需要注意的是，尽管HRT对于接受RRSO的*BRCA2*突变女性缓解更年期症状是合理的选择，但在给予这些女性HRT治疗时，仍应当充分告知HRT治疗后是否会增加乳腺癌风险的不确定性。

（3）预防性输卵管切除术　　尽管RRSO能够显著降低*BRCA*突变女性卵巢及乳腺肿

瘤的发病风险，但在指南所推荐的年龄接受RRSO，会导致女性在自然绝经年龄前的5～10年提早发生手术绝经。手术绝经会带来一系列不良反应，包括性功能障碍、血管舒缩症状等，从而使一些女性难以接受RRSO。考虑到RRSO不良反应，以及目前的筛查策略并不能有效地检出早期卵巢癌，越来越多的证据表明BRCA相关的高级别卵巢癌起源于输卵管上皮细胞。此外，早期的流行病学研究显示双侧输卵管结扎术能够降低BRCA1突变女性61%的卵巢癌发病风险。

因此，在理论上双侧输卵管切除术能够降低卵巢癌的发病风险。相比于筛查，双侧输卵管切除能够更大程度地降低高危女性的风险，更能缓解疾病风险所带来的焦虑，同时能够推迟或避免卵巢切除带来的手术绝经并保持女性的生育能力。对于双侧输卵管切除术及延迟性卵巢切除术（bilateral salpingectomy followed by delayed oophorectomy，BS/DO）预防高风险女性发生卵巢癌的有效性如何，目前仍知之甚少。

目前有限的研究证据显示，BS+/–DO对于担心过早手术绝经的高危女性具有较强的吸引力，能够显著降低癌症风险焦虑，同时相比RRSO具有更高的生活质量及更少的更年期症状。然而目前，我们仅能从初步的研究结果中获知不同手术方式对生活质量、癌症焦虑的影响，而BS+/–DO对于卵巢癌及乳腺癌发病风险的长期影响尚不明确。在指南推荐年龄进行的RRSO，除能够降低卵巢癌的发病风险外，还可能降低乳腺癌发病风险（风险降低的程度尚不清楚）。因此，理论上，在RRSO推荐年龄之后开展的延迟性卵巢切除术虽然可避免过早手术绝经对生活质量带来的负面影响，但并不能降低乳腺癌的发病风险。倘若在RRSO推荐年龄开展所谓的"延迟性卵巢切除术"，那么早期预防性输卵管切除术能否在极低的卵巢癌发病风险下（RRSO所推荐的年龄前，卵巢癌累积发病风险较低）带来额外的生存获益，我们尚不得而知。

当前不推荐在临床研究之外，将BS+/–DO作为卵巢癌发病高危女性的一种预防选择。临床医师可以考虑在临床研究的框架下为那些强烈希望延迟更年期症状的高风险患者提供BS+/–DO，但同时要告知非标准预防手段对于降低卵巢癌发病风险的不确定性，以及可能降低乳腺癌预防效果。

（4）子宫切除术　是否需要在RRSO的同时切除子宫，我们需要首先评估BRCA1/BRCA2基因突变女性发生子宫内膜癌（及宫颈癌）的绝对风险，其次，还需考虑其他潜在获益。尽管BRCA突变本身是否会增加子宫内膜癌发病风险仍存在争议，但近期的研究提示BRCA1/BRCA2突变似乎与一种罕见的高侵袭性子宫内膜高级别浆液腺癌（uterine serous carcinoma，USC）的发生有关。

目前，RRSO虽然仍是BRCA突变女性预防性手术的金标准。但在术前沟通时，应当考虑到BRCA1突变女性发生USC的风险要高于一般女性人群，特别是同时服用他莫昔芬的女性，BRCA1突变女性的USC终生累积发病风险（70岁）约为3%。在RRSO手术时，选择同时切除子宫的另外一个关键考量是有机会接受单纯雌激素的替代治疗。因为单纯雌激素HRT与雌孕激素联合HRT相比，对乳腺癌的发病风险影响更为有利。

尽管目前尚无RRSO后发生输卵管癌的报道，但一些专家认为，同时切除子宫可以更加彻底地切除所有的输卵管。对一些女性而言，在RRSO的同时切除子宫可能是合适的选择。应当充分告知子宫切除术具有避免RRSO后较小概率发生*BRCA1*突变相关USC以接受含孕激素制剂的HRT的潜在获益，但同时可能会带来更多的手术并发症及医疗费用。另外，一些妇女具有发生宫颈癌或子宫内膜癌的潜在风险，如有宫颈上皮内瘤变病史及病态肥胖、多囊卵巢综合征等疾病，在计划预防性手术时，亦应考虑在内。此外，如妇女合并有需要手术治疗的子宫病变，同时切除子宫更显得非常合理。

五、PGT家族遗传性阻断

遗传性肿瘤（如HBOCS）大多数为迟发性和不完全显性。2003年，欧洲人类生殖和胚胎学会伦理学工作组表示，对于迟发性和多因素疾病进行生殖干预（如PGT）是可以接受的。2006年，英国人类受精和胚胎管理局（Human Fertilization and Embryology Authority，HFEA）批准将PGT用于遗传性乳腺癌和卵巢癌综合征。美国生殖医学学会（American Society for Reproductive Medicine，ASRM）伦理委员会认为：针对成年期发生的疾病进行PGT，如果疾病严重，且目前对这些疾病无已知干预，或者现有干预效果不充分或难以负担，则进行PGT在伦理学上是合适的。对于不太严重或外显率较低的疾病，各大辅助生殖中心已具备实施该项技术的能力，并已少量开展，但发表的数据还有限，长期安全性需进一步研究。在临床实践中，部分携带者因无法忍受长周期的治疗而选择放弃。另外，目前认为IVF-ET过程中的卵巢刺激激素作用并不增加BRCA携带者患癌风险。

对于晚发型常染色体显性疾病（如HBOCS），患者通常在自己年老的父母被诊断出该疾病并告知他们有50%的概率携带致病基因时就医。由于个人和医疗保险的原因，许多患者并不想知道自己是否是突变基因携带者，但是又想确保致病基因不会遗传给自己的后代。在这些情况下，就可以进行保密的PGT，即在第三代试管的过程中，并不将基因检测的结果及胚胎检测的结果告知患者本人，如果检测结果为患者并不是突变基因携带者，在患者承担花费和风险的情况下，仍然允许患者通过IVF和PGT进行妊娠。

第六节 肿瘤遗传咨询师的核心技能

一、在多个职能角色间转换的能力

遗传咨询师在实践工作中，承担的角色不仅限于临床工作者。他们需要承担教学任务，尤其是医学生和遗传咨询专业学生的临床轮转，需要参与和遗传医学相关的临床研究工作，需要和实验室人员沟通检测结果和数据分析，需要和其他专科医生（如心理咨询、肿瘤科和生殖医学医生等）沟通和协助工作。一个合格的肿瘤遗传咨询师需要具备在诸多职能角色间转换的能力。

二、介绍复杂的遗传和医学概念

遗传咨询师的一个核心技能是沟通和交流，在不同教育背景的咨询者交流中，需要有效地传递复杂的遗传学和医学相关的概念，常常需要用化繁为简的语言介绍遗传医学和基因检测的概念，以及不同检测结果的意义。肿瘤遗传咨询中，还常常需要介绍体系突变和胚系突变的概念，帮助受检者正确理解不同基因检测的目的和应用。

三、针对肿瘤患者和家属的社会心理学层面的咨询技巧

肿瘤患者及其家属在面对恶性肿瘤的时候，会有不同的反应和表现，遗传咨询师要根据他们的心理防御体系和表现，采取不同的应对方法和措施。而且可以进一步判断在什么情况下给予咨询者（无论是患者还是家属）心理咨询方面的适时专科转诊。另外，在中国的文化中，对于肿瘤的常见误解（比如肿瘤宿命论），会妨碍人们对肿瘤风险筛查和治疗的积极态度。肿瘤遗传咨询师需要通过有效的咨询来降低和化解病人的肿瘤宿命论，从而提高筛查和治疗的积极性。

四、对肿瘤遗传性基因检测引起的伦理学问题的咨询

临床中常见的伦理问题包括但不限于以下情况：对于处于生育年龄的携带者，如何帮助他们得知肿瘤基因检测的阳性结果后在生育选择中做出决策，比如是否都可以作为三代试管的指征？是否应该对未成年人进行成人期发病的肿瘤易感基因检测（比如*BRCA1/2*）？在已知携带者患者拒绝告知其他有风险的家人的情况下，如何平衡对受检者的隐私保护和自主权的尊重与对其他有风险的个体的告知义务之间的冲突？还有在一些情况下，患者符合临床研究的条件，但参加研究对其本人并非直接受益，如何处理这些矛盾？

五、准确地解读基因检测结果并做出风险评估和风险管理方案

如何针对患者的基因检测结果，综合个人和家族史进行正确的分析和解读，是遗传咨询师的核心技能之一：肿瘤风险管理建议应基于基因检测结果与患者个人和家族史的综合分析。肿瘤遗传咨询面临的一个持续性的挑战就是如何解读VUS结果。大约90%的

VUS后来被重新归类为良性，而一小部分被升级为致病性。但现实中有证据表明，基于对VUS结果缺乏了解而做出了不适当的手术或风险监测的建议仍然很常见。针对发现致病性变异的阳性结果的解读也存在挑战，尤其是随着检测基因数量的增加，有些基因相关的肿瘤风险还没有足够的数据来界定，因而缺乏后续的共识管理指南。此外，当使用多基因Panel测试时，如果在没有暗示性个人或家族史的患者中发现被认为具有高外显率的基因（如*TP53*或*CDH1*）中的致病性变异（pathogenic variation，PV）时，就会出现挑战。这些发现对如何应对阳性结果，包括未来医疗管理决策提出了挑战。

六、需要了解和生殖相关的风险和咨询

在面对肿瘤易感基因的检测结果解读时，很多临床医生可能会忽略同一个基因，在隐性遗传时有可能对后代产生"成人肿瘤风险"之外的影响，比如*ATM*、*BRCA2*和林奇综合征基因等。当一个受检者检测阳性时，需要考虑到当基因突变同时被夫妇双方携带时，可能产生的生殖风险。这一点在本章第七节案例三中有详细的展示。

第七节　咨询者常见的误区与不切实际的期待

常见误区1：谁是最佳检测对象？在一个提示有遗传性肿瘤风险的家庭中，检测应该尽量从患癌的个体开始，这样才能最大程度保证检测结果能解释家庭肿瘤风险和帮助受检者建立未来风险管理筛查的推荐方案。而常见误区是认为肿瘤患者没有检测的意义。

常见误区2：将"突变""变异""致病性变异"和临床意义未明的变异等概念的混淆。虽然"突变"和"多态性"已被广泛使用，但由于这两个术语已经错误地与致病性和良性结果关联了起来，所以往往会造成混淆。因此，建议使用"变异"加以下修饰词替代上述两个术语：致病性的、可能致病性的、意义不明确的、可能良性的或良性的。

常见误区3：检测结果的错误解读，认为阴性结果代表一个人不会得肿瘤，阳性结果代表一个人一定会得肿瘤。检测结果的解读需要临床工作者全面考量受检者的个人和家庭病史进行评估，阴性结果可能代表已知的遗传肿瘤易感基因相关的风险被排除，但每个人的患癌风险取决于很多因素，包括个人病史、家族史、环境因素和年龄等。

常见误区4：基因检测越"大"越好。测试选项的扩展也同时造成了临床检测的可变性，产生了对于检测广度的辩论。有人认为将检测项目局限在个人和家庭病史相关的基因，甚至在这个家族中一直存在的致病变异单个位点测试，有人认为同样的过程和花费应该涵盖所有能检测的基因。对于检测项目的选择，遗传咨询的总体原则是通过检测能够为受检者提供肿瘤治疗和预防干预措施，最大限度地提高受益，同时最大限度地减

少对受检者的伤害。遗传咨询的作用之一就是为受检者在检测前提供相关信息并助力决策过程，使得受检者能做出个体化的知情选择。目前临床实践中常用的操作是，根据受检者的个人和家庭病史，提供几个比较宽泛的多基因Panel（比如为一个家族史只有乳腺癌的受检者提供两种不同的检测选择：乳腺癌高风险基因Panel和综合性肿瘤易感基因Panel），帮助患者根据他们的实际情况来决定是否采用较大或者较小的基因Panel。

拓展阅读23.1
肿瘤遗传咨询的
指南共识

第八节　典型场景与案例

案例一　*SDHB*相关

　　患者37岁，因为个人曾患肾癌，所以由生殖中心转诊至肿瘤遗传咨询。患者在7年前患癌时已经做过一次基因检测，当时发现携带了3个临床意义未明的变异（VUS）：*MRE11A*、*SDHB*、*RAD50*。在案例准备中，遗传咨询师和实验室联系，经过重新评级，*SDHB*和*MRE11A*升级为可能致病变异。在采集个人和家庭病史中发现，一个弟弟也在30岁左右患有肾癌并去世。在咨询中，我们了解了患者的诉求是希望了解自己和家族的肿瘤病史对后代的风险，以及相关的生殖选择，是否需要做新的基因检测。在45 min左右的咨询中，患者了解到以下几点：①自己患肾癌的遗传性原因是携带*SDHB*变异。*SDHB*相关的遗传性肿瘤综合征为PGL/PCC syndrome（嗜铬细胞瘤/副神经节瘤）。这个*SDHB*可能致病变异（LP）极大可能也是导致弟弟患肾癌的遗传性因素。SDHB/PGL/PCC syndrome的其他遗传性肿瘤风险包括嗜铬细胞瘤/副神经节瘤、胃肠道间质瘤等。对于SDHB的肿瘤风险，早期数据显示77%～100%的风险，但2018年以后的数据表示实际风险可能没有那么高（25%的风险会患任何嗜铬细胞瘤/副神经节瘤，4%的风险患肾癌）。②对于后代，50%的概率会遗传到这个*SDHB*变异，因为变异评级到达可能致病性，且因为患癌风险比较高，因而符合三代试管的指征。③对于患者个人的肿瘤风险管理，根据最新NCCN指南，给出了每年需要做的风险筛查方案。④对于其他家系验证的检测推荐，建议所有的兄弟姐妹做检测，父母做检测，以确定家系遗传的来源。⑤另外，患者携带的*MRE11A*基因变异有隐性遗传和显性遗传两种疾病风险，当只有一个变异时，会增加乳腺癌和卵巢癌的风险，但具体风险增加的幅度根据目前的数据并不是很清楚。如果父母双方都携带*MRE11A*基因致病变异，则后代有25%的概率患共济失调–毛细血管扩张样疾病-1（ataxia-telangiectasia-like disorder 1），为常染色体隐性遗传，一种进行性小脑变性导致共济失调和动眼神经失用症。因此，我们推荐患者的妻子也进行*MRE11A*的单基因检测，排除后代患该常隐性遗传病的风险。

案例二　*BRCA*相关

咨询者王先生，43岁，无个人肿瘤病史，但家族中有多个肿瘤病史，包括母亲患卵巢癌，两个姨妈患乳腺癌，一个舅舅患男性乳腺癌。王先生多年来一直认为乳腺癌和卵巢癌的家族史对男性没有影响。经过检测前的咨询，他了解到遗传性肿瘤综合征对男性和女性都可能产生影响。咨询者在检测前咨询中还了解到，如果他本人检测出携带任何肿瘤易感基因致病突变的话，也会有50%的机会传递给他的女儿。在充分了解了检测结果对个人和家庭的意义，以及检测的益处和局限性后，王先生选择了一个扩展性肿瘤易感基因的大Panel，囊括了乳腺癌、卵巢癌、前列腺癌、胰腺癌和结直肠癌等20多种肿瘤的88个基因。检测结果发现了一个*BRCA2*的致病变异（LP）和两个临床意义未明的变异。王先生接受检测后的咨询，咨询中告知他的携带者状态、终身患癌风险和相应管理方案，该方案包括每年进行一次男性乳腺癌的临床检查、前列腺癌风险筛查，以及皮肤癌（尤其是黑色素瘤）的筛查。王先生对于检测结果心情很复杂，一方面他对于自己的肿瘤家族史有了一个医学解释而感到释怀，另一方面，他对自己两个女儿的携带者风险有些担心，尤其是被告知未成年人在18岁之前不建议做*BRCA*的基因检测。在遗传咨询师的建议下，他的太太也参加了咨询，夫妻就何时告知女儿这个家族性基因突变达成一致，且共同制定出如何告知的方案。比起对女儿的担心和"愧疚"，王先生觉得自己能对家族中的其他人（姐姐、姐姐的女儿、母亲家的亲戚）提供有用的遗传信息感到很安慰。

案例三　*PMS2*相关

一对夫妇因为不孕不育在生殖中心寻求治疗，女方CE，34岁，男性EE，51岁，双方生育过一个女儿。在与生殖科遗传咨询师的会谈中，提到家族中有肿瘤病史：CE的姨妈有乳腺癌，另外一个姨妈有子宫癌，母亲有皮肤癌。EE的母亲有林奇综合征（*PMS2*），姐姐有宫颈癌且携带一个*MITF*基因变异，EE没有家人的检测报告，具体的变异未知。遗传咨询师根据家族史，转诊夫妇至肿瘤遗传咨询师进行详细的咨询和讨论基因检测。经过详细的检测前咨询，女方CE做了一个36基因的遗传性肿瘤综合的Panel，包括了所有林奇综合征的基因和乳腺癌相关的基因。男方EE对综合Panel不感兴趣，只想检测*PMS2*和*MITF*这两个有家族史的基因。4个星期后，夫妻双方一起进行了检测后咨询。检测结果显示CE和EE均各自携带一个*PMS2*的致病突变，检测后咨询就*PMS2*相关的林奇综合征的肿瘤风险和管理方案进行了详细的告知和转诊安排。同时，夫妻俩重新认识了他们后代（包括二人已经生育的3岁女儿和未来的孩子）的风险：50%的概率会患有林奇综合征，25%的概率会同时遗传父母双方的*PMS2*致病突变而导致体质错配修复缺陷综合征（CMMR-D）。体质错配修复缺陷综合征导致的肿瘤风险除了结直肠癌，还有脑癌和血液癌，发病年龄一般较早，儿童期发病很常见。而且20%～40%的患者会二次患癌。夫妇双方对这个结果很震惊，因为他们一直认为林奇综合征导致的肿瘤风险不会影响儿童，在检测前咨询中他们曾经表示就算他们携带林奇综合征致病变异，也没有打算做三代试管。当了解到现在他们所面临的生殖风险后，夫妻一致决定寻求三代试管。同时，对家人的检测推荐也做了详细解释，包括他们二人的女儿，虽然只有3岁，但考虑到体质错配修复缺陷综合征的风险，检测未成年人在这个情况中是合理的。

结尾

肿瘤易感基因检测和咨询在美国发展了几十年，有一套成熟的模式，各个肿瘤遗传咨询临床工作者可以按部就班地遵循。而在中国，由于我们开始得比较晚，所以更多是以肿瘤临床治疗中的应用为主。我们需要了解传统模式，并结合目前的肿瘤临床治疗的模式，摸索出能满足风险预防和肿瘤治疗的不同人群需求的符合中国医疗现状的遗传咨询模式。

🧠 思考题

1. 受检者因为母亲和外婆的乳腺癌家庭病史而接受肿瘤遗传易感基因检测，结果显示为携带一个*BRCA1*的临床意义未明的变异。请思考检测后咨询的要点有哪些，尤其是对受检者未来的乳腺癌风险评估的依据和风险管理的指导方案。

2. 肿瘤易感基因检测的主要检测人群为肿瘤患者，目前的医疗体系中需要发生哪些改变，才能让该类基因检测普及到更多的受众，尤其是有高风险家庭病史的未患肿瘤的人群？你认为基因检测和相关的遗传咨询的任务应该由哪些临床工作者来承担更可行？

📖 推荐阅读

1. Schneider K A. 肿瘤遗传咨询［M］. 张学，季加孚，徐兵河，等，译. 北京：人民卫生出版社，2016.
2. NCCN最新指南. 重点阅读：遗传/家系高风险评估（乳腺癌、卵巢癌和胰腺癌），结直肠癌.

📑 参考文献

附录 1　人类细胞基因组学国际命名体系的常用符号、术语及结果描述规则

所有通过染色体核型分析、荧光原位杂交、基因芯片、特定位点检测以及测序等技术获得的人类细胞基因组数目和结构变异均应按照《人类细胞基因组学国际命名体系》（An International System for Human Cytogenomic Nomenclature，ISCN）进行描述；通过一代测序、二代测序等方法检测到的核苷酸水平突变应按照人类基因组变异协会（Human Genome Variation Society，HGVS）规定的人类基因组变异标准命名方法进行描述。ISCN由人类细胞基因组学国际命名常务委员会（ISCN Standing Committee）审议、讨论并定期更新，其前身可追溯到1960年丹佛会议形成的文件《人类有丝分裂染色体命名标准体系》，至今已经历十多次更新。它不仅发展和完善了经典细胞遗传学相关染色体异常结果的命名法，还加入了原位杂交、基因芯片、特定位点检测，以及测序结果的命名法，当前ISCN的最新版本于2020年出版，简称《ISCN（2020）》。2020版ISCN中加入了与HGVS共同制定的命名法来描述基于测序技术发现的基因组大片段结构重排，成为全世界细胞基因组学相关领域的工作者应共同遵循的规范性文件和染色体/基因组异常结果描述的唯一通用语言。无论是从事实验室检测工作的实验室技术人员还是对报告进行解读的临床医生、遗传咨询师，都应深刻理解和掌握ISCN的基本内容，并将其应用于日常工作之中。

因篇幅所限，本附录仅摘引了《ISCN（2020）》第三章中有关人类细胞基因组学检测结果命名时使用的符号、术语缩写和一般规则，供读者参考。如需全面了解人类细胞基因组学国际命名体系的相关内容，可购买相应的参考书进一步阅读或访问ISCN的在线版（https://iscn.karger.com/）。

附表1-1引自《ISCN（2020）》第三章，列出了人类细胞基因组学检测结果命名时使用的符号和术语缩写。

附表 1-1　人类细胞基因组学检测结果命名时使用的符号和术语缩写

缩写	描述	缩写	描述
A I	第一次减数分裂后期	add	额外的未知来源的染色体片段
A II	第二次减数分裂后期	amp	表示扩增的信号
ace	无着丝粒片段	arr	芯片

缩写	描述	缩写	描述
→或->（箭头）	从–到，用于繁式体系描述	dis	远侧端
b	断裂	dit	核网期
<>（尖括号）	描述倍体水平	dmat	染色体异常源于母亲
[]（方括号）	描述细胞数目或所采用的基因组版本号	dmin	双微体
		dn	新发染色体异常
c	原发性异常	dpat	染色体异常源于父亲
cen	着丝粒	dup	重复
cha	染色体重构	e	互换
chi	开米拉（异源嵌合）	enh	增强
chr	染色体	=（等于号）	交叉数
cht	染色单体	fem	女性
:（单冒号）	断裂的繁式体系描述	fib	伸展的染色质/DNA丝
::（双冒号）	断裂和重接的繁式体系描述	fis	裂开，在着丝粒处
,（逗号）	区分染色体数目、性染色体和染色体异常；区分基因位点的标识	fra	脆性位点
		g	（染色体）间隙
con	相连的信号	g.	与基因组序列比较
cp	复合核型	GRCh	基因组参照序列联盟，人类基因组序列版本
cth	染色体碎裂		
cx	复杂重排	>（大于号）	超出
.（小数点）	表示亚带	h	异染色质，结构性的
del	缺失	hmz	纯合的，纯合性；检测到一个或两个相同基因组拷贝，用于已知的杂合状态因各种机制（如杂合性缺失等）改变为纯合状态的情况
delins	一部分核苷酸序列发生缺失，缺失位置插入另一段核苷酸序列		
der	衍生染色体	hsr	均质染色区
dia	浓缩期	htz	杂合子，杂合性
dic	双着丝粒体	-（连字符）	在低分辨率水平的染色体中表示断裂位点的时候使用
dim	减弱	i	等臂染色体
dinh	染色体异常源于亲本	idem	表示亚克隆中的干系核型
dip	双线期	ider	等臂衍生染色体

缩写	描述	缩写	描述
idic	等臂双着丝粒染色体	（）（括号）	括号内为结构重排染色体和断裂位点，正常或异常的染色体数目，X和Y染色体，异常结果的核苷酸位点
inc	不完整核型		
inh	遗传的		
ins	插入染色体片段；插入核苷酸	pat	父系来源
inv	倒位；插入的序列与基因组参考序列相比，发生方向改变	pcc	成熟前染色体凝聚
		pcd	成熟前着丝粒分裂
ish	原位杂交；当不带前置词时用于描述中期或前中期染色体的结果	pcp	部分染色体涂染
		.（句点）	区分不同的技术
lep	细线期	Ph	费城染色体
M I	减数第一次分裂中期	+（加号）	新增正常或异常染色体；长度的增加；出现在特定染色体上的位点
M II	减数第二次分裂中期		
mal	男性	++（双加号）	一个特定的染色体的两个杂交信号或杂交区域
mar	标记染色体		
mat	母系来源	pos	在验证试验中检出染色体重排
med	中央	prx	近侧端
min	微体，微小无着丝粒片段	ps	染色体短臂上的随体
−（减号）	丢失；长度的减少；特定染色体上位点的缺失	psu	假
		pter	短臂末端
mos	嵌合体	pvz	粉碎
×（乘号）	重排染色体的多个拷贝；在肿瘤中描述多倍体克隆异常；后面加数字表示看到的信号的数量；染色体或染色体片段的多个拷贝	q	染色体长臂
		qdp	四倍复制
		qr	四射体
neg	在验证试验中未检出染色体重排	qs	染色体长臂上的随体
neo	新着丝粒	qter	长臂末端
nuc	细胞核或间期	?（问号）	对某一染色体或染色体结构的疑问
oom	卵原细胞中期		
or	或者	r	环状染色体，确定为染色体末端融合
p	染色体短臂		
P I	第一次减数分裂后期	rec	重组染色体
		rev	反向
pac	粗线期	rob	罗伯逊易位，罗宾逊易位

缩写	描述	缩写	描述
Ⅰ-Ⅳ（罗马数字）	数字Ⅰ-Ⅳ表示单价体、二价体、三价体、四价体	sup	额外的（多余的）核苷酸序列对应的染色体或片段在核型中单独存在而不是附着于某条已知染色体，标记染色体
rsa	特定区域检测技术	t	易位
s	随体	tas	端粒联合
sce	姐妹染色单位互换	ter	末端（染色体末端）或端粒
sdl	旁系		
；（分号）	涉及一条以上的染色体结构重排中，用来分开各有关染色体和断裂位点；分开探针与不同的衍生染色体	~（波浪符）	表示染色体片段的间隔和边界，或染色体、片段、标记染色体的数量范围；染色体片段的拷贝数范围无法精确判断时用于表示范围
sep	分开的信号	tr	三射体
seq	测序	trc	三着丝粒染色体
sl	干系	trp	三倍复制
/（正斜线）	用于分开各克隆细胞系；或连续的探针	__（单下划线）	单下划线，用于区别同源染色体；用于表示核苷酸范围
//（双正斜线）	用于分开嵌合克隆	var	变异或可变区
spm	精原细胞中期	wcp	全染色体涂染
sseq	低深度二代测序	xma	交叉（ta）
stk	随体柄	zyg	偶线期
subtel	亚端粒区		

附表1-2引用自《ISCN（2020）》第三章，规定了适用于不同的技术平台检测结果描述的一般原则。

附表 1-2　描述不同的技术平台检测结果时应遵循的一般原则

描述规则	显带染色体	肿瘤	FISH	芯片	特定区域检测	测序技术
先列出性染色体异常	+	+	+	+	+	+
断裂位点的描述按照从短臂末端pter到长臂末端qter的顺序进行	+	+	+	+	+	+
同一个核型的描述中可以包括不同分辨率下的条带编号	+	+				

描述规则	显带染色体	肿瘤	FISH	芯片	特定区域检测	测序技术
编号相同的染色体，先列出数目异常，再列出结构异常	+	+				
存在多个结构异常时，按异常缩写的字母顺序列出	+	+				
先列出环状染色体，再列出标记染色体	+	+				
在嵌合体描述时，不同克隆的计数细胞数量列在方括号中	+		+			
肿瘤核型分析时，计数的细胞数量列在方括号中（单克隆或多克隆）		+	+			
肿瘤核型分析时，不同细胞系根据核型复杂程度从简单到复杂依次列出，而不是根据各个克隆的细胞数量多少		+				
先列出细胞数量最多的细胞系或不相关的克隆，最后列出核型正常的克隆	+	+	+			
应在合适的倍体水平描述核型结果	+	+	+	+	+	+
不同平台之间的结果一起描述时需要用句点（.）隔开	+	+	+	+	+	+
描述包含核苷酸位置时需给出参考的基因组版本号				+	+	+
描述包含核苷酸位置时可以用逗号隔开千位或百万位，也可以不隔开				+	+	+
核苷酸范围用下划线表示				+	+	+
DNA的比例在方括号中列出				+	+	+

+表示适用该规则。

附录 2 人类变异序列的 HGVS 命名规则

规范的命名是基因变异解读中不可或缺的一部分。ACMG变异分类标准建议对变异进行统一的标准化命名，以确保定义明确并实现基因组信息的有效共享和下游使用。1998年由人类基因组变异协会（HGVS）、人类变异项目组（HVP）和人类基因组组织（HUGO）联合成立序列变异描述工作组（SVD-WG），旨在建立一个稳定、有意义且明确的命名系统，并不断更新和修正。HGVS的宗旨是明确定义，避免出现易混淆的概念或定义。为此，2016年更新版本对序列变异命名规则和术语进行了更新和修订。

因篇幅所限，本附录仅摘引了有关人类序列变异标准命名时使用的符号、术语缩写和一般规则，以供读者参考（附表2-1 ~ 附表2-4）。如需全面了解人类序列变异标准命名体系的相关内容，可访问网站http://varnomen.hgvs.org。

附表 2-1 参考序列编号

编号	前缀	位置编号描述
基因组DNA	g.	基因组参考序列的第一个核苷酸
编码DNA	c.	编码DNA参考序列的起始密码子的第一个核苷酸
非编码DNA	n.	非编码DNA参考序列的第一个核苷酸
线粒体DNA	m.	线粒体DNA参考序列的第一个核苷酸
RNA	r.	RNA参考序列的起始密码子的第一个核苷酸或非编码RNA参考序列的第一个核苷酸
蛋白质	p.	蛋白质序列的第一个氨基酸

附表 2-2 核苷酸（DNA）缩写

字母	含义	描述
A	A	腺嘌呤
C	C	胞嘧啶
G	G	鸟嘌呤
T	T	胸腺嘧啶
B	C，G或T	非A（B在字母表中A的后面）

字母	含义	描述
D	A，G或T	非C（D在字母表中C的后面）
H	A，C或T	非G（H在字母表中G的后面）
V	A，C或G	非T/非U（V在字母表中U的后面）
K	G或T	Keto
M	A或C	aMino
R	A或G	puRine
Y	C或T	pYrimidine
N	A，C，G或T	aNy
S	C或G	强相互作用（3个氢键）
W	A或T	弱相互作用（2个氢键）

附表2-3　氨基酸的缩写和密码子

三字母代码	一字母代码	氨基酸	可能的密码子
Ala	A	丙氨酸	GCA、GCC、GCG、GCT
Cys	C	半胱氨酸	TGC、TGT
Asp	D	天冬氨酸	GAC、GAT
Glu	E	谷氨酸	GAA、GAG
Phe	F	苯丙氨酸	TTC，TTT
Gly	G	甘氨酸	GGA、GGC、GGG、GGT
His	H	组氨酸	CAC、CAT
Ile	I	异亮氨酸	ATA、ATC、ATT
Lys	K	赖氨酸	AAA、AAG
Leu	L	亮氨酸	CTA、CTC、CTG、CTT、TTA、TTG
Met	M	甲硫氨酸（起始密码子）	ATG
Asn	N	天冬酰胺	AAC、AAT
Pro	P	脯氨酸	CCA、CCC、CCG、CCT
Gln	Q	谷氨酰胺	CAA、CAG
Arg	R	精氨酸	AGA、AGG、CGA、CGC、CGG、CGT

三字母代码	一字母代码	氨基酸	可能的密码子
Ser	S	丝氨酸	AGC、AGT、TCA、TCC、TCG、TCT
Thr	T	苏氨酸	ACA、ACC、ACG、ACT
Val	V	缬氨酸	GTA、GTC、GTG、GTT
Trp	W	色氨酸	TGG
Tyr	Y	酪氨酸	TAC、TAT
Ter/*	*	–（终止密码子）	TAA、TAG、TGA
X	X	任何氨基酸	NNN

附表 2-4　变异描述的常见符号和缩写

字符	示例	应用
–	c.–12	核苷酸位置编号，位于翻译起始位点5'端外显子区，（编码DNA参考序列）
	c.88–2	核苷酸位置编号，位于剪接受体位点5'端内含子区，（编码DNA参考序列）
+	c.87+1	核苷酸位置编号，位于剪接受体位点3'端内含子区，（编码DNA参考序列）
*	c.*37	核苷酸位置编号，位于翻译终止位点3'端外显子区，（编码DNA参考序列）
	p.Trp78*	蛋白质翻译终止密码子
?	g.23_（74_?）del	问号表示位置不确定
（ ）	g.（12_34）_74del	小括号表示括号内基因位置不确定
[ ]	c.[76A>C]	中括号表示位于同一个等位基因上的变异（DNA、RNA和蛋白质）
;	c.[76A>C]；[83G>C]/ c.[76A>C；83G>C]	分隔符表述两个等位基因上分别的变异或一个等位基因上的两个变异
,	r.[12_87del，12_252del]	逗号表示一个等位基因在两个转录产物中的不同位置
_	28_32	下划线表示变异（缺失、插入、重复等）的范围
:	MN_004004.6：c.109G>A	冒号用于分割参考序列的描述和变异的表述
=	g.123 A=，p.（Arg41=）	等号表示经过测试序列没有发生变化
>	5T>G	>表示替换 "substitution"
del	5delG	del表示缺失 "deletion"
dup	6dupG	dup表示重复 "duplication"

字符	示例	应用
ins	5_6insAA	ins表示插入 "insertion"
delins/indel	p.L7_H8delinsWQF	delins/indel表示缺失–插入 "Deletion-insertion"
inv	5_9inv	inv表示反转 "inversion"
con	5_27con921_943	con表示转换 "conversion"
ext	p.Met1ValextMet-12	ext表示蛋白质延伸 "extension"
fs	His5fs*12	fs表示蛋白质移码 "frame shift"
Predictions	p.?	问号表示蛋白质改变未知

附录 3　胎儿超声软指标的 HPO 标准用语及描述

HPO	CHPO	临床描述
HP：0011129	胎儿双侧肾盂扩张	胎儿双侧肾盂扩张
HP：0011426	胎儿脉络丛囊肿	胎脉络丛囊肿是超声发现胎儿侧脑室内脉络丛中的小囊肿（3 mm 以上），一般出现于14至24周妊娠。胎儿脉络丛囊肿的成像在胎头的侧脑室平面。胎儿脉络丛囊肿的大小一般无临床相关性（PMID：16100637）
HP：0010942	心室强光点	心室强光点是指胎儿心室内出现与骨骼回声相当的光点，可出现在一个或两个心室内。无病理意义
HP：0011431	胎儿第五指屈指畸形	胎儿第五手指的中间指骨发育不全或缺失形成的屈曲形指畸形。超声检查胎儿手指，（PMID：16100637）当第五手指的中间指骨明显小于正常大小或不存在，手指被向内弯曲
HP：0010963	胎儿超声下胃泡缺如	妊娠14周后产前超声可见充盈的胎儿胃泡，该术语是指超声下胎儿胃泡未显示
HP：0010943	胎儿肠管回声增强	指胎儿肠管回声接近或高于其周围骨骼回声的亮度
HP：0001195	单脐动脉	单脐动脉（SUA）是指在超声下两条脐动脉仅见其中一条
HP：0011430	胎儿鼻骨发育不良	超声下胎儿鼻骨未显示或鼻骨长度短小。成像切面在颜面部正中矢状切面，胎儿面部朝上超声声束与鼻骨成90°，测量鼻骨两端的长度
HP：0011427	胎儿小脑延髓池扩大	小脑延髓池测量指小脑横切面，前/后直径取小脑蚓部至后颅骨的内侧面。小脑延髓池增宽是深度大于10 mm（PMID：16100637）
HP：0010952	轻度胎儿脑室扩大	发生于胎儿期的脑室扩张（HP：0002119）的一种类型，产前超声定义为侧脑室体径到达或超过10 mm。轻度脑室扩张（MVM）定义为10至15 mm之间，从横切面的侧脑室平面测量（PMID：16100637）
HP：0000474	颈部皮肤皱褶增厚	测量平面为胎儿头部小脑横切面，测量取自胎儿脑中线处，枕骨中部外缘至皮外缘的厚度。在18至24周大于或等于6 mm，或16至18周大于或等于5 mm，可认为测量值显著
HP：0011429	胎儿肱骨短小	胎儿肱骨短小定义为肱骨长度测值小于同孕龄第2.5百分位。测量时肱骨应与超声波束垂直，并可见骨骺软骨，测量时包括两端但不包括骨骺

HPO	CHPO	临床描述
HP：0011428	胎儿股骨短小	胎儿股骨短小定义为股骨长度测值小于同孕龄第2.5百分位。测量时股骨应与超声波束垂直，并可见骨骺软骨，测量时包括两端但不包括骨骺

附录 4　产前外显子测序筛选与超声指标相关的高频 HPO 表型

HPO	CHPO	英文	系统
HP：0000003	多囊性肾发育不良	multicystic kidney dysplasia	泌尿生殖系统异常
HP：0000126	肾积水	hydronephrosis	泌尿生殖系统异常
HP：0000086	异位肾	ectopic kidney	泌尿生殖系统异常
HP：0000077	肾异常	abnormality of the kidney	泌尿生殖系统异常
HP：0006956	侧脑室扩张	dilation of lateral ventricles	神经系统异常
HP：0002118	脑室异常	abnormality of the cerebral ventricles	神经系统异常
HP：0030047	侧脑室异常	abnormality of lateral ventricle	神经系统异常
HP：0001511	胎儿宫内发育迟缓	intrauterine growth restriction	生长异常
HP：0000175	腭裂	cleft palate	头部和颈部的异常
HP：0001629	室间隔缺损	ventricular septal defect	心血管系统异常
HP：0009729	心脏横纹肌瘤	cardiac rhabdomyoma	心血管系统异常
HP：0001627	心脏形态异常	abnormality of cardiac morphology	心血管系统异常
HP：0002202	胸腔积液	pleural effusion	代谢紊乱/稳态失衡/胸部结构异常
HP：0002823	股骨异常	abnormality of the femur	骨骼系统异常
HP：0008138	马蹄足畸形	equinus calcaneus	骨骼系统异常
HP：0010880	颈部透明层厚度增加	increased nuchal translucency	胎儿产前发育或出生异常
HP：0001195	单脐动脉	single umbilical artery	胎儿产前发育或出生异常
HP：0001561	羊水过多	polyhydramnios	胎儿产前发育或出生异常
HP：0001789	胎儿水肿	hydrops fetalis	胎儿产前发育或出生异常
HP：0000474	颈部皮肤皱褶增厚	thickened nuchal skin fold	胎儿产前发育或出生异常
HP：0001791	胎儿腹水	fetal ascites	胎儿产前发育或出生异常
HP：0011426	胎儿脉络丛囊肿	fetal choroid plexus cysts	胎儿产前发育或出生异常

郑重声明

高等教育出版社依法对本书享有专有出版权。任何未经许可的复制、销售行为均违反《中华人民共和国著作权法》，其行为人将承担相应的民事责任和行政责任；构成犯罪的，将被依法追究刑事责任。为了维护市场秩序，保护读者的合法权益，避免读者误用盗版书造成不良后果，我社将配合行政执法部门和司法机关对违法犯罪的单位和个人进行严厉打击。社会各界人士如发现上述侵权行为，希望及时举报，我社将奖励举报有功人员。

反盗版举报电话 （010）58581999 58582371

反盗版举报邮箱 dd@hep.com.cn

通信地址 北京市西城区德外大街 4 号 高等教育出版社法律事务部

邮政编码 100120

读者意见反馈

为收集对教材的意见建议，进一步完善教材编写并做好服务工作，读者可将对本教材的意见建议通过如下渠道反馈至我社。

咨询电话 400-810-0598

反馈邮箱 gjdzfwb@pub.hep.cn

通信地址 北京市朝阳区惠新东街 4 号富盛大厦 1 座 高等教育出版社总编辑办公室

邮政编码 100029

防伪查询说明

用户购书后刮开封底防伪涂层，使用手机微信等软件扫描二维码，会跳转至防伪查询网页，获得所购图书详细信息。

防伪客服电话 （010）58582300